Sozialpsychiatrische Texte

Psychische Krankheit als sozialer Prozeß
Psychiatrische Epidemiologie

Herausgegeben von
Michael von Cranach · Asmus Finzen

Mit Beiträgen von
D. Bennett · J. L.T. Birley · G. Bosch · G.W. Brown
B. Cooper · E. und J. Cumming · K.T. Erikson
R.-K. Freudenberg · E. Goffman · L. Heston
R. E. Kendell · M. Kohn · A. Kushlick · Ø. Ødegard
P. Sainsbury · M. Shepherd · M. Susser · J. K. Wing

Mit 9 Abbildungen und 27 Tabellen

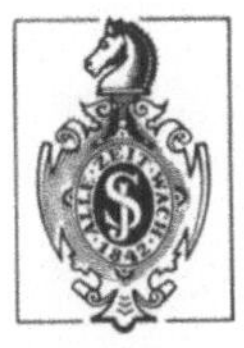

Springer-Verlag
Berlin · Heidelberg · New York 1972

Dr. MICHAEL VON CRANACH, Nervenklinik der Universität München

Dr. ASMUS FINZEN, Universitäts-Nervenklinik Tübingen

ISBN-13: 978-3-540-05970-7 e-ISBN-13: 978-3-642-65452-7
DOI: 10.1007/978-3-642-65452-7

Gesamtherstellung: Brühlsche Universitätsdruckerei Gießen

Vorwort

Sozialpsychiatrie ist eine Sichtweise (Redlich), ein Aspekt der Psychiatrie, keine Spezialdisziplin wie Kinder- und Jugendpsychiatrie oder Psychopharmakologie. Ihr Interesse gilt der Bedeutung sozialer Faktoren für den Verlauf, die Ausprägung und die Genese psychischer Störungen sowie den Wechselbeziehungen zwischen dem psychisch Kranken und seiner Umwelt. Ihr Ziel ist die Entwicklung und Anwendung sozialer Methoden zur Beeinflussung und, wo möglich, zur Prävention psychischer Krankheiten. Der sinnvolle Einsatz psychotherapeutischer und somatotherapeutischer Verfahren wird dadurch nicht in Frage gestellt — allenfalls in einen sozialen Zusammenhang.

Entgegen einem weitverbreiteten Mißverständnis ist Sozialpsychiatrie nicht an bestimmte Vorstellungen von der Entstehung psychischer Krankheiten gebunden. Hirnorganisch bedingte Erkrankungen und psychogene Störungen sind ebenso Angelpunkte sozialer Prozesse wie die funktionellen Psychosen, um die sozialpsychiatrische Forschung und Praxis sich bisher vor allem bemüht haben.

Die Dimension des Sozialen in der Psychiatrie ist im deutschen Sprachraum lange vernachlässigt worden. Nach vielversprechenden Anfängen in den 20er Jahren (z.B. Brugger, Luxemburger) ist die Sozialpsychiatrie aus Deutschland emigriert, um vor allem in den USA, in England, Holland und Skandinavien zur Blüte zu gelangen. Erst während der letzten 10 Jahre hat sie hierzulande wieder an Bedeutung gewonnen, wenn ihr auch immer noch der Ruch der mangelnden Solidität, der Modeerscheinung anhaftet. Immerhin hat sie in der „Sozialpsychiatrie" ein Organ von hohem Sophistikationsniveau gefunden. Die Zahl der sozialpsychiatrischen Lehrstühle und Abteilungen an den Universitäten nimmt beständig zu. Der Mannheimer Kreis mit seinen „Sozialpsychiatrischen Informationen" und die Deutsche Gesellschaft für Soziale Psychiatrie mit ihrer rasch wachsenden Mitgliederzahl beweisen, daß sozialpsychiatrisches Denken auch bei Schwestern und Pflegern, Beschäftigungstherapeuten, Sozialarbeitern und in der Psychiatrie tätigen Psychologen Anklang gefunden hat.

Aber noch immer fehlt es an deutschsprachigen Basistexten. Mit der vorliegenden Auswahl überwiegend angelsächsischer Texte haben wir den Versuch unternommen, dem wenigstens teilweise abzuhelfen. Wir haben uns dabei bewußt auf zwei Schwerpunkte konzentriert:

1. Die Auseinandersetzung der Psychiatrie mit psychischer Krankheit als sozialem Prozeß mit Ansätzen zu Soziotherapie und sozialer Rehabilitation.
2. Eine Übersicht über den heutigen Stand der psychiatrischen Epidemiologie.

Wir stellen keinen Anspruch auf Vollständigkeit. Schon der begrenzte Raum und unsere beschränkte Kapazität als Übersetzer verbieten das. Im übrigen liegt beispielsweise über die Familiendynamik der Schizophrenie oder über die therapeutische Gemeinschaft inzwischen auch einige deutschsprachige Literatur vor. Man kann unsere Auswahl „klinisch" nennen. Es mag Einwände gegen diese Konzeption geben. Wir glauben jedoch, daß es heute besonders wichtig ist, das Interesse der Kliniker, also der Ärzte, für die sozialen Aspekte der Psychiatrie zu gewinnen; das der Sozialarbeiter, der Sozialpädagogen, Psychologen und Soziologen in der Psychiatrie gilt ihnen ohnehin. Wir hoffen aber, auch den Angehörigen dieser Berufsgruppen Basismaterial für ihre Arbeit zu vermitteln.

Vorworte pflegt man mit Danksagungen zu schließen: Wir danken unseren englischen Lehrern Dr. Douglas Bennett und Professor Michael Shepherd vom Maudsley Hospital/Institute of Psychiatry in London, die uns bei der Auswahl der Texte beraten haben.

Tübingen/München, im August 1972

ASMUS FINZEN MICHAEL VON CRANACH

Inhaltsverzeichnis

Quellenverzeichnis

Teil I

1. Erikson, K. T.: Patient Role and Social Uncertainty. A Dilemma of the Mentally Ill. Psychiatry **20**, 263—274 (1957).
2. Goffman, E.: The Mental Hospital as a "Total Institution". From Donald R. Cressey (Ed.): The Prison. New York: Holt, Rinehart and Winston 1961.
3. Cumming, E. and J.: The Locus of Power in a Large Mental Hospital. Psychiatry **19**, 361—369 (1956).
4. Freudenberg, R.-K.: The Function and Attitudes of Professional Staff in Psychiatric Hospitals. Proc. Roy. Soc. Med. **59**, 591—594 (1966).
5. Wing, J. K.: Social Treatment, Rehabilitation and Management. From A. Coppen and A. Walk, Recent Developments in Schizophrenia. Ashford: Headley Brothers/RMPA 1967.
6. Bennett, D.: The Value of Work in Psychiatric Rehabilitation. Soc. Psychiat. **5**, 224—230 (1970).
7. Bosch, G.: Psychotherapie und Soziotherapie. Soc. Psychiat. **2**, 111—124 (1967).
8. Susser, M.: Rationale for the Community Care of Mental Disorders. Med. Care **3**, 52.
9. Sainsbury, P.: Modern Trends in Community Care, aus Moderne Wege der Krankenhauspsychiatrie, hrsg. von F. G. Stockhausen, S. 69—77. Stuttgart: Schattauer 1968.

Teil II

1. Shepherd, M. and Cooper, B.: Epidemiology and Mental Disorder. J. Neurol. Neurosurg. Psychiat. **27**, 277 (1964).
2. Wing, J. K.: International Comparison in the Study of the Functional Psychoses. Brit. med. Bull. **27**, No. 1, 77 (1971).
3. Cooper, B.: Psychiatric Disorder in Hospital and General Practice. Soc. Psychiat. **1**, No. 1, 7 (1966).
4. Heston, L.: Psychiatric Disorder in Foster Home Reared Children of Schizophrenic Mothers. Brit. J. Psychiat. soc. Work, **112**, 819 (1966).
5. Kohn, M.: Social Class and Schizophrenia: A Critical Review. Erschienen in: Rosenthal, D., und Kety, S. (eds.). The transmission of schizophrenia. London: Pergamon Press 1969.
6. Brown, G. W.: The Family of the Schizophrenic Patient. Erschienen in: Coppen, A. und Walk, A. Recent Developments in Schizophrenia. Brit. J. psychiat. soc. Work, Special Publication No. **1** (1967).
7. Brown, G. W. and Birley, J. L. T.: Crises and Life Changes and the Onset of Schizophrenia. J. Hlth. Soc. Behav. **9**, 203 (1968).

8. KENDELL, R. E.: Relationship Between Aggression and Depression. Epidemiological Implications of a Hypothesis. Arch. Gen. Psychiat. **22**, 308 (1970).
9. KUSHLICK, A.: A Community Service for the Mentally Subnormal. Soc. Psychiat. **1**, No. 2, 73 (1966).
10. ØDEGARD, Ø.: Pattern of Discharge from Norwegian Psychiatric Hospitals Before and After the Introduction of the Psychotropic Drugs. Amer. J. Psychiat. **120**, 772 (1964).

I. Psychische Krankheit als sozialer Prozeß

Aus dem Englischen von ASMUS FINZEN, unter Mitarbeit von CHRISTIANE HÄRLIN und HORST WIETHÖLTER

Einführung und überleitende Texte von ASMUS FINZEN

Einführung

Psychische Krankheit ist ein sozialer Prozeß. Diese Feststellung gilt unabhängig von ihrer Art, ihrer Ursache und ihrer Beeinflußbarkeit durch Medikamente, Elektrokrampfbehandlung oder chirurgische Interventionen. Die Begriffe Gesundheit und Krankheit selber sind soziale Konzepte (Lewis, 1953; Mechanic, 1968; Rotschuh, 1965). Ein Jahrhundert der Konzentration auf die naturwissenschaftlichen Aspekte der Medizin haben dazu geführt, daß diese heute fast ausschließlich als angewandte Naturwissenschaft begriffen wird. Darüber ist in Vergessenheit geraten, daß es Virchow war — einer der Begründer der wissenschaftlichen Medizin —, der nach der Inspektion der schlesischen Elends- und Epidemie-Gebiete bereits in den 40er Jahren des vergangenen Jahrhunderts zu dem Schluß gelangte, die Medizin sei eine *soziale* Wissenschaft.

Psychische Krankheiten sind unabhängig von ihrem sonstigen Charakter immer auch Verhaltensstörungen. Ja, man kann sagen, daß sie in erster Linie auf Grund ihrer Verhaltensäquivalente identifiziert und eingeordnet werden. Das Fehlen objektiv meßbarer Kriterien — wie Temperaturanstieg oder Veränderung der Blut- bzw. Liquorzusammensetzung — hat zu einer erheblichen Unsicherheit über die Definition psychischer Krankheiten geführt (vgl. z.B. Redlich, 1966). Szasz (1962) hat die psychischen Krankheiten ohne organisch nachweisbares Substrat deshalb zum „Mythos" erklärt. Man kann darüber streiten, ob diese Leugnung der Krankheit bei vorliegender Verhaltensstörung dem Betroffenen weiterhilft. Letztlich fordert sein abweichendes Verhalten negative soziale Sanktionen heraus, wenn es nicht als krankhaft anerkannt — und entschuldigt — wird (vgl. Begelman, 1971; Roman 1971).

Anders als der körperlich Kranke, der unfähig sei, *Leistungs*anforderungen zu entsprechen, schreibt Parsons (1966), könne der psychisch Kranke keine *Rollen*erwartungen mehr erfüllen. Bei tiefergreifenden Erkrankungen mit kognitiven Störungen, wie etwa der Schizophrenie (vgl. McGhie, 1967), muß man hinzufügen, ist darüber hinaus seine Fähigkeit beeinträchtigt, Rollenerwartungen zu *erkennen*. Mit anderen Worten, seine Beziehungen zur Umwelt ändern sich in einer Weise, die er selber nicht kontrollieren kann. Objektiv erscheint er dann als antriebsgesteigert oder antriebsarm, als mutistisch, autistisch oder inkohärent, als gehobener oder gedrückter Stimmung, als kontaktarm oder distanzlos. Keines dieser Verhaltensäquivalente von psychischen Störungen, vielleicht mit Ausnahme der Inkohärenz, ist für sich allein Ausdruck von Krankheit. Es kommt vielmehr entscheidend darauf an, wie der Betroffene sich früher verhalten hat, und was ihn dazu veranlaßt, jetzt anders zu handeln. Nicht jede Verhaltensmodifikation, die von der Umwelt als „verrückt" bezeichnet wird, muß Ausdruck einer psychischen Störung sein. Aber die Reaktionen der Gesellschaft auf abweichendes Sozialverhalten, das sich nicht ohne weiteres kategorisieren läßt, führen zur Aussonderung des psychisch Kranken. Weil es nicht ohne weiteres verständlich ist, gilt sein Verhalten als „unberechenbar", nicht selten als „gefährlich" und wird zur Rechtfertigung seiner Sequestrierung hinter Gittern und Anstaltsmauern herangezogen.

Auch bei der Beurteilung des Krankheitsverlaufes sind soziale Kriterien von entscheidender Bedeutung. In Protokollen, die von psychiatrischen Krankenhausstationen geführt werden, ist regelmäßig zu lesen, daß der Patient sich ordentlich oder unordentlich, freundlich oder unfreundlich verhalte, daß er sich anpasse, einfüge, daß er aggressiv, aufsässig oder frech sei. Dahinter steht eine Einstellung, die totale Konformität vom Patienten verlangt und ihn geradezu auffordert, seine Krankheitssymptome zu verbergen oder zu unterdrücken.

Aber auch wo das nicht der Fall ist, auch wo eine aktive Psychiatrie mit dem Ziel der Wiedereingliederung des Patienten betrieben wird, gewinnen soziale Kriterien mit der Beherrschung akuter Krankheitssymptome rasch den Vorrang; denn die Konsequenzen von Verhaltens- und Kommunikationsstörungen bestimmen die soziale Prognose der Krankheit. Unabhängig von der Ätiologie der Erkrankung nehmen soziale Faktoren gewichtigen Einfluß auf das individuelle Schicksal jedes einzelnen psychisch Kranken. Das gilt für den Schizophrenen ebenso wie für den Alkoholiker, den Drogenabhängigen, den psychogeriatrisch Kranken und den geistig Behinderten. Das soziale Milieu, in dem der Kranke lebt, in dessen Rahmen die Behandlung stattfindet, entscheidet darüber, ob sie zu Kommunikationsabbruch, Institutionalismus und entsprechender „sozialer Atrophie" führt, oder ob eine „Normalisierung" der Lebensbedingungen des Kranken unter Vermeidung sekundärer Behinderungen und der Vermittlung eines möglichst umfassenden individuellen Entfaltungsspielraumes in den Grenzen der krankheitsbedingten Behinderungen gelingt.

Brown u. Birley (1970) haben die Bedeutung konkreter sozialer Ereignisse bei der Manifestation schizophrener Psychosen überzeugend nachgewiesen. Auf die Untersuchungen über die Beziehungen zwischen Familiendynamik und Schizophrenie sei in diesem Zusammenhang nur verwiesen (Bateson u. Mitarb., 1969; Lidz, 1965; vgl. Mishler u. Waxler, 1965). — Hollingshead u. Redlich (1958) haben nicht nur belegt, welchen Einfluß die soziale Schichtzugehörigkeit auf die Häufigkeit, den Verlauf und die Prognose schizophrener Erkrankungen hat. Sie haben auch gezeigt, daß soziale Faktoren über den Zeitpunkt und die Art der Behandlung bestimmen.

Der soziale Hintergrund des Patienten spielt eine wichtige Rolle bei der Entscheidung, ob und wann er einen Arzt aufsucht, in welche Klinik er eingewiesen wird, ob das freiwillig oder zwangsweise geschieht. Soziale Faktoren bestimmen sein Krankheitsverhalten und die Reaktion seiner Familie, z. B. ob er umsorgt oder ausgegliedert wird und ob seine Rückkehr dorthin nach der Krankenhausentlassung positive oder negative Konsequenzen für ihn hat (Brown u. Mitarb., 1962). Der soziale Hintergrund des Patienten wirkt sich auf seine Kooperation bei der Behandlung aus, auf die Frage, ob er seine Medikamente regelmäßig einnimmt, ob er oder seine Angehörigen Rehabilitations- und Nachsorgemöglichkeiten erkennen und wahrnehmen können, ob er oder seine Angehörigen wissen, was im Falle eines Rückfalles zu tun ist.

Wenn psychische Krankheit also ein sozialer Prozeß ist, muß bei der Behandlung des psychisch Kranken immer auch sein sozialer Hintergrund in Rechnung gestellt werden: seine berufliche Situation ebenso wie seine Familienverhältnisse, seine Sicht von sich selber ebenso wie sein Bild in der Sicht seiner Umwelt. Es ist notwendig, das Bewußtsein zu vermitteln, daß psychiatrische Einrichtungen selber therapeutische Institutionen sind, die optimale Bedingungen für die soziale Wiederherstellung des Kranken bieten, aber auch kaum wieder gut zu machenden Schaden anrichten können; daß sie ebenso antitherapeutisch wie therapeutisch wirken können; daß sie als komplexe soziale Systeme leicht eine institutionszentrierte Eigendynamik entwickeln, die ihre Mittel zur sozialen Kontrolle der Patienten einsetzt und nicht auf dem Umweg über die Kontrolle von Krankheitssymptomen zu einer Erweiterung des Freiheitsraumes der Kranken führt.

Die Auswahl der Texte in dem vorliegenden Band ist von der Zweischneidigkeit bestimmt gewesen, die die therapeutische Intervention in den Prozeß psychischer Krankheit haben kann: Wir stehen vor der Aufgabe, dem chronisch psychisch Kranken eine soziale Rolle zuzuweisen, mit der er leben kann; das psychiatrische Krankenhaus als totale Institution zu überwinden, ohne den psychisch Kranken den nicht weniger totalen Ansprüchen unserer Gesellschaft auszuliefern; seine Asylierung durch möglichst weitgehende soziale Integration abzulösen, ohne ihn und seine Umwelt, vor allem seine Angehörigen, zu überfordern. Wir müssen es vermeiden, den mechanischen Zwangsmitteln nach der „chemischen Zwangsjacke" (Schulte) durch falsch angewandte Psychopharmakotherapie nun auch noch die „soziale" Zwangsjacke folgen zu lassen. Der Versuch, die damit verbundenen Probleme mit Hilfe sozialwissenschaftlicher — und sozialpolitischer — Methoden zu lösen, ist im weitesten Sinne Soziotherapie.

Literatur

Bateson, G., Jackson, Laing, Lidz, Wynne u.a.: Schizophrenie und Familie. Frankfurt: Suhrkamp 1969.

Begelman, D. A.: Misnaming, Metaphors, the Medical Model, and some Muddles. Psychiatry **34**, 38—58 (1971).

Brown, G. W., Birley, I. T. L.: Social Precipitants of Severe Psychiatric Disorders. In: Hare, E. H., Wing, J. K.: Psychiatric Epidemiology. Cambridge: Cambridge Univ. Press 1970.

Brown, G. W., Monck, E. M., Carstairs, G. M., Wing, J. K.: Influence of Family Life on the Course of Schizophrenic Illness. Brit. J. prev. soc. Med. **16**, 55 (1962).

Hollingshead, A. B., Redlich, F.: Social Class and Mental Illness. New York: Wiley 1958.

Lewis, A.: Health as a Social Concept. Brit. J. Sociol. **4**, 109—124 (1953).

Lidz, Th. ua.: Schizophrenia and the Family. New York: Int. Univ. Press 1965. Teilw. in deutscher Übers.: Zur Familienumwelt des Schizophrenen. Psyche (Stuttgart) **8**, H. 5 u. 6 (1959).

McGhie, A.: Studies of Cognitive Disorder in Schizophrenia. In: Coppen, A., Walk, A.: Recent Developments in Schizophrenia. Ashford: Headly Brothers/RMPA 1967.

Mechanic, D.: Medical Sociology, A selctive View. New York: Free Press 1968.

Mishler, E. C., Waxler, N.: Family Interaction Processes and Schizophrenia: A Review of Current Theories, Merrill-Palmer Quarterly **11**, 269—315 (1965).

Parsons, T.: Definition von Krankheit und Gesundheit im Lichte der Wertbegriffe und der sozialen Struktur Amerikas. In: Mitscherlich u.a.: Der Kranke in der modernen Gesellschaft S. 55—87. Köln/Berlin: Kiepenheuer & Witsch 1967.

Redlich, F.: Der Gesundheitsbegriff in der Psychiatrie. In: Mitscherlich u.a.: Der Kranke in der modernen Gesellschaft, S. 88—110. Köln/Berlin: Kiepenheuer & Witsch 1967.

Roman, P. M.: Labeling Theory and Community Psychiatry. Psychiatry **34**, 378—390 (1971).

Rothschuh, K. E.: Prinzipien der Medizin, München: Urban & Schwarzenberg 1965.

Szasz, Th.: The Myth of Mental Illness. London: Warburg & Secker 1962. New York: Hoeber 1961.

Die soziale Rolle des psychisch Kranken

Wie immer psychische Krankheiten medizinisch abgegrenzt werden, wie immer sie psychopathologisch definiert sein mögen, für den Laien, den Angehörigen, den Mitbürger stellen sie sich als auffälliges, als abweichendes, als unerwünschtes soziales Verhalten dar, das Sanktionen, das Gegenmaßnahmen herausfordert. Der Weg von der Reaktion durch soziale Sanktionen bis zur Erkenntnis, daß eine Krankheit vorliegt, ist für den Patienten wie für seine Angehörigen oft ein langer, mühsamer und schmerzlicher Prozeß (vgl. Yarrow, 1955), der nicht selten mit sozialem Abstieg und der Zerstörung der Familie verbunden ist. Zur Ratlosigkeit über die Veränderung der eigenen Persönlichkeit kommen die Vorurteile der Umwelt (vgl. Reimann, 1969; Jaeckel und Wieser, 1969), die um so schwerer wiegen, weil der Kranke selber sie im wesentlichen teilt (Beuttenmüller, 1972).

Dem körperlich Kranken wird mit der Anerkennung der Krankheit eine klar definierte soziale Rolle zugewiesen, die er ohne Scham akzeptieren kann und die ihn von einem Großteil seiner sozialen Pflichten befreit (Parsons, 1951). Der psychisch Kranke hingegen befindet sich in einer anderen Lage. Er ist nicht nur durch die Krankheit selber, sondern auch durch die unsichere soziale Zuordnung mit dem Verlust der Identität bedroht. Dörner (1970) und Jaeckel und Wieser (1969) haben in diesem Zusammenhang von einer „Nicht-Rolle" gesprochen. Parsons (1966) verfolgt eine ähnliche Linie, indem er den körperlich Kranken durch Leistungsunfähigkeit, den psychisch Kranken dagegen durch Unfähigkeit zur Rollenerfüllung charakterisiert. Er wird deswegen auch von seinen sozialen Pflichten entbunden. Aber die Übernahme der Krankenrolle ist für ihn immer noch weitgehend gleichbedeutend mit sozialer Ausgliederung und Stigmatisierung. Sie ist ein Makel, der seine soziale Situation schwer belastet. Außerdem wird sie allenfalls dem Extremfall gerecht (vgl. auch Scheff, 1963, 1966; Erikson, 1962).

Mit den Problemen, die dadurch begründet werden und die den psychisch Kranken vor ein grundlegendes Dilemma stellen, setzt sich Kai T. Erikson auseinander.

Literatur

Beuttenmüller, U.: Das Bild des Geisteskranken aus der Sicht von 150 Patienten einer psychiatrisch-neurologischen Poliklinik. Med. Diss., Tübingen 1972.

Dörner, K.: Die Rolle des psychisch Kranken in der Gesellschaft. In: Blohmke, M.: Sozialpsychiatrie. Stuttgart: Gentner 1970.

Erikson, K. T.: Notes on the Sociology of Deviance, Social Problems **9**, 307—14 (1962).

Jaeckel, M., Wieser, St.: Das Bild des Geisteskranken in der Öffentlichkeit. Stuttgart: Thieme 1970.

Parsons, T.: Definition von Krankheit und Gesundheit ..., vgl. Lit. verz. zur Einführung.

Reimann, H.: Die Gesellschaft und der Geisteskranke, Sozialpsychiatrie **4**, 87—94 (1969).

Scheff, Th.: The Role of the Mentally Ill and the Dynamics of Mental Disorder: A Research Framework. Sociometry **26**, 436—53 (1963).

Scheff, Th.: Being Mentally Ill; a Sociological Theory. London: Weidenfeld und Nicolson 1966.

Yarrow, M. R., Schwartz, C. G. u. a.: The Psychological Meaning of Mental Illness in the Family. J. Soc. Issues **11**, 12—24 (1955).

Soziale Ungewißheit und seelische Krankheit — Das Dilemma des psychisch Kranken

Von KAI T. ERIKSON

In der Psychiatrie wird der Begriff der sozialen Rolle häufig verwendet, um die Beziehungen zwischen dem Verhalten der Patienten und dem sozialen Rahmen ihrer Krankheit zu zeigen. Aber die einschlägige Literatur hat sich bisher überwiegend mit der besonderen Kultur des psychiatrischen Krankenhauses beschäftigt — den formalen und informalen Strukturen des Lebens auf den Stationen — fast als ob die Welt, in die der Kranke eintritt, wenn er die „Patientenrolle" übernimmt, an den Krankenhausmauern endete [1]. Der Soziologe verwendet das Konzept der Rolle im allgemeinen in einem größeren sozialen Zusammenhang. Für ihn ist dieser Ansatz ein Zeichen für die einseitige Betonung der Institution als dem wesentlichen Mittelpunkt des sozialen Lebens des Patienten.

Gewiß, wenn ein Mensch ein psychiatrisches Krankenhaus zur Behandlung aufsucht, gibt er viele soziale Bindungen auf, die ihn bis dahin an einem bestimmten Platz in der Gesellschaft verankert haben. Sein Status als Patient bewirkt aber nur eine fundamentale Änderung seiner sozialen Beziehungen, nicht seinen völligen Rückzug aus der Gesellschaft. Während die Formen seiner Beteiligung am sozialen Leben sich ändern, bleibt er dennoch unmittelbar empfänglich für Einflüsse von außen. Auch in der relativen Isolierung der Krankenhausstation drückt das Verhalten des Patienten bis zu einem gewissen Grade seine Beziehungen zur übrigen Gesellschaft aus; es spiegelt die soziale Stellung, die er in ihrer Organisationsstruktur für sich reserviert glaubt.

Die vorliegende Arbeit hat es sich zur Aufgabe gemacht, diesen Aspekt der Rolle des Patienten zu untersuchen.

Begriffsbestimmung

Der Begriff der sozialen Rolle wird gewöhnlich verwendet, um Verhaltensformen oder Werte zu charakterisieren, die von Personen mit einem bestimmten Status oder einer bestimmten Position in der Gesellschaft erwartet werden. Rollengerechtes Verhalten wird durch zwei Grundprozesse bestimmt: *Rollenerwartungen* und *Rollenerfüllung*. Rollenerwartungen realisieren sich in bestimmten Ansprüchen der Gesellschaft an einen Menschen, denen er zu entsprechen hat, und in bestimmten Vorstellungen über das Verhalten, das sie für ihn in seiner Position als angemessen und richtig erachtet. Rollenerfüllung ist der komplementäre Prozeß, der einen Menschen veranlaßt, bestimmte Verhaltensformen als für ihn verbindlich anzuerkennen und entsprechende rollengemäße Aufgaben zu erfüllen, die die Persönlichkeit am besten darstellen, für die er sich hält und die die soziale Stellung am besten spiegeln, die er seiner eigenen Auffassung nach inne hat.

Normalerweise laufen diese Vorgänge natürlich gleichzeitig ab. Sie werden in der Interaktion zwischen der Person und ihrer Umwelt nur selten sichtbar. Der Mensch lernt es, das Bild, das die Gruppe von ihm hat, als ein mehr oder weniger genaues Abbild seiner selbst hinzunehmen. Er akzeptiert die Stellung, die die Gruppe ihm zuweist, als seine eigene und wird auf diese Weise mehr oder weniger auf die Erwartungen der Gruppe an ihn verpflichtet. Die Unterscheidung zwischen diesen beiden Vorgängen ermöglicht das Verständnis von Grenzsituationen, in denen Konflikte auftreten — etwa wenn der Handelnde Verhaltensmuster entwickelt, die den für ihn geltenden sozialen Normen nicht entsprechen, oder wenn die Gesellschaft Ansprüche an ihn stellt, die er nicht erfüllen kann. Die Soziologen, die Experten für diesen Aspekt abweichenden Sozialverhaltens, haben sich im allgemeinen mehr mit den Rollenerwartungen als mit ihrer Erfüllung beschäftigt. Sie haben sich vor allem auf die Mechanismen konzentriert, mit deren Hilfe soziale Gruppen den einzelnen dazu veranlassen, Erwartungen der Gesellschaft an ihn anzuerkennen und zu erfüllen.
Infolgedessen haben die Soziologen weitgehend übersehen, in welchem Ausmaß der einzelne die Erwartungen an ihn *aktiv gestalten* kann, statt passiv abzuwarten, daß andere ihm Rollen zuweisen. Das geschieht, indem er so hartnäckig und überzeugend auf der Erfüllung bestimmter Verhaltensmuster besteht, daß die Gesellschaft ihrerseits dazu veranlaßt wird, diese einer neuen Rollendefinition zugrunde zu legen. Auf diese Weise können der Übernahme einer Rolle manchmal lange und delikate Auseinandersetzungen zwischen dem Individuum und seiner Umwelt vorausgehen: Der einzelne verhält sich seiner persönlichen Auffassung von Identität und Selbstverwirklichung gemäß [3]; die Gruppe entwirft Rollenmodelle für ihn, die ihren eigenen funktionalen Bedürfnissen entsprechen [4]. Der Prozeß ist abgeschlossen, wenn eine für beide Seiten befriedigende Definition des einzelnen und seiner Stellung in der Gruppenstruktur erreicht ist — oder wenn eine Einigung ausbleibt und repressive Sanktionen gegen abweichendes Sozialverhalten ins Spiel kommen.
Hier soll gezeigt werden, daß der Aufnahme eines Patienten in ein psychiatrisches Krankenhaus wahrscheinlich ein solcher Prozeß folgt, vor allem wenn dieser nicht mit einer fertigen Diagnose zwangseingewiesen wird. Nachdem er sich mit der Krankenhausaufnahme einverstanden erklärt hat, sieht der Patient sich oft in divergierenden Systemen von Verhaltenserwartungen gefangen: Auf der einen Seite steht der Anspruch der Psychiatrie, daß er sich ohne Vorbehalt behandeln lasse; auf der anderen Seite eine Gesellschaft, die oft nicht willens ist, seine Bereitschaft dazu zu honorieren. Er hat daher eine konsistente und dauerhafte soziale Rolle; ihm fehlen klare soziale Verhaltensmodelle. Auf diese Weise veranlaßt die Logik der psychiatrischen Institutionen den Patienten oft zu dem Versuch, durch Manipulation in der Rolle anerkannt zu werden, die diese Gesellschaft dem körperlich Kranken zuweist — wobei stillschweigend vorausgesetzt wird, daß diese sichtbar psychotischen Patienten zusteht. Der psychisch Kranke muß seinen Anspruch auf diese konventionelle Krankenrolle erst nachweisen und dabei seine Krankheit als Mittel benützen. Er muß sie so demonstrieren, daß andere sie als legitim anerkennen. Dabei muß er vielleicht sogar jene Verhaltensmerkmale übertreiben, die den körperlich Kranken für seine Rolle qualifizieren. Das führt oft zur Verschlimmerung oder zur Chronifizierung seines Zustandes.

Der Patient

Der folgende Abschnitt stützt sich in erster Linie auf Daten, die in einem kleinen „offenen“ psychiatrischen Krankenhaus mit einem verhältnismäßig ausgewählten Krankengut gewonnen wurden. Die Patienten litten zum größten Teil an schweren Psychoneurosen und Borderline-Psychosen und wurden durch analytisch orientierte Psychotherapie behandelt. Dem institutionellen Rahmen dieses Krankenhauses fehlte die Starrheit der täglichen Routine geschlossener Anstalten. Er erlaubte ein ungewöhnliches Maß an Eigeninitiative.

Die Patienten erhielten fast täglich Einzelpsychotherapie. Sie hatten sich freiwillig in Behandlung begeben und waren sich der Konsequenzen ihrer Erkrankung bewußt. Sie können daher kaum als repräsentativ für die Durchschnittspatienten einer psychiatrischen Abteilung angesehen werden. Aber der erfahrene Kliniker wird beurteilen können, in welchem Ausmaß die Ergebnisse der Beobachtung dieser Gruppe auf Patienten verwahrender psychiatrischer Institutionen übertragbar sind, deren Verbindung zur Außenwelt stärker eingeschränkt ist. Ohne Zweifel wirken viele soziale Faktoren in jeder Krankenhaussituation in gleicher Weise auf den Patienten ein, auch dort, wo strengere Regeln herrschen und das Handeln sich innerhalb des restriktiven Milieus einer geschlossenen Station abspielt. So mag es scheinen, daß das Verhalten eher den gleichen sozialen Rahmen spiegelt als die gleiche Motivation. Es ist deshalb möglich, daß die Besonderheit der therapeutischen Konstellation, die diesen Beobachtungen zugrunde liegt, lediglich ein lebendigeres Abbild der sozialen Faktoren vermittelt, die in jedem psychiatrischen Krankenhaus wirksam sind.

Der Autor hat während seiner Tätigkeit in diesem Krankenhaus einen kurzen Katalog von Verhaltensschemata aufgestellt, die bezeichnend für die Patienten waren und von zentraler Bedeutung für ihr Rollenverhalten zu sein schienen.

Die Widersprüche beginnen bereits in dem Augenblick, in dem jemand psychiatrischer Patient wird. Durch sein Einverständnis mit der Krankenhausaufnahme erklärt der Patient seine Bereitschaft zur Kooperation in einer therapeutischen Partnerschaft: Er erklärt, daß er die Behandlung wünscht und schätzt; daß er im Hinblick auf seine Hilfsbedürftigkeit realistisch denkt; daß er bereit ist, relevante Auskünfte zu geben und die Empfehlungen seines Therapeuten so zuverlässig wie möglich zu befolgen. Andererseits gilt seine Unfähigkeit zu adäquatem Realitätsbezug, sei diese nun therapeutisch oder nicht, weithin als charakteristisch für seine Krankheit. Es ist wahrscheinlich, daß sein Verhalten unter dem Zwang dieser widersprüchlichen Erwartungen durch eine seltsame Mischung von Aktivität und Passivität gekennzeichnet ist, ein Mosaik von Handlungsabläufen, die seine Leistungsunfähigkeit bekräftigen bzw. seine Hilflosigkeit demonstrieren. Er sieht sich gezwungen, die Grenzen seiner eigenen unsicheren Möglichkeiten zur Kontrolle seines Handelns auszutesten und zu seiner Orientierung nach konsistenten Verhaltenserwartungen Ausschau zu halten. Der folgende Auszug aus einem Krankenblatt belegt das:

„Eines der bezeichnendsten Merkmale dieses Patienten ist seine absolute Ungewißheit über seine Krankheit und darüber, was im Krankenhaus und bei der Behandlung von ihm erwartet wird. Er ist sich nicht sicher, ob er seine hysterischen Zustände selber aktiv hervorruft, oder ob sie über ihn kommen, ohne daß er irgendetwas daran ändern könnte. Er weiß nicht, ob er seine Symptome zeigen oder unterdrücken soll, ob er sich gehen lassen und seine Impulse ausagieren oder aktive Selbstkontrolle ausüben und sich zusammenreißen soll. Wenn er ersteres tut, hat er Angst, er sei psychotisch; und man werde glauben, er sei zu krank für die offene Abteilung. Wenn er letzteres tut, fürchtet er, man könne ihn für einen psychopathischen Simulanten halten und meinen, er sei zu gesund, um die Fortsetzung der Behandlung hier zu rechtfertigen. Er weiß nicht, was er von sich selber, von anderen Patienten, von seiner Krankheit, von anderen Leuten seiner Bekanntschaft oder selbst von seinem Therapeuten erwarten soll. Vielleicht ist es im Augenblick sein größtes Problem, Klarheit über seine Stellung als Patient zu gewinnen."

Dieser Krankenblattauszug faßt die beunruhigende soziale Situation zusammen, die der Patient bewältigen muß; und es ist nicht schwer zu verstehen, daß die Übernahme einer eindeutigen sozialen Rolle für ihn zugleich die Klärung und teilweise Bewältigung seiner Lage bedeuten könnte. Um dies zu erläutern, werde ich versuchen, einige Verhaltensmuster aus diesem komplizierten Geflecht zu isolieren.

Unsere Kinder lernen im Laufe ihrer Erziehung, daß es unhöflich ist, Anspielungen auf die Behinderungen von Krüppeln zu machen oder sie anzustarren. Daher ist die Beobachtung interessant, daß die großzügige Geste Unbeteiligter, über weniger sichtbare Behinderungen eines Kranken hinwegzusehen, diesen leicht in einen unvermittelten Alarmzustand versetzt und ihn veranlaßt, nachdrücklich zu versichern, er sei ernstlich krank und bedürfe dringend der Behandlung. Oft genügt ihm ein geringer Anstoß, das zur Sprache zu bringen und festzuhalten, auch wenn Besucher ziemlich energisch versuchen, das Thema zu wechseln. Der Patient wird in solchen Situationen mit einiger Wahrscheinlichkeit behaupten, er finde sich mit „den Realitäten seiner Krankheit" ab. Er meint damit, er gebe freimütig zu, wie schlecht es um ihn stehe; er weigere sich, in einer bequemen Verleugnung dieser Tatsache Zuflucht zu suchen. Der Beobachter dagegen hat oft den Eindruck, er versuche, *andere* von diesen Realitäten zu überzeugen und sich selber an sie zu erinnern, als fürchte er, sie könnten sonst völlig übersehen werden. Der Patient scheint es als außerordentlich wichtig zu empfinden, daß seine Krankheit als Grundtatsache anerkannt wird, — als Grundbedingung seiner Beziehungen zu anderen Menschen.

Gleichzeitig mit dieser „Aufrichtigkeit" kann der Patient ein beträchtliches Maß von Eigenverantwortlichkeit bei der Ausführung der Empfehlungen seines Therapeuten entwickeln. Wenn das Krankenhaus sich bemüht, soziale Initiativen des Patienten zu fördern, reagiert er darauf manchmal mit einer Energie, von deren Vorhandensein selbst der Therapeut nichts geahnt hat. Solche Initiativen werden in der Regel anläßlich bestimmter Krankenhausaktivitäten sichtbar und scheinen manchmal genau die Schwächen zu widerlegen, die der Patient bei anderen Gelegenheiten so beharrlich demonstriert. Die Patienten aus unserem Krankenhaus z.B. inszenierten Theaterstücke und führten diese vor auswärtigem Publikum auf. Sie legten dabei ein Können an den Tag, das professionelle Beobachter von der Bühne überraschte. Sie hatten sogar mit Aufführungen Erfolg, gegen die die Therapeuten schwere Vorbehalte gehabt hatten. Nach einer ausgezeichneten Vorstellung in einer benachbarten Stadt verharrte ein Teil des Publikums bei der Auffassung, die Schauspieler seien Angehörige des ärztlichen Personals und nicht Patienten der Anstalt.

Wenn man darüber berichtet, muß man hinzufügen, daß solche positiven Leistungen ebenso trügerisch wie erstaunlich sein können und daß sie manchmal negative Gegenreaktionen hervorrufen, die ihren Wert gänzlich in Frage zu stellen drohen. Ein Journalist, der über die Aufführungen im Krankenhaus berichtete, machte das deutlich. Er schrieb, daß die Patienten mit ihrem Spiel vor zahlendem Publikum an die Leistungen jedes guten Amateur-Ensembles heranreichten. Clifford Odets, der die Aufführung eines seiner Stücke gesehen habe, habe das bestätigt. Zur gleichen Zeit habe einer der Ärzte geklagt: „Ich war sehr bestürzt, als einer meiner Patienten nach einer ausgezeichneten Leistung auf der Bühne in die Patienten-Schlafräume zurückkehrte und sie anzuzünden versuchte".

Dieses Beispiel ist extrem; aber es macht deutlich, mit welchen Konflikten ein Patient sich konfrontiert sieht, wenn er sich auf eine positive und konstruktive Leistung einläßt. Wie Penelope, die am Tag ein Tuch webte, um es in der Nacht wieder aufzuknüpfen, stellt der psychiatrische Patient die Unsicherheit seiner Position oft dar, indem er nach jedem Schritt vorwärts einen dramatischen Rückschritt in Impulsivität und Zerstörung inszeniert. So kommt es, daß der Patient zwar Anforderungen entspricht, die von einem durchschnittlichen Menschen kaum verlangt werden; aber zugleich kann er unfähig sein, Situationen zu meistern, deren Bewältigung man ihm auf diesem Hintergrund sehr wohl zutrauen würde. Dieses scheinbare Paradox ist ein immer wiederkehrendes Motiv, das sich durch den gesamten Komplex des Rollenverhaltens des psychiatrischen Patienten hindurchzieht. Der Krankenblattauszug am Anfang dieses Abschnittes hat gezeigt, daß der Patient in jedem möglichen Handlungsbereich potentiell aktiv oder passiv, durchsetzungsfähig oder hilflos sein kann. Es scheint so, als teile der Patient seine Krankenhausumwelt in Bereiche auf, in welchen er die eine oder die andere dieser möglichen Verhaltensformen als besonders zweckmäßig ansieht, um auf diese Weise zu einem geschlossenen Rollenmuster zu gelangen.

Der Patient bewältigt manche wichtige Aspekte seines Krankenhauslebens, wie beschrieben, bemerkenswert selbständig. Im Hinblick auf andere scheint sein Verhalten von außerordentlicher Hilflosigkeit bestimmt zu sein. Er betont hartnäckiger als die Situation es zu verlangen scheint, daß er nicht imstande sei, sein Verhalten zu steuern; man dürfe ihm daher nicht verübeln, wenn er sich in einer Weise aufführe, welche nach Maßstäben, die außerhalb des Krankenhauses gelten, zumindest als unkonventionell angesehen werden. Ein Patient, der gefragt wurde: „Warum haben sie das getan?“ antwortete: „Woher soll ich das wissen? Wenn ich das wüßte, wäre ich nicht hier!“ Diese Antwort reflektiert solche Wertmaßstäbe, die in das Rollenmuster des Patienten einfließen. Es kommt vor, daß Patienten einander mit der Versicherung trösten: „Natürlich kannst Du das nicht schaffen; natürlich ist das zuviel verlangt“. Solches Aufgeben von „Widerständen“ gilt, vor allem im Rahmen einer intensiven psychoanalytischen Therapie, als wichtige Voraussetzung für den Erfolg der Behandlung. Es scheint so, als erhalte eine gewisse Duldsamkeit gegenüber impulsivem Handeln und Agieren auch den Anspruch des Patienten auf Nachsicht, auch wenn er anscheinend ohne Notwendigkeit darauf beharrt, daß er „nichts dafür“ könne.

Patienten leiden oft darunter, andere zu enttäuschen. Die sozialen Werte der Patientengruppe erlauben ihnen jedoch nur selten, entsprechenden Schuldgefühlen Ausdruck zu verleihen; sie bieten im Gegenteil bequeme Auswege an, diese in andere Richtungen zu projizieren. Nicht selten hört man bittere Anklagen der Patienten gegen ihre Eltern, die oft gerade die Schwächen betreffen, „für die sie selber nichts können“. Manchmal tun sie so, als habe bei der Entstehung ihrer Krankheit eine bewußte Verschwörung eine Rolle gespielt. Die Schwäche dieser Logik ist sogar jenen deutlich, die so beharrlich auf sie zurückgreifen. Das wiederum ist ein Zeichen dafür, daß die sozialen Mechanismen, die sie gestatten, eine wichtige soziale Funktion für die Patientengruppe haben müssen. Es mag ungerecht sein; aber hier bietet sich eine Möglichkeit an, die eigene Verantwortung für die Krankheit von sich zu weisen und sie zugleich trotzdem in Kategorien zu erklären, die außerhalb der Krankenhausmauern geläufig sind.

Die meisten Menschen, denen der Patient im Krankenhaus begegnet — und gewiß seine Mitpatienten — erkennen durchaus an, daß seine Ich-Störungen nicht seine „Schuld“ sind und daß er oft ohne die Hilfe ausreichender Steuerungsmöglichkeiten handeln muß. An wen wendet er sich also, wenn er unablässig darauf verweist, daß er ein *Recht* auf Nachsicht habe und daß er für die Tatsache, daß er krank sei, nichts könne? Es liegt nahe, daß er gar nicht seine begrenzte Krankenhauswelt meint, — sondern die allgegenwärtige Öffentlichkeit, die, wie wir sehen werden, bei der positiven Sanktionierung seiner Bereitschaft, sich behandeln zu lassen, versagt hat. Es wäre ein verhängnisvoller Irrtum anzunehmen, daß die Krankenhausmauern oder die Behandlungsideologie psychiatrischer Institutionen den Patienten vor der Öffentlichkeit schützen könnten. Das Bild der Öffentlichkeit ist fester Bestandteil des Patienten selber; es wird durch Presse, Film, Rundfunk und Fernsehen fortwährend bekräftigt. Die besonderen Werte, die die Psychiatrie innerhalb des Krankenhausrahmens einführt, können nicht darüber hinwegtäuschen, daß er für die gängigen Vorstellungen der Gesellschaft über

psychische Krankheiten empfänglich bleibt, ja, daß er diese auf bestimmten Bewußtseinsebenen in ihrem Kern sogar teilt.
Was verlangt die Öffentlichkeit nun vom Patienten? Zu welchen Forderungen an sich selber veranlaßt ihn ihr verinnerlichtes Abbild? Im wesentlichen muß er seinen freiwilligen Rückzug in ein Krankenhaus rechtfertigen. Er muß beweisen, daß er dessen bedarf, indem er eine eindeutige Krankheit präsentiert, die hochspezialisierte Hilfe erfordert. Der Grund für die stationäre Behandlung eines Kranken ist der Wunsch aller Beteiligten, daß er wieder gesund werde. Aber große Teile der Gesellschaft zweifeln daran, daß er wirklich krank ist, wenn er bestimmte Leistungen vollbringen kann — z.B. wenn er gesunde Verhaltensformen zeigt, sei es auf der Bühne oder Leben. Er sieht sich daher in der exponierten Stellung eines Menschen, der hilflos *aussehen* muß, während er sich alle Mühe gibt zu lernen, wieder auf eigenen Füßen zu stehen: Einige Minuten vor seinem Auftritt kündigte einer unserer Schauspieler-Patienten an: „In diesem Hause ist es Tradition, daß die Vorstellung *niemals* weitergeht!". Diese „Tradition" ist besonders interessant, weil sie nicht die geringste reale Grundlage hat. Die Aufführung ging weiter, wie alle vorangegangenen auch. Aber der Patient hält es für wichtig, beim Ansatz zu einer positiven Leistung noch einmal zu unterstreichen, daß für den psychiatrischen Patienten das Scheitern die Norm ist. Denn er rechnet immer mit der Frage: "Schauen Sie mal! Wenn Sie das so gut können, warum sind Sie dann hier?"
Dieses unübersehbare Leitmotiv der Hilflosigkeit, das im Repertoire der sprachlichen Äußerungen und des Verhaltens des Patienten immer wiederkehrt, bekräftigt noch einmal die grundsätzliche Widersprüchlichkeit seiner Lage. Er ist häufig so passiv, daß man geneigt ist, ihn als Invalide anzusehen. Bei der strategischen Organisation seines passiven Verhaltens beweist er jedoch einen gewissen Scharfsinn. Es kommt vor, daß er beträchtliche Energie in Manöver investiert, die seine Hilflosigkeit demonstrieren. Kurz: er kann erheblichen Aufwand treiben, um den Eindruck zu erwecken, er habe nichts zu bieten. Das soll selbstverständlich nicht heißen, daß der Patient vorsätzlich und bewußt falsche Vorstellungen über sich verbreitet. Im Gegenteil, es liegt nahe, daß die psychischen Bedürfnisse, die hinter diesem Verhalten stehen, zwingend sind — in gewisser Weise ebenso zwingend wie die Bedürfnisse, die irgendwo in der Dynamik und der Entstehungsgeschichte seiner Krankheit verankert sind und sie verstärken.
Wenn eindeutige organische Symptome fehlen, ist eine „wirkliche Krankheit", „für die man nichts kann", das kostbarste Gut, das solche Patienten einzubringen haben, wenn sie mit der Gesellschaft um die Zuweisung einer stabilen Patientenrolle ringen. Als „wirklich krank" zu gelten ist ihr wichtigster Trumpf im Streben nach Gleichberechtigung mit dem körperlich Kranken. Es ist deshalb von erheblichem sozialen Wert für sie. Die Konsequenz kann die fatale Logik sein, daß die soziale Situation des Patienten besser strukturiert ist, wenn er einer Krankheit nachgibt (als wenn er versucht, sie zu überwinden), und wenn er dazu beiträgt, eine inoffizielle Krankenhausstruktur zu schaffen, die die Verewigung des Patientendaseins begünstigt.

Die soziale Ungewißheit

Alle menschlichen Gruppen verlassen sich in hohem Maße auf Mechanismen, die sie entwikkeln, um abweichendes Sozialverhalten zu unterdrücken. Dennoch sind Maßregeln zur Integration bestimmter Formen abweichenden Verhaltens in die Sozialstruktur für jede Gesellschaft von außerordentlicher Bedeutung. Oft bestehen diese darin, daß bestimmten Individuen — gewöhnlich solchen, deren Abweichen nicht als vorsätzlich betrachtet wird — ein besonderer Status zugewiesen wird, in dessen Grenzen aus dem sonst unzulässigen Verhalten eine erwartete und legitime Form des Handelns wird. In einer bekannten Untersuchung vertritt Talcott Parsons die Auffassung, daß Krankheit eine solche Form abweichenden Sozialverhaltens ist, der die Kultur auf diese Weise ihren Schutz gewährt [5]. Die Gesellschaft hat Rollenerwartungen an den Kranken, die ihn von seinen gewöhnlichen sozialen Pflichten befreien, zugleich aber sicherstellen, daß er sie so bald wie möglich wieder erfüllt. So gelingt es ihr, die negativen Konsequenzen zu vermeiden, die sein soziales Versagen sonst haben würde. Parsons charakterisiert die soziale Rolle des Kranken durch vier Merkmale:

1. Der Kranke wird von einer Reihe seiner normalen sozialen Verpflichtungen befreit.

2. Es besteht Einverständnis darüber, daß der Kranke nicht durch einen bewußten Willensakt wieder gesund werden kann; d.h. er „kann nichts dafür".

3. Der Kranke ist verpflichtet, den *Wunsch* zu haben, wieder gesund zu werden, dabei mit einem Arzt zu kooperieren und den Schutz der Krankenrolle nur in Anspruch zu nehmen, solange das therapeutisch notwendig ist.

4. Es besteht Einverständnis darüber, daß der Kranke fachlich kompetenter Hilfe bedarf. Daraus folgt, daß die Anerkennung der Krankenrolle die Vorbedingung für die Zuweisung des Patientenstatus ist.

Wenn Soziologen davon sprechen, daß Gesellschaften etwas „tun" — wie Rollen zuweisen, Erwartungen unterhalten usw. —, gehen sie davon aus, daß es sich dabei um Angelegenheiten handelt, über die allgemeines Einverständnis besteht und die durch allgemeinen Konsensus institutionalisiert sind. Man kann daher fragen: Auf Grund welcher Kriterien wird einem Menschen die Krankenrolle zuerkannt?

Der Militärarzt muß täglich von neuem entscheiden, welche der vielen Männer, die sich bei ihm melden, *wirklich* krank sind. Wie er, muß die Öffentlichkeit über einige allgemein anerkannte Maßstäbe für die Entscheidung verfügen, wem die mit der Zuerkennung der Krankenrolle verbundenen Privilegien zustehen. Die Krankenrolle wird selbstverständlich nicht nur aus Mitgefühl für das mangelnde Wohlbefinden eines Menschen gewährt: Sie erkennt an, daß er tatsächlich *unfähig* ist, seine normalen Pflichten zu erfüllen. Wenn wir der Logik Parsons' folgen, besteht das erste Kriterium dafür also in der — zumindest teilweisen — Behinderung durch die Schwere der Krankheit oder durch die Behandlungsmaßnahmen. Darüber hinaus darf die Behinderung des Patienten nicht durch einen bewußten Willensakt aufzuheben sein; seine Bereitwilligkeit, „so schnell wie möglich" wieder gesund zu werden, darf nicht in Frage gestellt sein; und sein Leben muß in die Zuständigkeit einer qualifizierten therapeutischen Berufsgruppe fallen. Tatsächlich ist es in der Regel der Arzt, der im Namen der Gesellschaft bescheinigt, daß sein Patient „wirklich krank" ist.

An dieser Stelle taucht ein Problem auf: Die Öffentlichkeit akzeptiert die Feststellungen des Arztes im allgemeinen ohne weiteres, wenn es sich um körperliche Krankheiten handelt. Aber sie bezweifelt die Legitimität des ärztlichen Urteils bei vielen Formen psychischer Krankheit; oft weigert sie sich, den psychisch Kranken als berechtigten Anwärter auf die Rolle des Kranken anzuerkennen.

Es gibt neuere Hinweise dafür, daß die Einstellung gegenüber den psychischen Krankheiten trotz der wachsenden Anerkennung der Psychiatrie durch die Öffentlichkeit wesentlich ungünstiger ist, als die aufgeklärten Anschauungen erwarten lassen, die in weit verbreiteten Zeitschriften vertreten werden. Die Ergebnisse dieser neuen Untersuchungen sind bisher erst in verstreuten Zusammenfassungen zugänglich. Aber sie lassen gewisse Schlußfolgerungen zu,

die für die gegenwärtige Situation der Psychiatrie im besonderen und der psychischen Krankheiten im allgemeinen recht unangenehm sind [6].
Solange man an der Oberfläche verharrt, hat es den Anschein, als habe die Öffentlichkeit eine einigermaßen tolerante Einstellung gegenüber den psychisch Kranken und sogar einen etwas zögernden Respekt für die Psychiatrie entwickelt. Die Leute verstehen, daß mehr psychiatrische Einrichtungen benötigt werden. Sie erkennen die ungeheuere Bedeutung der Probleme der psychiatrischen Krankenversorgung; und sie geben zu, daß psychische Krankheit spezieller Behandlung durch qualifizierte Helfer bedarf. Aber unter der erfreulichen Oberfläche dieser aufgeklärten Prinzipien haben die Leute kaum Ahnung von den konkreten Problemen, die sich dahinter verbergen.
Es sieht so aus, als könne der Durchschnittsbürger psychische Krankheiten nicht als solche erkennen, wenn er mit ihnen konfrontiert wird. Er kann ihre Symptome nicht einordnen. Er ist sogar unsicher über die Bedeutung des Begriffes, wenn man eine Definition von ihm verlangt. Er ist immer noch nicht imstande, die Vorstellung zu bewältigen, daß ein Mensch psychisch krank sein kann und trotzdem nicht „vollständig den Verstand verloren" haben muß. Er ist allerdings bereit, die Krankheit als legitim anzuerkennen, wenn der Patient als potentielle Gefahr für die Gesellschaft sicher in einer Anstalt verwahrt wird [7].

„Es wird deutlich, daß die Leute bestimmte Verhaltensformen nur dann als Symptome psychischer Krankheiten ansehen, wenn drei miteinander verwandte Vorbedingungen gegeben sind. Zunächst halten sie nach Zeichen eines Zusammenbruches des Intellekts Ausschau, dem beinahe vollständigen Verlust der kognitiven Funktionen oder kurz: dem Verlust des Verstandes ... Zweitens erwarten die Leute, fast als zwingende Konsequenz des Verlustes der Rationalität, daß jenes Verhalten, das psychische Krankheit genannt wird, mit einem ernstlichen Verlust an Selbstkontrolle einhergeht, der gewöhnlich zur gemeingefährlichen Gewalttätigkeit führt, gewiß aber so weit, *daß man nicht mehr für seine Handlungen verantwortlich ist* ... Schließlich meinen die Leute, daß Verhalten inadäquat sein sollte, um als Zeichen psychischer Krankheit anerkannt zu werden. Das heißt, es sollte weder vernünftig noch unter den gegebenen Umständen vorhersehbar sein" [8].

Es scheint eine Art Einverständnis darüber zu bestehen, daß Personen, die nicht völlig psychotisch sind, „nervöse Störungen" oder andere Verhaltensstörungen haben können. Im allgemeinen gilt jedoch die Auffassung, daß diese Zustände keine „wirklichen Krankheiten" sind und daß für ihre Bewältigung keine spezielle Hilfe erforderlich ist, außer guten Ratschlägen oder einfachem gutem Zureden. Dafür in Frage kommen Freunde, praktische Ärzte und Psychiater — vielleicht in dieser Reihenfolge. Als ein Kriterium gilt offenbar: Wenn man wieder gesund werden kann, handelt es sich nicht um eine legitime psychische Krankheit. Der Psychiater behandelt seinen Patienten also weiterhin auf dem Hintergrund einer ziemlich generellen Unsicherheit der Öffentlichkeit, wenn sie ihm nicht sogar offen mißtraut. Er hat keinen Anteil am Privileg der übrigen Ärzte, dem Patienten einfach die Krankenrolle zuzuweisen; denn er kann nicht darauf vertrauen, daß die Umwelt des Patienten sein Urteil akzeptieren wird. Der Psychiater muß vorsichtig vorgehen: Seiner Beurteilung des Patienten, seiner Empfehlung, dieser bedürfe besonderer Aufmerksamkeit, wird oft widersprochen; ebensooft wird sie ignoriert und selten als endgültiges Verdikt einer spezialisierten Autorität aufgefaßt. Das gilt vor allem, wenn der Patient kein schillerndes Krankheitsbild bietet, das auch das ungeübte Auge erkennt.
Die traditionelle Medizin hat Jahrhunderte zu ihrer Verfügung gehabt, um sich den Respekt der Gesellschaft zu sichern. Sie kann auf eine lange Serie von neuen und erfolgreichen Behandlungsmethoden verweisen. Aber es wird mehr als nur Zeit notwendig sein, um ihre Autorität auf die Psychiatrie zu übertragen. Es kann nämlich sein, daß gerade die Konzepte, die die Gesellschaft sich durch die Anerkennung medizinischer oder anderer naturwissen-

schaftlicher Phänomene zu eigen gemacht hat, nicht geeignet sind, das Verständnis für die Psychiatrie zu fördern. Eine Verletzung oder eine körperliche Krankheit ist etwas Greifbares, das irgendwo im Organismus lokalisiert ist, mit Hilfe eines vorhandenen Wissensgebäudes diagnostiziert und mit verhältnismäßig standardisierten Mitteln auf verhältnismäßig standardisierte Art und Weise behandelt werden kann. Im Vergleich dazu hat der Psychiater nur sehr wenig anzubieten. In seiner Rolle als Therapeut beschäftigt er sich vor allem mit dem Symbolgehalt, der Einzigartigkeit, den persönlichen Aspekten menschlicher Erfahrung. Zwar enthält sein medizinisches Arsenal einige wenige diagnostische Standard-Tests; er hat einige somatische Therapiemethoden und eine wachsende Zahl von Medikamenten zu seiner Verfügung; aber es gibt kein Schema, an dem er seine Behandlung ausrichten könnte. Wenn er sich mit der Dynamik psychischer Krankheiten beschäftigt, ist jeder Schritt neu, hat keiner einen genauen Präzedenzfall. So kommt es, daß zahlreiche Gruppen der Gesellschaft die psychiatrische Behandlung nicht als legitime Aufgabe der Medizin ansehen: diese müsse sich ihrer traditionellen Objektivität entsprechend an substantiellen materialisierbaren Gesichtspunkten orientieren und nicht am Unwägbaren der menschlichen Erfahrung. Wenn die Öffentlichkeit diese Unterscheidung allzu bereitwillig trifft, benützt sie dazu Kriterien, die die Medizin jahrhundertelang vertreten hat. Der kranke Mensch, der sich in psychiatrische Behandlung begibt und systematisch versucht, die Rolle des Patienten zu erfüllen, gewinnt damit nichts. Er entwickelt Verhaltensformen, die für diejenigen, an die er sich richtet, unverständlich sind. Die Öffentlichkeit bleibt unverändert skeptisch gegenüber seinem Anspruch, krank zu sein. Sie beläßt ihn in seiner unsicheren sozialen Position und zwingt ihn, durch Manipulation neue Zugänge zu einer legitimen Krankenrolle zu eröffnen oder vielleicht sogar, sich ganz andere Wege zur Bewältigung seiner abweichenden Bedürfnisse zu suchen. Wie viele in Randgruppen der Gesellschaft abgeschoben werden, kann man nur raten — in Verbrecherbanden, religiöse Sekten der einen oder der anderen Art, in Künstlerkolonien oder in Asozialensiedlungen. Es gibt viele Alternativen zum Status des psychisch Kranken. Einen eindrucksvollen Hinweis darauf, den jeder Arzt bestätigen wird, vermittelt die große Zahl von Menschen, die ihre seelischen Mißempfindungen in körperliche Beschwerden umsetzen.

Das Dilemma

Das Problem wird noch größer, wenn man neben dem organisatorischen Aspekt der Patientenrolle das soziale Schicksal des Patienten betrachtet. Die Rolle des Kranken, wie Parsons sie sieht, ist eine Durchgangsrolle. Sie ist leicht zu erwerben, wenn man die entsprechenden Voraussetzungen erfüllt. Man kann sie leicht wieder aufgeben, wenn ihr funktionaler Wert erschöpft ist. Das Krankheitserlebnis muß also nicht notwendigerweise mit abrupten Brüchen im Lebenslauf des körperlich Kranken verbunden sein. Der psychisch Kranke dagegen ist in doppelter Bedrängnis. Wenn überhaupt, wird er nur unter beträchtlichem emotionalen Aufwand als „krank“ anerkannt. Später kann er seine Rolle nur unter größten Schwierigkeiten aufgeben. Er sieht sich mit der weitverbreiteten Überzeugung konfrontiert, daß psychische Störungen, die zu Recht als Krankheiten aufgefaßt werden, nicht völlig geheilt werden können [9].

Darüber hinaus ist das Ziel der Behandlung psychisch Kranker oft nicht einfach die Wiederherstellung eines früheren Gesundheitszustandes, sondern eine umfassende Ich-Wandlung, so daß ihr Krankheitserlebnis in mehrfacher Hinsicht entscheidend für ihre Identität und ihr zukünftiges Leben sein kann. Es besteht die Gefahr, daß die Krankenrolle zu einem Zukunftsmodell wird, daß sie kein provisorischer Schutz bleibt, der zur Bewältigung von Problemen vorübergehend gewährt wird. Für einzelne, die ihr Leben lang unter Schwierigkeiten gelitten haben, ist der Kampf um die Anerkennung als Patient der erste echte Versuch, sich selbst eine klare soziale Identität zu schaffen. Für sie ist die Eingliederung in die Krankenhausgemeinschaft der erste erfolgreiche Versuch, sich sozial zu integrieren.

Der Patient steht vor einem Dilemma. Er muß als akut krank und hilflos gelten, wenn er in seiner Rolle als Kranker akzeptiert werden will; zugleich muß er seine verbleibenden Kräfte darauf verwenden, seine Krankheit zu bekämpfen. Er kann dieses Dilemma lösen, indem er den Kampf einfach aufgibt und sich für immer hinter seiner Krankheit versteckt. Die Versuchung, das trotz sozialer Mißbilligung zu tun — vielleicht sogar deswegen! — kann, wie einer der Charaktere Dostojewskis das beweist, sehr groß sein:

„Oh hätte ich doch vor Faulheit einfach gar nichts getan! Himmel, wie hätte ich mich dann selber geachtet! Ich hätte mich geachtet, weil ich es wenigstens geschafft hätte, faul zu sein. So hätte ich wenigstens eine positive Eigenschaft gehabt, die ich mir selber geglaubt hätte. Frage: Was ist er? Antwort: ein Faulenzer. Wie angenehm wäre es gewesen, das zu hören! Das hätte bedeutet, daß ich eine Identität hätte. Es hätte bedeutet, daß es etwas über mich zu sagen gäbe. ‚Faulenzer' das ist ein Ruf und eine Berufung; es ist eine Karriere ... Es wäre eine Lebensform für mich gewesen ... [10]."

Damit wäre ein weiteres Problem der Psychiatrie angesprochen. Die gleiche Bedingungen, die gegenwärtig als optimal für die klinische Behandlung gelten, können soziale Merkmale haben, die das Fortdauern der Krankheit begünstigen. Angesichts der hohen Wiederaufnahmequoten und des fortgesetzten Kampfes der Psychiater gegen Chronifizierungstendenzen ist die Gefahr nicht zu übersehen, daß der Kranke eine Lebensaufgabe darin finden könnte, sein Privatdasein aufrechtzuerhalten und zu versuchen, die klassische Krankenrolle zu erwerben, die die Psychiatrie für ihn fordert. Es ist wichtig, zu erkennen, daß die Neigung des Patienten, sich als Objekt der Medizin zu sehen und symbolisch die damit verbundenen Privilegien zu fordern, von der Psychiatrie ausgelöst und unterstützt werden, die selber noch um ihre Anerkennung innerhalb der Medizin ringt. Praktisch jeder in der Psychiatrie verwandte Begriff, möge er sich auf den Patienten, die Behandlung oder die Krankenhausorganisation beziehen, ist der Organmedizin entlehnt. Ein großer Teil der psychiatrischen Arbeit orientiert sich an allgemeinmedizinischen Modellen. Die Einrichtungen zur Behandlung psychisch Kranker sind oft die gleichen wie im überkommenen Krankenhaus. Für den Psychiater mag das größtenteils eine Angelegenheit von Zweckmäßigkeit und Ausbildung sein. Für den Patienten jedoch steht dahinter wahrscheinlich die stillschweigende soziale Logik: Da der Rahmen der gleiche ist, ist es nur sinnvoll, wenn er die gleichen Vorstellungen von seiner Rolle hat, wie jeder andere Patient auch.

Vielleicht sind die Begriffe, mit denen der Psychiater und sein Patient in gleicher Weise psychische Mechanismen bezeichnen, in dieser Hinsicht noch wichtiger. Sie spiegeln vor, solche Mechanismen seien etwas Ähnliches wie anatomische Organe. Bei der Konstruktion eines funktionsfähigen Modells der seelischen Prozesse bestand die Tendenz, sich die menschliche Psyche mit Hilfe von verwickelten Strukturanalogien vorzustellen. Angefangen hat es vielleicht mit Freuds Verwendung topographischer Begriffe. Fortgesetzt hat es sich in einer ganzen Literatur, die das Ich einem Gebäude oder einer Maschine gleichsetzt und seine Störung im Versagen von Stützpfeilern, der Schwächung oder dem Zusammenbruch von Fundamenten usw. sieht. Solche Analogien können dem Bedürfnis der Psychiatrie sehr wohl dienen, dynamische Prozesse zu ordnen. Aber sie fördern zugleich die schon vorhandene starke Tendenz des Patienten, seine Krankheit einer quasi organischen Struktur oder Substanzschädigung zuzuschreiben — wenn er nicht tatsächlich verifizierbare organische Veränderungen anschuldigen kann. Solche Störungen gehören traditionell natürlich in die Zuständigkeit des Chirurgen oder praktischen Arztes, der den Organismus kuriert. Es sollte deshalb nicht überraschen, wenn die Patienten solche Analogien ernst nehmen und die Behandlung mit einer passiven Grundhaltung beginnen — wenn sie kommen, um „repariert" zu werden, oder wenn sie die bequeme Vorstellung haben, daß psychische Krankheit etwas sei, was ihnen „passiert ist", etwas, worin sie nur indirekt verwickelt sind, wie in eine feindliche Invasion von Bakterien.

Bei der Diskussion der Diskrepanz zwischen Einstellung der Öffentlichkeit und ärztlichen Werten der Psychiatrie wird gewöhnlich vorgeschlagen, mit Hilfe von passiven Aufklärungsmaßnahmen Verständnis für die Realitäten der Psychiatrie herbeizuführen, um auf diese Weise eine konsistente Patientenrolle für die psychisch Kranken durchzusetzen. Dem Soziologen scheint jedoch, daß hier zwei Gesichtspunkte zu berücksichtigen sind.

Der erste ist der einfachste. Es fragt sich nämlich, ob die Psychiatrie ihren eigenen Interessen diente, wenn sie den Anspruch des psychiatrischen Patienten auf die konventionelle Krankenrolle durchsetzen könnte? Diese Rolle basiert auf einer recht scharfen Trennungslinie zwischen dem Gesunden und dem Kranken: Wer als so krank angesehen wird, daß er einer spezifischen Freistellung von seinen sozialen Pflichten bedarf, erhält einen sozialen Status mit einer besonderen Identität zugewiesen und muß eine recht genau festgelegte soziale Rolle erfüllen. Aus medizinischer Sicht mag diese weitgehend künstliche Unterscheidung eine reale Bedeutung haben. Die ärztliche Praxis zumindest wird nicht ungebührlich behindert, wenn die Gesellschaft an seine Patienten andere Erwartungen hat als an andere Leute. Aber der Versuch, eine eindeutige Unterscheidung zwischen psychischer Gesundheit und psychischer Krankheit zu treffen, zwischen dem psychisch Kranken und dem normalen Bürger, bringt nicht nur den Psychiater in die Verlegenheit, die Unbestimmtheit seines Wissens darüber enthüllen zu müssen; sie bringt auch den Patienten in schwere Bedrängnis, der nicht beanspruchen möchte oder sollte, daß er ernstlich psychisch behindert ist. Die Psychiater sehen die möglichen Formen menschlichen Verhaltens gern als eine Art Spektrum, in dem die Krankheiten als Stufen zwischen den polaren Zuständen idealer Gesundheit und völligem Zusammenbruch lokalisiert sind. Deshalb sollten sie sich bewußt sein, daß es eine Gefahr ist, irgendeinen Punkt in diesem Spektrum als Trennungslinie zwischen Gesundheit und Krankheit zu markieren [11]. Viele Psychiater hoffen, sie könnten denjenigen, die auf der „gesünderen Seite" des Spektrums verblieben sind, mit präventiven und anderen Maßnahmen helfen. Sie werden deshalb allen Grund haben, sich gegen den Anspruch zu wehren, daß diejenigen, die nur in geringem Maße als „krank" zu betrachten sind, besonderer sozialer Nachsicht bedürfen. Angesichts ihres gegenwärtigen Wissensstandes mögen sie es sogar als vorteilhaft empfinden, wenn *Hilfsbedürftigkeit* (auf Grund von Krankheit) und der *Anspruch auf Befreiung von den normalen sozialen Pflichten* nicht zu eindeutig durch die gleiche soziale Rolle begründet werden [12].

Zum zweiten fragt es sich, ob die Psychiatrie, die sich auf Erziehungsberatung und Prävention ausweitet, mit Recht von sich behaupten kann, sie sei und bleibe ideologisch ein Zweig der Medizin. Es geht hier nicht darum, wer die rechtliche Verantwortung für die Behandlung psychischer Störungen tragen sollte, sondern darum, wie bedeutsam wissenschaftliche Analogien für die Aufklärung der Öffentlichkeit sind. Die Skepsis der Öffentlichkeit gegenüber der Psychiatrie als einem Teilgebiet der Medizin ist, und das muß beachtet werden, nicht einfach die Folge von Unwissenheit und emotionaler Ablehnung. Sie stützt sich weitgehend auf Tatsachen und spricht für eine recht gesunde Logik. Es kann nicht die Aufgabe dieser Arbeit sein, die grundsätzlichen Unterschiede anzuführen, die zwischen der psychiatrischen und dem medizinischen Patienten bestehen. Ich spreche hier von den *sozialen Formen*, die die Öffentlichkeit schafft, um das Problem Krankheit zu bewältigen; und ich überlege, ob es eine Logik gibt, die die Öffentlichkeit davon überzeugen könnte, daß psychische Krankheiten in die gleiche soziale Kategorie gehören wie eindeutig körperliche Krankheiten. Eine solche Logik müßte erklären, warum die meisten medizinischen Behandlungsmethoden zur Routine werden können, während die Psychotherapie individuell und persönlich bleiben muß. Sie müßte erklären, warum die Objekte der medizinischen Behandlung und der Psychotherapie sich grundsätzlich unterscheiden, wobei erstere einen früheren Zustand der Gesundheit wieder herstellt, während letztere gerade auf eine Änderung der Fähigkeit des Patienten abzielt, sein Leben zu bewältigen.

Diese Logik müßte, und das scheint mir wichtig, eine Reihe von prognostischen Kriterien anbieten, mit deren Hilfe die Gesellschaft die Wahrscheinlichkeit der Wiederherstellung bei besonderen Fällen, die erforderliche Behandlungsdauer und die Schmerzen oder die Komplikationen abschätzen kann, mit denen der Patient in der Zwischenzeit vernünftigerweise rechnen muß. Denn die Rolle des Kranken ist von der Gesellschaft geschaffen worden, um dazu beizutragen, den funktionalen Zusammenhang sozialer Prozesse aufrechtzuerhalten. Sie ist eine provisorische Rolle. Sie setzt stillschweigend ein Ablaufdatum voraus, das wenigstens vage umschrieben sein muß. Für die Umgebung des Patienten ist es daher von entscheidender Bedeutung, ob er nach einem begrenzten Zeitraum der Befreiung von seinen sozialen Pflichten verlangt, um sich von seiner Krankheit zu erholen, oder ob er um einen Blankoscheck für eine psychiatrische Behandlung von ungewisser Dauer und ungewissem Ausgang nachsucht. Denn dadurch ändert sich die Grundbedeutung der Krankenrolle für die soziale Gruppe, die ihre Geltung sanktioniert.

Es kann sein, daß die Psychiatrie im Laufe der Zeit ein Maß an Wissen und Standardisierung entwickelt, das es der Öffentlichkeit vernünftig erscheinen läßt, medizinische und psychiatrische Patienten in einer einzigen sozialen Kategorie zusammenzufassen. Man könnte darüber diskutieren, ob ein solches Maß an Standardisierung je erreichbar ist, oder ob es therapeutisch sinnvoll ist. Aber es ist klar, daß in der Zwischenzeit die fortgesetzten Versuche der Psychiatrie, bei der Behandlung psychischer Krankheiten medizinische Werte anzuwenden, in der Fortdauer der Unsicherheit des Patienten resultieren.

Man könnte daher argumentieren, die Zeit sei gekommen, daß die Psychiatrie ihren Standpunkt von neuem überdenkt und vielleicht revidiert, um auf diese Weise eine realistischere Position für den psychisch Kranken in der Gesellschaft zu schaffen, eine Stellung, die sich weniger auf Ansprüche der Medizin verläßt und statt dessen die soziale Wirklichkeit stärker beachtet, die dem Widerstand der Öffentlichkeit gegen die Ideologie der psychiatrischen Praxis zugrunde liegt.

Das könnte eine ähnliche Neuorientierung notwendig machen, wie sie in bestimmten europäischen Behandlungszentren stattfindet und mit der Ausbreitung der Sozialpsychiatrie an Boden gewinnt. In diesen Zentren haben sich die Psychiater mit Sozialarbeitern, Psychologen und anderen Fachkräften auf dem Gebiet der sozialen Beziehungen zusammengetan, um eine therapeutische Atmosphäre zu schaffen, die sich weniger auf medizinische Analogien verläßt, als das in den Vereinigten Staaten allgemein üblich ist. Die Betonung scheint auf *Reedukation* und *Resozialisierung* zu liegen und nicht so sehr auf Behandlung; auf *Entwicklung* und *Training* und nicht so sehr auf Reintegration der Ich-Prozesse, auf der *therapeutischen Gemeinschaft* mit ihren Wurzeln in der Gesellschaft draußen und nicht auf dem Krankenhaus mit seiner speziellen Kultur. Bestimmte europäische Institutionen, insbesondere die Tagesklinik, die sich in ganz England und den Niederlanden ausgebreitet hat, konfrontieren dic Patienten mit einem Behandlungsprogramm, das in mancher Hinsicht dem Ausbildungsplan eines Studenten viel näher steht als dem Therapieplan eines medizinischen Patienten. Besondere Ausbildungs- und Rehabilitationszentren, die von Ärzten überwacht werden, nehmen sich eines großen Teils der Borderline- und sogar der chronisch psychotischen Fälle an, die in den Vereinigten Staaten vermutlich dauerhospitalisiert oder völlig vernachlässigt worden wären. Es ist möglich, daß diese Kombination eines pädagogischen Ansatzes gegenüber der psychiatrischen Krankheit mit ihrer komplementären Rolle eines *besonderen Typs von Schüler* den erfolgversprechendsten Zugang zu einer eindeutig umrissenen sozialen Position für diejenigen eröffnen wird, die heute als psychisch krank angesehen werden.

Abschließend sei eingeräumt, daß der Soziologe, der den Patienten unter einem besonderen Blickwinkel sieht und recht dünne Fäden von Beweismaterial mit schweren Argumenten belastet, eine Freiheit zur Spekulation genießt, die diejenigen nicht teilen können, die tatsächlich und dauernd für die Behandlung psychisch Kranker verantwortlich sind. Aber das Verständnis des Klinikers für das therapeutische Milieu, das er für seine Patienten schafft, kann durch die Konzepte der Sozialwissenschaften geschärft werden. Das gilt besonders dort, wo diese Konzepte dazu beitragen, den Patienten wie die Psychiatrie auf dem Hintergrund des kulturellen Zusammenhanges und des sozialen Lebens zu sehen. Es ist Aufgabe des Soziologen, darauf hinzuweisen, daß die Gesellschaft jedesmal die soziale Diagnose des veränderten Status eines ihrer Mitglieder stellt, wenn ein Psychiater auf Grund seiner klinischen Diagnose dessen Behandlungsbedürftigkeit festgestellt hat. Während der Kliniker darauf bestehen muß, daß die Behandlung, die sich anschließt, und der Rahmen, innerhalb dessen sie stattfindet, der Eigendynamik der Krankheit des Patienten Rechnung tragen muß, betont der Soziologe, daß der Erfolg der Behandlung auch von der Berücksichtigung der sozialen Wirklichkeit des veränderten Status des Kranken abhängt.

Literatur und Anmerkungen

Die Untersuchungen, auf die sich diese Arbeit stützt, wurde durch ein Stipendium der Grand Foundation gefördert und mit Unterstützung des Family Study Center, University of Chicago, durchgeführt. Der Verf. möchte Nelson F. Foote, dem früheren Leiter des Family Study Center, dafür danken, daß er diese Untersuchung ermöglicht und mit hilfreicher Kritik unterstützt hat.

1. Vgl. z.B. die folgenden Autoren:Bateman, J. F., Dunham, H. W.: The State Hospital as a Specializes Community Experience. Amer. J. Psychol. **105**, 445—448 (1948); Caudill, W., Redlich, F. C., Gilmore, H. R., Brody, B.: Social Structure and Interaction Processes on a Psychiatric Ward. Amer. J. Orthopsychiat. **22**, 314—334 (1952);Devereux, G.: The Social Structure of the Hospital as a Factor in Total Therapy. Amer. J. Orthopsych. **19**, 493—500 (1949); Rowland, H.: Interactional Processes in a State Hospital. Psychiatry **1**, 323—337 (1938); Stanton, A., Schwartz, M. W.: Medical Opinion and the Social Context in the Mental Hospital. Psychiatry **12**, 243—249 (1949); Stanton, Schwartz: The Mental Hospital. New York: Basic Books 1954.
2. Rollenerwartungen sind mehr als der Versuch einer Gruppe, deren moralische Werthaltung verbindlich für ihre Mitglieder zu machen. Die Gruppe kann von einzelnen bestimmte Verhaltensformen erwarten, die sie völlig ablehnt. Wenn jemand z. B. als „Gewohnheits"-Verbrecher gilt, wird er nicht bestraft, weil sein Verhalten den Rollenerwartungen der anderen an ihn zuwiderläuft oder weil sein Verhalten nicht „zu ihm paßt", sondern gerade weil er so ist, und weil er rollengemäß wic ein Gewohnheitsverbrecher handelt.
3. Vgl. in diesem Zusammenhang: Erikson, E. H.: The Problem of Ego Identity. J. Amer. psychoanal. Ass. **4**, 56—121 (1956);
4. Siehe: Parsons, T.: The Social System. Glencoe: Free Press 1951.
5. Parsons, T.: Illness and the Role of the Physician: A Sociological Perspective. Amer. J. Orthopsychiat. **21**, 452—460 (1951). Vgl. Anmerkung 4, Kap. 10.

6. Ich beziehe mich hier auf eine Untersuchung, die vom National Opinion Research Center der Universität von Chicago durchgeführt wird. Sie stützt sich auf 3500 ausführliche Interviews mit einem repräsentativen Sample der amerikanischen Öffentlichkeit.
   Ein Buch über die Ergebnisse dieser Untersuchung von Shirley A. Starr, Senior Study Director der NORC, befindet sich in Vorbereitung. Siehe auch: Starr, S. A.: A report on public attitudes in Psychiatry, the Press, and the Public. Washington, D. C.: APA 1956.
7. Damit wird ein weiteres interessantes Problem angesprochen, das hier nicht ausdiskutiert werden kann. In gewissem Sinne trifft es zu, daß schwer psychotische Patienten als legitimerweise krank angesehen werden. Aber dabei handelt es sich allenfalls um einen Sonderfall der Krankenrolle. Denn die Auffassung ist sehr verbreitet, daß psychiatrische Krankheiten dann nicht legitim sind, wenn eine Gesundung möglich ist. Deshalb wird die Einweisung in eine verwahrende Institution eher als Dauermaßnahme angesehen als als Durchgangsstadium, in welchem der Patient vorübergehend die Krankenrolle übernimmt und das mit der Wiederaufnahme seiner normalen sozialen Verpflichtungen endet.
8. Starr, S. A.: The Public's Ideas about Mental Illness. Vgl. Anm. 6.
9. Eine interessante literarische Schilderung dieser Schwierigkeiten findet sich in Bassing, E.: Home Before Dark. New York: Random House 1957.
10. Dostojewski, F. M.: Notes from Underground, S. 442—537. In: A Treasury of Literature, S. 454, hrsg. von Guerney, B. G. New York: Vanguard 1943.
11. Vgl. in diesem Zusammenhang einen Bericht von Spiegel, J.: In: Psychiatry. The Press and the Public. Anm. 6, S. 13—18.
12. In der Militärpsychiatrie ist dies von außerordentlicher Bedeutung. Dort wird z. B. die Ablehnung der Freistellung von sozialen Pflichten oft als das beste verfügbare therapeutische Mittel angesehen, auch wenn die Betroffenen eindeutig krank sind. Das wurde von Bruce L. Bushard in „The Army's Mental Hygiene Consultation Service" berichtet.

Das psychiatrische Krankenhaus als soziales System

In größerem Ausmaß als auf anderen Gebieten der Medizin ist das Krankenhaus für die Psychiatrie nicht nur ein Gebäude, in dem behandelt wird, sondern selber Mittel der Therapie. Bedeutende angelsächsische Untersuchungen (Stanton u. Schwartz, 1953; Belknap, 1956; Caudill, 1958; Dunham u. Weinberg, 1960) haben gezeigt, daß es ebenso antitherapeutisch wirken kann wie therapeutisch. Soziale Isolierung, allgemeine Reizverarmung, Inaktivität und die Unterdrückung jeglicher Initiative begünstigen Hospitalismus, Anstaltsartefakte und Chronizität (vgl. Barton, 1959; Wing u. Brown, 1970). Diese Studien machen deutlich, daß das große psychiatrische Krankenhaus ein soziales System mit eigenen Normen und Werten ist, dessen Hauptziel nicht unbedingt die erfolgreiche Behandlung und Entlassung des Patienten sein muß. Berichte über die Verhältnisse in deutschen psychiatrischen Krankenhäusern von Fischer (1969) und Urta (1971) bekräftigen die Annahme, daß es sich dabei um ein allgemeingültiges Phänomen handelt. Hemprich u. Kisker (1968) zeigen in ihrer Arbeit über die „Herren der Klinik", daß es auch für Universitäts-Kliniken gilt.

Verstärkte therapeutische Aktivität unter Einsatz von Medikamenten hat während der letzten beiden Jahrzehnte die Frühentlassung neu- und wiederaufgenommener Patienten begünstigt. Aber auch heute sind noch zwei Drittel der psychiatrischen Krankenhausbetten mit chronisch Kranken belegt, die einen beträchtlichen Teil ihres Lebens — nicht selten unter menschenunwürdigen Bedingungen — als Insassen von „totalen Institutionen" verbringen müssen. Goffman, der diesen Ausdruck geprägt hat, schildert in dem hier wiedergegebenen, inzwischen berühmt gewordenen Aufsatz soziale Situation und soziale Beziehungen von Insassen und Aufsichtspersonal in verwahrenden psychiatrischen Institutionen.

Die innere Umstrukturierung der großen psychiatrischen Krankenhäuser zu therapeutischen Einrichtungen ist die Grundvoraussetzung der Schaffung erträglicher Lebensbedingungen in diesen Häusern, der Beseitigung des Hospitalismus und der Verbesserung des klinischen Zustandes der Kranken. Martin (1962) und Basaglia (1971) haben solche Prozesse des Wandels eindrucksvoll geschildert.

Cumming u. Cumming, die sich in einer späteren Veröffentlichung (1962) ausführlich mit den Beziehungen zwischen „Ego und Milieu" auseinandersetzen, berichten in dem hier ausgewählten Beitrag über Schwierigkeiten, die bei der Umstrukturierung psychiatrischer Krankenhäuser auftauchen, wenn die eingefahrenen Machtverhältnisse anstalts- und nicht patientenzentriert sind. Die Cummings zeigen, daß der Arzt sein Handeln unter solchen Voraussetzungen nicht auf die unmittelbare Arzt-Patient-Beziehung beschränken darf, daß er mannigfache andere, auch administrative Aufgaben übernehmen muß, wenn er mit den antitherapeutischen Einflüssen der kustodial orientierten Institution fertig werden will.

Freudenberg versucht, in seiner Diskussion von Aufgabe und Einstellung des therapeutischen Personals in psychiatrischen Krankenhäusern einen Ausweg aus diesem Dilemma zu zeigen. Er weist den Weg von der Individual- zur Sozialmedizin und schlägt vor, den Arzt in ein Team von differenzierten Mitarbeitern zu integrieren. Auf Grund der Notwendigkeit, die eigene Position und die des Patienten stets neu zu überdenken, werde es den Team-Mitgliedern leichter fallen, das therapeutische Ziel im Auge zu behalten.

Literatur

Barton, R., Institutional Neurosis, Bristol, Wright 1959, 2. Aufl. 1966; Übersetzung in Vorbereitung: Werkstattschriften zur Sozialpsychiatrie der Sozialen Arbeitskreise an der UNK Tübingen.

Basaglia, F. (Hrsg.): Die negierte Institution. Frankfurt: Suhrkamp 1971.

Belknap, I., Human Problems of a State Mental Hospital. New York: McGraw-Hill 1956.

Caudill, W.: The Psychiatric Hospital as a Small Society. Cambridge, Mass.: Harv. Univ. Press 1958.

Cumming, E. & J.: Ego and Milieu. New York: Prentice Hall 1962, London: Tavistock 1964.

Dunham, H. W., Weinberg, S. K.: The Culture of the State Mental Hospital. Detroit: Wayne State Univ. Press 1960.

Fischer, F.: Irrenhäuser. München: Desch 1969.

Goffman, E.: Asylums. New York: Doubleday 1961; auch Penguin.

Hemprich, R. D., Kisker, K. P.: Die „Herren der Klinik“ und die Patienten. Nervenarzt **39**, 433—41 (1968).

Martin, D. V.: Adventure in Psychiatry, Social Change in a Mental Hospital, 2. Ed. 1968: Oxford: Cassirer 1962.

Stanton, A., Schwartz, M.: The Mental Hospital, New York: Basic Books 1954.

Urta, Ulla (Pseudonym): Wenn dir ein Ziegel auf den Kopf fällt, ... Autobiographisches Dokument. Werkstattschriften zur Sozialpsychiatrie der Soz. Arbeitskreise an der UNK Tübingen, Heft 3, 1971.

Wing, J. K., Brown, G. W.: Institutionalism and Schizophrenia. Cambridge: Cambridge Univ. Press 1970.

Das psychiatrische Krankenhaus als „totale Institution“

Von Erving Goffman

Jede Institution nimmt einen Teil der Zeit und der Interessen ihrer Angehörigen in Anspruch, ist ein Teil ihrer Welt; kurz, jede Institution neigt dazu, ihre Mitglieder zu vereinnahmen. Wenn wir die verschiedenen Institutionen unserer westlichen Gesellschaft betrachten, entdekken wir einige, die erheblich mehr verlangen als andere. Ihr ausschließlicher oder totaler Charakter wird durch die Einschränkung des sozialen Kontakts mit der Außenwelt symbolisiert, die oft schon durch Lage und Bau gegeben ist — wie verschlossene Türen, hohe Mauern, Stacheldraht, Klippen, Wasser, Wälder oder Sümpfe. Diese nenne ich *totale Institutionen.* Ihre allgemeinen Kennzeichen möchte ich im folgenden analysieren, insbesondere die Merkmale der Welt der Insassen und des Aufsichtspersonals.

Die totalen Institutionen unserer Gesellschaft können grob in fünf Gruppen unterteilt werden.

Erstens gibt es Institutionen, die für Menschen zu sorgen haben, welche zugleich als hilflos und ungefährlich gelten: Blinden- und Altersheime, Waisen- und Armenhäuser.

Zweitens handelt es sich um Einrichtungen für Personen, die als unfähig gelten, für sich selber zu sorgen und gleichzeitig als — wenn auch unabsichtliche — Bedrohung für die Gesellschaft angesehen werden: TBC-Sanatorien, psychiatrische Krankenhäuser und Leprosorien.

Eine dritte Gruppe totaler Institutionen ist eingerichtet worden, um die Gesellschaft vor Gefahren zu schützen, die ihr angeblich drohen; dabei steht das Wohlergehen der so abgesonderten Personen nicht im Vordergrund: Gefängnisse, Zuchthäuser, Kriegsgefangenen- und Konzentrationslager.

Viertens gibt es Institutionen, die mit dem Ziel eingerichtet wurden, die Bewältigung bestimmter Aufgaben zu gewährleisten, und die ihre Existenzberechtigung nur aus diesen instrumentalen Gründen herleiten: Kasernen, Schiffe, Internatsschulen, Arbeitslager, koloniale Ansiedlungen und Bediensteten-Quartiere.

Schließlich gibt es jene Einrichtungen, die dem Rückzug aus der Welt und oft gleichzeitig Ausbildungszwecken für die Gläubigen dienen: Abteien, Klöster und Konvikte.

Diese Einteilung totaler Institutionen ist weder exakt noch erschöpfend, noch von unmittelbarem analytischem Nutzen. Sie ermöglicht lediglich eine rein beschreibende Definition der Kategorie und liefert somit einen konkreten Ansatzpunkt für meine Betrachtungen. Indem ich auf diesem Wege zu einer ersten Definition totaler Institutionen gelangt bin, hoffe ich, die allgemeinen Merkmale des psychiatrischen Krankenhauses erörtern zu können, ohne in eine Tautologie zu geraten.

Bevor ich versuche, ein allgemeines Profil dieser Einrichtungen herauszuarbeiten, möchte ich auf ein grundsätzliches methodisches Problem hinweisen: Keiner der Faktoren, die ich beschreiben werde, ist eine Besonderheit totaler Institutionen; keiner trifft auf jede von ihnen zu; was die totalen Institutionen von anderen unterscheidet, ist lediglich der Grad, in dem sie eine Reihe von Merkmalen dieser Art aufweisen. Wenn ich von „gemeinsamen Merkmalen" spreche, gilt das mit Einschränkungen, ist aber meines Erachtens logisch vertretbar. Durch die Erarbeitung von Idealtypen wird es möglich, gemeinsame Kennzeichen darzustellen; auf bedeutsame Unterschiede kann dann immer noch eingegangen werden.

Ein grundsätzlicher sozialer Modus der modernen Gesellschaft ist die Gepflogenheit, an verschiedenen Orten zu schlafen, zu arbeiten und sich zu erholen — jeweils mit anderen Partnern, unter der Zuständigkeit einer anderen Autorität und ohne daß eine besondere Absicht dahinter stünde.

Der beherrschende Zug totaler Institutionen kann als Zusammenbruch der Barrieren beschrieben werden, die diese drei Lebensbereiche gewöhnlich trennen. In totalen Institutionen spielen sie sich alle am selben Ort unter der Verantwortlichkeit derselben Autorität ab. Darüber hinaus läuft jeder Abschnitt des Tageslaufes ihrer Mitglieder in der unmittelbaren Gegenwart einer großen Zahl anderer ab, die alle in der gleichen Weise behandelt werden und alles miteinander tun müssen. Schließlich ist der Tageslauf genau eingeteilt, wobei die eine Tätigkeit zu einer festgesetzten Zeit von der nächsten abgelöst wird und die ganze Folge des Handelns durch ein System expliziter formaler Regeln von einer Gruppe von Funktionären von oben her bestimmt wird. Der Inhalt der verschiedenen erzwungenen Handlungen ist Teil eines Planes, der ausdrücklich der Erfüllung der offiziellen Ziele der Institution dient.

Einzelne dieser totalen Merkmale findet man auch anderswo. Zum Beispiel stellen unsere großen Kaufhäuser, Industriebetriebe und Bildungseinrichtungen ihren Angehörigen in zunehmendem Maße Cafeterias und Erholungsmöglichkeiten in der arbeitsfreien Zeit zur Verfügung. Aber die Benutzung dieser erweiterten Einrichtungen bleibt in vieler Hinsicht freiwillig. Es wird besonders darauf geachtet, daß sie nicht der gleichen Autorität unterstehen wie die Arbeitswelt. In ähnlicher Weise spielt sich das Leben von Hausfrauen oder Bauernfamilien zu einem beträchtlichen Teil innerhalb eines begrenzten Raumes ab, aber sie werden nicht kollektiv reglementiert. Außerdem verbringen sie ihren Tag nicht in unmittelbarer Anwesenheit vieler anderer Schicksalsgenossen.

Die bürokratische Organisation menschlicher Bedürfnisse, soweit sie ganze Gruppen betreffen — unabhängig davon, ob es sich um ein notwendiges oder wirksames und den Umständen angemessenes Mittel der sozialen Organisation handelt —, kann deshalb als Hauptkennzeichen totaler Institutionen betrachtet werden. Daraus lassen sich einige wichtige Folgerungen ableiten. Wenn Menschen sich in Kolonnen bewegen müssen, können sie durch Personal beaufsichtigt werden, dessen Hauptaufgabe weniger darin besteht, sie zu führen oder regelmäßig zu kontrollieren (wie es in vielen Arbeitgeber-Arbeitnehmer-Verhältnissen der Fall ist), sondern darin, sie zu bewachen und dafür zu sorgen, daß jeder das tut, was er tun soll. Das geschieht unter Bedingungen, die die Übertretung des einzelnen leicht und deutlich vom sichtbaren, ständig kontrollierten Gehorsam der anderen abheben. Was dabei primär ist, die große Gruppe verwalteter Menschen oder das zahlenmäßig geringe Aufsichtspersonal, steht hier nicht zur Debatte. Der springende Punkt ist, daß sie einander bedingen.

In totalen Institutionen besteht eine grundsätzliche Kluft zwischen der großen kontrollierten Gruppe, deren Mitglieder folgerichtig *Insassen* genannt werden, und der kleinen Gruppe des Aufsichtspersonals. Die Insassen leben in charakteristischer Weise hinter Mauern und haben nur begrenzten Kontakt mit der Außenwelt. Das Personal hat meist einen 8-Stunden-Tag und ist sozial in die Außenwelt integriert [2].

Diese beiden Gruppen neigen dazu, einander im Rahmen enger, feindseliger Stereotype zu begreifen: Das Personal sieht die Insassen oft als bitter, verschlossen und nicht vertrauenswürdig, während die Insassen das Personal oft für herablassend, arrogant und gemein halten.

Das Personal neigt dazu, sich überlegen und rechtschaffen zu fühlen. Die Insassen kommen sich oft als schwach, unterlegen, minderwertig und schuldbeladen vor [3].
Die soziale Mobilität zwischen den beiden Lagern ist stark eingeschränkt. Der soziale Abstand ist typischerweise groß und oft schon formal vorgezeichnet. Selbst gesprochen wird über die Grenzen hinweg häufig in einem besonderen Ton, wie hier anhand eines literarischen Berichts über einen Aufenthalt in einem psychiatrischen Krankenhaus illustriert wird.

„Eines kann ich Ihnen sagen“, sagte Miß Hart, als sie durch den Tagesraum gingen. „Sie tun hier alles, was Miß Davis sagt. Denken Sie nicht darüber nach, tun Sie es einfach. Dann werden Sie hier schon klar kommen.“ Sobald sie diese Namen hörte, wußte Virginia, was an der Station so schrecklich war. „Miß Davis, ist das die Oberschwester?“ „Und wie“, murmelte Miß Hart. Dann wurde ihre Stimme lauter. Die Schwestern taten, als könnten die Patienten nur das hören, was geschrieen wurde. Oft sagten sie mit normal lauter Stimme Dinge, die die Frauen nicht hören sollten: Wenn sie nicht Schwestern gewesen wären, hätte man meinen können, daß sie oft Selbstgespräche führten. “Miß Davis ist eine außerordentlich qualifizierte und tüchtige Person!“ verkündete Miß Hart [4].

Obwohl zwischen den Insassen und dem Personal, das sie überwacht, ein Mindestmaß an Kommunikation notwendig ist, ist gerade die Kontrolle der Kommunikation zwischen Insassen und den höher gestellten Personalangehörigen eine der Aufgaben der Bewacher. Ein Forschungsbericht über psychiatrische Krankenhäuser illustriert das:

„Da viele der Patienten den Arzt bei der Visite dringend sehen möchten, müssen die Pfleger zwischen den Patienten und dem Arzt vermitteln, damit letzterer nicht überschwemmt wird. Auf Station 30 schien es im allgemeinen so zu sein, daß Patienten ohne körperliche Symptome, die den beiden weniger privilegierten Gruppen angehörten, fast nie die Erlaubnis erhielten, mit dem Arzt zu sprechen, wenn Dr. Baecker nicht selber danach verlangte. Die starrsinnig quengelnde Gruppe von Wahnkranken, — die die Pfleger in ihrem Jargon „Sorgenkinder“, „Plagegeister“ oder „Kläffer“ nannten — versuchte oft, diese Vermittlerfunktion der Pfleger zu durchbrechen, aber sie wurde immer ziemlich summarisch abgefertigt, wenn das geschah“ [5].

Der Informationsfluss wird durch bestimmte Barrieren entweder vollständig verhindert oder auf so wenige Kanäle eingeschränkt, daß der Austausch von Informationen auf Schwierigkeiten stößt, wie sie etwa einem harmlosen Gespräch über eine Grenze hinweg entgegenstehen. Gerade Informationen über die Absichten des Pflegepersonals, die die Patienten betreffen, werden auf diese Weise abgeschirmt.
So ist der Ausschluß von den Entscheidungen, die sein weiteres Schicksal bestimmen, ein wichtiges Kriterium für die Position, in der sich ein Insasse gegenüber der Hierarchie des Aufsichtspersonals befindet. Mag die offizielle Begründung dafür militärisch sein, wie z.B. bei der Verheimlichung des Reisezieles vor den Mannschaften, oder medizinisch, wie etwa bei der Verheimlichung der Diagnose, des Behandlungsplanes und der etwaigen Aufenthaltsdauer vor Tuberkulosepatienten [6]: In jedem Fall vermittelt ein solcher Ausschluß des Betroffenen von den über ihn gefällten Entscheidungen dem Personal eine besonders feste Grundlage für die Beibehaltung der Distanz gegenüber den Insassen und der Kontrolle über sie. Alle diese Einschränkungen des Kontaktes tragen vermutlich dazu bei, die Gliederung von Insassen und Personal in zwei antagonistische stereotype Lager aufrechtzuerhalten.
Die Kluft zwischen Personal und Insassen ist eine der Hauptfolgen der bürokratischen Lenkung großer Gruppen von Menschen: Eine weitere findet sich im Bereich der Arbeit.
In den normalen Lebenszusammenhängen unserer Gesellschaft reicht der Geltungsbereich der Lohnabhängigkeit nur bis zu dem Zeitpunkt, an dem der einzelne Arbeiter seinen Lohn erhält. Wie er diesen zu Hause oder in seiner Freizeit ausgibt, ist seine private Angelegenheit. Die Autorität des Arbeitsplatzes wird durch diese Spielregeln in engen Grenzen gehalten. Aber die Feststellung, daß der gesamte Tagesablauf der Insassen totaler Institutionen für sie

eingeteilt ist, impliziert, daß alle ihre Grundbedürfnisse mit eingeplant sein müssen und daß die Institution dafür garantieren muß, daß für alle wesentlichen Voraussetzungen gesorgt wird.

Da dies nicht der Fall ist, kann, welcher Leistungsanreiz auch immer geboten wird, kein Anreiz die strukturelle Bedeutung haben, die jede Entlohnung draußen hat. Dort sind andere Motive und eine andere Einstellung zur Arbeit gegeben. Von den Insassen und auch von denjenigen, die sie zur Arbeit anhalten müssen, wird grundsätzlich Anpassung gefordert. Manchmal wird so wenig Arbeit verlangt, daß die Insassen, die oft keine Übung darin haben, ihre Freizeit selbst zu gestalten, an unvorstellbarer Langeweile leiden. Die Arbeit wird sehr langsam ausgeführt. Sie mag in ein System von minimalen Entlohnungen eingebettet sein, die oft kleinen Ritualen gleichen, wie etwa dem der wöchentlichen Tabakration und dem der alljährlichen Weihnachtsgeschenke, die manche psychiatrische Patienten sogar dazu veranlaßt, ihre Tätigkeit beizubehalten. Natürlich gibt es andere Fälle, in denen mehr als ein normales Pensum gefordert wird, dessen Ableistung nicht durch Belohnung, sondern durch die Androhung von physischen Strafen erreicht wird.

In manchen totalen Institutionen, wie in Holzfällerlagern oder auf Handelsschiffen, verschiebt das erzwungene Sparen das Kaufen — die übliche Funktion des Geldes — auf einen späteren Zeitpunkt. Alle Bedürfnisse werden von der Institution verwaltet; eine Entlohnung erfolgt erst, wenn die Saison vorüber ist und die Menschen ihre Quartiere verlassen. In einigen Institutionen besteht eine Art Sklaverei, wenn der Insasse ganztägig nach Belieben und zur Bequemlichkeit des Personals eingesetzt werden kann. Hier kommt es vor, daß das Gefühl des Insassen für seine Identität und für Eigentum gestört wird. L. E. Lawrence liefert in seinem Bericht über den Dienst in einem R. A. F.-Ausbildungslager ein Beispiel dafür.

„Die Leute,die schon 6 Wochen da sind, stellen mit ihrem geringen Sinn für die Arbeit einen Schock für unser moralisches Empfinden dar. Während wir erschöpft sind, faulenzen sie. „Ihr seid albern, euch so abzurackern“, sagen sie. Ist es unser neuer Eifer oder ein Überrest des Zivillebens in uns? Denn von der R. A. F. bekommen wir für jede 24 Stunden des Tages 3 halbe Pennys. Dabei ist es unmöglich, einen Job dadurch zu adeln, daß man ihn gut macht. Man muß sich soviel Zeit wie möglich nehmen: Denn hinterher wartet kein Kamin auf einen, sondern mehr Arbeit“ [8].

Unabhängig davon, ob nun zuviel oder zu wenig zu tun ist, wird derjenige, der draußen arbeitsorientiert war, von den Arbeitsprinzipien der totalen Institution demoralisiert. Ein Beispiel für die Demoralisierung in staatlichen Krankenhäusern ist das Schnorren von Fünfern oder Groschen, um sie in der Kantine auszugeben. Das tun Leute — oft in provozierender Weise —, mit deren Selbstachtung solche Handlungen draußen nicht vereinbar wären. (Die Angehörigen des Personals, die diese Art der Bettelei anhand ihrer eigenen Orientierung von außen her interpretieren, sehen sie leicht als Symptom der psychiatrischen Erkrankung an, als ein weiteres Stück Beweis dafür, daß die Insassen wirklich krank sind).

Totale Institutionen sind also unvereinbar mit der unserer Gesellschaft zugrundeliegenden Lohn-Leistungs-Struktur. Totale Institutionen sind aber auch mit einem anderen Kernelement unserer Gesellschaft unvereinbar, der Familie. Familienleben wird manchmal dem Alleinleben gegenübergestellt, tatsächlich aber kontrastiert es noch deutlicher mit dem Zusammenleben in einer amorphen Gruppe, denn diejenigen, die mit einer Gruppe von anderen zusammen essen, schlafen und arbeiten, können kaum ein sinnvolles Privatleben führen [9]. Entsprechend erlaubt die Tatsache, daß ihre Familien in der Nähe wohnen, es den Personalangehörigen oft, in die Gesellschaft draußen integriert zu bleiben und sich den Zwängen der totalen Institutionen zu entziehen.

Ob eine totale Institution als gute oder böse Kraft in der Gesellschaft wirkt — Macht wird sie immer besitzen, und diese wird immer auf der Unterdrückung eines ganzen Kreises von augenblicklich bestehenden oder von möglichen Haushalten beruhen. Umgekehrt vermittelt die Bildung von Haushalten (z. B. Familien) eine strukturelle Garantie gegen die Entstehung totaler Institutionen. Die Unvereinbarkeit dieser beiden Formen sozialer Organisation sollte etwas über die weiterreichenden sozialen Funktionen beider aussagen können.

Die totale Institution ist demnach ein sozialer Bastard, teils Wohngemeinschaft, teils formale Organisation: Darin liegt ihre spezielle soziologische Bedeutung. Es gibt aber noch andere Gründe für das Interesse an diesen Einrichtungen. Sie sind Einrichtungen unserer Gesellschaft, in welchen Menschen unter Zwang verändert werden. Sie zeigen unter den Bedingungen „natürlicher" Experimente, was der Identität des einzelnen angetan werden kann.

Literatur und Anmerkungen

1. Die Gruppe der totalen Institutionen ist in der soziologischen Literatur von Zeit zu Zeit unter verschiedenen Bezeichnungen angeführt worden; einige ihrer Merkmale sind beschrieben worden, am deutlichsten vielleicht in der vernachlässigten Arbeit Howard Rowlands: Segregated Communities and Mental Health, Mental Health Publication of the Am. Assoc. for the Advancement of Science, hrsg. von Moulton, F. R. **9** (1939). Eine vorläufige Fassung dieser Arbeit ist nachzulesen in den 3.(1956) Group Processes Proceedings, Josiah Macy, Jr. Foundation, hrsg. von Bertram Schaffner, 1957. Der Ausdruck „total" ist in diesem Zusammenhang auch gebraucht worden von Etzioni, A.: The Organizational Structure of "Closed" Education Institutions in Israel, Harvard Educational Review **27**, 115 (1957).
2. Auf den binären Charakter totaler Institutionen hat Gregory Bateson hingewiesen: Er ist auch in der soziologischen Literatur beschrieben worden, z. B. bei Ohlin, L. E.: Sociology and the Field of Corrections 14,20 (New York: Russell Sage Foundation, 1956). Wenn das Personal ebenfalls interniert ist, können wir damit rechnen, daß es das Gefühl hat, ein besonders beschwerliches Dasein zu führen und daß es stärker statusabhängig ist, als es selber erwartet hätte. Das zeigt der Bericht Cassels: The Marine Radioman's Struggle for Status. Amer. J. of Soc. **52**, 359 (1957).
3. Die Situation im Gefängnis beschreibt Weinberg, S. K.: Aspects of the Prison's Social Structure. Amer. J. of Soc. **47**, 171—726 (1942).
4. Ward, M. J.: The Snake Pit, 72 (New York: Signet Books 1955).
5. Beilknap, I.: Human Problems of a State Mental Hospital, 177. New York: McGraw-Hill 1956.
6. Eine ausführliche Fallstudie darüber vermittelt Julius A. Roth im Kapitel „Information and the Control of Treatment" in einem Buch über das Tuberkulose-Sanatorium, das demnächst erscheinen wird (Roth: Time Tables, New York: Bobbs-Merrill 1963). Seine Arbeit verspricht, eine Modelluntersuchung einer totalen Institution zu werden. Vorläufige Ergebnisse teilt er in folgenden Artikeln mit: „What is an Activity?" **14**, 54—56 (Herbst, 1956) und „Ritual and Magic in the Control of Contagion", Amer. Soc. Review, **22**, 310—314 (Juni 1957).
7. Siehe Ohlin, a. a. O. S. 20.
8. Lawrence, T. E.: The Mint, 40. London: Jonathan Cape 1955.
9. Ein interessanter Grenzfall ist in diesem Zusammenhang der israelische Kibbutz. Siehe Spiro, E.: Venture in Utopia. Cambridge: Harvard University Press. 1956, u. Etzioni a. a. O.

Die Machtverhältnisse in einem großen psychiatrischen Krankenhaus

Von ELAINE und JOHN CUMMING

Thema dieser Arbeit ist die Verteilung der Macht in einem großen psychiatrischen Krankenhaus — die Dissoziation von formaler Autorität und realer Macht. Das Krankenhaus, eine staatliche Institution mit 2000 Betten, ist bereits in einer früheren Studie beschrieben worden. Dort hatten wir Änderungen in der Betriebsstruktur des Krankenhauses erörtert, die hauptsächlich darauf abzielten, die Einstellung und das Verhalten des Pflegepersonals zu ändern, das grundsätzlich an den Prinzipien der Verwahrung orientiert war [1].
Hier beschäftigen wir uns mit der Verteilung der Macht durch die formalen und informellen Strukturen des Krankenhauses und deren Auswirkungen auf die Ziele dieses Krankenhauses und des mordernen psychiatrischen Krankenhauses im allgemeinen. Die vorliegende Untersuchung ist zur gleichen Zeit wie die früher veröffentlichte Arbeit durchgeführt worden. Das Problem, das wir diskutieren werden, ist durch die bereits beschriebenen organisatorischen Änderungen zwar gemildert worden — z.B. dadurch, daß das ärztliche Personal einen beträchtlichen Teil seiner verlorenen Macht zurückgewonnen und einen intensiveren Kontakt untereinander erreicht hat; aber im Grunde bleibt es ein ungelöstes Problem, wenn auch nicht mehr in diesem Umfang.
Der Ausgangspunkt für unsere Untersuchung war die Beobachtung, daß die Ärzte im Krankenhaus wieder und wieder klagten: „Kein Arzt kann in diesem Haus etwas ändern, weil hier in Wirklichkeit nur der Verwaltungsdirektor bestimmt". Ähnliche Bemerkungen hörten wir von seiten der Schwestern. Einmal erklärte uns ein Patient: „Herr Smith (der Verwaltungsdirektor) hat entschieden, daß ich nach Hause gehen soll". Da Herr Smith keine medizinische Ausbildung hatte, zeigt diese Bemerkung, welche Vorstellungen über die Reichweite seiner Macht bestehen. — Diese Klagen waren von besonderer Bedeutung, weil ein Jahr zuvor Veränderungen an der Spitze des Verwaltungspersonals der Klinik vorgenommen worden waren mit dem erklärten Ziel, das Krankenhaus in eine moderne Behandlungseinrichtung mit verbesserten Bedingungen für chronische Patienten zu verwandeln. Der Wechsel in der Verwaltungsspitze war vor allem deshalb durchgeführt worden, um die medizinische Seite des Krankenhauses so zu organisieren, daß sie von nicht medizinischen oder wirtschaftlichen Interessen nicht in den Hintergrund gedrängt werden konnte. Dem Wechsel lag die stillschweigende Annahme zugrunde, daß für den Mangel an Unternehmungsgeist von seiten der Ärzte in der Vergangenheit lediglich die Persönlichkeit der Rollenträger in den Schlüsselpositionen verantwortlich war und daß die Ablösung einer dieser Personen zu einem grundlegenden und weitreichenden Wandel führen und das Gleichgewicht zwischen dem medizinischen und nicht-medizinischen Personal herstellen würde.
Zur Zeit unserer Untersuchung, etwa ein Jahr nach dem Wechsel in der Verwaltungsspitze, gab es mehrere objektive Anzeichen dafür, daß der neue Verwaltungsdirektor mit Erfolg

begonnen hatte, bessere Behandlungsmöglichkeiten zu schaffen. Die Ärzte, mit denen wir über diese Situation sprachen, schienen jedoch nicht zu glauben, daß irgendeine grundsätzliche Änderung innerhalb des Krankenhauses beabsichtigt war. Sie verstanden die Ablösung des Verwaltungsdirektors als eine Maßnahme von seiten des Krankenhausbeauftragten, die das Krankenhaus nicht weiter betreffe. Sie hielten nicht nur an der Überzeugung fest, daß sich nichts geändert habe; sie bestanden darauf, daß sich niemals etwas ändern werde. Die Einstellung der Ärzte war nicht gerade erfreulich. Tatsächlich hatte der früher häufige Wechsel des ärztlichen Personals unter dem neuen Direktor nicht abgenommen. Ärzte, Schwestern und möglicherweise sogar Patienten meinten, die Macht im Krankenhaus habe immer im nichtmedizinischen oder wirtschaftlichen Bereich, verkörpert durch den Verwaltungsdirektor, gelegen; sie werde dort auch weiterhin verbleiben. Darum schien zur Änderung der Situation mehr erforderlich als nur die Ablösung des einen Verwaltungsdirektors durch einen anderen.
In diesem Stadium unserer Untersuchung stellten wir die Hypothese auf, daß die stereotype Feststellung: „Nur der Verwaltungsdirektor bestimmt hier", zugleich den Charakter der sozialen Struktur beschreibt, derzufolge es angeblich nicht möglich sein soll, die medizinische Seite zu stärken. Die These, zu der wir schließlich gelangten, haben wir induktiv gewonnen; das heißt, es handelt sich dabei um eine systematisch erarbeitete Definition einer Sozialstruktur. Wir gewannen diese Definition durch die regelmäßige Überprüfung unseres Materials, das die informellen Interviews mit zahlreichen Angehörigen des Krankenhauspersonals lieferten und mit Hilfe eines Tagebuches, in dem wir alle Ereignisse festhielten, die unserer Ansicht nach mit dem Problem der ungünstigen Machtkonzentration auf seiten des Verwaltungsdirektors und der entsprechenden Schwächung des medizinischen Personals zu tun hatten. Bei der Sichtung unseres Materials änderten wir die These in der Weise, daß sie allen Tatsachen gerecht werde.

Die These

In einer rationalen, durch Gesetze organisierten Bürokratie fallen Macht und Autorität zusammen, wobei unter Macht das Vermögen zu verstehen ist, andere zu etwas zu veranlassen, was sie von sich aus nicht tun würden [2]. In solchen Organisationen verleiht Autorität bestimmten Personen auf Grund ihrer Position innerhalb dieser Struktur das Recht, von gewissen anderen Personen zu erwarten, daß sie in bestimmter Weise handeln, und zwar allein, weil die auf Rationalität beruhende, gesetzlich sanktionierte Struktur der Bürokratie solche Handlungen in ihr System von Rechten und Pflichten einschließt. Mit anderen Worten, als Personalangehöriger eines psychiatrischen Krankenhauses — oder irgendeiner anderen bürokratischen Struktur — akzeptiert man während des Arbeitstages stillschweigend die Autorität derjenigen, die in der Hierarchie unmittelbar über einem stehen. Unabhängig davon können einzelne Menschen aus starken persönlichen Beweggründen, die im Laufe des Tages auftauchen und informeller Natur sind, andere in größerem Maße beeinflussen, als es ihre Position innerhalb der Bürokratie rechtfertigen würde. Parsons [3] hat gezeigt, daß jedes System, das seine Angehörigen stark beansprucht, solchen Spannungen ausgesetzt ist. Im großen und ganzen jedoch fallen Autorität und Macht zusammen.
Allgemein formuliert lautet unsere These wie folgt: Ist eine bürokratische soziale Struktur gegenüber den sie umgebenden sozialen Systemen wirtschaftlich benachteiligt, besteht die Gefahr, daß diejenigen Mitglieder des Systems widerrechtlich die Macht an sich reißen, die die Kontrolle über die knappen Güter und Dienstleistungen ausüben [4].

Bei der Anwendung dieser These auf den speziellen Fall unseres staatlichen psychiatrischen Krankenhauses fallen drei hervorstechende Merkmale ins Auge.

1. Die Krankenhausökonomie des Mangels

Das Krankenhaus arbeitete, wie viele seiner Art, mit einem außerordentlich niedrigen Jahresetat. Er war kleiner als der von Gefängnissen, Schulen, Altersheimen oder Waisenhäusern und betrug nur einen Bruchteil von dem eines allgemeinen Krankenhauses. Die historischen und aktuellen Gründe dafür sind zu kompliziert, als daß wir hier darauf eingehen könnten; aber weil das psychiatrische Krankenhaus eine öffentliche Einrichtung ist, muß man annehmen, daß diese Benachteiligung latent von denen unterstützt wird, die mit ihren Steuergeldern für sie aufkommen müssen. Wir haben die Einstellung der Öffentlichkeit zu psychiatrischen Krankheiten anderswo ausführlich erörtert [5]. In unserem Zusammenhang ist es von entscheidender Bedeutung zu erkennen, daß das Krankenhauspersonal oft unter sehr viel unzureichenderen Bedingungen arbeitete als bei vergleichbaren Tätigkeiten in einem anderen Beruf oder zu Hause. Das führte einerseits dazu, daß zweierlei Maß dafür entwickelt wurde, was „genug" sei; andererseits zeichnete sich die Tendenz ab, innerhalb des Krankenhausbereiches immer mehr zu wollen — und sei es auch nur auf Grund eines neidvollen Vergleiches zwischen den Arbeitsbedingungen im Krankenhaus und daheim.

Daraus folgte, daß diejenigen, die diese Spannung aufheben konnten, meist auch über Macht verfügten. Wer die Ausgabe von Bedarfsgegenständen unter sich hatte, konnte theoretisch nichts anderes mit ihnen tun, als sie denen zur Verfügung zu stellen, die rechtmäßigen Anspruch darauf hatten. Überstiegen jedoch die rechtmäßigen Ansprüche die vorhandenen Vorräte, zeigte sich die starke Tendenz, unter dem Einfluß persönlicher partikularistischer Erwägungen zu entscheiden, welche der alternativen Ansprüche man erfüllen wollte. Darüber hinaus konnten diejenigen, die gewisse Dinge unter ihrer Kontrolle hatten, sie in bestimmten Fällen zurückhalten. Es war einfach zu sagen: „Wir haben nichts mehr" oder „ich habe keine Zeit", wenn man nach bestem eigenem Ermessen der Meinung war, daß derjenige, dem man etwas verweigert hatte, der Vorräte oder Dienstleistungen weniger bedurfte oder geringeren Anspruch auf sie hatte als andere. Auf diese Befugnis, eine endgültige Entscheidung dieser Art treffen zu können — dem Recht, etwas herauszugeben oder zurückzuhalten, ohne genau nach den nicht-personenbezogenen, universalistischen Regeln der Bürokratie zu verfahren — basiert die Macht. Für unser Krankenhaus hieß das, daß die Macht in den Händen der Magazinverwalter, der Klempner, Maler, Schreiner und Flaschner lag — kurz: bei der ganzen Gruppe derjenigen, deren Anwesenheit nötig war, um die kleine Gemeinschaft funktionsfähig zu halten. Obwohl der einzelne nicht sehr viel Macht hatte, wurde sie innerhalb der Hierarchie nach oben weitergereicht. In den meisten Fällen bestand ein stillschweigendes Einverständnis zwischen diesen Leuten und ihren Vorgesetzten darüber, wer etwas bekommen und wem etwas verweigert werden sollte. In der Armee würde man unterscheiden zwischen denjenigen, die sich etwas zu organisieren verstehen und denjenigen, die das nicht können. An der Spitze dieser Hierarchie stand der Verwaltungsdirektor. Obwohl es vermeidbar gewesen wäre, daß er die Macht, die ihm von unten her zufloß, in seiner Person vereinigte, konnte es gewiß nicht überraschen. Jedoch war das nur eine der drei Seiten dieser Angelegenheit.

2. Die Rolle des Arztes

Der zweite entscheidende Faktor für die Machtverteilung im Krankenhaus war die Rolle des Arztes. In den üblichen kleinen allgemeinen Krankenhäusern ohne Lehraufgabe steht der

Arzt als Belegarzt außerhalb der Machtordnung. Seine Befugnis, dem Pflegepersonal Anordnungen zu erteilen, ist allein abhängig von der Einwilligung der Pflegehierarchie. Diese gewährt ihm die Einwilligung nicht auf Grund der Rolle, die er innerhalb der rational und gesetzlich organisierten Struktur einnimmt, sondern auf Grund der sachlichen Ausbildung, die ihn allein dazu qualifiziert, bestimmte Entscheidungen zu treffen. Nur seine wissenschaftliche und berufliche Qualifikation rechtfertigen seine Stellung. Formal ist er niemandem innerhalb des Krankenhauses verantwortlich, noch hat sich ihm jemand zu verantworten. Während diese Situation auch für viele psychiatrische Krankenhäuser zutrifft, unterscheiden sich diese doch in einem sehr wichtigen Punkt. Im Gegensatz zum großen psychiatrischen Krankenhaus erstreckt sich die berufliche Tätigkeit des Arztes im allgemeinen Krankenhaus nicht allein auf den Klinikbereich. Er dient ihm lediglich für einen Teil seiner Arbeit als eine spezifische Möglichkeit unter anderen. Wenn er die Qualität des Pflegepersonals eines Krankenhauses nicht für ausreichend hält, hat er verschiedene Möglichkeiten: Er kann das Krankenhaus verlassen; er kann sich bei der Oberschwester beschweren; er kann sich an das Aufsichtsgremium wenden; oder er kann, als letztes Mittel, seine Patienten in ein konkurrierendes Haus verlegen. Die Ziele des allgemeinen Krankenhauses, Gewinn zu machen oder die Bilanz auszugleichen, machen es vom guten Willen des Arztes abhängig.

In unserem Krankenhaus jedoch — und das gleiche gilt für andere große psychiatrische Krankenhäuser — konnte der Arzt, der meinte, der Pflegedienst entspreche nicht den Erfordernissen, sich nur an den ärztlichen Direktor wenden, der in der Hierarchie über ihm stand. Aber viele Anzeichen sprachen dafür, daß dieser Schritt erfolglos bleiben würde. Denn diejenigen, die in der Pflegehierarchie einen gewissen Rang innehatten, waren schon lange in ihrer Stellung, waren abweisend und stur. War der Arzt schon lange im Krankenhaus, so hatte er dessen Spielregeln erlernt und vermied es möglichst, mit der eingefahrenen Art und Weise in Konflikt zu geraten, in der die Dinge gehandhabt wurden.

Der fundamentale Unterschied zwischen dem allgemeinen und dem psychiatrischen Krankenhaus aber zeigte sich, wenn ein Arzt, der neu in die Klinik gekommen war, irgendeine eingreifende Änderung auf seiner Station vornehmen wollte, — z.B. wenn er mehr Seife haben wollte. Versuchte er, mehr zu bekommen, mußte er entdecken, daß er die Verwaltung der Station nicht in der Hand hatte und daß er es mit Menschen zu tun hatte, deren Maßstäbe und Vorstellungen, wie eine Station zu führen sei, sich völlig von seiner eigenen unterschieden. Er müßte sich entscheiden, ob er den Seifenvorrat auf der Station selbst verwalten oder die im Krankenhaus bereits bestehende Auffassung darüber teilen will, was „genug Seife" sei. Dabei würde er die frustrierende Erfahrung machen, daß seine berufliche Qualifikation an dieser Stelle nicht mehr hinreicht, seine Autorität geltend zu machen. Er würde sehen, daß nur diejenigen seiner Anordnung wirklich maßgeblich sind, die eindeutig über Leben und Tod der Patienten entscheiden und daß der Arzt aus demselben Grund nur dann freien Zugang zu den Vorräten hat, wenn man durch deren Verweigerung das Leben der Patienten aufs Spiel setzt. Versuchte der Arzt, sein Recht auf mehr Seife mit seinem ärztlichen Rang zu begründen, fände er sich einem Wust von Argumenten gegenüber, warum die Seife knapp sei — Argumenten, denen er selbst nichts entgegensetzen könnte, weil er nicht genügend mit ihnen vertraut ist. Kurz gesagt, er muß sich die Autorität verschaffen, die er zur Leitung seiner Station braucht; oder er wird sich damit begnügen müssen, eine machtlose Figur zu sein, die nur deshalb benötigt wird, weil sie Medikamente verschreiben und Totenscheine ausstellen kann.

Die meisten Ärzte würden sich in Verwaltungsdingen gar nicht für zuständig halten; das würde das Bild beleidigen, das sie von sich als Therapeuten haben. Sie sehen keinen Zusammenhang zwischen der Verwaltung einer Station und der Therapie, teils, weil sie für Verwaltungsaufgaben nicht ausgebildet sind und nicht damit gerechnet haben, bei der Verwaltung mitwirken zu müssen, teils, weil der verwaltungsmäßige Bedarf einer großen Station für chronisch Kranke aus so konkreten und banalen Dingen besteht wie Seife, Kleidung, Putzmitteln und Geschirr [6].

Im allgemeinen verzichtet der Arzt lieber auf einen Teil seines möglichen Einflusses, als sich mit solchen Details herumzuschlagen. Er wird schimpfen, wenn ihm etwas verweigert wird, aber er wird sich selber nicht für den geeigneten Mann halten, dagegen anzugehen. Auf Grund dieses Versäumnisses nimmt ein anderer an seiner Stelle die Verwaltungsaufgaben wahr. Da der Arzt darauf verzichtet, über den Seifenverbrauch zu bestimmen, und dies in den beruflichen Interessenbereich des Verwaltungsdirektors fällt, ist es klar, daß dieser den Verbrauch kontrolliert.

3. Die Orientierung am Profit

Das dritte Merkmal der Klinik, das die Machtkonzentration in den Händen des Verwaltungsdirektors begünstigte, bestand darin, daß sie den Anspruch auf Kollektivitätsorientierung nicht erfüllte. Parsons hat in seiner bekannten Analyse der freien Berufe [7] unterschieden zwischen solchen Rollen in der modernen Gesellschaft, die am Wohl anderer orientiert sind — der Kollektivität — und solchen, die an ihrem eigenen Wohl orientiert sind. Demgemäß könnte man einerseits auch von altruistischen Organisationen wie Krankenhäusern und Schulen sprechen und andererseits von Organisationen, die nach Gewinn streben wie Wirtschaft und Industrie. In einer industrialisierten Gesellschaft ist der große gewinnorientierte Geschäftsbetrieb der Prototyp der formalen Organisation. Man hat sich daran gewöhnt, das Gewinnstreben für ein allgemeines und „natürliches" Ziel zu halten und die Managerrolle weitestgehend mit dem Profitstreben zu identifizieren. Der Spitzenmanager eines gewinnorientierten Betriebes muß ein weitgespanntes Interesse für alle Bereiche seines Unternehmens haben. Auf sein Ziel — nämlich Gewinn zu machen — ist der gesamte Betrieb ausgerichtet; es gibt keinen Bereich seiner sozialen Struktur, um den er sich nicht legitimerweise persönlich kümmern dürfte.

Aber ein staatliches psychiatrisches Krankenhaus ist nicht gewinnorientiert. Die Ziele unseres Krankenhauses richten sich auf die Therapie. Entsprechend hätten diejenigen, die therapeutisch tätig waren, eigentlich ein umfassendes Interesse für alle Gebiete des Krankenhausbetriebes haben müssen. Sie neigten jedoch dazu, dem Manager — dem Verwaltungsdirektor — das Recht einzuräumen, sich um alles zu kümmern. Dabei war es entscheidend, ob der jeweilige Rollenträger diese Interessen wahrnahm; tat er es, glaubte man, ihm das nicht verweigern zu dürfen. „Schließlich", würde das Personal unseres Krankenhauses sagen, „ist der Verwaltungsdirektor der Mann, der darauf achten muß, daß wir mit unserem Etat auskommen", wobei man das therapeutische Ziel der Klinik ganz vergessen hätte. Es ist nicht zu erwarten, daß die These, es spiele keine Rolle, wenn das Krankenhaus seinen Etat überzöge, wenn es zum Wohl der Patienten geschehe, unter den medizinischen Laien des Krankenhauspersonals bereitwillige Zustimmung fände. Hatte also der Verwaltungsdirektor diese einflußreiche Rolle einmal übernommen, fand er ein großes Maß an gesellschaftlich bedingter, stillschweigender Unterstützung. Daß diese Rolle unangemessen ist, zeigt sich recht deutlich an dem abschätzigen Verhalten des Verwaltungspersonals der Klinik gegenüber den psychiatrischen Patienten. Es teilt ihnen gegenüber eher die Einstellung der Laienbevölkerung als die des Pflegepersonals oder der Ärzte [8].

Andere kollektivitätsorientierte Institutionen haben mit dem gleichen Problem zu kämpfen; z.B. klagen Universitäts-Professoren darüber, daß wirtschaftliche Interessen in ihre Lehrinteressen eingreifen und dauernd zurückgedrängt werden müssen.

Zusammenfassend läßt sich sagen, daß die Tendenz der Krankenhausverwaltung, in die Rechte des medizinischen Bereiches entscheidend einzugreifen, durch drei Faktoren bestimmt ist: die Knappheit von Material und Dienstleistungen, den Verzicht der Ärzte auf Autorität und die allgemeine Ausrichtung der Gesellschaft am Profit.

Es ist wohl richtig, daß es noch andere Personen im Krankenhaus gibt, die Macht besitzen; gewissen alteingesessenen Angehörigen des Pflegepersonals ist es gelungen, Beziehungen, die ihnen zu bestimmten Dingen verhelfen konnten, zu ihrem eigenen Vorteil zu gestalten, oder sie hatten stillschweigende Abkommen mit einflußreichen Vertretern der Verwaltung getroffen; aber ihre Macht war im Gegensatz zur Autorität, die ihrer Stellung entsprach, wahrscheinlich immer von Gegenleistungen abhängig. Die Bedeutung dieser kleinen Machthaber lag darin, daß sie ein handfestes Interesse daran hatten, den Status quo zu erhalten. Sie hatten nicht nur ihre kleine Macht, sondern auch das damit verbundene Prestige zu schützen. Die Fähigkeit, in einer Notlage einen dringend benötigten Gegenstand zu bekommen, war ein Indiz für Macht, was denjenigen, die das konnten, höchstes Prestige verlieh.

Das Belegmaterial

Tagebuch und Interviews.

Die These, die wir für den speziellen Fall unseres psychiatrischen Krankenhauses formuliert haben — und die vielleicht auch für andere Krankenhäuser dieser Art gilt —, liefert eine Grundlage zur Interpretation zahlreicher charakteristischer Vorgänge, die man anders nicht leicht erklären kann. Um das zu veranschaulichen, geben wir hier einige Auszüge aus unseren Tagebüchern und Interviews wieder.

Ein hoher Medizinalbeamter aus einer Regierungsbehörde sagte in einem Interview:

Ich habe nie begreifen können, warum wir einen Klempner oder einen Elektriker einstellen können, der dann heiratet, sich niederläßt und eine Familie gründet, während das Personal auf den Krankenhausstationen bei gleichem Gehalt so erschreckend schnell wechselt.

Das unterschiedliche Prestige und der Status, den die Handwerker genießen, die mit solchen lebensnotwendigen Dienstleistungen betraut sind, veranlaßt sie zu bleiben. Im Vergleich zum Stationspersonal sind sie zweifellos in einer bevorzugten Position; im Vergleich mit Geschäftsleitern in der Stadt, ob diese nun angestellt oder ihr eigenes Geschäft betreiben, sind sie vielleicht wirtschaftlich im Nachteil. Aber sie haben hier ein vergleichsweise viel höheres Prestige und einen höheren Status, als ihrem Beruf eigentlich zukommt. Eine Tagebucheintragung unterstreicht das:

Die Frau von Dr. X. hat sich darüber beklagt, daß sie kein heißes Wasser bekomme (das ärztliche Personal wohnt auf dem Krankenhausgelände). Herr Z. (ein Handwerker) stattet ihr einen Besuch ab; als er ihr Haus verläßt, begegnet er Frau D. (der Frau eines anderen Arztes) und sagt: „Ich werde nichts für Frau X. tun — ich kann ihre Art nicht leiden ... Ich brauche mir dieses Benehmen nicht gefallen zu lassen ... Ich brauche für Leute nichts zu tun, die sich so verhalten".

Man kann sich unschwer vorstellen, warum der Klempner bleibt, die Schwestern aber gehen. Er muß sich zwar mit einer veralteten Installation herumschlagen und mit reizbaren Leuten arbeiten; aber es gibt keine andere Stellung, in der er so wirksam Macht über die Frau eines Arztes ausüben kann! Sein Status ist, gemessen an der allgemeinen Berufsstruktur, höher als er es in einem anderen Rahmen erwarten könnte.

In einer Tagebucheintragung heißt es:

Gestern wurden sämtliche Ärzte bei ihrer Mittagskonferenz von Dr. T. (dem ärztlichen Direktor) wegen dreier Ferngespräche zur Rede gestellt, von denen man nicht wußte, wer sie geführt hatte. Jedes Gespräch hatte etwa 40—50 Cents gekostet. Unter solchen Umständen muß man annehmen, daß man a) den Ärzten nicht trauen kann und b) daß die Zeit, die sie für ihr Gespräch brauchen, keine 40 oder 50 Cents wert ist.

Dies ist ein recht deutliches Zeichen dafür, in welchem Maße die Krankenhausstruktur akzeptiert wird, die auf einen Ausgleich der Bilanz ausgerichtet ist. Ohne es zu wollen, ist in diesem Fall der ärztliche Direktor das ausführende Organ. Die Ärzte waren über diesen Vorfall verärgert; aber sie sagten, er sei unvermeidlich, weil das Krankenhaus als öffentliche Einrichtung dem Bürokratismus unterworfen sei.
Eine frühere Tagebucheintragung analysiert ein typisches Beispiel von Machtausübung:

Dr. M. bestand darauf, einen richtigen Schreibtisch für sein Dienstzimmer zu bekommen. Herr L. (der Beschäftigungstherapeut in der Schreinerei) wurde mit der Herstellung beauftragt, jedoch kam sein Urlaub dazwischen, ehe er fertig wurde. Er teilte Dr. M. mit, er habe ihn Herrn S. (dem Krankenhausschreiner) zur Fertigstellung übergeben.
Eine Woche später rief Dr. M. den Schreiner an und erkundigte sich nach seinem Schreibtisch. Dieser erwiderte: „Ja, Herr L. bat mich, ihn fertigzustellen. Aber das kann ich natürlich nicht tun, weil der Materialverwalter mir nicht entsprechende Anweisung gegeben hat".

Hier haben wir eine Situation vor uns, in der es nur durch informelle Beziehungen möglich ist, eine Bitte erfüllt zu bekommen. Forderungen, die man auf dem Dienstwege stellt, sind nutzlos, weil diejenigen, an die man sich wenden muß, sie weder zu erfüllen noch ihretwegen Rücksprache zu nehmen brauchen. Will man sicher gehen, daß etwas getan wird, muß man informelle Beziehungen haben. Andererseits kann man sich, wie in diesem Fall, auf die Dienstvorschriften berufen, wenn man einer Forderung nicht entsprechen will. Die formale Struktur der Institution begünstigt eher die Nicht-Befolgung einer Anordnung als deren Befolgung. Aus dieser Eintragung geht klar hervor, daß die Handwerker durch den Verzicht der Ärzte auf Einflußnahme in Verwaltungsangelegenheiten zu erheblicher Macht gekommen sind.
Die folgende Notiz zeigt nicht nur, daß die Kontrolle über das Material allein bei denen liegt, die es verwahren, verarbeiten oder verteilen, sondern auch, daß dieser Zustand verhältnismäßig fest institutionalisiert ist und von denen toleriert wird, denen diese Kontrolle eigentlich zusteht.

Vorige Woche berichtete Frl. M. (eine Heilgymnastin), daß sie um einen Doppelstecker gebeten habe, um auf der Station einen Plattenspieler für ihre Gymnastikgruppen anschließen zu können. Sie schickte ihren Assistenten, einen zu holen. Er kam zurück und berichtete, der Elektriker habe ihm zwar einen gegeben, aber dabei verlangt, daß er jeden Abend zurückgebracht werde, weil „sie immer gestohlen werden". Frl. M. entschloß sich, einen Doppelstecker aus ihrer Wohnung zu verwenden, anstatt sich weiter darüber zu ärgern.

Das nächste Beispiel zeigt uns, wie die bestehende Machtverteilung gegen Angriffe verteidigt wird:

Nachdem beschlossen war, eine Innenarchitektin mit dem Entwurf eines Farbanstriches für die neue Station zu beauftragen, wurde entschieden, mit den Malerarbeiten noch einen Monat zu warten, während sie sich mit der einschlägigen Literatur beschäftigte. Eines Tages wies Herr Q. (der Gebäudeverwalter) die Maler an, mit dem Anstrich zu beginnen, ohne ihren Entwurf abzuwarten. Sie fragte ihn, warum er es getan habe. Er antwortete: „Ich habe meine Anordnungen". Er blieb dabei, obwohl ihm der Verwaltungsdirektor, sein Vorgesetzter, keine Anweisungen erteilt hatte. Viel später erzählte Herr Q. der Innenarchitektin, zu der er inzwischen ein freundliches Verhältnis hatte, er habe die Anordnung aus eigener Initiative getroffen, weil er persönlich geglaubt habe, daß ein Außenstehender nicht so gut wie er verstehe, wie die Station eines psychiatrischen Krankenhauses gestrichen sein sollte.

Die folgende Tagebuchnotiz, die wenige Tage nach unserer Ankunft festgehalten wurde, symbolisiert die Statushierarchie des Krankenhauses:

Auf dem Parkplatz neben dem Haupteingang der Klinik befinden sich drei reservierte Plätze. Der erste, am leichtesten zugängliche Platz ist einfach als „Reserviert" gekennzeichnet. Dort steht immer das Auto des Verwaltungsdirektors. Die nächsten beiden Platze sind mit dem Hinweis markiert „nur für Ärzte", und die übrigen Plätze sind nicht gekennzeichnet. Im Krankenhaus arbeiten 14 Ärzte.

Ein Beispiel aus der Ärztekonferenz zeigt die Hilflosigkeit des ärztlichen Personals in Verwaltungsangelegenheiten.

Ein Arzt beschwerte sich darüber, daß er bei der Apotheke eine Verbandsschere angefordert und der Apotheker ihm diese mit dem Kommentar verweigert habe: „Sie haben im letzten Monat zuviel Scheren verbraucht". Der ärztliche Direktor zeigte Verständnis und versprach, dafür zu sorgen, daß er die Schere bekomme. Er ließ jedoch nicht erkennen, daß etwas Prinzipielles in der Machtstruktur unzumutbar war, wie dieser Fall klar enthüllte.

Ähnlich heißt es in einem Tagebucheintrag:

Gestern weigerte sich Herr S. (der Verwaltungsdirektor), der Anforderung des Pflegepersonals nach 3 Schlüsseln für den Medikamentenschrank nachzukommen. Er erklärte: „Ich werde das nicht tun; das Personal muß für seine mangelnde Sorgfalt (die Schlüssel waren verloren gegangen) bestraft werden. Ich werde die Schlüssel erst in 2 Wochen ausgeben".

Hier liegt das Ziel, das die Struktur des Krankenhauses bestimmt, ebenso klar vor Augen wie die Stellung des Verwaltungsdirektors gegenüber dem Pflegepersonal. Dieses letzte Beispiel ist ein ziemlich extremer Fall der Unterwerfung medizinischer Aufgaben unter Budget-Fragen. Es wurde hier angeführt, weil es die Tatsache beleuchtet, daß das Dasein der Patienten wirklich durch die Machtverteilung betroffen wird. Der Verwaltungsdirektor betrachtet die Angelegenheit natürlich nicht unter diesem Aspekt, weil er von der grundsätzlichen Annahme ausgeht, das Krankenhaus sei ein Geschäftsbetrieb, worin ihn Geschichte, Überlieferung und bestehende institutionalisierte Erwartungen unterstützen.

Eine Eintragung, die für sich selber spricht, lautet:

Die neue Putzmaschine darf nicht auf der schmutzigsten Station eingesetzt werden, weil der schlechte Fußboden die Bürsten abnützt.

Ein letztes Beispiel für die Art von Vorfällen, die sich mit unserer These erklären lassen, illustriert die große wirtschaftliche Schwäche unseres Krankenhauses. Um die Bedeutung dieser Notiz verstehen zu können, muß man wissen, daß die Autorin nicht von der Klinik, sondern von der zentralen Gesundheitsbehörde angestellt und an das Krankenhaus delegiert war.

Die Ankunft eines Schreibtisches, eines Sessels und eines Karteischrankes aus dem Zentralbüro verursachte erhebliche Bestürzung. Es war mir peinlich, so ausgezeichnetes Mobiliar im unteren Flur stehen zu haben. Die Leute starrten es an, wenn sie vorbeigingen. Ich lud einige ein, sich es anzusehen. Jemand erzählt, der Verwaltungsdirektor habe sich darüber sehr aufgeregt und gefragt: „Wo kommt das her? Wer hat es bestellt?". Diese Möbel, die im Zentralbüro wahrscheinlich als durchschnittlich gelten, sind für die hiesigen Verhältnisse tatsächlich luxuriös. Mein Schreibtisch ist besser als die Schreibtische der Ärzte, was mir peinlich ist. Der Verwaltungsdirektor ist irritiert, daß er über die Möbel nicht bestimmen kann, weil er sie nicht bezahlt hat.

Der häufige Wechsel des ärztlichen Personals ist eine der wichtigsten Tatsachen, die sich durch unsere These erklären läßt. Nur sehr wenige Ärzte, die die Wahl haben, verbleiben in einer Stellung, in der ihr Status und ihre Autorität ständig in Frage gestellt werden — und das in Situationen, in denen sie zu bestimmen gewohnt sind. Ohne auf die Frage einzugehen, weshalb Ärzte überhaupt in derartigen Institutionen arbeiten, können wir mit Sicherheit behaupten, daß der außerordentlich schnelle Wechsel der Belegschaft einerseits eine Folge der Machtverteilung ist, sie andererseits aber mitverursacht. Selbst wenn die Ärzte bereit sind, einander bei den zur Wiederherstellung der ursprünglichen Machtverhältnisse notwendigen Kämpfen zu unterstützen und so lange darüber zu wachen, bis sie sich institutionalisiert haben, bleiben sie doch nicht lange genug, um das zu erreichen.

Zwei Hypothesen, die sich aus der These ergeben

Aus unserer These haben wir zwei Hypothesen entwickelt und geprüft.

1. Wir stellten folgende Überlegungen an: Wenn Status und Machtposition derer, die die knappen Mittel und Dienstleistungen des Krankenhauses kontrollieren, tatsächlich größer sind als ihnen sonst in der Gesellschaft zugestanden wird, und wenn diese Tatsache für das geringe Ansehen des Pflegepersonals und des ärztlichen Personals verantwortlich ist, dann läßt sich mit ziemlicher Sicherheit voraussagen, daß das Pflegepersonal einen echten Statusverlust erleidet. Deshalb stellten wir 24 Krankenhausberufe einander jeweils paarweise gegenüber. Die Paare wurden nach Gehaltsgruppen gebildet. Einer der beiden Berufe war jeweils an der Behandlung der Patienten beteiligt. Wir bezeichneten ihn als patientenbezogenen Beruf. Der andere hatte mit der Kontrolle von Waren und Dienstleistungen zu tun, bzw. war ein handwerklicher Beruf: z.B. Lehrschwester und Malermeister, Psychologe und Schmied, Diätköchin und stellvertretende Oberschwester, psychiatrischer Sozialarbeiter und Elektrikermeister.

20 Schwestern, die auf Grund ihrer langjährigen Tätigkeit, ihrer hohen Stellung in der Pflegehierarchie und ihrer Zuordnung zum ärztlichen Personal [9] ausgewählt worden waren, wurden gebeten, bei jedem Paar zu schätzen, welcher der beiden Berufe besser bezahlt werde. Wären die Antworten rein zufällig, müßten die beiden Berufsgruppen etwa gleich abschneiden. Glaubten die Schwestern, daß sie und die Ärzte oder auch andere Berufe, die mit den Patienten in Berührung kommen, größeres Prestige und Ansehen genießen, müßte man erwarten, daß sie die Entlohnung für diese Berufe höher einschätzten [10]. Würden sie andererseits die Position der Handwerker und Verwaltungsangehörigen innerhalb der Krankenhausstruktur höher einstufen als ihre eigene, müßte man damit rechnen, daß sie deren Gehalt höher einschätzten.

13 von 20 Schwestern stuften die handwerklichen Berufe bei der Hälfte oder bei mehr als der Hälfte der Paare als die höher bezahlten ein; nur 7 hielten die patientenbezogenen Berufe bei der Hälfte oder bei mehr als der Hälfte der Paare für die höher bezahlten. Der Unterschied zu den erwarteten Zufallswerten ist auf dem 0,02-Niveau signifikant.

2. Die zweite Hypothese betraf die Wünsche der Ärzte nach Änderungen. Das Material dazu wurde drei Monate lang jeden Tag während der täglich stattfindenden Konferenz des ärztlichen Direktors mit seinem Ärztestab gesammelt. Die Änderungsvorschläge, die alle für wünschenswert und realisierbar hielten und denen der ärztliche Direktor zustimmte, wurden protokolliert. Nach sechs Monaten wurden die Vorschläge in zwei Gruppen aufgeteilt: in solche, die lediglich geplant und durchgeführt werden mußten und solche, die mit einem gewissen Aufwand an Material und Dienstleistungen verbunden waren. Wir sagten voraus, daß von den zuletzt genannten Vorschlägen weniger verwirklicht werden würden, weil die dazu nötigen Beschlüsse irgendwo in der Verwaltungshierarchie auf Widerstand stoßen würden; daß umgekehrt die Vorschläge der ersten Gruppe größere Aussicht auf Erfolg hätten, obwohl sie möglicherweise mehr Arbeit und Reorganisation erforderten, da sie weniger Widerstand herausfordern würden. Vorschläge, die Material und Dienstleistungen erforderten, wurden nur berücksichtigt, wenn diese innerhalb der Mittel des Krankenhauses lagen.

War man sich andererseits darüber einig, daß man etwas brauchte, wozu man eines besonderen Zuschusses bedurfte, wurde die Antragstellung beim Finanzministerium als die eigentliche Aufgabe betrachtet; d.h. ein Antrag, der mit Erfolg gestellt worden war, wurde als organisatorische Aufgabe gebucht, die man erledigt hatte. Hingegen wurden Anträge, die kleinere Reparaturen und Änderungen betrafen und nicht erfüllt wurden, als unerledigte, mit Dienstleistungen verbundene Aufgaben registriert. Im großen und ganzen waren die organisatorischen Projekte langwieriger und schwieriger. Sie machten es z.B. notwendig, die Zusammensetzung der Patienten auf einer Station zu ändern oder einen Plan für die Neuregelung des Verkehrs auf dem Gelände zu entwerfen. Arbeiten, die Sachleistungen erforderten, bezogen sich u.a. auf die Reparatur von tropfenden Wasserhähnen, die Entfernung einer Trennwand und dergl.

Ein Überblick über die 6 Monate zeigte, daß von den 48 Anträgen, die Sachleistungen erforderten, nur 12, d.h. 25% erfüllt worden waren; von den 63 Anträgen, die lediglich einen gewissen Einsatz verlangten, hingegen 37, d.h. 59%. Der Unterschied zwischen diesen beiden Prozentsätzen ist auf dem 0.001-Niveau statistisch signifikant.

Obwohl diese Ergebnisse unsere Hypothese durchaus bestätigen, sollten sie in anderen Krankenhäusern überprüft werden, damit man entscheiden kann, ob unsere induktiv gewonnene These etwa nur für unser Krankenhaus gilt, welches ein Extremfall sein könnte. Weiterhin wäre es sehr interessant herauszufinden, ob analoge Untersuchungen in Universitäten, Sozialbehörden usw. Hinweise dafür lieferten, ob unsere These allgemeingültig ist. Vergleiche zwischen solchen Institutionen könnten aufzeigen, in welchem Maße die drei Faktoren, die wir bei der Analyse unserer These erörtert haben, ausschlaggebend sind — die Knappheit von Material und Dienstleistungen, der Verzicht auf Einflußnahme seitens derer, die am meisten an den eigentlichen Zielen der Organisation interessiert sind und die Ausrichtung am Profit.

Für die staatlichen psychiatrischen Krankenhäuser läßt sich aus unserer These dreierlei folgern:

1. Es versteht sich von selbst, daß der Zustand des Mangels in diesen Institutionen behoben werden muß. Kaum jemand wird leugnen, daß dieser Mangel Bedingungen schafft, die die Chronifizierung der Krankheiten fördern. Diese Chronifizierung wiederum bedeutet, daß die verfügbaren Mittel für eine größere Zahl von Patienten ausreichen müssen; dadurch wird der Mangel noch verschärft.

2. Der Arzt muß sich auf irgendeiner Stufe der Hierarchie an der Verwaltung der vorhandenen Mittel maßgeblich beteiligen. Man könnte argumentieren, der ärztliche Direktor könne, sofern er eine starke Persönlichkeit sei, den Verwaltungsdirektor und seine Mitarbeiter kontrollieren; doch das ist nur ein Sonderfall unserer allgemeinen Forderung, daß die Ärzte ihre Verantwortung in Verwaltungsangelegenheiten wahrnehmen müssen. Denn der ärztliche Direktor übt seine Autorität im Namen des ärztlichen Personals aus. Wir glauben, daß eine dauerhaftere und in medizinischer Hinsicht fruchtbarere Lösung möglich wäre, wenn die Ärzte ein gewisses Maß an Verantwortung für die Verwaltung ihrer Stationen übernähmen. Es wäre zu wünschen, daß sie diese Aufgabe als „administrative Therapie“ betrachten und die zusätzlichen therapeutischen Möglichkeiten erkennen würden, die sie dadurch gewinnen [11].

3. Wir haben gezeigt, daß die ungenau definierte Rolle des Verwaltungsdirektors sich ungünstig auswirkt [12]. Zwar kann man wiederum argumentieren, eine „geeignete Persönlichkeit“ werde das Problem lösen. Doch neigen Persönlichkeiten für gewöhnlich dazu, sich in verschiedenen Situationen unterschiedlich zu verhalten. Man übertreibt wohl nicht, wenn man

sagt, daß auch die geeignetsten Persönlichkeiten in sehr ungünstigen Situationen scheitern können, während sehr ungeeignete Persönlichkeiten sehr günstigen Situationen oft durchaus gewachsen sind. Es erscheint uns geboten, den Funktionsbereich des Verwaltungsdirektors in mehrere funktional-spezifische Bereiche aufzuteilen. Statt eine Person für sämtliche wirtschaftlichen Belange des Krankenhauses verantwortlich zu machen, könnte man z. B. jemand für die Verwaltung der Materialien einsetzen, einen anderen für die Verteilung der Dienstleistungen und einen Dritten, der darüber Buch führt. Sie alle sollten dem ärztlichen Direktor verantwortlich sein — einem Mann, der medizinische Ziele verfolgt [13].
Nimmt man dem Verwaltungsdirektor das Recht, sich für sämtliche Bereiche des Krankenhauses zu interessieren, verliert er automatisch einen großen Teil seiner Macht. Kombiniert man die drei vorgeschlagenen Maßnahmen, so müßte es möglich sein, die Macht im psychiatrischen Krankenhaus mit Erfolg neu zu verteilen [14].

Die Autoren danken dem ärztlichen Direktor der beschriebenen Anstalt für seine Erlaubnis zur Veröffentlichung dieser Arbeit.

Literatur und Anmerkungen

1. Cumming, E., Clancey, I. L. W., Cumming, J.: Improving Patient Care through Organizational Changes in the Mental Hospital. Psychiatry **19**, 249—261 (1956).
2. Weber, M.: Essays in Sociology, hrgb. von Gerth, H. H., Mills, C.: New York: Oxford Univ. Press 1946.
3. Parsons, T.: The Professions and Social Structure. In: Essays in Sociological Theory, Pure and Applied. Glencoe: The Free Press 1949.
4. Obwohl diese Formulierung sehr allgemein ist, wissen wir nicht, wie allgemeingültig ihre Bedeutung ist.
5. Cumming, E., Cumming, J.: Closed Ranks, An Experiment in Mental Health Education. Cambridge, Harvard Univ. Press 1956.
6. Eine Beschreibung der ungeheuren Armut des großen psychiatrischen Krankenhauses liefert Deutsch, A.: The Mentally Ill in America (2nd rev. ed.). New York: Columbia Univ. Press 1949.
7. vgl. Anm. 3.
8. Das methodische Vorgehen bei der Bestimmung solcher Einstellungen wird beschrieben in Cumming, J., Cumming, E.: Affective Symbolism, Social Norms, and Mental Illness. Psychiatry **19**, 77—85 (1956).
9. Zur Erörterung der Krankenpflegehierarchie vgl. Anm. 1.
10. Eine theoretische Erörterung der Beziehung von Berufsprestige und Einkommen liefert z. B. Parsons, T., in: An Analytic Approach to the Theory of Social Stratification, in Essays in Sociological Theory, Pure and Applied (siehe Anm. 3).
11. Das ist hervorgehoben worden von Stanton, A. H., Schwartz, M. S.: The Mental Hospital. New York: Basic Books 1954.
12. Viele Krankenhäuser haben tatsächlich damit begonnen, diesen Zustand zu ändern.
13. Am Rande möchten wir die Vorgeschichte dieser extremen Machtposition des Krankenhausverwalters erwähnen, die wir in dieser Arbeit beschrieben haben. Eine starke Verwalterrolle war im Anschluß an eine Untersuchung über vermutliche Korruption eines ärztlichen Direktors geschaffen worden. Diese starke Geschäftsführerrolle sollte das Wiedervorkommen von Korruption verhindern. Ein Kommentar über die Naivität dieser Vorstellung ist überflüssig.
14. Das wichtige Problem der Beziehungen zwischen dem Krankenhaus und der Bürokratie, von der es ein Teil ist, kann hier nicht behandelt werden. Es ist möglich, daß die Vorschläge, die hier gemacht worden sind, durch die Einstellung der verantwortlichen Regierungsbehörden verhindert werden.

Einstellung und Aufgaben des therapeutischen Personals in psychiatrischen Krankenhäusern

Von Rudolf-K. Freudenberg

Einführung

In den letzten Jahren ist viel über die Funktion psychiatrischer Krankenhäuser geschrieben worden (Clark, 1956). Ich will hier nicht wiederholen, was Main (1946), Maxwell Jones (1952), Clark (1964) und andere (Wing, 1962; Wing u. Brown, 1961) ausführlich erörtert haben. Statt dessen möchte ich einige Aspekte der heutigen Situation und der Arbeitsweise dieser Krankenhäuser betrachten. Die meisten versorgen verschiedene Gruppen von Patienten mit sehr unterschiedlichen Merkmalen: Einige bedürfen kurzzeitiger intensiver Behandlung, andere dagegen langdauernder Fürsorge und rehabilitativer Maßnahmen, bevor ihre soziale Wiedereingliederung möglich ist. Bei vielen ist die Auffassung der Experten über das zweckmäßigste Vorgehen geteilt. Alle diese Faktoren wirken zurück auf die Behandlungsmethoden und auf die Einstellung des ärztlichen wie des nichtärztlichen therapeutischen Personals.

Das Prinzip der Individualmedizin, das das 19. Jahrhundert beherrscht hat, wird allmählich von der Sozialmedizin, dem neuen Prinzip des 20. Jahrhunderts, verdrängt. In der Individualmedizin spielt sich die Behandlung zwischen dem einzelnen Patienten und dem einzelnen Arzt ab. Die Sozialmedizin dagegen faßt ihren Rahmen weiter. Sie berücksichtigt alle verfügbaren sozialen Hilfsmittel, die sich günstig auf die Gesundheit und das soziale Wohlbefinden des einzelnen auswirken (Terris, 1964). Der Arzt ist also nicht mehr der einzige Therapeut; er teilt seine Verantwortung mit anderen, nichtärztlichen Mitarbeitern, die zu wichtigen Mitgliedern des Behandlungsteams geworden sind — dem Sozialarbeiter, dem Krankenpfleger in der Klinik und der Gemeindeschwester. Bei der Mobilisierung aller sozialen Hilfsmittel muß die Sozialmedizin notwendigerweise auch die Epidemiologie sowie die Planung und Organisation des Gesundheitswesens miteinbeziehen. Der Übergang von der Individual- zur Sozialmedizin vollzieht sich nicht reibungslos. Die beiden Prinzipien bleiben oft miteinander vermischt nebeneinander bestehen. Das hat eine Reihe von Konsequenzen, nicht nur für das praktische Handeln einzelner Ärzte, sondern auch für die Struktur des Gesundheitswesens. Die Entwicklung in der Psychiatrie entspricht jener in der allgemeinen Medizin.

Ideologien in der Psychiatrie

Vor einiger Zeit haben Strauss u. Mitarb. (1964) aus Chicago eine Untersuchung veröffentlicht, die zwischen Somatotherapeuten, Einzelpsychotherapeuten und Soziotherapeuten unter den Psychiatern unterscheidet. Wie vielleicht zu erwarten war, hat diese Studie gezeigt, daß ideologisch unterschiedlich orientierte Psychiater ganz anderen Wertvorstellungen anhängen, daß sie ihre eigene Arbeit anders sehen, daß sie dem nichtärztlichen Personal, ihren therapeutischen Methoden und der sozialen Umwelt ganz allgemein recht unterschiedliche Bedeutung beimessen. Je nach Ausrichtung neigt der Psychiater dazu, Symptome oder Probleme wahrzunehmen, die er bewältigen kann, und andere zu vernachlässigen. Das wirkt sich auch auf die Art der Patienten aus, die ihm zur ambulanten Behandlung überwiesen werden und die er auf seinen Stationen oder seiner Krankenhausabteilung behandelt.

In England sind diese unterschiedlichen Ideologien wahrscheinlich selten so ausgeprägt. Gewöhnlich gehen sie bis zu einem gewissen Grade ineinander über. Ein breiter Behandlungsansatz wird weitgehend akzeptiert, obwohl bestimmte Einstellungen möglicherweise unter dem Einfluß der ursprünglichen Orientierung bleiben. Es lohnt sich, diese Situation näher zu betrachten; denn sie vermittelt ein besseres Verständnis der Funktion und der Verhaltensmuster psychiatrischer Krankenhäuser, ihrer Verwaltungen und psychiatrischer Versorgungseinrichtungen ganz allgemein.

Es ist natürlich denkbar, daß das Personal eines Krankenhauses recht einheitliche Anschauungen vertritt. Das ist jedoch die Ausnahme und allenfalls in kleinen spezialisierten Häusern möglich. In größeren Institutionen wie dem psychiatrischen Krankenhaus oder dem psychiatrischen Versorgungssystem eines Landes ist es weder praktikabel noch erstrebenswert. Ein entsprechender Ansatz würde lediglich das Einheitsrezept für alle Patienten zurückbringen und deren unterschiedlichen Bedürfnissen nicht gerecht werden: Und niemand wünscht die Rückkehr zur totalen Institution der Vergangenheit in einer modernen Verkleidung.

Im traditionellen psychiatrischen Krankenhaus der Vergangenheit hatte das Personal eine mehr oder weniger uniforme Einstellung. Die starre hierarchische bzw. lineare Struktur von ärztlichem Dienst, Krankenpflege und Verwaltung garantierten die Orientierung am Prinzip der Verwahrung.

Niemals haben so viele unterschiedlich ausgerichtete Gruppen von Psychiatern und Angehörigen anderer Berufe in psychiatrischen Krankenhäusern gearbeitet wie heute. Strauss u. Mitarb. (1964) haben deshalb vorgeschlagen, das Krankenhaus und seine Betriebsorganisation als eine „Arena" zu betrachten, in der Ideologien getestet, gegeneinander abgegrenzt und modifiziert werden.

Die besonderen Merkmale der eigenen ideologischen Orientierung entscheiden nicht nur, was mit dem Patienten und für ihn geschieht. Sie bestimmen auch, wie die Arbeit zwischen dem ärztlichen und dem nichtärztlichen Personal aufgeteilt wird. Wo die somatotherapeutische Ausrichtung vorherrscht, behält der Arzt sich die individuelle Behandlung seiner Patienten vor, überläßt diese im übrigen aber der Fürsorge des Pflegepersonals, das er mehr als administrative Notwendigkeit denn als therapeutische Größe betrachtet. Auch andere, nichtärztliche Mitarbeiter, etwa psychiatrische Sozialarbeiter, werden in ähnlicher Weise mehr für konkrete Aufgaben eingesetzt — wie für die Vermittlung von Arbeitsplätzen, wirtschaftlicher Unterstützung oder von Wohnungen — als für die Erkundung zwischenmenschlicher Beziehungen. Dieses Vorgehen ist den Prinzipien der Individualmedizin des 19. Jahrunderts in vieler Hinsicht verwandt.

Als Arbeitsgebiet bevorzugt der somatisch orientierte Psychiater die akute Psychiatrie auf Intensivstationen mit kurzer Verweildauer. Er konzentriert sich auf die Beseitigung der Krankheitssymptome. Es fällt ihm schwer, ihr Fortbestehen zu akzeptieren und sich damit abzufinden, daß der Patient behindert bleibt. Er ist dann oft froh, wenn er ihn einem anders orientierten Kollegen überlassen kann. Wenn er sich mit soziotherapeutischen Ideen beschäftigt hat, hält er nicht selten Stationsbesprechungen ab. Aber er neigt dazu, die Kommunikation zwischen den Teammitgliedern zu beschränken. Wenn er Planungsaufgaben übernimmt, berücksichtigt er mit einiger Wahrscheinlichkeit nur ausgewählte soziale Faktoren.

Der Einzelpsychotherapeut hält seine eigene Tätigkeit für den wichtigsten Teil der Behandlung. Doch er bemüht sich, ein günstiges therapeutisches Milieu zu schaffen und setzt sich deshalb mit dem übrigen Personal auseinander. Im allgemeinen kommt es jedoch nicht zu einer echten Arbeitsteilung (Strauss u. Mitarb., 1964) oder zur Anwendung von Gruppentechniken. Die Pfleger und Schwestern führen lediglich die Anweisungen des Arztes aus. Auch die Familie des Patienten wird nicht mit in die Behandlung einbezogen. Manchmal mag sich das als sinnvoll erweisen; aber manchmal werden die Schwierigkeiten dadurch vergrößert.

Dem Somatotherapeuten und dem Psychotherapeuten fällt es oft schwer, Verantwortung an andere Teammitglieder zu delegieren. Wenn diese beruflich qualifiziert sind, entsteht bei ihnen leicht das Gefühl, daß sie an der Übernahme der ihnen zustehenden Rolle im Team gehindert werden.

Als Arbeitsgebiet bevorzugt der Einzelpsychotherapeut ebenso wie der Somatotherapeut die akute Psychiatrie mit der Möglichkeit, seine Patienten stationär oder ambulant intensiv zu behandeln. Die Auswahl seiner Patienten ist vielleicht noch begrenzter. Wenn er mit Planungsaufgaben betraut würde, würde er sich vor allem der Vorbeugung durch Verbesserung der zwischenmenschlichen Beziehungen zuwenden.

Der Soziotherapeut berücksichtigt die Bedeutung des gesamten sozialen Milieus und seiner besonderen Bedingungen bei jedem einzelnen Patienten. Er versucht, dem Patienten über das Einzelgespräch hinaus dabei zu helfen, mit den zwischenmenschlichen Problemen innerhalb des Krankenhauses fertig zu werden. Er führt Gruppengespräche und Stationsbesprechungen durch und beteiligt die Patienten am Entscheidungsprozeß. Er sucht soziale Situationen zu schaffen, die den Patienten voranbringen. Er fördert zwischenmenschliche Kontakte und versucht, Erfahrungen bei der Arbeit und im übrigen sozialen Leben zu vermitteln, die geeignet sind, das Selbstvertrauen der Patienten zu steigern. Das wiederum wirkt sich nachhaltig auf ihre Kommunikationsfähigkeit aus.

Der Somatotherapeut übernimmt nur einige Aspekte des soziotherapeutischen Ansatzes. Er kontrolliert soziales Verhalten eher mit Medikamenten und somatischen Behandlungsmethoden als durch die Anwendung von Gruppentechniken. Allerdings setzt die erfolgreiche Soziotherapie gründliche Kenntnisse der Pharmakopsychiatrie und der Gruppenbehandlungsmethoden voraus. Nur dann ist gewährleistet, daß eine optimale Zahl von Patienten voll von den entscheidenden Faktoren des Behandlungsprinzips und der gestuften Belastung profitiert. Einige Soziotherapeuten, die ursprünglich von der Einzel- oder Gruppenpsychotherapie herkommen, arbeiten am liebsten allein mit der therapeutischen Gemeinschaft, deren Wesen sie in der Interaktion zwischen therapeutischem Personal und Patienten sehen (Jones, 1952, 1962). Dabei übersehen sie leicht, daß mehr Kommunikation, so wichtig sie ist, zusätzliche Probleme schaffen kann, indem sie echte Gegensätze aufdeckt, die, wenn überhaupt, nur schwer überwindbar sind (Etzioni, 1961). Einige therapeutische Gemeinschaften (Caudill, 1958) sind sich nicht ausreichend darüber klar, daß ein Krankenhaus in steter Wechselbeziehung zur Gesellschaft draußen steht, daß es von gesundheitspolitischen und administrativen Entscheidungen vorgesetzter Behörden ebenso nachhaltig beeinflußt wird wie von der öffentlichen Meinung.

Der Soziotherapeut muß die ganze Breite der sozialen Umwelt des Patienten berücksichtigen. Dazu gehören seine sozialen Pflichten und Aktivitäten, seine persönlichen Bindungen, sein sozialer Hintergrund, seine Arbeit und seine Freizeit. Cumming u. Cumming (1956), Barton (1959), Jones (1962), Clark (1964) und viele andere haben zahlreiche Vorschläge zur Strukturierung des therapeutischen Milieus gemacht. Es gibt Leute, die den soziotherapeutischen Ansatz als seelenlose kollektive Maschinerie betrachten, welche die Patienten ihrer Identität beraubt. Darauf ist zu antworten, daß die Entfaltungsmöglichkeiten des Einzelnen erst auf dem Hintergrund seiner spezifischen sozialen Beziehungen zu anderen sichtbar werden und daß sie nicht von einer einzelnen Person allein exakt und umfassend beurteilt werden können. Dazu ist die eigenständige Mitarbeit der Krankenschwester, der Beschäftigungstherapeutin, des Arbeitstherapeuten und anderer notwendig. Dieses Beispiel zeigt, wie die Entwicklung von der Individual- zur Sozialmedizin es erlaubt, die Probleme und den klinischen Zustand des einzelnen Patienten und die Möglichkeiten, ihm zu helfen, auf dem Hintergrund seiner sozialen Gesamtsituation zu verstehen.

Der Soziotherapeut, dessen Interesse sich auf die gesamte Umwelt des Patienten erstreckt, kann nur im Rahmen eines Teams effektiv arbeiten, dessen Mitglieder sich der verschiedenen Teilaspekte annehmen und die Verantwortung dafür tragen. Es ist wichtig, daß die verschiedenen Mitarbeiter ihre Arbeitsbereiche selbständig anpacken, der Beschäftigungs- oder Arbeitstherapeut den beruflichen Sektor, die Pfleger und Schwestern den Bereich der zwischenmenschlichen Beziehungen und der Haushaltsführung. Die Grenze zwischen den einzelnen Arbeitsgebieten ist fließend. Eine grobe Aufteilung ist jedoch wichtig, wenn die negativen Folgen der totalen Institution mit ihren typisch repressiven Merkmalen verhindert werden sollen (Goffman, 1958).

Die Struktur des heutigen psychiatrischen Krankenhauses.

Das moderne psychiatrische Krankenhaus entspricht in vieler Hinsicht anderen großen Betrieben, deren hierarchische Strukturen durch partnerschaftliche Beziehungen zwischen den Angehörigen der einzelnen Berufsgruppen ergänzt oder verdrängt werden. Ihr Ehrgeiz beschränkt sich nicht darauf, Karriere zu machen und Anordnungen entgegenzunehmen oder zu erteilen; sie wollen auf ihrem Arbeitsgebiet etwas Sinnvolles leisten.

Solche Institutionen werden daher zu einer Stätte der Begegnung für Personen mit unterschiedlichem beruflichem und ideologischem Hintergrund. Ähnliche Überlegungen gelten für die Verwaltung von Städten, für Regierungsbehörden und kommunale Einrichtungen (Strauss u. Mitarb., 1964). Die Dynamik solcher interagierender Gruppen wird von der ständigen Notwendigkeit bestimmt, die Grundlagen ihrer Tätigkeit neu zu überdenken (Merton, 1957). Die Position eines Menschen innerhalb einer Organisation mit gut entwickeltem Kommunikationssystem — im Krankenhaus etwa die des ärztlichen Direktors, des Pflegevorstehers oder des Verwaltungsleiters — bestimmt vor allem, mit wem er zu tun hat; der Inhalt der Interaktionen wird von der jeweiligen Bezugsgruppe bestimmt (Etzioni, 1960) — etwa der Ärztekonferenz, dem Krankenpflegerausschuß oder anderen Gremien und Komitees. Die Analyse der formalen und informellen Organisationsformen mit ihren verhältnismäßig festgelegten Normen und Verhaltenserwartungen reicht nicht aus, die innere Dynamik eines Krankenhauses zu erklären. Seine Struktur ist vielmehr das Ergebnis der Regeln und Übereinkünfte, auf die sich die Angehörigen der beteiligten Berufsgruppen (Psychiater, psychiatrische Sozialarbeiter, Schwestern und Pfleger, Beschäftigungstherapeuten, Verwaltungsangestellte usw.) bei der Arbeit geeinigt haben. Die wichtigsten Kennzeichen der Krankenhausstruktur müssen Auseinandersetzung und Verhandlung sein. Ein Großteil der Aufgaben wird auf diese Weise bewältigt. Außerdem werden der Betrieb und sein Personal so mit der beständigen Notwendigkeit zur Veränderung konfrontiert. Die gleichen Prinzipien lassen sich auf andere administrative Prozeße in der modernen Gesellschaft anwenden.

Das Nebeneinander verschiedener ideologischer Richtungen in einem Krankenhaus schafft allerdings auch eine Reihe von Problemen; so kann es leicht geschehen, daß übermäßig viel Angst entsteht, oder daß Krankenpflegekräfte, Ärzte oder andere Personalmitglieder größere Schwierigkeiten haben, sich zurechtzufinden.

Die Aufgaben der Verwaltung

Zur Verwirklichung unserer Ziele bei der Fortentwicklung der psychiatrischen Krankenversorgung sind bestimmte administrative Maßnahmen notwendig. Lemkau (1963) hat kürzlich festgestellt: „Es ist Aufgabe der Verwaltung, die Kluft zwischen dem Bedarf an Leistungen und den vorhandenen Mitteln durch Flexibilität zu überbrücken". Immer wieder werden Zweifel laut, ob die gegenwärtige Struktur des Gesundheitswesens (in England) diese Aufgabe wirklich optimal erfüllt.

Von den Angehörigen der Verwaltung ist nicht nur die gründliche Kenntnis der Probleme der jeweiligen Institution zu verlangen; sie müssen auch wissen, wie diese anzupacken sind (Ewald, 1963). Bravos (1965) hat vor kurzem gesagt, die Institution müsse lernen, sich der Mitarbeit ihrer qualifizierten Kräfte zu versichern und ihnen gleichzeitig die Freiheit zu gewähren, die sie zur Erfüllung ihrer Aufgaben brauchen. Henry (1954) hat gemahnt, daß man „das Unvermögen, innerhalb eines Betriebes zu funktionieren, nicht allzu bereitwillig als psychopathologisches Symptom diagnostizieren sollte". Man sollte lieber fragen, ob es nicht auch auf einen Fehler in der Organisationsstruktur zurückzuführen sein könnte. Es ist allerdings bekannt, daß ein gewisses Maß von Spannung und Streß einer positiven und produktiven Arbeit förderlich ist (Hower u. Orth, 1963).

Von Bales (1950) wissen wir, daß Gruppen sich im allgemeinen zwei Typen von Führern wählen: Der eine, der instrumentale, hat fruchtbare Ideen, die dazu beitragen können, bestimmte Ziele zu verwirklichen; der andere, der expressive Führer, beschäftigt sich weniger damit, neue Wege zu finden, als alle glücklich zu machen.

Angehörige differenzierter Berufsgruppen, die ein gemeinsames Ziel verfolgen, brauchen einen instrumentalen Führer, der nicht notwendigerweise den obersten Platz in der Gruppenhierarchie einnehmen muß. Dieser neigt dazu, anderen auf die Füße zu treten, so daß selbst in den harmonischsten Gruppen nicht selten ein zweiter expressiver Führer hinzutritt. Es kommt vor, daß instrumentale Gruppen expressive Phasen durchmachen. Vielleicht ist das nicht zu vermeiden; aber wenn solche Phasen länger andauern, droht eine Verzögerung der Weiterentwicklung. Steht der instrumentale Führer — etwa der ärztliche Direktor — an der Spitze desr Institution, wird er gleichzeitig zum „Gegenstand der ungelösten ödipalen Phantasien der Gruppenmitglieder". Er wird dann leicht „unwissenschaftlichen magischen Denkens oder böswilliger Tyrannei beschuldigt, was immer er tut" (Clark, 1964) und wie gutartig er in Wirklichkeit auch sein mag.

Die partnerschaftliche Zusammenarbeit von Angehörigen verschiedener Berufsgruppen ist sicher das beste zur Zeit verfügbare Modell. Sie begegnen einander bei der täglichen Arbeit. Sie klären ihre Aufgaben und ihre Ziele in der Auseinandersetzung über ihre unterschiedlichen Handlungsansätze. Dieses Modell läßt sich auf zahlreiche Organisationen, Behörden und Betriebe ebenso gut anwenden, wie auf den allgemeinen und den psychiatrischen Gesundheitsdienst. Vielleicht muß aber noch einiges getan werden, um diese Entwicklung auf eine breitere Basis zu stellen und zu beschleunigen.

Literatur

Bales, R. F.: The Interaction Process Analysis. Cambridge, Mass.: 1950.

Barton, R.: Institutional Neurosis. Bristol: 1959.

Bravos, T. A.: Ment. Hosp. **16**, 90 (1965).

Caudill, W. A.: The Psychiatric Hospital as a Small Society. Cambridge, Mass.: 1958.

Clark, D. H.: Lancet **1956 II**, 1005.

Clark, D. H.: Administrative Therapy. Londen: 1964.

Cumming, J., Cumming, E.: Psychiatry **19**, 249 (1956).

Etzioni, A.: Psychiatry **13**, 23 (1960).

Etzioni, A.: Complex Organisation. New York: 1961.

Ewalt, J. (1963), zitiert von Bravos (1965).

Goffman, E.: The Characteristics of Total Institutions. Preventive and Social Psychiatry. Washington, DC.: 1958.

Henry, J.: Psychiatry **17**, 139 (1954).

Hower, E. M., Orth, C. D.: Some Human Problems in Industrial Research Organisations. In: Managers and Scientists, p. 297. Boston: Harvard University Graduate School of Business Administration 1963.

Jones, M.: Social Psychiatry — a Study of Therapeutic Communities. London: 1952.

Jones, M.: Social Psychiatry in the Community, in Hospitals and in Prisons. Springfield, Ill.: 1962.

Lemkau, P.: Amer. J. Psychiat. **119**, 1182 (1963).

Main, T. F.: Bull. Menninger Clin. **10**, 66 (1946).

Merton, R.: Brit. J. Soc. **8**, 106 (1957).

Strauss, A., Schatzmann, L., Bucher, R., Ehrlich, D., Sabshin, M.: Psychiatric Ideologies and Institutions. London: 1964.

Terris, M.: Lancet **1964 II**, 653.

Wing, J. K.: Brit. J. soc. clin. Psychol. **1**, 38 (1962).

Wing, J. K., Brown, G. W.: J. ment. Sci. **107**, 847 (1961).

Soziotherapie und Rehabilitation

Bei der Behandlung psychisch Kranker und der Rehabilitation psychisch Behinderter müssen alle sozialen Faktoren im Umfeld des Patienten auf ihre therapeutische und auf ihre therapiewidrige Wirkung geprüft werden. Die besonderen Methoden der Soziotherapie laufen letzten Endes alle auf die Gestaltung des Milieus hinaus, in dem der Kranke lebt, in dessen Rahmen sein Sozialverhalten sich konkretisiert: Strukturierung der Zeit (vgl. Roth, 1963), des Tageslaufes (Barton, 1966); Angebot von Kommunikation, Anregung, Beschäftigung; Training in Rollenspiel und rollengemäßem Verhalten und, das ist nicht wegzudiskutieren, in sozialer Anpassung und Einordnung.

Mechanic (1968, 1969) begreift Soziotherapie als Sozialpädagogik, Rehabilitation als Erziehungs- und Lernprozeß zur Bewältigung von Behinderungen. Auch Kai Erikson (s.o.) deutet diesen Ansatz an. Er wird von zahlreichen anderen Autoren unterstützt, die die Anwendbarkeit des „medizinischen Modells" auf den psychisch Kranken anzweifeln (vgl. Begelman, 1971), am entschiedensten vielleicht von Foudraine (1970), der die Auffassung vertritt, die Rolle des Schülers werde dem psychisch Behinderten besser gerecht als die klassische Rolle des Kranken.

Wenn man die soziale Umwelt des Kranken als pathogen oder zumindest als pathoplastisch ansieht, kann man mit einigem Recht davon sprechen, daß die Soziotherapie die klassische Zwangsjacke durch sozialen Druck ersetze — das ist ihr Dilemma. Aber man muß sich vor Augen halten, daß das Ziel der sozialen Wiedereingliederung, der Integration des Kranken in die Gesellschaft also, die zu seiner Erkrankung beigetragen hat, nur die Alternative der totalen Anpassung an die kustodiale psychiatrische Institution kennt. Ziel von Soziotherapie und Rehabilitation sind nicht Konformität und bedingungslose Anpassung, sondern ein möglichst großer individueller Entfaltungsspielraum des Kranken im Rahmen seiner Behinderung und in einer möglichst normalen Umgebung (vgl. Grunewald, 1970). Sie soll dem Behinderten helfen, mit der Gesellschaft und ihren Ansprüchen fertig zu werden und seine Durchsetzungsfähigkeit ihr gegenüber wie seine Schutzbedürftigkeit vor ihr richtig einzuschätzen. Um mehr zu erreichen, ist vermutlich volle Gesundheit und vor allem eine wesentlich größere Belastungsfähigkeit notwendig als die meisten genesenden psychisch Kranken haben. Selbst das Konzept Basaglias u. Mitarb. (1971), die ihren Patienten das Bewußtsein vermitteln, daß sie in einer „Gemeinschaft der Ausgeschlossenen" leben, um ihnen auf diese Weise Klarheit über ihren sozialen Standort zu vermitteln, können das Dilemma — Notwendigkeit der Rückkehr in die Gesellschaft oder Verbleib im Ghetto — nicht anders lösen als durch Integration. Dieses Dilemma wird dadurch nicht geringer, daß der teilremittierte Kranke dringend des Schutzes derer bedarf, die ihn so bereitwillig ausschließen.

Die ausgewählten Arbeiten zeigen, daß Soziotherapie als wissenschaftlich abgesicherte kontrollierbare Methode erst ganz am Anfang steht. Es ist mehr über den negativen Einfluß bestimmter Umweltfaktoren bekannt als über Möglichkeiten zu ihrem gezielten therapeutischen Einsatz. John Wing liefert eine kritische Übersicht über den Einfluß soziotherapeutischer Maßnahmen auf den Zustand von Schizophrenen. Douglas Bennett untersucht den

Wert der Arbeit als therapeutische Methode in der Psychiatrie — Arbeitstherapie, nicht vorrangig als Mittel zur Steigerung der Produktivität, sondern als leicht strukturierbare Beschäftigung, die in der westlichen Gesellschaft mit besonderen Werten besetzt ist. Gregor Bosch versucht eine Abgrenzung von Psychotherapie und Soziotherapie (vgl. Edelson, 1970, 1970a).

Literatur

Barton, R.: Institutional Neurosis. Bristol: Wright 1959, 2. Aufll. 1966.

Basaglia, F. Hrsg.: Die negierte Institution. Frankfurt: Suhrkamp 1971.

Cumming, E. & J.: Ego and Milieu. New York: Atherton 1962. London: Tavistock 1964.

Begelman, D. A., Misnaming, Metaphors, the Medical Model, and Some Muddles. Psychiatry **34**, 38—58 (1971).

Edelson, M.: Sociotherapy. New Haven/London: Yale Univ. Press 1970.

Edelson, M.: Sociotherapy and Psychotherapy. Chicago: Univ. of Chicago Press 1970a.

Foudraine, J.: Chronic Schizophrenia and Medical Culture. Psychother. and Psychosom. **17**, 133—52 (1969).

Grunewald, K.: Die geistig Behinderten in Schweden, Stockholm: Schwedisches Institut 1970.

Mechanic, D.: Mental Health and Social Policy. Prentice Hall: Englewood Cliffs 1969.

Mechanic, D.: Medical Sociology. New York: Free Press 1968.

Roth, J.: Timetables, Structuring the Passage of Time in Hospital Treatment and Other Carreers. New York: Bobbs-Merrill 1963.

Soziotherapie, Rehabilitation und Management schizophrener Patienten

Von JOHN K. WING

Im Begriff „Soziotherapie“ verbinden sich soziale und biologische Faktoren. Seine ungenaue Verwendung hat zu Unklarheit darüber geführt, welche Rolle jeder der beiden Faktoren dabei spielt. Das gleiche gilt für Begriffe wie „Sozialpathologie“, „kranke Gesellschaft“, oder „öffentliches Gesundheitswesen”. Solche Begriffe können nur dann exakt definiert werden, wenn man ihre Bedeutung begrenzt. Soziotherapie wird sich im folgenden Kapitel ausschließlich auf die Anwendung sozialer Mittel zur Reduktion von Krankheitssymptomen beziehen. In dieser Bedeutung überschneidet sie sich mit dem Begriff der sozialen Rehabilitation, der Verminderung von krankheitsbedingten Behinderungen u. a. durch die Veränderung der Umwelt. Beim Management schizophrener Patienten geht es darum, die Auswirkungen von Symptomen und Behinderungen möglichst gering zu halten. Die „primäre Prävention“, die Verhinderung des Krankheitsausbruches also, wird hier nicht berücksichtigt, wohl aber die „sekundäre“ und „tertiäre Prävention“, die Vermeidung oder Verminderung chronischer Behinderungen. Diese drei Begriffe — Soziotherapie, Rehabilitation und Management — umfassen alle sozialen Maßnahmen, die unmittelbar auf die Beseitigung von Symptomen und Handikaps abzielen. Dazu gehört der Aufbau eines therapeutischen oder beschützenden Milieus zu Hause, in Krankenhäusern oder in Heimen, sowie von Werkstätten und Rehabilitationseinrichtungen, nicht jedoch die formale Psychotherapie. Ein solches therapeutisches Milieu kann nur dann optimal wirken, wenn es seinen Aufgaben entsprechend konsequent durchorganisiert und -strukturiert ist. Seine Effektivität muß letzten Endes an der Reduktion von Krankheitserscheinungen zu messen sein. Das gilt in gleicher Weise für die Verwaltungen psychiatrischer Krankenhäuser und für extramural arbeitende Behandlungsteams. Dieses Kapitel wird sich hauptsächlich mit neueren Arbeiten über die Anwendung sozialer Techniken und über die Beurteilung ihrer Effektivität auseinandersetzen. Milieuverändernde Maßnahmen, die keinen nachweisbaren therapeutischen Effekt hatten, werden nur am Rande berührt werden.

In diesem Zusammenhang steht der Begriff Soziotherapie für die sozialen Methoden von Behandlung, Rehabilitation und Management.

Diese Definition der Soziotherapie ist immer noch so breit wie die der Schizophrenie selber; aber auch ihre Grenzen werden hier verhältnismäßig eng gezogen. In vielen der hier besprochenen Arbeiten fanden nur Patienten Berücksichtigung, die organisch gesund waren und charakteristische Störungen zeigten wie Halluzinationen, Wahnwahrnehmungen, anhaltende Inkohärenz der Sprache und des Denkens oder eine Beeinträchtigung der Motorik im Sinne einer Katatonie. Wenn solche charakteristischen Symptome fehlten, wurden die Patienten selbst dann nicht in die Untersuchungsreihen aufgenommen, wenn von anderen Psychiatern die Diagnose einer einfachen oder einer pseudoneurotischen Schizophrenie oder einer Borderline-Psychose gestellt worden war.

Anläßlich einer Untersuchung diagnostischer Praktiken in Schottland fanden Timbury u. Mowbry [50], daß sich die Diagnose der Schizophrenie häufig auf Symptome wie Antriebsmangel, mangelnde Schwingungsfähigkeit, Kontaktarmut, Ratlosigkeit und logisch gelockertes Denken stützt. Solche Symptome sind schwer zu definieren und kommen außer bei schizophrenen Erkrankungen bei zahlreichen anderen Störungen vor. Wenn sich die Diagnose allein auf diese Kriterien stützte, wurde der Patient nicht einbezogen. Da in dieser Hinsicht große Unterschiede in der klinischen Praxis bestehen, mußten in einigen Krankenhäusern mehr Patienten von den Untersuchungsreihen ausgeschlossen werden als in anderen. Nur wenn man so vorgeht, erhält man verläßliche Daten [6, 42].

Zuverlässige Unterlagen gewinnt man zweifellos auch dann, wenn man die Symptomatologie mit Hilfe eines detaillierten Standardinterviews untersucht [60]. Es ist jedoch nicht sicher, daß die entsprechenden Kriterien in allen Untersuchungen, die im folgenden angesprochen werden, beachtet worden sind.

Eine wirklich rational begründete Soziotherapie würde sich auf eine solide Theorie über die Entstehung der Krankheit und der chronischen Behinderungen stützen müssen, die sich unter unterschiedlichen sozialen Bedingungen entwickeln. In diesem Sinne ist keine der Behandlungsmethoden der Schizophrenie, ob biologisch, psychologisch oder sozial, wirklich rational begründet. Die meisten therapeutischen Ansätze sind symptomatisch oder willkürlich. Es ist bisher nicht einmal möglich zu sagen, wie viele psychische Störungen unter dem Oberbegriff „Schizophrenie" subsummiert werden. Trotzdem lassen sich gemeinsame Probleme betrachten, die für die meisten Fälle von Bedeutung sind. Die folgende Analyse stützt sich überwiegend auf Daten, die in psychiatrischen Krankenhäusern erhoben worden sind. Daher ist es sinnvoll, hier intensiv auf die Probleme der chronischen Schizophrenie einzugehen.

Behinderungen bei schizophrenen Erkrankungen

Primäre Handikaps

Die meisten chronisch schizophrenen Patienten leiden entweder an positiven floriden Symptomen (wie Wahnvorstellungen, Halluzinationen oder Inkohärenz der Sprache und des Denkens) oder an negativen Symptomen (wie eingeschränkter affektiver Schwingungsfähigkeit, sprachlicher Verarmung und Kontaktstörungen). Einige Patienten haben Symptome beider Gruppen. Bleuler [4] betrachtete sie — Denkstörungen und Gefühlsstörungen — als Grundsymptome der Schizophrenie. Die Psychologie hat sie ausführlich untersucht. Doch ist die Beziehung zwischen beiden seit Jungs frühen Forschungen [34] nicht gebührend berücksichtigt worden [38a].

Die erste Tabelle vermittelt einen Überblick über die chronisch schizophrenen Patienten dreier psychiatrischer Krankenhäuser, die in sieben einfache Kategorien eingruppiert wurden [57, 63]. Eine ähnliche Übersicht über alle schizophrenen Patienten innerhalb und außerhalb des Krankenhauses ist nicht möglich, weil entsprechende Untersuchungen noch ausstehen. Es versteht sich, daß die Patienten der verschiedenen Kategorien den Therapeuten vor jeweils andere Probleme stellen. Kranke z.B., deren Sprache verarmt ist oder die mutistisch sind, haben gewöhnlich auch schwer gestörte soziale Beziehungen. Sie bedürfen in der Regel beschützender Lebensbedingungen und sind selten in der Lage, effektiv zu arbeiten [10]. Schwer behinderte Patienten sind stark verlangsamt, ihre Lernfähigkeit scheint in unge-

Tabelle 1. Klinische Unterteilung chronisch-schizophrener Patienten in drei psychiatrischen Krankenhäusern (1960)

Klinische Kategorie	Krankenhaus		
	A	B	C
	(Prozent der Patienten)		
1a Keine Symptome	10	15	8
1b Leichte Symptome	21	19	13
1c Leichte oder keine Symptome außer einer schweren affektiven Verflachung	9	5	2
2 Wahrnehmungsstörungen	17	8	6
3 Inkohärenz der Sprache	11	14	15
4 Sprachverarmung	20	25	32
5 Mutistisch oder fast mutistisch	6	14	24
Zahl der Patienten	100	73	100

wöhnlicher Weise verändert zu sein: sie erwerben einfache motorische Fähigkeiten langsam und allmählich linear ansteigend, statt große Anfangsfortschritte zu machen und dann auf einer Stufe stehen zu bleiben wie Schwachsinnige mit gleichem funktionalem Intelligenzniveau [40, 64].

Venables [52, 53, 54] hat gezeigt, daß zwischen Kranken mit systematisierten Sinnestäuschungen und Kranken mit schweren Störungen des Denkens oder der Motorik psychophysiologische Unterschiede bestehen.

Selbst die weniger schwer behinderten chronischen Patienten haben eindeutige Handikaps, die oft erst beim Vergleich mit nicht schizophrenen Individuen außerhalb des psychiatrischen Krankenhauses richtig deutlich werden. So waren Schizophrene mit leichten Symptomen während eines Rehabilitationsprogrammes in einer Industrial Rehabilitation Unit starr und wenig gesprächig. Sie zeigten keine Initiative und hatten kein manuelles Geschick. Sie bewegten sich langsam und brauchten lange, bis sie Anweisungen verstanden. Sie hatten nicht jene positiven Eigenschaften, die ein Arbeitgeber von seinen Angestellten erwartet [56, 62].

Man kann natürlich argumentieren, daß viele dieser Eigenschaften Folgen der Hospitalisierung und nicht der Krankheit sind. Es besteht kein Zweifel, daß das teilweise richtig ist. Nachuntersuchungen Schizophrener, die niemals lange Zeiträume in Anstalten verbracht hatten, ergaben, daß bei ihnen produktive Krankheitssymptome häufiger und negative Symptome weniger häufig auftreten als bei chronischen Anstaltspatienten. Auf der anderen Seite kommen schwere Formen von Verlangsamung, Antriebsverarmung und Kontaktstörungen auch bei ihnen vor — auch in frühen Stadien der Krankheit [6]. Es ist wahrscheinlich, daß die affektive Verflachung tatsächlich ein Grundsymptom vieler Formen der Schizophrenie ist, und daß die Kranken deshalb in einer sozialen Umgebung ohne Anregung und Abwechslung besonders verwundbar sind. Symptome, wie etwa die soziale Isolierung der Schizophrenen, können einen klinischen und einen sozialen Anteil haben. Diese Verschränkung von klinischen und sozialen Faktoren ist in der gesamten Medizin häufig.

Obwohl über die primären biologischen Störungen bei der Schizophrenie noch nichts genaueres bekannt ist, legen die Arbeiten der o.a. Autoren von Jung bis Venables [45a] nahe, daß der Begriff „primär“ bis auf weiteres auf bestimmte Handikaps angewendet werden darf, deren klinische Merkmale am besten durch Bleulers Gruppensymptome charakterisiert werden. Diese Auffassung liegt meiner Arbeitshypothese zugrunde. Ich will nicht behaupten, daß keine andere möglich wäre oder daß ausreichend Beweise für ihre Richtigkeit vorliegen. Die Anwendung dieser Terminologie sollte jedoch auf keinen Fall zu der Annahme führen, daß primäre Behinderungen nicht von sozialen Faktoren beeinflußt werden. Obwohl nicht erwiesen ist, daß Symptome wie Halluzinationen oder Wahnideen oder das intellektuelle Niveau sich unter dem Einfluß der Dauer des Krankenhausaufenthaltes *allmählich* verschlechtern [23, 28], läßt sich bei einer Änderung der sozialen Bedingungen eine relativ *schnelle* Verschlechterung oder Besserung beobachten [7, 62, 64]. Es ist daher legitim, selbst in diesem strengen Sinne von Soziotherapie zu sprechen.

Sekundäre Handikaps

Bei allen chronischen Krankheiten besteht die Gefahr der Entwicklung sekundärer Behinderungen. Wahrscheinlich ist sie sogar unvermeidbar. Am deutlichsten wird das bei körperlichen Erkrankungen, bei denen es leichter ist, die primären von den sekundären Behinderungen zu trennen. Hewitt [31] hat anläßlich der Untersuchung beschäftigungsloser körperbehinderter Männer immer wieder psychopathologische Symptome wie Überempfindlichkeit, depressive Verstimmung und Angst beobachtet. Sie ließen sich zum Spazierengehen bewegen und zu nichts sonst, sie vernachlässigten Körperpflege und Kleidung. Ihre Selbstachtung war verfallen. Hewitt schloß daraus, daß „die innere Einstellung des Invaliden der wichtigste Faktor für die Beurteilung seiner Aussichten auf eine berufliche Wiedereingliederung ist".
Die sekundären Behinderungen lassen sich in zwei Hauptgruppen unterteilen. Zur ersten gehört die Veränderung von Einstellung und Verhalten von Leuten, die für den Patienten wichtig sind und die auf die Tatsache seiner Erkrankung hilfreich oder nicht hilfreich reagieren können — Ärzte, Schwestern oder anderes Krankenhauspersonal, Angehörige, Arbeitskollegen, Nachbarn oder die Polizei. Ihre Reaktion kann dem Patienten unmittelbar Schaden zufügen, wenn sie in der Lage sind, seine Wiedereingliederung zu behindern. Sie kann aber auch indirekt wirken, wenn sie den Patienten veranlaßt, sich selber negativ zu sehen. Solches Verhalten läßt sich am leichtesten beim Krankenhauspersonal beobachten. Morgan u. Cushing [39] haben beispielsweise gezeigt, daß bei den Patienten von 11 psychiatrischen Krankenhäusern große Unterschiede hinsichtlich der Zahl ihrer persönlichen Besitztümer bestand, die nicht einfach durch Faktoren wie Schwere der Krankheit oder soziale Schichtzugehörigkeit zu erklären waren. Obwohl die männliche und die weibliche Pflegehierarchie in allen diesen Krankenhäusern getrennt war, bestand in der Rangfolge der Krankenhäuser hinsichtlich der Anzahl von Gegenständen eine positive Korrelation von 0,71. Brown u. Wing [8] fanden, daß die Schwestern und Pfleger von drei psychiatrischen Krankenhäusern ihren Patienten recht unterschiedliche Einstellungen und Erwartungen entgegen brachten. Diese Unterschiede blieben bestehen, nachdem die untersuchten chronischen Patienten in vergleichbare Gruppen eingeordnet worden waren. Beispielsweise glaubten die Pfleger und Schwestern im Krankenhaus A, alle leicht behinderten Patienten seien imstande, nützliche Arbeiten zu verrichten, gegenüber 86% im Krankenhaus B und 52% im Krankenhaus C. Solche Einstellungen hängen sowohl von der Verweildauer des Patienten wie vom Dienstalter der Schwestern ab.
Ein weiterer leicht nachweisbarer invalidisierender Faktor ist die allmähliche Verminderung des Kontaktes zur Außenwelt, je länger der Patient im psychiatrischen Krankenhaus verbleibt. Die Messung der sozialen Isolierung mit Hilfe einer komplexen Skala, in die Ausgang, Besuche von Angehörigen und kürzlich unternommene Reisen mit eingingen, ergab in allen

drei Krankenhäusern eine signifikante Korrelation zur Verweildauer (−0,38, −0,40 und −0,22). Die Verminderung der Häufigkeit von Besuchen mit der Länge des Krankenhausaufenthaltes ist in vielen anderen Untersuchungen nachgewiesen worden [z. B. 13].

Die Veränderung der Einstellung von Angehörigen behinderter Patienten, die überwiegend zu Hause gelebt haben, ist schwerer nachzuweisen; ihre Bedeutung auch für diese Patienten ist unbezweifelbar [25]. Eltern neigen zu großer Toleranz; aber ihre Beziehungen zu ihren schizophrenen Kindern sind nicht immer gesund [7]. Die Scheidungsrate verheirateter Schizophrener ist drei- oder viermal so hoch wie die der Allgemeinbevölkerung [6]. Olshansky [41] hat die Bedeutung der Einstellung von Arbeitgebern gezeigt.

Die 2. Gruppe sekundärer Behinderungen (die sich oft auf dem Boden veränderter Einstellungen anderer Leute entwickeln) ist das Ergebnis eines Wandels der Lebensgewohnheiten des Kranken und seiner Einstellung zu sich selbst. Die Abb. 1 zeigt die Beziehung zwischen Verweildauer im Krankenhaus und Einstellung zur Entlassung (Patienten, die mutistisch oder inkohärent waren, wurden nicht berücksichtigt).

Zwischen 26 und 33% der Patienten, die 2—10 Jahre im Krankenhaus verbracht hatten, waren indifferent oder wollten sogar in der Anstalt bleiben. Die entsprechenden Zahlen der Gruppe der Patienten, die 10—20 Jahre im Krankenhaus verbracht hatten, betrugen 50—59%. In der Gruppe mit der längsten Verweildauer (mehr als 20 Jahre) betrugen sie 73—80%. Obwohl leicht behinderte Patienten eher wünschten, entlassen zu werden, war die Beziehung zur Verweildauer bei ihnen ebenso deutlich [58]. Dieses Ergebnis wurde durch eine Untersuchung in einem psychiatrischen Krankenhaus in Oxford bestätigt [24]. Alle möglichen anderen Behinderungen kommen hinzu, wenn der Patient länger im Krankenhaus verbleibt. Selbst Kleinigkeiten des Alltagslebens — der Preis einer Briefmarke, der Name des Premierministers oder des regierenden Königs — werden vergessen. Persönliche Gewohnheiten des alltäglichen Lebens verfallen. Wie körperlich invalide Männer ohne Beschäftigung nach Hewitt dazu neigen, nichts zu tun, als durch die Straßen zu laufen und in öffentlichen Bibliotheken Zeitung zu lesen, geradeso gewöhnen sich schizophrene Patienten an das Nichtstun. Das gilt im übrigen nicht nur für Anstaltspatienten. Die chronisch Schizophrenen der Krankenhäuser A, B und C taten 1960 in 21%, 26% und 43% der Zeit des Tages, die sie wach waren,

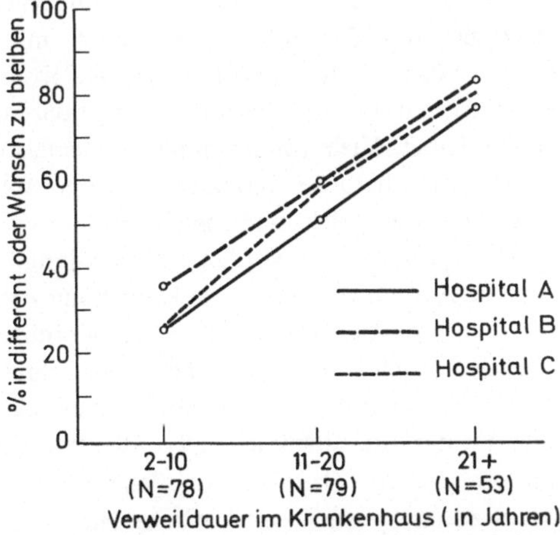

Abb. 1. Die Einstellung chronisch-schizophrener Patienten in drei psychiatrischen Krankenhäusern zur Entlassung (inkohärente und mutistische Patienten wurden nicht berücksichtigt)

gar nichts. Ein Vergleich mit Patienten, die ohne Beschäftigung oder schwer gestört waren, aber sich fünf Jahre nach der stationären Aufnahme 1956 *außerhalb* des Krankenhauses befanden, hatte folgendes Ergebnis:
Patienten, die erstmals aufgenommen worden waren, verbrachten 30% der Tageszeit, wiederholt aufgenommene Patienten 38% mit Nichtstun. Wenn Untätigkeit schizophrenen Kranken schadet, ist eine Umgebung, die keine Anregungen vermittelt, zu Hause vermutlich ebenso gefährlich wie auf einer Krankenhausstation.
Deshalb ist anzunehmen, daß sich sekundäre Behinderungen summieren, solange ein Schizophrener krank ist. Soweit es sich um Langzeitpatienten in Krankenhäusern handelt, ist die Verweildauer der Hauptbezugspunkt und das zentrale Kriterium für die grobe Schätzung des Ausmaßes sekundärer Behinderungen. Jeder, der mehr als zwei Jahre im Krankenhaus bleibt, leidet wahrscheinlich bis zu einem gewissen Grade an Institutionalisierungsschäden. Das beste Beurteilungskriterium bei Schizophrenen, die nie so lange hospitalisiert waren, ist möglicherweise die Leistungsfähigkeit im Beruf fünf Jahre nach der Erstaufnahme.

Weitere Handikaps

Es gibt eine 3. Gruppe von Behinderungen, die vorhanden sein kann, aber nicht notwendigerweise etwas mit der Krankheit zu tun hat. In diese Gruppe gehören Armut, Mangel an Bildung oder Berufsausbildung, ungünstiges häusliches Milieu und Mangel an Unterstützung durch die Familie. Es ist behauptet worden, daß einige dieser Faktoren kausal mit der Entstehung der Erkrankung zusammenhängen. Die bekannte soziale Schichtverteilung trifft jedoch nur für die Prävalenzraten zu und ist wahrscheinlich auf einen beruflichen Abstieg der Kranken zurückzuführen, — in einigen Fällen vor, sicher aber sehr häufig *nach* demAusbruch der Krankheit [28]. Anhand von Inzidenzzahlen läßt sich diese Beziehung nicht nachweisen [15, 28a]. Eine ähnliche Rolle können auch die Familienprobleme (die im Kapitel vier beschrieben werden) bei der Schizophrenie spielen, ohne notwendigerweise etwas mit ihrer Ätiologie zu tun zu haben. Jeder Patient hat ein individuelles Muster von Behinderungen, das sich aus diesen drei allgemeinen Typen zusammensetzt. Grundvoraussetzung für soziotherapeutische Maßnahmen ist es, sie so genau wie möglich zu beschreiben und ein realistisches Behandlungsziel zu formulieren. Die drei Gruppen von Behinderungen gehen ineinander über. Aus allen dreien setzt sich das Zustandsbild zusammen, mit dem wir konfrontiert werden. Am kompliziertesten ist das Problem, die verschiedenen Komponenten voneinander zu trennen, angesichts des klinischen und sozialen Bildes schizophrener Patienten, die lange Zeit in Institutionen verbracht haben. Viele von ihnen haben niemals wesentliche Bindungen innerhalb einer Gemeinschaft außerhalb des Krankenhauses gehabt, sei es durch Heirat, Beruf, Familie oder andere Interessen. Viele sind niemals mit Problemen der persönlichen Freiheit oder der Notwendigkeit konfrontiert worden, Entscheidungen zu fällen. Viele haben sogar schon vor der stationären Aufnahme eine soziale Umgebung vorgezogen, in der soziale Interaktion und Verantwortung minimal waren. Diese Behinderungen setzen sich aus den produktiven oder negativen Symptomen der chronischen Schizophrenie zusammen; und sie vermehren sich im Laufe der Jahre unter dem Einfluß von Einstellungs- und Verhaltensänderungen sowie als Reaktion auf das Anstaltsmilieu [59]. Affektive Verflachung und soziale Absonderung könnten für jede der drei Gruppen von Behinderungen symptomatisch sein und einander zu einem „Endstadium“ potenzieren. Einfache Theorien, ob biologisch, psychologisch oder sozial begründet, haben daher für den klinischen Psychiater nicht viel Wert. Schizophrene sind besonders empfindlich für eine Umgebung ohne ausreichende Anregung.

Sie reagieren darauf mit der Zunahme negativer Symptome. Zu hohe Anforderungen dagegen beantworten sie mit dem Aufflackern produktiver Symptome. Diese sind Beispiele für den Einfluß des sozialen Milieus auf die Exazerbation primärer Handikaps. Darüber hinaus leiden Schizophrene an sekundären Behinderungen, die sich auf Grund des primären Krankheitsbildes und der Art und Weise entwickeln, in der sie selber und andere darauf reagieren. Schließlich kann eine Ausgangssituation bestanden haben, die auch dann zu sozialen Schwierigkeiten geführt hätte, wenn die Schizophrenie nicht ausgebrochen wäre.
Griffith Edwards [19] hat die Probleme der Fuseltrinker unter ähnlichen Aspekten erörtert. Sie leiden ebenfalls von früh auf an persönlichen Schwierigkeiten, denen sich später Symptome und Behinderungen auf Grund des Alkoholismus zugesellen, zu denen schließlich die Folgen der „Institutionalisierung durch die Gemeinschaft der Trinker" hinzutreten, die ihre eigenen Regeln hat. Alle diese Faktoren müssen bei der Planung soziotherapeutischer Konzepte in Rechnung gestellt werden.

Soziotherapie chronisch Schizophrener

Im folgenden Abschnitt sollen die verschiedenen soziotherapeutischen Methoden und ihre Anwendung bei unterschiedlich schweren Erkrankungen beschrieben werden.
Der Schweregrad der Erkrankung — gemessen mit Hilfe der Kategorien der Tab. 1 — hängt eng mit anderen klinischen und sozialen Variablen zusammen. Zum Beispiel sind mutistische oder inkohärente Patienten nicht imstande, sich auf vernünftige Weise mit der Frage der Krankenhausentlassung zu beschäftigen. Das ist jedoch eher als primäre als als sekundäre Behinderung aufzufassen und hat kaum etwas mit der Dauer des Krankenhausaufenthaltes zu tun [59]. Das Pflegepersonal erwartet von solchen Patienten in jeder Hinsicht weniger als von anderen, gleichgültig ob es um Leistungsfähigkeit oder soziales Verhalten geht [8]. Sie kommen bei allen gemessenen Faktoren ungünstiger weg als die anderen [10].
Eine vergleichende Untersuchung von drei psychiatrischen Krankenhäusern ergab 1960, daß das soziale Milieu in diesen Häusern außerordentlich unterschiedlich war. Beurteilungskriterien waren die Einstellung des Pflegepersonals, persönliche Besitztümer der Patienten und restriktive Beschränkungen des Stationslebens und des Tagesablaufes. Auf den wichtigsten Unterschied wurde bereits hingewiesen — die Zeit, die die Patienten völlig untätig verbrachten: 2 Stunden 40 Minuten täglich im Krankenhaus A, ebenso lange im Krankenhaus B, aber 5 Stunden und 36 Minuten im Krankenhaus C. Der klinische Zustand der Patienten war ebenso unterschiedlich, unabhängig davon, ob die Beurteilung auf Grund der Kriterien der Tab. 1 erfolgte oder auf Grund von standardisierten Verhaltensbeobachtungen, die die Stationsschwestern durchführten. So waren beispielsweise nur 6% der Patienten im Krankenhaus A mutistisch, aber 14% im Krankenhaus B und 24% im Krankenhaus C [8, 63]. Diese Ergebnisse waren nicht durch unterschiedliche Aufnahme- oder Entlassungspraktiken zu erklären. Es bestand auch kein Grund zu der Annahme, daß das Krankenhaus C von vornherein schwerer kranke Patienten zu versorgen hatte als die beiden anderen. Nachuntersuchungen in den Jahren 1962 und 1964 boten Gelegenheit, das überzeugend zu beweisen. In allen drei Krankenhäusern hatten Änderungen stattgefunden, vor allem aber in C, wo ein neuer ärztlicher Direktor sich besonders engagierte. 1964 waren die klinischen Bilder in den Krankenhäusern einander viel ähnlicher. Gleichzeitig hatten sich die Milieuunterschiede verringert. Die wichtigste soziale Änderung in C, die zur Besserung des klinischen Zustandes der Patienten in Beziehung stand, war die Abnahme der täglich untätig verbrachten Zeit.

Dabei scheint nur die Ausweitung der aktiven Betätigung von Bedeutung gewesen zu sein; die Zeit, die vor dem Fernsehapparat verbracht wurde, stieg ebenfalls an; aber sie hatte keine Beziehung zur klinischen Besserung. Andere Änderungen wie die Vermehrung persönlicher Besitztümer oder der Abbau von Restriktionen schienen sich ebenfalls nicht auf das klinische Bild auszuwirken. Von diesen Faktoren würde man erwarten, daß sie vor allem sekundäre Behinderungen beeinflussen. Aber für den Untersuchungszeitraum von vier Jahren konnte nicht einmal das nachgewiesen werden. Es ist allerdings zu berücksichtigen, daß die Patienten, die 1960 nur mäßig behindert waren und auf Entlassung drängten, 1964 entlassen waren. Man kann daher postulieren, daß es zwei recht unterschiedliche, wenn auch nicht völlig voneinander unabhängige Dimensionen der Soziotherapie gibt. Patienten mit schweren primären Handikaps, wie z.B. Mutismus, reagieren wahrscheinlich am besten auf aktive soziale Stimulierung. Umgekehrt kann der Zustand weniger schwer gestörter Patienten sich verschlechtern, wenn die soziale Umgebung ihrem Hang entgegenkommt, jegliche soziale Aktivität zu vermeiden. Erst wenn es dem Kranken klinisch wieder besser geht, wird deutlich, wie wichtig es ist, die Entwicklung von sekundären Handikaps möglichst zu verhindern. Eine gepflegte äußere Erscheinung, korrekte Kleidung, Kontakt nach draußen und die Erhaltung der Routine täglicher Arbeit haben keinen Einfluß auf das primäre klinische Bild. Sie sind jedoch Faktoren, die die Frühentlassung garantieren, sobald der klinische Zustand es gestattet. Die Einstellung zur Entlassung änderte sich dementsprechend in den untersuchten Krankenhäusern trotz der Milieuverbesserungen nicht. Vielleicht wären dazu einschneidendere Maßnahmen erforderlich gewesen; vielleicht ist eine negative Einstellung zur Entlassung überhaupt nur schwer zu korrigieren. Es ist zu bedenken, daß diese Haltung bei den Patienten, die als entlassungsfähig angesehen wurden, früher einmal erwünscht war. Unter dem Einfluß moderner Behandlungsmethoden hat sich die Einstellung des Krankenhauspersonals geändert. Jetzt erwartet es vom Patienten, daß er diesen Wandel nachvollzieht, und ist enttäuscht, wenn er das nicht tut.

Die Erfolge der Soziotherapie primärer Behinderungen lassen sich am besten bei schwer gestörten Patienten beobachten; die Besserung sekundärer Handikaps dagegen läßt sich am eindeutigsten bei leichter behinderten Kranken zeigen. Zwei Beispiele sollen das erläutern.

a) Schwer gestörte Patienten

Folkard [22] und Hooper [32] haben die Reaktion schwer gestörter Patienten auf soziale Veränderungen beschrieben. Sie haben gezeigt, daß das restriktive Milieu auf geschlossenen Stationen geeignet ist, aggressives Verhalten zu begünstigen. Folkard hat außerdem gezeigt, wie rasch Kranke auf die Ablösung einer bevorzugten Schwester durch eine weniger leistungsfähige Kollegin reagieren. Das scheint charakteristisch für schwer gestörte Schizophrene zu sein, deren Zustand sich sehr schnell bessern und ebenso schnell wieder verschlechtern kann.

Um diese Reaktionen zu untersuchen, haben Wing u. Freudenberg [64] das soziale Milieu einer Gruppe von Schizophrenen experimentell verändert. Diese Patienten lebten in einem Resozialisierungspavillon zusammen und waren einem detaillierten Programm täglicher aktivierender Maßnahmen unterworfen. Die Kranken waren zerfahren oder mutistisch; sie konnten keine sinnvollen Gespräche führen. Im Rahmen der Versuchsanordnung wurde ihre Leistung bei einer leichten Arbeit in stündlichen Abständen gemessen. Sie korrelierte hoch mit innerer Unruhe, Manirismen und Immobilität, welche mit Hilfe eines Zeit-Samples kontrolliert worden waren. Die Patienten wurden auf zwei Gruppen verteilt, die einander im

Hinblick auf Alter, Verweildauer, soziale Isolierung und Leistung entsprachen. Beide Gruppen wurden von Pflegern betreut, die die Patienten gut kannten. Während der ersten beiden Wochen verhielten die Pfleger sich passiv. Sie teilten lediglich die Arbeit aus, sammelten die fertigen Produkte ein und halfen, Probleme, die auftauchten, zu lösen. Eine Zeitstudie ergab, daß dies eine ziemlich ruhige Zeit für die Pfleger war. Sie sprachen sehr wenig; denn sie hatten die Instruktion, nur zu antworten, wenn ein Patient etwas sagte. Nach zwei Wochen wurde damit begonnen, eine der beiden Gruppen aktiv zu stimulieren. Der aufsichtführende Pfleger forderte die Patienten auf, schneller zu arbeiten, er zeigte ihnen, wie sie vorgehen sollten (ohne es tatsächlich für sie zu tun), lobte und ermunterte diejenigen, die viel leisteten und klärte jeden über die Qualität seiner Arbeit auf. Die Patienten reagierten sofort; der größte Leistungsanstieg war nach den ersten drei Versuchen erreicht. Danach trat zwar kein Rückschlag ein; es wurde jedoch auch kein weiterer Fortschritt erzielt. Als die aktive Stimulierung nach zwei Wochen abgebrochen wurde, fiel die Durchschnittsleistung sofort auf das frühere Niveau herab. In der Kontrollgruppe kam es anfangs auch zu einem vorübergehenden Leistungsanstieg. Später fiel sie zurück, aber mit Beendigung des Experimentes holte sie wieder auf. In einem weiteren Schritt wurden beide Gruppen aktiv stimuliert. Wieder konnte ein sofortiges Ansprechen auf den Beginn und die Beendigung der Aktivierungsmaßnahmen festgestellt werden. Das Experiment hatte keinerlei Rückwirkungen auf das Verhalten der Patienten auf der Station (das unabhängig davon gemessen wurde), weder zum Guten noch zum Schlechten.

Einige Ergebnisse dieser Untersuchung sind von großer Bedeutung für die Soziotherapie. Das erste ist das unmittelbare Ansprechen der Patienten auf Veränderungen des Milieus, die sich grundlegend von der oben beschriebenen allmählichen Änderung der Einstellung mit zunehmender Verweildauer unterscheiden.

b) Mäßig behinderte Patienten

In dem Maße, in dem die primären Krankheitssymptome abnehmen, scheinen die sekundären Behinderungen an Bedeutung für die Wiedereingliederung zu gewinnen. Aktivierungsmaßnahmen bleiben erforderlich; aber man kann sie auch übertreiben. Stone u. Eldred [49] beobachteten bei Patienten, die viele Jahre lang frei von floriden Krankheitssymptomen gewesen waren, kurz nach der Verlegung auf eine Intensivbehandlungsstation das Wiederaufflackern von Wahnideen. Wing, Bennett u. Denham [62] beschrieben ein ähnliches Phänomen bei mindestens 5 von 45 chronischen Schizophrenen, die einem Rehabilitationsprogramm in einem industriellen Rehabilitationsbetrieb (I. R. U.) zugeführt worden waren. Die Krankheitssymptome flackerten während der 1. Woche in der I. R. U. wieder auf. Bei allen diesen Patienten war der Rehabilitationserfolg schlecht. 5 von ihnen gehörten zu einer Gruppe von 21 Patienten, die kaum, nur einer dagegen zu einer Gruppe von 24 Patienten, die gut auf das Rehabilitationsprogramm vorbereitet worden waren.

Die Methoden der industriellen Rehabilitation in psychiatrischen Krankenhäusern, I.R.U.s und Beschützenden Werkstätten sind inzwischen ausführlich beschrieben worden und können nicht in wenigen Worten zusammengefaßt werden [2, 3, 17, 55, 56, 59, 62]. Es ist jedoch bewiesen, daß zahlreiche leicht behinderte Langzeitpatienten beruflich wiedereingegliedert werden können und daß ihre Einstellung zur Berufstätigkeit sich unter dem Einfluß der Rehabilitationsmaßnahmen bessert [56]. Schwieriger scheint es zu sein, die Einstellung zur Entlassung zu ändern; aber das mag auf die Tatsache zurückzuführen sein, daß gezielte Versuche, sie zu ändern, z. B. durch einen „Kurs" in einem Heim, beschützenden Wohnungen oder in Familienpflege, bisher nicht unter wissenschaftlicher Kontrolle durchgeführt worden sind.

Die Diskussion darüber, ob die Rehabilitationseinrichtungen des Arbeitsministeriums (die I.R.U.s) weniger erfolgreich sind als die der psychiatrischen Krankenhäuser oder der „Industrial Therapy Organization" (I.T.O.) ist ergebnislos. Aber es scheint kein Grund zu bestehen, daran zu zweifeln, daß alle diese Einrichtungen nützlich sein können. Die I.R.U.s vermitteln nur einen zeitlich begrenzten Rehabilitationskurs ohne nachgehende Fürsorge. Das Klima ist dort ganz anders als im Krankenhaus. Sie bieten relativ wenig beschützendes Milieu. Die Mehrheit ihrer Rehabilitanden sind nicht institutionalisiert. Viele von ihnen sehen ihrer beruflichen Wiedereingliederung optimistisch entgegen, obwohl sie sichtlich behindert sind. Die I.R.U.s bieten außerdem Gelegenheit zu lernen, wieder zum Arbeitsplatz zu fahren, pünktlich dort anzukommen, sich mit Arbeitskollegen auseinanderzusetzen und sich in die Ordnung des Betriebes einzufügen — alles wichtige Verhaltensweisen, die im Krankenhaus oder einer Beschützenden Werkstätte nur schwer zu erwerben sind. Die anderen Einrichtungen des Arbeitsministeriums — Ausbildungsförderungszentren, Rehabilitationsberatung am örtlichen Arbeitsplatz und beschützende Betriebe (Remploy) — sind ebenfalls außerordentlich wichtig.

Andererseits läßt sich bei vielen Patienten während des 3monatigen Kurses in der I.R.U. keine ausreichende Besserung erreichen. Obwohl ihr Leistungsniveau höher ist, als sie es im Krankenhaus erreichen können, reicht es für die Übernahme in andere Institutionen des Arbeitsministeriums nicht aus. Dabei ist es möglich, über einen Zeitraum von Jahren allmähliche Fortschritte bis zur Entlassung in die ungeschützte Berufswelt zu erzielen. Dr. Earlys ausgeklügeltes Rehabilitationssystem (I.T.O. Bristol) ist entsprechend langfristig geplant und sorgfältig abgestuft. Early hat sich auch intensiver als andere mit der Bereitstellung von Wohnmöglichkeiten beschäftigt, die ein unterschiedliches Maß an Schutz gewähren. Er hat dadurch die Kluft zwischen Krankenhaus, Übergangsheim (das oft wenig besser als ein Krankenhaus-Pavillon ist, für eine gute Nachsorge zu weit entfernt liegt und kein besseres soziales Milieu bietet) und dem eigenen Heim oder der Wohnung in Untermiete überbrückt [18].

May [37] hat ebenfalls die Aufmerksamkeit auf ein System von beschützenden Wohnmöglichkeiten gelenkt, dessen allgemeinere Anwendung vorteilhaft sein könnte.

Die Strukturierung des Krankenhausmilieus

Eine ausführliche Diskussion der zahlreichen Ansichten über die bestmögliche Struktur des psychiatrischen Krankenhauses ist in dieser kurzen Übersicht nicht möglich. Sie ist inzwischen zum Gegenstand mehrerer beachtenswerter Monographien geworden [11, 12, 21, 26, 33, 48].

Der ungünstige Einfluß großer verwahrender Institutionen ist von Dunham u. Weinberg [16], Belknap [1] und den Cummings [14] dargestellt worden. Goffman [27] hat sich diesem Thema mit außerordentlichem sozialen Scharfsinn und literarischem Geschick zugewandt. Leider bleibt seine Fähigkeit, Ideen in konkrete Begriffe zu übersetzen, die Messungen und empirische Beweise erlauben, weit hinter der Brillianz seiner Polemik zurück. Er hat in einer Weise, in der prosaischere Untersuchungen das nicht könnten, den menschlich und sozial erschreckenden Preis der traditionellen „totalen Institution" geschildert. Personal und Insassen haben grundsätzlich verschiedene Standpunkte und begreifen einander in engen, feindseligen Stereotypen. Der soziale Abstand zwischen beiden Gruppen ist groß, das Maß an Kommunikation gering. Entscheidungen über Aufnahme und Entlassungen werden autoritär gefällt; der einzelne Insasse hat nichts dazu zu sagen. Der Kontakt nach draußen ist eng begrenzt und gilt als Privileg. Die Insassen schlafen, arbeiten und erholen sich am selben Ort. Ein umfassender rationaler Plan bestimmt alles Handeln. Selbst die kleinsten Einzelheiten werden für den Insassen entschieden, etwa wann er baden oder seine Nägel schneiden soll. Das soziale Erleben wird auf eine uniforme Langeweile reduziert. Der Insasse wird nicht mehr als Familienvater, als Angestellter, Kunde oder als Mitglied vielfältiger besonderer sozialer Gruppen angesehen, so daß seine Fähigkeiten, am täglichen sozialen Leben teilzuhaben, einer Inaktivitätsatrophie unterliegen kann.

Unsere drei Krankenhäuser (A, B und C) hatten dieses Stadium hinter sich gelassen. Die Änderung der Einstellung, die beim Personal stattgefunden hatte, dokumentierte sich 1960 noch am eindrucksvollsten auf den Hemden der Patienten. Auf die Vorderseite der ältesten Hemden war deutlich sichtbar ein großes rotes C genäht (das C stand für die zentrale Lagerverwaltung). Auf neueren Hemden war es auf die Gürtellinie gerutscht, auf den neuesten auf einen Zipfel verbannt; aber es war noch vorhanden. Auch in diesem Krankenhaus gab es noch Patientinnen, die kein Taschentuch oder keine Handtasche hatten. Trotzdem waren dort ebenso wie in B außerordentliche Fortschritte gemacht worden. Ohne Zweifel war die Initiative der ärztlichen Direktoren in beiden Krankenhäusern ein entscheidender Faktor. Maßnahmen, die sich heute durchgesetzt haben oder doch zumindest geplant sind, sind in Krankenhäusern wie diesen zuerst eingeführt worden, deren verantwortliche Ärzte die Ideen, die Macht und den Einfluß hatten, sie durchzusetzen. Es ist unwahrscheinlich, daß sich die Funktion eines energischen, fortschrittlichen, offenen Reformers in die Struktur einer Institution einbauen läßt. Aber wenn diese Direktoren ausscheiden und die Position des ärztlichen Direktors überhaupt verschwindet, müssen Mittel und Wege gefunden werden, ihren Geist zu erhalten. Die beste Garantie dafür ist vielleicht ein gründliches Wissen über den Einfluß sozialer Faktoren auf die Manifestation von Krankheit und Invalidität. Eine Gemeinschaft wirkt dann am ehesten therapeutisch, wenn die Prinzipien der Soziotherapie von allen Mitgliedern des Personals richtig eingeschätzt und angewandt werden. Diese Prinzipien gründen sich auf die korrekte Diagnose der Behinderung und auf das Wissen über den Einfluß sozialer Faktoren auf ihren Verlauf und ihre Manifestation.

Die Einführung eines demokratischen Klimas [33] und zweckmäßiger administrativer Maßnahmen wirkt jenen Kräften entgegen, die den Fortbestand der Goffmanschen totalen Institution begünstigen. Das wird zum Besten der schizophrenen und der anderen Patienten sein, solange die Notwendigkeit von Aktivierung und systematischer Rehabilitation bedacht wird. Die Verbesserung der Kommunikation wird nicht voll zum Tragen kommen, solange keine angemessenen Kenntnisse über die Techniken der sozialen, häuslichen und persönlichen Rehabilitation verfügbar sind. Darüber hinaus muß sich die Vorbereitung jedes Patienten auf die Entlassung an den realen Verhältnissen orientieren; d.h. er muß in Rollenverhalten und Fertigkeiten trainiert werden, die er nach der Entlassung aus dem Krankenhaus ausüben soll. Die „therapeutische Gemeinschaft" muß nicht nur die Hospitalisierungsschäden früherer Zeiten verhindern; sie muß beweisen, daß sie handfeste Vorteile hat.

Selbstverständlich kann man auch Gruppentechniken zur Behandlung sekundärer Handikaps einsetzen. Wie eine Untersuchung in einer I.R.U. (Industrial Rehabilitation Unit) gezeigt hat [61], sind sie besonders geeignet zur Modifizierung von Einstellungen. Die untersuchten körperlich und psychisch behinderten Rehabilitanden ließen sich in drei Gruppen unterteilen. Die Angehörigen der 1. Gruppe, die von Anfang an realistisch und konstruktiv waren und Vertrauen auf ihr Durchsetzungsvermögen an einem annehmbaren Arbeitsplatz hatten, wurden mit Erfolg wiedereingegliedert. Den Mitgliedern der 2. Gruppe fehlte das Vertrauen auf ihre berufliche Durchsetzungsfähigkeit. Sie reagierten mit ängstlicher Verstimmung, bewiesen im allgemeinen jedoch eine konstruktive Haltung zu ihrer Behinderung und ihrer persönlichen Situation. Sie besserten sich während des Kurses deutlich und erwarben ein realistisches Vertrauen in die Zukunft. Auch bei ihnen war der Rehabilitationserfolg gut. Die Rehabilitanden der 3. Gruppe waren passiv oder besonders empfindlich und inkonstruktiv. Ihnen gelang es nicht, während ihres Aufenthaltes in der I.R.U. Vertrauen zu sich selber zu gewinnen. Ihr Rehabilitationserfolg war schlecht. Die Angehörigen der 2. Gruppe profitierten wahrscheinlich erheblich von der sozialen Atmosphäre in der I.R.U. Ein Teil des Rehabilitationserfolges muß diesem Faktor zugeschrieben werden, obwohl weder die Patienten noch das Personal das soziale Milieu bewußt manipuliert hatten. Die Techniken der Modifikation von Einstellungen sind noch umstritten. Wir beginnen gerade erst, sie unter wissenschaftlichen Bedingungen anzuwenden und ihre Bedeutung im Rahmen von Behandlung und Rehabilitation zu erforschen. Aber es ist wahrscheinlich, daß einige von ihnen wirksame therapeutische Methoden sind.

Es gibt jedoch immer noch einzelne Patienten, die auf keine dieser Methoden in nennenswertem Umfange ansprechen. In der I.R.U.-Studie waren es vor allem schwer gestörte Kranke (obwohl auch viele von ihnen davon profitierten). Catterson, Bennett u. Freudenberg [10] haben gezeigt, daß in einem Krankenhaus, das über Jahre ein umfassendes Rehabilitationsprogramm durchgehalten hat, schließlich nur noch ein winziger Bruchteil der chronisch schizophrenen Patienten die oberste Stufe der Leiter erreicht und erfolgreich wiedereingegliedert wird. Es muß noch bewiesen werden, daß wir für diese Patienten mehr tun können als ein beschützendes Milieu aufzubauen, das dem des Gesunden so weit wie möglich entspricht und dem Patienten gleichzeitig Schutz und Zuflucht gewährt. Aber selbst das ist nicht einfach. Sommer [47] hat gezeigt, daß schizophrene Patienten die Krankenhauskultur nicht nur übernehmen, sondern auf Grund ihrer großen Zahl und ihres langen Aufenthaltes teilweise auch bestimmen. In diesem Sinne ist es möglich, daß mutistische Patienten in der Weise auf das soziale Milieu einwirken, daß Bedingungen geschaffen werden, die den Mutismus begünstigen oder sogar fördern. Es ist festzuhalten, daß die Prinzipien der Soziotherapie auch dann gelten, wenn ein Kranker beschützender Lebensbedingungen und beschützender Arbeit bedarf und es unwahrscheinlich erscheint, daß er je darüber hinausgelangen wird.

Soziotherapie der beginnenden Schizophrenie

Über den Wert soziotherapeutischer Maßnahmen bei der beginnenden Schizophrenie ist nur wenig bekannt. Eine Analyse der Literatur zeigt, daß die soziale Prognose der Schizophrenie sich während der letzten 50 Jahre gebessert hat, obwohl die entsprechenden katamnestischen Untersuchungen nicht ohne Einschränkungen miteinander vergleichbar sind. Mayer-Gross [38] fand, daß 35% der Patienten einer Untersuchungsreihe der Heidelberger Universitäts-Klinik 16 Jahre nach der Krankenhausaufnahme gut sozial eingeordnet waren. Wahrscheinlich ist das eine Minimalzahl; denn die „soziale Genesungsrate“ liegt beträchtlich höher als die meisten Psychiater annehmen. Harris u. Mitarb. [29] fanden anläßlich der Nachuntersuchung von Patienten, die zwischen 1945 und 1950 mit Insulin behandelt worden waren, daß 50% von ihnen 5 Jahre später außerhalb des Krankenhauses lebten und auf eigenen Füßen standen. Eine eigene katamnestische Untersuchung schizophrener Patienten, die 1956 in drei verschiedenen psychiatrischen Krankenhäusern erstaufgenommen worden waren, ergab, daß 56% von ihnen 5 Jahre danach sozial unabhängig und frei von schweren Krankheitssymptomen waren [6]. Ganz ohne Zweifel hat sich die Prognose im Hinblick auf die Hospitalisierungsdauer enorm gebessert. Der Anteil der Patienten, die sich zum Zeitpunkt der Nachuntersuchung noch im Krankenhaus aufhielten [36, 30], ist von etwa 60 auf 34% bei Harris und 11 bei unserer eigenen katamnestischen Studie abgesunken. Diese Entwicklung ist maßgeblich für den Rückgang der Bettenbelegung in den psychiatrischen Krankenhäusern verantwortlich [51].

Zwei neuere katamnestische Untersuchungen mit recht unterschiedlichen Ergebnissen wurden von Wing u. Mitarb. [65] und von Renton u. Mitarb. [44] mitgeteilt. Gegenstand der ersten dieser beiden Untersuchungsreihen waren 100 schizophrene Patienten, die 1959 in London einen oder zwei Tage vor ihrer Entlassung von einem Psychiater interviewt worden waren. Sie blickten damals optimistisch in die Zukunft. Sie hatten (in scharfem Gegensatz zu der Gruppe von chronischen Patienten, die oben beschrieben wurde) den Wunsch, entlassen zu werden. Sie hielten sich selber nicht für krank (obwohl sie wußten, daß Wahnideen und Halluzinationen, an denen sie fast alle gelitten hatten, im allgemeinen als Anzeichen psychiatrischer Krankheiten gelten). Sie glaubten, ihre Angehörigen würden sie freudig wieder aufnehmen; und sie würden keine Schwierigkeiten haben, Arbeit zu finden. Kurz, sie hatten Vertrauen in die Zukunft. Nur ein Drittel von ihnen litt noch an Wahnideen. Ihre Angehörigen, die etwa zum gleichen Zeitpunkt befragt wurden, waren weniger begeistert. Aber letzten Endes weigerte sich niemand, den Kranken wieder in die Familie aufzunehmen. Während des Jahres nach der Entlassung traten in der Hälfte der Fälle „soziale Krisen" auf, anläßlich welcher die Patienten sich offensichtlich abnorm verhielten und Maßnahmen notwendig wurden, deren Begleitumstände für die Angehörigen peinlich, quälend und manchmal erniedrigend waren. 41 der Patienten wurden im Laufe des Jahres wieder aufgenommen. Diese Studie machte die Schwierigkeiten sehr deutlich, in einer großen Stadt eine gute psychiatrische Nachsorge zu gewährleisten: Wenig Sozialarbeit, fast keine Rehabilitationsbemühungen, obwohl nur wenige Patienten beruflich eingegliedert waren, keine aktive Überwachung der Medikation; d.h. keine präventive Psychiatrie. Die ambulante Tätigkeit der Psychiater, der psychiatrischen Sozialarbeiter und der praktischen Ärzte galt hauptsächlich der Bewältigung bereits eingetretener Krisen. Drei Faktoren schienen von maßgeblicher Bedeutung für den Verlauf: Die Vorgeschichte (vor allem die berufliche Vorgeschichte), der klinische Zustand zum Zeitpunkt der Entlassung und die Familienumwelt, in die der Patient zurückkehrte [7].

Die Edinburger Studie hatte viel befriedigendere Ergebnisse. Sie lassen sich in der Tatsache zusammenfassen, daß nur 18 der Patienten während des Jahres nach der Entlassung wieder aufgenommen werden mußten. Unterschiede in der Zusammensetzung der Londoner und der Edinburger Reihe können nicht ausgeschlossen werden. Abgesehen davon ist es möglich, daß ein längerer Krankenhausaufenthalt und bessere Nachsorge für ihr günstigeres Ergebnis verantwortlich sind.

Esterson, Cooper u. Laing [20] berichten über eine kleine Gruppe junger Schizophrener — zum großen Teil Erstaufnahmen aus Londoner Vororten — die mit „Familientherapie" und Phenothiazinen behandelt wurden. Nachdem während der letzten Jahre die erfreuliche Tendenz eingesetzt hat, bei der Beurteilung der Wirksamkeit psychiatrischer Behandlungsmethoden strengere Kriterien anzulegen, mutet der Anspruch der Autoren überholt an, sie hätten „einen prima facie-Fall" dargestellt, der „die radikale Änderung des therapeutischen Vorgehens in den meisten psychiatrischen Krankenhäusern" notwendig mache. Ihre Ergebnisse waren trotz besonders intensiver Behandlung nicht besser als die der Edinburger Studie; und die Argumente der Autoren zugunsten der „familienzentrierten Therapie" bleiben Spekulationen.

Auf dem Hintergrund der referierten Arbeiten lassen sich folgende Ziele der gemeindenahen Versorgung schizophrener Patienten formulieren:

a) Die Vermeidung sozialer Krisen, um dadurch den Angehörigen große Belastungen zu ersparen und wahrscheinlich zahlreiche Wiederaufnahmen zu verhindern;

b) Die Sicherung der wirtschaftlichen Unabhängigkeit;

c) Die Verbesserung der sozialen häuslichen und persönlichen Verhältnisse und Beziehungen.

Diese Forderungen unterscheiden sich nicht sehr von den Behandlungszielen bei chronischen Patienten; nur scheinen Krisen im Krankenhaus seltener zu sein. Es gibt verschiedene Modelle gemeindenaher psychiatrischer Krankenversorgung. Die Institution McMillans in Nottingham [35] ist weit bekannt und häufig kopiert worden. Sie basiert auf der Integration des psychiatrischen Dienstes und der Sozialarbeit von Krankenhaus und Kommune, wobei ein besonderes Gewicht auf ambulante Behandlung und Hausbesuche gelegt wird. Andere Zentren wie Croydon [37, 66], die ebenfalls mit günstig gelegenen Krankenhäusern eng zusammenarbeiten, verfolgen den gleichen Ansatz. Carse [9] baute, gestützt auf eine Tagesklinik, mit einem weiter entfernten psychiatrischen Krankenhaus im Hintergrund und in enger Zusammenarbeit mit praktischen Ärzten ein anderes Modell auf. Einige 100000-Einwohner-Städte in Lancashire stützen ihre psychiatrische Versorgung auf Tageskliniken, die allgemeinen Krankenhäusern mit verhältnismäßig wenigen psychiatrischen Betten angegliedert sind. Die notwendige Sozialarbeit wird von der Kommune vermittelt. — Die psychiatrischen Großkrankenhäuser werden dort kaum mehr in Anspruch genommen [46].

Wenn wir einmal davon absehen, daß die psychiatrischen Krankenhäuser immer noch stigmatisiert sind, besteht Unklarheit darüber, ob eines der angeführten Modelle eindeutige Vorteile für den Patienten hat. Konkrete Daten, die ein Urteil erlauben würden, sind nicht vorhanden. Der Vorteil des Modelles McMillans ist allerdings die Integration der Leistungen von kommunalem Gesundheitsdienst und Krankenhaus, die auf überlieferten Strukturen aufbaut, sich auf ein günstig gelegenes offenes Krankenhaus stützt und auf eine Vielzahl von ambulanten und stationären Behandlungsmöglichkeiten der Fachabteilungen des örtlichen allgemeinen Krankenhauses zurückgreifen kann. Rehabilitationseinrichtungen sind erst kürzlich angegliedert worden. Außer in Croydon und möglicherweise in Plymouth [43] sind nirgendwo ähnlich umfassende Behandlungszentren bekannt.

Die Beurteilung der Leistungsfähigkeit derart komplexer psychiatrischer Versorgungseinrichtungen ist zweifellos schwierig. Ihr Grundprinzip ist jedoch dasselbe wie beim einfachen Medikamententest: Bessert sich der Zustand der Patienten unter bestimmten Bedingungen wirksamer als unter anderen? Wie schwierig es immer sein mag, Schlußfolgerungen aus einer Untersuchung zu ziehen, die naturgemäß nicht experimentell sein kann, — die Notwendigkeit einer solchen Beurteilung der Leistungsfähigkeit ist in einer Zeit des Überganges von der Krankenhauspsychiatrie zur gemeindenahen psychiatrischen Versorgung unabdingbar.

Die Patienten, die die psychiatrischen Gemeindezentren in Anspruch nehmen (d.h. alle psychiatrischen Einrichtungen außer jenen für dauerhospitalisierte Patienten), lassen sich drei Gruppen zuordnen. An erster Stelle stehen die Patienten, die auch dann nicht stationär behandelt worden wären, wenn sie vor 50 Jahren einen Psychiater aufgesucht hätten. Sie wären nie Gefahr gelaufen, chronische Krankenhauspatienten zu werden. Die zweite Gruppe setzt sich aus Patienten zusammen, die durch das verbesserte Image der psychiatrischen

Versorgung angezogen werden — nach jeder größeren Gesetzesänderung hat es einen entsprechenden Zufluß von Patienten gegeben, z.B. nach der Verkündigung der Mental Treatment Act, des Gesetzes über den nationalen Gesundheitsdienst und der Mental Health Act. Diese Leute stellen kein besonderes Problem für die extramurale Versorgung dar, es sei denn durch ihre große Zahl. Sie waren aber vorher schon vorhanden, und, um es noch einmal zu betonen, es bestand nie die Gefahr, daß sie chronische Krankenhauspatienten werden könnten. Die neuen Probleme der extramuralen psychiatrischen Versorgung werden durch die 3. Gruppe aufgeworfen: Patienten, die früher mit großer Wahrscheinlichkeit dauerhospitalisiert worden wären, die heute jedoch größtenteils extramural behandelt werden. Die schizophrenen Kranken stellen einen erheblichen Anteil dieser Gruppe. Es ist deshalb wichtig, daß man sich auf sie konzentriert. Repräsentative Untersuchungen haben ergeben, daß die große Mehrzahl der Patienten keine besonders schwierigen Probleme bereitet — aber das ist niemals angezweifelt worden. Es geht um eben jene kleine Gruppe von Patienten, die Probleme verursacht. Wenn die Gemeindezentren hier echte präventive Arbeit leisten können, werden sie ihre größten Schwierigkeiten überwunden haben.

Eine Untersuchung dieser Probleme ist bei den Patienten durchgeführt worden [6], die 1956 mit der gesicherten Diagnose Schizophrenie in die psychiatrischen Krankenhäuser A, B und C aufgenommen wurden. Um die Vergleichbarkeit der drei Patientengruppen sicherzustellen, wurden vorhandene Krankenblätter über ambulante Behandlung und die Unterlagen des kommunalen psychiatrischen Gesundheitsdienstes geprüft. 10 der 339 Patienten waren während der darauffolgenden fünf Jahre verstorben; 24 waren während dieser Zeit ununterbrochen in stationärer Behandlung verblieben. Die Studie stützte sich auf vollständige Informationen einschließlich Nachuntersuchung über 251 und auf teilweise Informationen über 39 Patienten. Über 15 Patienten waren keine Daten über den Verlauf zu erhalten.

111 der untersuchten Patienten waren Erstaufnahmen gewesen. Ihre Kontakte mit extramuralen Diensten waren je nach Herkunftsort unterschiedlich häufig. Die Patienten des Krankenhauses A verbrachten während der fünf Jahre einschließlich Wiederaufnahmen durchschnittlich 58 Wochen im Krankenhaus, Patienten aus C 57 Wochen, Patienten aus B jedoch nur 27 Wochen. Bei 14% der Patienten aus C dauerte der längste Krankenhausaufenthalt mindestens zwei Jahre (das entspricht etwa dem nationalen Durchschnitt) [5], aber nur bei 8% aus A und bei keinem Patienten aus B. Während des letzten Jahres des Nachuntersuchungszeitraumes wurden 2% der Patienten aus C, 7% der Patienten aus A und 31% der Patienten aus B tagesklinisch, ambulant oder von psychiatrischen Sozialarbeitern betreut. Andererseits war die Wiederaufnahmehäufigkeit der Patienten des Krankenhauses B während des Untersuchungszeitraumes signifikant höher. Diese quantitativen Unterschiede sind erstaunlich. Sie fordern dazu auf, mit Hilfe von direkteren Messungen der Morbidität nach Unterschieden im sozialen oder klinischen Behandlungserfolg zu suchen. Eine Möglichkeit dazu bietet die Analyse des Verhaltens, das 1956 zur Aufnahme oder später zur Wiederaufnahme geführt hatte, und das registriert und klassifiziert worden war: 65% der Aufnahmen von A, 63% von B und 66% von C waren vor der therapeutischen Intervention grob auffällig gewesen oder als für sich selbst oder andere gefährlich angesehen worden. Berücksichtigt man nur Patienten, die während der letzten 6 Monate des Untersuchungszeitraumes außerhalb des Krankenhauses bei Angehörigen lebten, fanden sich schwere Störungen bei drei von 29 Patienten in A, 7 von 28 in B und 6 von 26 in C. Etwa zwei Drittel der erstaufgenommenen Patienten aller drei Gruppen waren zum Zeitpunkt der Nachuntersuchung berufstätig. Der Verlauf der Krankheit (klassifiziert als chronisch, episodisch, gebessert oder akut) war in allen drei Gruppen gleich. Mehr Angehörige von Patienten aus dem Einzugsbereich des Kranken-

hauses B klagten über Probleme; aber jeweils nur 20% der Patienten hatten den Kontakt zu ihren Angehörigen völlig verloren. Ein kumulativer Index der Handikaps ergab keinen Unterschied zwischen den Gruppen. Die Behandlungsergebnisse für alle drei Gruppen stellten sich folgendermaßen dar:

Ununterbrochene stationäre Behandlung während der letzten 6 Monate des Untersuchungszeitraumes	11%
Schwere Verhaltensstörungen während der letzten 6 Monate	17%
Arbeitslos während der letzten 6 Monate, aber nicht schwer gestört	16%
Leicht gestört, aber berufstätig	7%
Berufstätig; frei von psychotischen Symptomen	49%

Trotz der Unterschiede in der Art der psychiatrischen Versorgung zwischen B und den beiden anderen Aufnahmegebieten waren die Unterschiede der sozialen und klinischen Behandlungsergebnisse nur sehr gering. Wenn wir die oben formulierten Ziele als Maßstab setzen, müssen wir feststellen: Soziale Krisen wurden nicht verhindert, die Zahl der Berufstätigen nicht vermehrt und die sozialen Beziehungen im Vergleich zu den anderen Gruppen nicht verbessert. Möglicherweise liegt das daran, daß die am schwersten gestörten Kranken gar keinen Kontakt mit den Behandlungseinrichtungen hatten. Diese Fragen wurden wegen der überragenden Qualität der Krankenhausunterlagen anhand von B untersucht; aber die Ergebnisse gelten für A und C möglicherweise sogar in verstärktem Maße.

Patienten, die zum Zeitpunkt der Nachuntersuchung arbeitslos waren, hatten häufiger als berufstätige Patienten Kontakt zur Poliklinik, zum psychiatrischen Sozialarbeiter oder zur Tagesklinik. Allerdings schien ihre berufliche Wiedereingliederung dadurch nicht beschleunigt zu werden. In einem Falle begleitete ein Sozialarbeiter einen Patienten 22 mal zum Arbeitsamt oder an eine Arbeitsstelle, aber nur zweimal mit Erfolg.

Andererseits standen leicht oder schwer gestörte Patienten am Ende der fünf Jahre *nicht* häufiger in Betreuung als symptomfreie Patienten. Das gleiche galt für Angehörige von Patienten, die über Schwierigkeiten klagten.

Insgesamt 168 verschiedene Nachsorgefälle aus dem 5. Jahre des Untersuchungszeitraumes wurden analysiert. Mehr als ein Viertel wurde beendet, während der Patient noch manifest krank war. Die Hälfte dieser vorzeitigen Behandlungsabbrüche ließ sich auf Ablehnung oder Gleichgültigkeit von seiten der Patienten oder ihrer Angehörigen zurückführen, die andere Hälfte auf ein Versagen des Sozialarbeiters oder des Psychiaters, der nichts unternahm, wenn der Patient nicht mehr erschien.

Die Angehörigen der Patienten beklagten sich auffällig selten. Sie stellten ihre Probleme fest; aber im großen und ganzen erhoben sie weder Vorwürfe, noch machten sie Verbesserungsvorschläge. Das entschuldigt das Scheitern des Versuches, die Morbidität zu senken, natürlich ebensowenig, wie das Fehlen von Klagen das System rechtfertigte, in dem die meisten Kranken dauerhospitalisiert wurden. Abgesehen von den bekannten Auswirkungen der Erkrankung auf die Gesundheit der Angehörigen, insbesondere auf die Kinder, die Finanzen und die Freizeit, fielen zwei Aspekte der Familiensituation besonders auf. Bei Orientierung am Alter des jüngeren noch lebenden Elternteiles waren ein Drittel der Eltern der Patienten zwischen 61 und 70 Jahre alt und 40% älter als 70 Jahre. Von den Patienten, die geheiratet hatten, lebten zum Zeitpunkt der Nachuntersuchung 44% der Männer und 27% der Frauen — im Vergleich zu 10% in der übrigen Bevölkerung [45] — von ihren Ehepartnern getrennt.

Soziotherapie in der Gemeinde

Niemand würde heute auf die Idee kommen, zur alten Form der psychiatrischen Krankenversorgung zurückkehren zu wollen. Immerhin war die Hälfte der untersuchten schizophrenen Patienten fünf Jahre nach der Erstaufnahme recht gut sozial eingeordnet und mehr als zwei Jahre frei von psychotischen Symptomen gewesen. Einige litten unter neurotischen Symptomen oder persönlichen Schwierigkeiten; aber diese sind auch in der Allgemeinbevölkerung nicht ungewöhnlich. Die Tab. 2 gibt die entsprechenden Einzelheiten wieder. Daraus geht klar hervor, daß der Verlauf bei den drei Gruppen von Patienten sehr ähnlich war. Die Untersuchungsergebnisse wurden durch diese Tatsache noch erhärtet.

Die Annahme ist zweifelhaft, daß diejenigen Patienten nicht mehr gefährdet sind, die während der zweiten Hälfte des 5jährigen Nachuntersuchungszeitraumes frei von psychotischen Symptomen waren oder keiner besonderen Betreuung mehr bedurften. Aber selbst wenn sie richtig wäre, bliebe neben der Notwendigkeit der Betreuung der anderen Hälfte, die in dauerndem Kontakt mit den Nachsorgeeinrichtungen bleiben sollte, das Problem der chronisch behinderten Patienten bestehen, die aus früheren Zeiten übriggeblieben sind. Die Prinzipien von Soziotherapie und Rehabilitation von chronischen Krankenhauspatienten lassen sich wahrscheinlich auch auf die extramurale Behandlung übertragen. Schwierigkeiten bei ihrer Anwendung sind allenfalls geographischer Natur. Selbst in dicht bevölkerten städtischen Regionen fordert die lückenlose extramurale Versorgung der Patienten recht komplexe Einrichtungen. Das Angebot an beschützendem Milieu in häuslicher und beruflicher Umwelt muß so gefächert und abgestuft sein, daß man den unterschiedlichen Formen und dem unterschiedlichen Ausmaß der Behinderungen jedes einzelnen Patienten gerecht wird und ihm gleichzeitig die Möglichkeit vermittelt, in sozialer Hinsicht voranzukommen, sobald sein klinischer Zustand das erlaubt. Die Behandlungsteams könnten dann überschauen, auf welcher Stufe der Patient jeweils steht und vorausplanen, was zu tun ist, wenn er die Behandlung abbricht. Auf diese Weise könnten Krisen vorhergesehen und vielleicht verhindert werden.

Tabelle 2. Klinischer Verlauf von drei Gruppen schizophrener Patienten während der 5 Jahre nach der Erstaufnahme im Jahre 1956

Verlaufstypen	Krankenhaus			
	A (Prozent der Patienten)	B	C	*N*
Chronischer Verlauf: zumindest leichte bis mittelgradige Symptome während der ganzen Zeit	22,2	30,0	32,8	28
Episodischer Verlauf: Perioden der Remission; Symptome während der zweiten Hälfte des Untersuchungszeitraumes	30,5	26,7	23,5	27
Günstiger Verlauf: keine Symptome während der zweiten Hälfte des Untersuchungszeitraumes	13,9	13,3	5,9	11
Akuter Verlauf: lediglich im ersten Jahr Symptome	33,3	30,0	38,2	34
Gesamtzahl der Patienten	36	30	34	100
verstorben	1	1	1	3
nicht bekannt	3	4	1	8

Dieses Organisationsprinzip ist mit dem Grundsatz der Kontinuität der Versorgung durch den gleichen Psychiater nicht ganz vereinbar; aber die Praxis zeigt, daß dieser Grundsatz zur Anwendung von zweierlei Maß führt — für den Patienten mit der beginnenden oder „interessanten Krankheit" und den chronisch Kranken, der im Verhältnis zu ersterem vernachlässigt wird, ob nun im Krankenhaus oder zu Hause. Glücklicherweise fehlt es auf dem Gebiet der Sozialmedizin weder an neuen Ansätzen noch an der Bereitschaft, neue Methoden zu erproben. Die Schwierigkeiten, mit denen wir es heute zu tun haben, sind zum großen Teil auf die Abkehr von einem System zurückzuführen, unter dem die Behinderungen des Patienten eher schlimmer als besser wurden. Im Endeffekt ist das neue Behandlungssystem für die Patienten wahrscheinlich ein Gewinn. Aber es ist notwendig sicherzustellen, daß es infolge neuer Probleme nicht allmählich eben so schlecht wird wie das alte.

Klinischer und sozialer Wandel im Verlauf der Schizophrenie

Der Prozentsatz der Patienten, die zum Zeitpunkt der Nachuntersuchung noch an psychotischen Symptomen litten, ist innerhalb der letzten 50 Jahre vielleicht nicht so eindeutig abgesunken wie der Schweregrad ihrer Symptome. Es ist unklar, wie groß ihr Anteil in früheren Untersuchungen war, da im allgemeinen vorausgesetzt wurde, daß alle diejenigen, die im Krankenhaus verblieben waren, auch psychotische Symptome boten. Die Richtigkeit dieser Annahme ist sehr zweifelhaft. Auf der anderen Seite ist es sicher, daß der klinische Zustand vieler Patienten durch ihre soziale Umgebung verschlimmert wurde („chronic social breakdown syndrome") [67]. Schizophrene Patienten reagieren auf zu wenig wie auf zu intensive Anregung empfindlich, vor allem im restriktivem Milieu. Zugleich sprechen sie rasch auf soziale Veränderungen an. Die Reduktion abnormen Verhaltens (wie Inkontinenz, Stereotypien, Gewalttätigkeit), das ein hervorstechendes Merkmal der psychiatrischen Krankenhäuser der 50er Jahre war, ist zum großen Teil auf die Verbesserung des sozialen Milieus zurückzuführen. Im Zeichen der Frühentlassungspolitik hatten etwa die Hälfte der Patienten, die erstmals 1956 aufgenommen wurden und für die das Risiko der Dauerhospitalisierung nur gering war, fünf Jahre danach immer noch — wenn auch zum Teil geringfügige — psychotische Symptome; und weitere Patienten waren gefährdet. Deshalb erscheint die Änderung des sozialen Behandlungsergebnisses mindestens ebenso wichtig wie die Besserung des klinischen Zustandsbildes. Dabei ist zu bedenken, daß auch das klinische Bild durch bestimmte soziale Bedingungen verschlimmert werden kann, ganz abgesehen von ihren Auswirkungen auf sekundäre Behinderungen. Unter diesem Gesichtspunkt ist es möglich, daß die neueren medikamentösen Therapieformen nur kurzzeitig wirken, indem sie die Kontrolle von Exazerbationen erlauben, die auf sozial, psychologisch oder biologisch bedingte auslösende Faktoren zurückzuführen sind; sie haben jedoch keinen Einfluß auf die Fortdauer der Gefährdung des Patienten durch diese Faktoren. Es ist noch viel zu tun, um die Richtigkeit dieser Behauptung zu beweisen. Aber wenn es so ist, werden soziale Methoden der Behandlung und der Rehabilitation neue Bedeutung gewinnen.

Literatur

1. Belknap, I.: Human Problems of a State Mental Hospital. New York: McCraw Hill 1956.
2. Bennett, D. H., Folkard, S., Nicholson, A.: Resettlement unit in a mental hospital. Lancet **1961 II**, 539.
3. Bennett, D. H., Wing, J. K.: Sheltered workshops for the psychiatrically handicapped. In: Freeman, H., Farndale, J. (Eds.): Trends in the Mental Health Services. Oxford: Pergamon Press 1963.

4. Bleuler, E.: Dementia Praecox or The Group of Schizophrenias. (Trans. J. Zinkin) New York: International Universities Press 1950.
5. Brooke, E. M.: A Cohort of Patients First Admitted to Mental Hospitals in 1954 and 1955. London: H. M. S. O. 1963.
6. Brown, G. W., Bone, M., Dalison, B., Wing, J. K.: Schizophrenia and Social Care: A Comparative Follow-up Study of 339 Schizophrenic Patients. Maudsley Monograph No. 17. London: O. U. P. 1966.
7. Brown, G. W., Monck, E. M., Carstairs, G. M., Wing, J. K.: The influence of family life on the course of schizophrenic illness. Brit. J. prev. soc. Med. **16**, 55 (1962).
8. Brown, G. W., Wing, J. K.: A comparative clinical and social survey of three mental hospitals. Sociological Review Monograph No. 5. Sociological Studies in the British National Health Service. Univ. of Keele 1962.
9. Carse, J., Panton, N. E., Watt, A.: The Worthing experiment. Lancet **1958 I**, 39.
10. Catterson, A., Bennett, D. H., Freudenberg, R. K.: A survey of long-stay schizophrenic patients. Brit. J. Psychiat. **109**, 750 (1963).
11. Caudill, W.: The Psychiatric Hospital as a Small Society. Boston: Harvard Univ. Press 1958.
12. Clark, D.: Administrative Therapy. London: Tavistock 1964.
13. Cross, K. W., Harrington, J. A., Mayer-Gross, W.: A survey of chronic patients in a mental hospital. J. ment. Sci. **103**, 146 (1957).
14. Cumming, E., Cumming, J.: The locus of power in a large mental hospital. Psychiatry **19**, 361 (1956).
15. Dunham, H. W.: Community and Schizophrenia. Detroit: Wayne State Univ. Press 1965.
16. Dunham, H. W., Weinberg, S. K.: Culture of the State Mental Hospital. Detroit: Wayne State Univ. Press 1960.
17. Early, D. F.: Economic rehabilitation. In: Psychiatric Hospital Care. Ed.: H. Freeman, London: Baillière, Tindall and Cassell 1965.
18. Early, D. F.: Domestic resettlement. In: Psychiatric Hospital Care. Ed.: H. Freeman. London: Baillière, Tindall and Cassell 1965.
19. Edwards, G.: The man from Kerry. New Society **187**, 7 (1966).
20. Esterson, A., Cooper, D. G., Laing, R. D.: Results of family-oriented therapy with hospitalized schizophrenics. Brit. med. J. **1965 II**, 1462.
21. Etzioni, A.: Comparative Analysis of Complex Organizations. New York: Free Press 1961.
22. Folkard, S.: A sociological contribution to the understanding of aggression and its treatment. Proc. roy. Soc. Med. **49**, 1030 (1960).
23. Foulds, G. A., Dixon, P.: The nature of intellectual deficit in schizophrenia. Brit. J. soc. clin. Psychol. **1**, 199 (1962).
24. Freemann, J., Mandelbrote, B., Waldron, J.: Attitudes to discharge among long-stay mental hospital patients and their relation to social and clinical factors. Brit. J. clin. Psychol. **4**, 270 (1965).
25. Freeman, H. E., Simmons, O. G.: The Mental Patient Comes Home. New York: John Wilney 1963.
26. Friedson, E.: Ed. The Hospital in Modern Society. New York: Free Press 1963.
27. Goffman, E.: Asylums. New York: Anchor Books 1961.
28. Goldberg, E. M., Morrison, S. L.: Schizophrenia and social class. Brit. J. Psychiat. **109**, 785 (1963).
28a. Hare, E.: The Epidemiology of Schizophrenia. In: A. Coppen and A. Walk, ed., Recent Developments in Schizophrenia. Ashford: Headley/RMPA 1967.
29. Harris, A., Norris, V., Linker, I., Shepherd, M.: Schizophrenia: a prognostic and social study. Brit. J. prev. soc. Med. **10**, 107 (1956).
30. Hastings, D. W.: Follow-up results in psychiatric illness. Amer. J. Psychiat. **114**, 12 (1958).
31. Hewitt, M.: The unemployed disabled man. Lancet **1949 II**, 523.
32. Hooper, D. F.: Changing the millieu in a psychiatric ward. Hum. Relat. **15**, 111 (1962).
33. Jones, M.: Social Psychiatry. Springfield: Thomas 1962.
34. Jung, C. G.: The Psychology of Dementia Praecox. (Trans. A. Brill). Nerv. ment. Dis. Monogr. (1936).

35. Macmillan,D.:Hospital-community relationship. In: An Approach to the Prevention of Disability from Chronic Psychosis. Ann. Conf. Milbank Mem. Fund 1957. 1958.
36. Malamud,W., Render,I.N.: Course and prognosis in schizophrenia. Amer. J. Psychiat. **95**, 1039 (1939).
37. May,A.R.: Principles underlying community care. In.: Psychiatric Hospital Care. Ed.: H.Freeman. London: Baillière, Tindall and Cassell 1965.
38. Mayer-Gross,W.: In: Ed. Bumke (Hrsg.): Handbuch der Geisteskrankheiten, S. 534. Berlin: Springer 1932.
38a. McGhie,A.: Studies of Cognitive Disorder in Schizophrenia. In: Coopen,A., Walk,A. (Eds.): Recent Developments in Schizophrenia. Ashford: Headley/RMPA 1967.
39. Morgan,R., Cushing,D.: The personal possessions of long-stay patients in mental hospitals. Soc. Psychiat. **1**, 152 (1966).
40. OConnor,N., Rawnsley,K.: Two types of conditioning in psychotics and normals. J. abnorm. soc. Psychol. **58**, 157 (1959).
41. Olshansky,S., Grob,S., Malumud,I.: Employers attitudes and practices in the hiring of ex-mental patients. Ment. Hyg. **42**, 391 (1958).
42. Parkes,C.M.: Interhospital and intrahospital variations in the diagnosis and severity of schizophrenia. Brit. J. prev. soc. Med. **17**, 85 (1963).
43. Pilkington,F.: The Plymouth mental health service. In: Evaluating the Effectiveness of Mental Health Services. Milbank mem. Fd. Quart. **44**, 37 (1966).
44. Renton,C.A., Affleck,J.W., Carstairs,G.M., Forrest,A.D.: A follow-up study of schizophrenic patients in Edinburgh. Acta psychiat. scand. **39**, 548 (1963).
45. Rowntree,G.: Some aspects of marriage breakdown in Britain during the last thirty years. Population Studies **18**, 147 (1964).
45a. Shields,J.: The Genetics of Schizophrenia in Historical Context. In: Coppen,A., Walk,A. (Eds.): Recent Developments in Schizophrenia. Ashford: Headley/RMPA 1967.
46. Smith,K., Pumphreyy,M., Hall,J.O.: The last straw. Amer. J. Psychiat. **120**, 228 (1963).
47. Sommer,R.: Patients who grow old in a mental hospital. Geriatrics **14**, 581 (1959).
48. Stanton,A., Schwartz,M.: The Mental Hospital. New York: Basic Books 1954.
49. Stone,A.A., Eldred,S.H.: Delusion formation during the activation of chronic schizophrenic patients. Arch. gen. Psychiat. **1**, 177 (1959).
50. Timbury,G.C., Mowbray,R.M.: The diagnosis of schizophrenia by Scottish psychiatrics. Brit. J. Psychiat. **110**, 174 (1964).
51. Tooth,G.C., Brooke,E.M.: Trends in the mental hospital population and their effect on future planning. Lancet **1961 I**, 710.
52. Venables,P.H.: The effect of auditory and visual stimulation on the skin potential response of schizophrenics. Brain **83**, 77 (1960).
53. Venables,P.H.: Input dysfunction in schizophrenia. In: Progress in Experimental Personality Research, Vol. 1. New York: Academic Press 1964.
54. Venables,P.H., Wing,J.K.: Level of arousal and the sub-classification of schizophrenics. Arch. gen. Psychiat. **7**, 114 (1962).
55. Wadsworth,W.V., Scott,R.F., Wells,B.W.P.: The employability of chronic schizophrenics. J. ment. Sci. **108**, 300 (1962).
56. Wing,J.K.: A pilot experiment on the rehabilitation of longhospitalized male schizophrenic patients. Brit. J. prev. soc. Med. **14**,173 (1960).
57. Wing,J.K.: A simple and reliable subclassification of chronic schizophrenia. J. ment. Sci. **107**, 862 (1961).
58. Wing,J.K.: Institutionalism in mental hospitals. Brit. J. soc. clin. Psychol. **1**, 38 (1962).
59. Wing,J.K.: Rehabilitation of psychiatric patients. Brit. J. Psychiat. **109**, 635 (1963).
60. Wing,J.K.: The measurement of psychiatric diagnosis. Proc. roy. Soc. Med. **59**, 10, 1030—1032 (1966).
61. Wing,J.K.: Social and psychological changes in a rehabilitation unit. Soc. Psychiat. **1**, 21 (1966).
62. Wing,J.K., Bennett,D.H., Denham,J.: The Industrial Rehabilitation of Long-stay Schizophrenic Patients. Medical Research Council Memorandum, No.42. London: H.M.S.O. 1964.
63. Wing,J.K., Brown,G.W.: Social treatment of chronic schizophrenia: A comparative survey of three mental hospitals. J. ment. Sci. **107**, 847 (1961).

64. Wing, J. K., Freudenberg, R. K.: The response of severely ill chronic schizophrenic patients to social stimulation. Amer. J. Psychiat. **118**, 311 (1961).
65. Wing, J. K., Monck, E. M., Brown, G. W., Carstairs, G. M.: Morbidity in the community of schizophrenic patients discharged from London mental hospitals in 1959. Brit. J. Psychiat. **110**, 10 (1964).
66. Wright, S. L.: Mental health — the adult psychiatric patient in the community. Publ. Hlth. (Lond.) **77**, 217 (1963).
67. Zusman, J.: Some explanations of the changing appearance of psychotic patients. Milbank mem. Fd. Quart. **44**, 363 (1966).

Die Bedeutung der Arbeit für die psychiatrische Rehabilitation

Von Douglas Bennett

Seit Jahrhunderten ist Arbeit immer wieder als sinnvolles Mittel zur Behandlung psychisch Kranker bezeichnet worden [1]. Arbeit wurde als Behandlungsmethode angewendet, verlassen und wieder aufgegriffen. Das ist nicht überraschend; denn sie hat für die psychiatrischen Patienten zu verschiedenen Zeiten recht unterschiedliche Bedeutung gehabt. Das gilt für die Art und die Bedingungen der Arbeit ebenso wie für die Gründe ihrer Anwendung. Zur Zeit des „moral treatment" war Arbeit lediglich Teil eines umfassenden Behandlungsplanes, der den Patienten Freiheit und Würde zu vermitteln suchte und sie durch Training ihrer geistigen Fähigkeiten in ihrem normalen Verhalten bestärken wollte. Damals schrieb Brigham [2]: „Wir müssen feststellen, daß falsche Vorstellungen über den Wert der Handarbeit als Heilmittel von Geisteskrankheiten verbreitet sind. Zweifellos ist sie in manchen Fällen in sich selber nützlich; aber sie heilt nur selten." Er fügte hinzu, daß Handarbeit „oft weniger sinnvoll ist als geistige Arbeit oder regelmäßige und vernünftige Betätigung des Verstandes".

Seit einiger Zeit ist es üblich, von Arbeits-„Therapie" und von „industrieller Therapie" zu sprechen. Es bestehen kaum Zweifel, daß die Einführung von Arbeit sich für Patienten, die sonst ohne Beschäftigung gewesen wären, außerordentlich segensreich ausgewirkt hat. Diese Patienten leiden an mangelnder Betätigung. Für sie ist Arbeit ein Grundbedürfnis. Auf sie wirkt sie in jedem Fall positiv, auch wenn ihr Hauptzweck die Aufrechterhaltung des Krankenhausbetriebes ist und nicht die Rehabilitation der Patienten.

Die Annahme ist unbewiesen, daß Arbeit unabhängig von ihrem Ziel und ihrer Art ein Mittel der Therapie ist. Die Verfechter von Arbeitstherapie und industrieller Therapie haben es unterlassen, den Charakter der Arbeit zu spezifizieren, die zur Behandlung eingesetzt werden sollte. Sie haben nicht zwischen Handarbeit und geistiger Arbeit unterschieden; sie haben nichts über ihre Organisationsstruktur ausgesagt. Da es keine Richtlinien für ihre Anwendung gibt, kann sie kaum als Therapie betrachtet werden. Es ist häufig, daß die Befriedigung von Bedürfnissen der Kranken als „Therapie" bezeichnet wird. So wird der Wunsch zu lesen zur „Bibliotherapie", das Verlangen nach Musik zur „Musiktherapie". Mary Anne Ward erkannte das und stellte es in ihrem Roman „The Snake Pit" dar: „In den Tagesraum zurückgekehrt, kam Virginia zu dem Schluß, wenn sie sich umziehe, sei das Kleidungstherapie".

Der Wandel der psychiatrischen Versorgung konfrontiert uns mit einem neuen Problem: Kann Arbeit über die Beseitigung von Hospitalisierungsschäden hinaus eine positive Rolle bei der Besserung des klinischen Zustandes und bei der sozialen Integration der Kranken spielen?

Die Sozialpsychiatrie wird dieses Problem untersuchen müssen. Gewiss, unsere tägliche Erfahrung und die Intuition vieler Psychiater legen nahe, daß Arbeit von großer Bedeutung für

Behandlung und Rehabilitation ist. Zur Objektivierung dieser Überzeugung müssen wir nicht nur die vorhandenen anerkannten und verläßlichen Methoden der Abgrenzung und der Beurteilung des klinischen Zustandes heranziehen. Wir benötigen darüber hinaus ebenso exakte und zuverlässige Methoden zur Beurteilung der Arbeitssituation. Grundvoraussetzung dafür ist die Definition des Begriffes Arbeit im Rahmen von psychiatrischer Behandlung und Rehabilitation, ist die Abklärung ihres Wesens, ihres Ziels, ihrer Organisationsstruktur und der Bedingungen, unter welchen sie stattfindet.

Ich werde versuchen, ein Konzept der Arbeit psychiatrischer Patienten zu entwickeln, das sich auf bestimmte soziale und psychologische Vorstellungen beruft. Die kritische Überprüfung dieses Konzepts und der Theorien, auf die es sich stützt, mag ergeben, daß es richtig oder falsch ist oder daß es auf einige Patienten und Krankheitsbilder zutrifft, auf andere dagegen nicht. Aber es ist wichtig, daß wir damit beginnen, Arbeit und die Art der Anwendung zu definieren.

Was verstehen wir unter Arbeit

Unsere Unsicherheit über die genaue Bedeutung des Begriffes Arbeit wird verständlich, wenn wir das semantische Durcheinander um das bloße Wort „Arbeit“ betrachten. Wir verwenden es, um die Rolle bzw. Position zu umschreiben, die wir innehaben; aber auch um unsere Aufgaben und die Mühen zu umschreiben, die wir uns bei ihrer Erfüllung machen [3]. Als Ärzte interessieren wir uns im Zusammenhang mit Arbeit in erster Linie dafür, wie sich Krankheit und Behinderung auf die Arbeitsfähigkeit auswirken. Auf Grund unserer medizinischen Ausbildung sind wir gewöhnt, bei körperlichen Störungen an Arbeitsunfähigkeit zu denken, wenn sie mit Einschränkungen der Mobilität verbunden sind. Die Auswirkungen solcher körperlicher Behinderungen sind deutlich sichtbar und klar erkennbar. Die Konsequenzen psychischer Störungen für die Arbeitsfähigkeit sind weniger leicht verständlich. Diese recht offensichtliche Tatsache wird unterstrichen von der großen Zahl mechanischer Apparate und Prothesen, die der Steigerung der Leistungsfähigkeit körperlich Kranker dienen. Das Fehlen ähnlicher Hilfen für psychisch Kranke läßt sich als Ausdruck unseres Unvermögens deuten, ihre Behinderung im Kern zu verstehen. Die Vorstellungen Elliott Jaques' vom Wesen der psychischen Leistungen, die mit Arbeit verbunden sind, bieten eine der wenigen verfügbaren Hypothesen zur experimentellen Überprüfung der Beziehungen zwischen Arbeit und psychischer Krankheit an. Da sie mir — wie anfechtbar sie auch sein mögen — wichtig erscheinen, werde ich versuchen, sie zusammenzufassen.

Elliott Jaques' Definition der Arbeit

Jaques definiert Arbeit als Ausübung von Urteils- oder Ermessungsfähigkeit innerhalb vorgegebener Grenzen, um eine Aufgabe zu erfüllen oder ein Ziel zu erreichen. Diese kurze Definition bedarf der Erläuterung. Das gilt insbesondere für die Begriffe „vorgegebene Grenzen“, „Ermessen“ und „Ziel der Arbeit“.

Die *vorgegebenen Grenzen* sind die Regeln, Bestimmungen, Verfahren, Handlungsweisen, Gebräuche, Praktiken oder die physischen Grenzen, die durch die Art der Arbeit, der Werkzeuge und der Ausrüstung vorgegeben sind.

Diese Grenzen sind konkret und existieren in der äußeren Realität. Jeder Beobachter kann feststellen, ob eine bestimmte Arbeit in der dafür festgesetzten Zeit wie verlangt ausgeführt wird. Das gilt auch für den Arbeiter selber, der diese Kriterien zur Kontrolle seiner eigenen Leistung heranziehen kann. Es besteht kein Zweifel, ob er die verlangte Arbeit korrekt ausgeführt hat oder nicht. Er braucht sich kein eigenes Urteil zu bilden; er muß nur die Regeln und Techniken und die Routine beherrschen. Manchmal bestehen die Grenzen zumindest teilweise in konkreten Hilfsmitteln wie speziellen Werkzeugen oder automatischen Apparaturen. Wenn es dem Arbeiter nicht gelingt, sich an diese vorgegebenen Grenzen zu halten, ist das entweder auf mangelndes Wissen, Irrtum, Nachlässigkeit oder mangelnde Einordnung zurückzuführen.

Ganz anders verhält es sich bei jenem Anteil der Arbeit, der Ansprüche an die *Ermessensfähigkeit* (discretion) des Handelnden stellt. Unabhängig davon, wie eng die Grenzen einer Aufgabe sind, wird es immer Bereiche geben, die dem Arbeitenden einen Ermessensspielraum gewähren. Das bedeutet, daß er sich selbst ein Urteil bilden und sein Tun selber kontrollieren muß. Er ist dazu auf intuitiv empfundene verinnerlichte Normen angewiesen. Er muß denken, urteilen, fühlen, unterscheiden, vergleichen, anzweifeln, vorausschauen. Diese geistigen Leistungen — so Jaques — können bewußt oder unbewußt ablaufen. „Ermessen" kann in zwei weitere geistige Prozesse aufgegliedert werden. Der erste betrifft die Fähigkeit, im Sinnes- und Wahrnehmungsbereich intuitiv auf Berührungs-, Licht-, akustische und Gleichgewichtsreize zu reagieren. Der zweite betrifft die Fähigkeit, eine Situation zu erfassen, vorhandene Informationen abzuwägen und entsprechend zu handeln.

Der Arbeitende fällt also eine Entscheidung nach eigenem Ermessen. Der sichtbare Entschluß ist nicht Teil, sondern Folge davon (denn es handelt sich um einen inneren Vorgang). Der Handelnde kann nicht sicher sein, ob seine Leistung gerade ausreicht, ob er über das Ziel hinausgeschossen hat oder ob er den bestmöglichen Weg eingeschlagen hat. Während sich das Einhalten der vorgegebenen Grenzen als richtig oder falsch herausstellen kann, ist die Ermessensentscheidung nie ganz richtig oder ganz falsch. Deshalb ist das Handeln innerhalb eines Ermessensspielraumes bis zum endgültigen Ergebnis, das sich auch als Fehlschlag erweisen kann, mit Ungewißheit verbunden. Auf dem Boden dieser Ungewißheit entsteht Angst.

Das „Ziel der Arbeit" im täglichen Leben kann ökonomisch oder nicht-ökonomisch bestimmt sein. Ökonomisch orientierte Arbeit ist verbunden mit der Produktion und der Verteilung von Waren und Dienstleistungen. Sie kann in Unternehmertätigkeit und Kontraktarbeit unterteilt werden. Die Tätigkeit des Unternehmers, einschließlich freiberuflicher Arbeit und dem Besitz von Aktien, richtet sich auf Grund der Nachfrage nach Waren und Dienstleistungen an der Aussicht am Profit aus. Kontrakt- oder Lohnarbeit dagegen veranlaßt den Arbeiter, die Aufgaben zu erfüllen, die der Betrieb, mit dem ein Kontrakt besteht, ihm zuweist. Der abhängige Arbeiter ist für Ziele und Richtlinien seiner Tätigkeit nicht verantwortlich. Ihm ist vorgeschrieben, was er zu tun und was er zu leisten hat.

Von nicht-ökonomischer Arbeit spricht man u.a. dann, wenn ohne Entgelt Dienstleistungen ausgeführt werden. Das geschieht meist im Rahmen der Familie, der Freizeit und auf karitativem Gebiet. Die Arbeit einer Hausfrau ist in Fragen der Kindererziehung, der Haushaltsführung und bei der Bereitung der Mahlzeiten mit Ermessensentscheidungen verbunden. Ihre Grenzen sind durch die Familienfinanzen, kulturelle Sitten und Gebräuche sowie geographische, soziale und psychologische Zwänge vorgegeben.

Es ist wichtig, Klarheit darüber zu gewinnen, daß Straf- und Zwangsarbeit in Gefängnissen nicht als echte ökonomisch orientierte Arbeit angesehen werden kann, auch wenn dabei Waren produziert oder Dienstleistungen gewährt werden. Ein ähnlicher Zwang, ohne angemessenes ökonomisches Entgelt für die Institution zu arbeiten, hat oft auch in psychiatrischen Krankenhäusern bestanden. Der Ermessensspielraum bei solcher Arbeit ist in der Regel minimal.

Andere soziale und psychologische Aspekte der Arbeit

Bevor wir versuchen, die Ansichten Jaques' praktisch anzuwenden, müssen wir uns mit einigen anderen wichtigen Auffassungen auseinandersetzen. Dazu gehören vor allem die Hawthorne-Experimente George Elton Mayos. Es ist nicht möglich, hier auf Einzelheiten einzugehen; aber zur Zeit ihrer Durchführung bewirkten sie einen Wandel der Auffassungen über ökonomisch orientierte Lohnarbeit in der westlichen Welt. Es lohnt sich, die ersten drei Schlußfolgerungen anzuführen, die Miller u. Form [5] aus Mayos Arbeit ziehen: 1. Arbeit ist eine Gruppenaktivität; 2. Die soziale Welt des Erwachsenen dreht sich in erster Linie um den Beruf; 3. Das Bedürfnis nach Anerkennung, Sicherheit und dem Gefühl, dazuzugehören, sind von größerer Bedeutung für Arbeitsmoral und Produktivität als die äußeren Bedingungen der Arbeit. Dieses Bedürfnis nach Anerkennung wird von Brown [6] in seinem Buch „The Social Psychology of Industry" hervorgehoben. Er macht darauf aufmerksam, daß die Menschen ein psychologisches Bedürfnis nach Status und Funktion haben. Das heißt, jedes Mitglied der Gesellschaft, wie anspruchslos es auch sein mag, braucht das Gefühl, daß es einen bestimmten Status oder eine bestimmte Position in seiner Gesellschaft innehat und fördert deswegen die Ziele dieser Gesellschaft. Der Arbeiter braucht das Gefühl, daß er wichtig ist und daß er fair behandelt wird. Im Grunde ist ökonomisch orientierte Arbeit eine soziale Aktivität. Sie hat zwei Hauptfunktionen: einerseits Waren herzustellen, die die Gesellschaft benötigt, andererseits das Individuum an die Struktur der zwischenmenschlichen Beziehungen zu binden, die die Gesellschaft formen.

Berne [7] ist der Auffassung, daß die Menschen außer Anerkennung auch der Strukturierung ihrer Zeit bedürfen. Er stellt fest, „daß die verbreitetste, praktischste, bequemste und nützlichste mögliche Methode zur Strukturierung der Zeit im Umgang mit der Materie der äußeren Realität besteht; für gewöhnlich nennt man das Arbeit".

Cumming u. Cumming [8] unterscheiden zwischen technischen, instrumentalen und sozioemotionalen Fähigkeiten bei der Arbeit. Sie vertreten die Auffassung, daß die instrumentalen Aspekte der Arbeit wahrscheinlich weniger belastend und leichter zu perfektionieren sind als die sozioemotionalen. Letztere sind die Voraussetzung für befriedigende Beziehungen zu den übrigen Arbeitern und für die Anerkennung der Normen der Gruppe. Diese beiden Aspekte der Arbeit können, wie die Verfasser hervorheben, kaum je voneinander getrennt werden. Verschiedene Untersuchungen haben gezeigt, daß die Berufsanamnese psychiatrischer Patienten stärker von Persönlichkeitsmerkmalen als von Diagnose und Krankheitssymptomen bestimmt wird [9, 10]. Diese Persönlichkeitsfaktoren beeinflussen die Einstellung des Patienten zur Arbeit, die oft einer Einstellung zu Gesellschaft und Krankenhaus entspricht, ebenso wie seine Fähigkeit, mit Kollegen und Vorgesetzten auszukommen. Solche Faktoren führen nicht immer zu längerer Arbeitslosigkeit; aber sie bestimmen die Häufigkeit des Arbeitsplatzwechsels und verändern auf diese Weise die berufliche Laufbahn des Betroffenen. Voraussetzung für ein stabiles Berufsleben scheinen die realistische Einschätzung des eigenen Könnens und der eigenen Grenzen zu sein, die Fähigkeit, Fehlschläge zu verkraften und unter Streß zu arbeiten, ein Mindestmaß an Kontaktfähigkeit, Selbständigkeit, Unabhängigkeit und die Fähigkeit, klare Entscheidungen zu treffen und wirksam in die Tat umzusetzen [11].

Dies war nur ein kurzer Überblick über einige wichtige soziale und psychologische Faktoren, die für den Einsatz und die Strukturierung von Arbeit für psychiatrische Patienten von Bedeutung sein dürften. Im folgenden soll ihre Anwendung bei Behandlung, Rehabilitation und Betreuung psychisch Kranker untersucht werden.

Arbeit und Therapie

Während Arbeit bei der Rehabilitation chronisch behinderter Patienten im allgemeinen ihren Platz gefunden hat, sind Psychiater, Krankenpflegepersonal und Beschäftigungstherapeutinnen sich über ihren Wert bei der Behandlung akut Kranker weniger sicher. Man mag fragen, inwieweit diese Zweifel durch den Status des Kranken als Patient bestimmt sind. Denn als Patient ist er rollengemäß von seinen sozialen Pflichten entbunden, einschließlich seiner Verpflichtung zu arbeiten, — vorausgesetzt er kooperiert bei der Behandlung und ist bestrebt, wieder gesund zu werden. Therapeutisches Personal und Patienten haben oft das Gefühl, andere Formen der Behandlung würden vernachlässigt, wenn der Patient arbeitet. Auf der anderen Seite ist nicht zu übersehen, daß die Einweisung in ein psychiatrisches Krankenhaus auch dann negative Folgen haben kann, wenn sie zeitlich befristet, das Krankenhaus modern und sein Personal therapeutisch orientiert ist. Der Kranke erklärt seine soziale Inkompetenz und seine Hilfebedürftigkeit, indem er sich mit der Krankenhausaufnahme abfindet. Er tritt damit in eine soziale Atmosphäre ein, in der Krankheitssymptome, Leiden und gestörtes Verhalten vorherrschen; er erwartet vom Personal, daß etwas zu seiner „Heilung" getan werde. In diesem Klima entsteht oft ein stillschweigendes Einverständnis unter den Patienten, ihr gestörtes Verhalten beieinander zu tolerieren, so daß es sich durch Ansteckung und wechselseitige Provokation ausbreitet. Personal und Patienten verlieren dabei oft die Tatsache aus dem Auge, daß Zeit ein wichtiger Faktor ist; und Versuche, den therapeutischen Fortschritt zu strukturieren, unterbleiben [12].

Talbot u. Mitarb. vertreten die Auffassung, daß Krankenhäuser Sozialprogramme benötigen, die das Personal und die Patienten motivieren, sozial angemessenes, konstruktives Verhalten zu würdigen, und Gelegenheit bieten, solches Verhalten zu üben. Arbeit muß Bestandteil solcher Programme sein und sollte dazu dienen, sekundäre Schädigungen von Verhalten und Einstellung zu verhüten, die jeden Krankenhauspatienten bedrohen. Auch wenn die Krankheitssymptome durch psychotherapeutische oder somatische Behandlung reduziert werden, bedeutet das nicht, daß die sozialen und die beruflichen Fähigkeiten automatisch wiederkommen. Oft haben die Patienten das Vertrauen in ihr Können und ihr Urteilsvermögen verloren. Wenn Jaques Ansichten über die Arbeit richtig sind, vermittelt das Training der Ermessensfähigkeit mit wachsenden Anforderungen über immer längere Zeiträume dem Patienten Gelegenheit, seine bewußten und unbewußten Ängste in einer realen Arbeitssituation zu meistern [13]. Eine Untersuchung Wings u. Freudenbergs [14] hat auf einer praktischeren Ebene gezeigt, daß ein Anstieg der Arbeitsleistung von psychisch Behinderten unter aktiver Stimulierung mit einer signifikanten Abnahme von Verhaltensabnormitäten wie Immobilität, Manierismen und Unruhe einherging.

Wenn ein Patient mit der Arbeit beginnt, muß sichergestellt werden, daß der Zeitraum nicht zu lang ist, innerhalb dessen er nach eigenem Ermessen handeln muß (daß das, was wir oft als Komplexität der Arbeit bezeichnen, nicht zu groß ist), damit er seine Angst meistern und sein Vertrauen in seine Urteils- und Leistungsfähigkeit kräftigen kann. Wenn das geforderte Maß an Handeln nach eigenem Ermessen zu groß ist, steigen Angst und Unsicherheit an, und der

Patient benötigt zu ihrer Bewältigung so viel Energie, daß seine Leistungsfähigkeit und sein Selbstvertrauen untergraben werden. Auf der anderen Seite ist es wichtig, daß Arbeit konstruktiv, abwechslungsreich und interessant ist. Aufgaben mit großem Ermessensspielraum sollten verfügbar sein, die die Patienten auf dem Wege zur Besserung übernehmen können, denn Arbeit ohne ausreichenden Entfaltungsspielraum ist unbefriedigend und langweilig. Leider verfügen die meisten Krankenhäuser immer noch über zu wenig Aufgaben im Bereiche der Arbeitstherapie, die solche Ansprüche an Urteilsvermögen und Geschick stellen.

Natürlich ist auch die soziale Interaktion während der Arbeit als Gruppenprozeß von Bedeutung; aber meines Erachtens ist der Charakter der Arbeit selbst nicht weniger wichtig.

McDonald u. Miles [15], die eine der wenigen Untersuchungen über den Einsatz von Arbeit zur Behandlung psychiatrischer Patienten mit Kontrollgruppen durchgeführt haben, kommen zu dem Schluß, es sei Ziel der Arbeitstherapie, die „sozioemotionalen Kräfte der Patienten zu entwickeln, die bei allen zwischenmenschlichen Beziehungen notwendig sind, besonders aber in aufgabenzentrierten Situationen, *unabhängig vom Schwierigkeitsgrad der jeweiligen Arbeit*". Die Untersucher gaben den Patienten klare meßbare Erwartungen über ihr Verhalten im Betrieb vor. Sie schöpften die Gruppe als Arbeitseinheit maximal aus. Sie konzentrierten sich nahezu ausschließlich auf sozioemotionale und nicht auf instrumentale Aspekte. Die vorgegebenen Grenzen der Arbeit wurden durch einen genauen Plan und eine Zeitkarte abgesteckt. Die Qualitätskontrolle lag beim Auftraggeber, die Entlohnung der Patienten erfolgte nach Leistung. Aber die Arbeit verlangte wenig Geschick; sie konnte in weniger als einer Stunde erlernt werden, meist in weniger als 10 Minuten. Therapeutisches Personal und Patienten konnten sich daher auf die sozioemotionalen Aspekte der Arbeit konzentrieren. Obwohl zahlreiche Faktoren analysiert wurden, konnten die Untersucher keinen Anstieg an Selbstachtung oder Selbstvertrauen bei den Patienten feststellen. Auch ihre berufliche Wiedereingliederung nach der Krankenhausentlassung verlief nicht erfolgreicher als die der Patienten der Kontrollgruppe; sie mußten ebenso häufig wieder aufgenommen werden. McDonald u. Miles schloßen daraus, daß diese Art der Arbeitstherapie keine wirksame Behandlungsmethode darstellte. Sie erkannten jedoch, daß das Programm für alle Gruppen von Patienten geeignet gewesen wäre, wenn die Arbeit selbst stärker und die sozioemotionalen Leistungen nicht so stark hervorgehoben worden wären. Es sieht aber so aus, als hätte das gleiche Programm oder die gleiche Arbeit nicht allen Patienten angeboten werden sollen. Wahrscheinlich ist die Arbeit selber im Rahmen der Arbeitstherapie ebenso wichtig wie die sozialen Beziehungen zwischen den Arbeitenden und ihren Vorgesetzten gegenüber; man sollte diese beiden Aspekte der Arbeit nicht unabhängig voneinander betrachten.

Man mag fragen, ob Beschäftigungstherapie kein ebenso nützlicher Teil der Behandlung ist. Es ist richtig, daß Beschäftigungstherapie oder aktive Freizeitgestaltung auch innerhalb vorgegebener Grenzen ablaufen, und daß sie den Patienten ebenfalls nötigen, nach eigenem Ermessen zu handeln. Aber sie haben ein anderes Ziel als die Arbeitstherapie. In der Beschäftigungstherapie stellt der Patient etwas für sich selber her, nichts, was die Gesellschaft benötigt, wofür diese — und nicht der Patient oder das Krankenhauspersonal — die Bedingungen und die Entlohnung festlegt. Beschäftigungstherapie vermittelt keinen Ausgleich zwischen Erwartungen und Belohnung, die für die Arbeitssituation typisch sind. Krankenhäuser verlangen oft viel Arbeit für wenig Geld. Auf der anderen Seite kommt es vor, daß sie unbeschadet der begrenzten Leistungen der Patienten großzügige Belohnungen ausschütten. Dabei wird der psychisch Kranke im ersten Fall ausgebeutet, im zweiten als Kind oder eben als Patient behandelt. Die Beurteilung seiner Leistungsfähigkeit stützt sich oft auf zweifelhafte, möglicherweise täuschende Rückschlüsse, die sich auf das klinische Bild stützen; die Arbeitsbelohnung wird oft auf Grund von vorurteilsbeladenen moralischen Kriterien festgelegt, die mit der Arbeit selber nichts zu tun haben — auf Grund von Verhalten, Würdigkeit, gutem Willen. Solche Beurteilungen sind unzuverlässig und unfair. Wenn Arbeit jedoch nach einem Tarif entlohnt wird, der außerhalb des Krankenhauses ausgehandelt worden ist, entsprechen Erwartungen und Belohnung einander, wie es recht und billig ist. Der Kranke, der Bezahlung für seine Arbeit akzeptiert, hört auf, „Patient" zu sein und tritt in eine produktive soziale Situation ein. Er wird nicht im vollen Sinne des Wortes berufstätig, bevor er im Stande ist, eine normale Produktionsleistung zu erbringen. — Die Ergebnisse McDonalds und Miles sind nicht schlüssig. Bei zukünftigen Experimenten dieser Art muß die Arbeit der Leistungsfähigkeit der Patienten angemessen und nach Grundsätzen strukturiert sein, die im folgenden aufgezeigt werden sollen. Wenn das nicht geschieht, läßt sich keine Aussage über ihre Effektivität als therapeutische Methode machen.

Arbeit und Rehabilitation

Ziel der Rehabilitation ist es, dem Behinderten zu helfen, seine verbliebenen Kräfte in einem möglichst normalen Rahmen möglichst effektiv einzusetzen. Die Behinderungen des Patienten können primär oder sekundär sein. Primär sind sie, wenn sie unmittelbar durch seine Krankheit bedingt sind; sekundär, wenn als Folge der Störung seine innere Einstellung, seine Einstellung zur Gesellschaft und zu sich selber oder seine Fähigkeit beeinträchtigt wird, die primäre Störung zu bewältigen. Unabhängig davon gibt es eine dritte „prämorbide" Gruppe von Handikaps; denn der Kranke kann schon vor Ausbruch seines Leidens benachteiligt gewesen sein, z.B. durch seine Persönlichkeit, sein Intelligenzniveau oder seine Umgangsformen [16].

Es dauert immer noch lange, bis Behinderte psychiatrischen Rat und Hilfe suchen. Die Spanne zwischen dem Krankheitsbeginn und dem Beginn von Behandlung und Rehabilitation zählt immer noch nach Jahren und nicht nach Monaten. Deshalb haben sich oft schon sekundäre Behinderungen entwickelt, wenn die Patienten das erstemal in die Sprechstunde kommen, obwohl sie nicht wie früher institutionalisiert werden.

Rehabilitation muß von beruflicher Wiedereingliederung unterschieden werden. Alle Patienten, gleichgültig wie „chronisch" sie sind, sind in dem Sinne rehabilitierbar, daß man ihnen helfen kann, in einem möglichst normalen sozialen Bezugssystem den besten Gebrauch von den ihnen verbliebenen Fähigkeiten zu machen. Dagegen können nicht alle Patienten wieder in den Arbeitsprozeß eingegliedert werden. Die Vermittlung von Arbeit für diejenigen, die beruflich nicht voll wieder integriert werden können, wie viel oder wie wenig Rehabilitation bei ihnen auch möglich sein mag, ist Gegenstand des nächsten Abschnittes. Hier soll von Rehabilitation als Vorbereitung auf die berufliche Wiedereingliederung die Rede sein und von den Maßnahmen, die Voraussetzung für ihren Erfolg sind.

In der Regel muß Arbeit im Rahmen der Therapie Lohnarbeit sein, da dies einer der wenigen ökonomisch orientierten Typen von Arbeit ist, die innerhalb des Krankenhauses nach dem Modell der Gesellschaft durchgeführt werden können. Selbständige ökonomisch orientierte Arbeit und die verschiedenen Formen von nicht-ökonomisch ausgerichteter Arbeit sind in einem Krankenhaus selten in ausreichendem Umfang ausreichend lange beschafft worden. Die vorgegebenen Grenzen der Arbeit werden vom Auftraggeber draußen festgelegt. Mit anderen Worten, sie dürfen nicht von Ärzten, Schwestern oder Beschäftigungstherapeuten bestimmt werden, sondern müssen in Beziehung zu den Arbeitsnormen der Gesellschaft stehen. Es ist wichtig, daß die Anforderungen an Leistungsfähigkeit und Geschick des Patienten während der Arbeit zunehmen. Ebenso wichtig ist die allmähliche Zunahme seiner Fähigkeit, mit den Belastungen der Arbeitssituation fertig zu werden. Darüber hinaus muß er lernen oder wieder lernen, die Rolle des Arbeitenden zu übernehmen. Deshalb muß die therapeutische Arbeit gestuft sein. Das geschieht auf vierfache Weise: die Dauer der Arbeitszeit am gleichen Objekt wird stetig gesteigert. Die Art der Arbeit wird gewechselt, wobei die Tätigkeit mit jedem Schritt voran komplizierter und anspruchsvoller wird. Mit der Erweiterung des Ermessensspielraumes des Patienten werden Aufsicht und Kontrolle vermindert. Schließlich wird die Produktivität gesteigert. Das Tempo des Fortschrittes muß es dem Patienten erlauben, die bewußten und unbewußten Ängste zu bewältigen, die die zunehmende Komplexität der vorgeschriebenen Grenzen und die Erweiterung des Ermessensspielraumes mit sich bringen. Erst wenn das geschehen ist, kann der nächste Schritt getan werden. Wenn die Verstärkung der Angst vermieden wird, wird der Fortschritt dazu beitragen, das Selbstvertrauen des Patienten und sein Gefühl zu erhöhen, daß er die Situation beherrscht. Wird dabei überschüssige Energie frei, kann er diese in die Verbesserung seiner sozialen Anpassung an die Arbeitssituation investieren. Auf diese Weise wird er auf seine berufliche Wiedereingliederung vorbereitet. Simon [17] verstand das. Er schreibt, daß „die dem Kranken zugemutete Arbeit innerhalb der Leistungsfähigkeit des einzelnen Kranken“ liegen muß und daß „die Beschäftigung der Kranken, soll sie diese vorwärts bringen, immer an der oberen Grenze der Leistungsfähigkeit gehalten werden“ muß. Er beobachtete, daß Übung die Leistung erhöht und stellt fest:

„Kräfte und Fähigkeiten wachsen dadurch, daß sie gebraucht, und zwar voll gebraucht werden. Wir wissen es alle und sehen es täglich vor uns, ... wie die Leistungsfähigkeit und damit die Leistung sich steigert durch Übung, durch ‚Trainieren‘. Auch hierbei kommen wir nur dadurch vorwärts, daß wir uns an der oberen Grenze der Leistungsfähigkeit halten und uns dabei allerdings hüten, diese Grenze häufig und stark zu überschreiten. Die Grenze erweitert sich ganz von selbst, wenn wir — quantitativ — uns an Leistungen halten, denen wir gerade noch gut gewachsen sind. Allmählich lernen wir so, eine Leistung beherrschen, die vorher für uns Grenze war. ... Dazu gehört aber auch, daß, wenn wir mit unseren Anforderungen an die Leistung dauernd unter die Leistungsfähigkeit heruntergehen, diese sinkt und allmählich auf die geringeren Anforderungen sich einstellt.“

Arbeit muß abwechslungsreich sein, denn nicht jeder hat die gleichen Fähigkeiten, das gleiche Geschick und das gleiche Urteilsvermögen. Manche haben manuelles oder mechanisches Geschick, während andere mit Zahlen umgehen oder Büro- und Schreibarbeiten ausführen können.

Arbeit muß so strukturiert sein, daß sie ein Höchstmaß an sozialer Interaktion und Gefühl der Gruppenzugehörigkeit vermittelt. Sie muß in ihrer Beziehung zu den Bedürfnissen der Gesellschaft gesehen werden. Mit anderen Worten, das Arbeitsprodukt muß etwas sein, was die Gesellschaft benötigt und was von außen in Auftrag gegeben wird.

Wenn die Arbeit dem Patienten ein gewisses Statusgefühl vermitteln soll, muß die Entlohnung der Leistung entsprechen. Rolle und Status hängen von einem ausgeglichenen Verhältnis von Lohn und Leistung ab. Es ist nicht nur von entscheidender Bedeutung, daß alle Arbeit bezahlt wird; die Bezahlung muß der für die gleiche Arbeitsleistung draußen entsprechen. Nur dann wird der Patient seinen Status würdigen und das Gefühl haben, daß er gerecht behandelt wird. Die Höhe des Lohnes darf niemals vom Krankenhauspersonal festgesetzt werden. Es bewährt sich am besten, den arbeitenden Patienten nach Stücklohn zu bezahlen.

Schwierigkeiten treten auf, wenn Patienten das verdiente Geld nicht voll ausbezahlt bekommen können, weil sie Krankengeld oder Rente bekommen. Den Rehabilitanden muß trotz dieser Einschränkung das Gefühl vermittelt werden, daß sie gerecht behandelt werden.

Die Notwendigkeit bezahlter ökonomisch orientierter Arbeit im Rahmen der Therapie wird immer noch zu selten erkannt. So wurden nur 10% der Patienten von 75 britischen psychiatrischen Krankenhäusern, die eine Umfrage von Wandsbrough u. Miles [18] beantworteten, nach vom Auftraggeber festgelegten Leistungskriterien bezahlt, während bei 70% der Patienten auf Grund ihres Verhaltens im Krankenhaus vom Personal bestimmt wurde, wieviel sie jede Woche bekamen.

Es ist schon viel über den Wert sozialer und finanzieller Anreize für die Patienten diskutiert worden. Die Forschungsergebnisse widersprechen einander; und es ist schwierig, sie zu interpretieren [19].

In den bisherigen Untersuchungen ist der soziale Rahmen jedoch kaum berücksichtigt worden, innerhalb dessen die finanziellen Anreize angeboten wurden. Es ist klar, daß ein finanzieller Anreiz für einen Patienten, der auf einer geschlossenen Station lebt, kaum Bedeutung hat. Außerdem waren die Beträge, die bezahlt wurden, recht niedrig. Was immer die Forschungsergebnisse aussagen, die praktische Erfahrung zeigt, daß die Patienten sich der finanziellen Entlohnung der Arbeit immer bewußt sind, und daß sie sich ihr gegenüber nie gleichgültig verhalten.

Eine letzte wichtige Forderung muß noch erwähnt werden. Psychisch behinderte Patienten müssen in einem gestuften System voranschreiten können; aber die letzte Stufe muß eine Arbeitssituation darstellen, die in Organisationsstruktur, Arbeitsbedingungen, Charakter und Bezahlung der beruflichen Tätigkeit draußen so nahe wie möglich kommt. Alle vorbereitende medizinisch-soziale Behandlung im Krankenhaus sollte bis zu dieser Stufe, der sogenannten industriellen Rehabilitation, führen. Wing, Bennett und Denham zeigten anhand einer vergleichenden Untersuchung über chronisch schizophrene Patienten aus zwei psychiatrischen Krankenhäusern, die in eine industrielle Rehabilitationsabteilung (I.R.U.) überwiesen wurden, daß signifikant mehr Patienten des Krankenhauses mit einem gestuften sozialen und arbeitstherapeutischen Vorbereitungsprogramm ohne Rückfall beruflich wieder eingegliedert werden konnten. Schon früher hatte Wing [21] in einer Studie über 212 körperlich oder psychisch behinderte Personen, die die letzte Stufe einer Rehabilitationsabteilung (I.R.U.) durchliefen, dargelegt, daß ihr Selbstvertrauen im Hinblick auf ihre Fähigkeit, eine passende Tätigkeit zu finden und zu behalten oft sehr stark vermindert war. Ein großer Teil der Rehabilitanden zeigte im Laufe des Programmes eine subjektive und objektive Besserung. Diese ging mit einer Abnahme der vom Patienten selber angegebenen Angst und depressiven Verstimmung einher. Diejenigen, deren Selbstvertrauen zugenommen hatte, waren 2 Monate nach der Entlassung aus der I.R.U. mit signifikant erheblich größerer Wahrscheinlichkeit berufstätig als jene, denen es weiterhin an Selbstvertrauen fehlte.

In einer industriellen Rehabilitationsabteilung kann ein Patient seine Leistungsfähigkeit an einer Vielzahl von Beschäftigungen unter Bedingungen erproben, die denen in der Gesellschaft nahe kommen. Unter solchen Voraussetzungen beurteilt das Aufsichtspersonal die Leistungen und Fähigkeiten des Patienten nicht allein. Er selber nimmt Anteil daran durch die Ausnützung seines Ermessensspielraumes innerhalb der vorgegebenen Grenzen einer Arbeitssituation, die an der Wirklichkeit orientiert ist. Solche Bedingungen helfen ihm, Angst und Niedergeschlagenheit zu überwinden und Selbstvertrauen, den Schlüssel zur Wiedereingliederung, zu gewinnen.

Anstaltsunterbringung und Arbeit

Auf absehbare Zeit werden viele behinderte psychiatrische Patienten in Anstalten versorgt werden müssen, wenn sie nicht wieder eingegliedert werden können und nicht von psychiatrischen Abteilungen an allgemeinen Krankenhäusern oder Tageskliniken versorgt werden. In Zukunft werden mehr von ihnen in Tagesstätten und beschützenden Werkstätten betreut werden. Aber wo immer sie leben, wird Arbeit eine wichtige Rolle in ihrem Dasein und bei ihrer Rehabilitation spielen. Simon [17] schreibt in diesem Zusammenhang:

„Nie herrscht im Leben Ruhe und Stetigkeit: entweder entwickeln wir uns — durch Gebrauch unserer Kraft — aufwärts, oder wir sinken — durch Nicht-Gebrauch — abwärts. ... Kurze Unterbrechungen sind harmlos und schaffen noch keine nachteilige Wirkung. Bedenklich sind aber langdauernde Unterleistungen, und hierin sehe ich das Verhängnis des langen Anstaltsaufenthaltes, wenn in der Anstalt der Unterleistung nicht entgegengearbeitet wird." Simon wußte, daß dies Geduld und Ausdauer von seiten des Pflegepersonals verlangt, „denn oft dauert es Wochen und Monate, bis ein Erfolg erreicht ist. Bei manchen alten Anstaltsinsassen, die sich jetzt regelmäßig beschäftigen, hat es jahrelang gedauert, bis wir sie daran gewöhnt hatten". Endziel aller Rehabilitationsbemühungen der Anstalt war in seinen Augen, „unsere Kranken für das Leben außerhalb der Anstalt wieder fähig und reif zu machen; dies ist der Sinn und das Ziel der ganzen Anstalt, mag uns die Erreichung dieses Zieles für viele unserer Kranken auch nicht gelingen".

Die Arbeit muß den oben skizzierten Prinzipien entsprechend strukturiert sein. Die Probleme, die sich daraus ergeben, sind beträchtlich; denn es ist nicht leicht, Arbeit für 1000 Patienten zu beschaffen und ihre Beschäftigung und Bezahlung zu organisieren. Eine Teillösung dieser Probleme bietet die Einrichtung einer Registratur an, die von in Buchführung und Büroarbeit erfahrenen Patienten getragen wird [22].

Patientenarbeit in großen Krankenhäusern ist mit gewissen Gefahren verbunden. Die Einführung von industrieller Kontraktarbeit und Bezahlung sind keine Garantie dafür, daß die Arbeit nicht mißbraucht und die Ziele der Rehabilitation aus dem Auge verloren werden. Goffman [23] hat darauf hingewiesen, daß die Autorität des Arbeitsplatzes im normalen Leben mit dem Empfang der Lohntüte aufhört. Was jemand mit seinem Geld oder in seiner Freizeit anfängt, ist seine eigene Sache. In einer totalen Institution besteht jedoch die Gefahr, daß dem Patienten diese Freiheit verweigert wird. Es wurde bereits erwähnt, welchen Einfluß das auf die anreizende Wirkung der Belohnung durch Geld haben kann, und wie Urteile des Personals über das Verhalten des Patienten, die nichts mit der Arbeit zu tun haben, sich auf die Entlohnung auswirken können. Auf diese Weise ist es möglich, daß die Institution selber den Wert der Arbeit für die Rehabilitation des Patienten verringert. Arbeit muß durch Freizeit ergänzt werden; für Patienten, die ihr ganzes Leben in der Anstalt verbringen müssen, ist es besonders wichtig, daß sie genügend Gelegenheit zur Freizeitbetätigung haben wie Erholung, Fortbildungskursen und am Abend Hobbys. Dem Patienten muß nicht nur Gelegenheit zur Arbeit gegeben werden, sondern auch dazu, den Rest seiner Zeit auf möglichst normale Weise zu strukturieren.

Literatur

1. Licht, S. (ed.): The Occupational Therapy Source Book. Baltimore: The Williams Wilckins Co. 1948.
2. Brigham, A.: Moral treatment. Amer. J. Insan. **4** 1—15 (1847).
3. Brown, E., Jaques, E.: Glacier Project Papers. London: Heinemann 1965.
4. Jaques, E.: Equitable Payment. London: Penguin Books 1967.
5. Miller, D. C., Form, W. H.: Industrial Sociology. New York: Harper 1951.

6. Brown, J. A. C.: The Social Psychology of Industry. London: Penguin Books 1954.
7. Berne, E.: Games People Pley: the Tsychology of Human Relationships. London: Andre Deutsch 1966.
8. Cumming, J., Cumming, E.: Ego and Milieu. New York: Atherton Press 1962.
9. Taylor, D. C.: The Work History and Social Mobility of 450 Psychiatric Patients. London: University. D. P. M. Dissertation 1965.
10. Markowe, M., Tonge, W. L., Barber, L. E. D.: A follow-up of 95 unemployed subjects. Brit. J. prev. soc. Med. **9**, 46—47 (1955).
11. Simmons, O. G.: Work and Mental Illness. New York: John Wiley 1965.
12. Talbot, E., Miller, S. C., White, R. B.: Some anti-therapeutic side effects of hospitalization and psychotherapy. J. abnorm. soc. Psychol. **63**, 338—345 (1961).
13. Jaques, E.: Disturbances in the capacity to work. Int. J. Psycho-Anal. **41**, 357—367 (1960).
14. Wing, J. K., Freudenberg, R. K.: The response of severely ill chronic schizophrenic patients to social stimulation. Amer. J. Psychiat. **118**, 311—322 (1961).
15. McDonald, L., Miles, D. G.: Evaluation of Works as Therapy for Psychiatric Patients. Final Report. US Public Health Service Grant No. 5. ROI MH 14820-04. Fort Logan Mental Health Center.
16. Wing, J. K., Brown, G. W.: Institutionalism and Schizophrenia. Cambridge University Press 1970.
17. Simon, H.: Activere Krankenbehandlung in der Irrenanstalt. Allg. Z. Psychiat. **87** (1927).
18. Wansbrough, N., Miles, A.: Industrial Therapy in Psychiatrix Hospitals. King Edwards Hospital Fund for London 1968.
19. Goldberg, D.: Rehabilitation of the chronically mentally ill in England. Social Psychiatry **2**, 1—13 (1967).
20. Wing, J. K., Bennett, D. H., Denham, J.: The Industrial Rehabilitation of Longstay Schizophrenic Patients. M. R. C. Memorandum No. 42 London: H. M. S. O. (1964).
21. — Social and psychological changes in a rehabilitation unit. Social Psychiatry **1**, 21 (1966).
22. Ekdawi, M. Y., Rogers, W., Slaughter, R. S., Bennett, D. H.: A patients record office in a mental hospital occupational programme. Brit. J. psychiat. soc. Work **114**, 1305—1306 (1968).
23. Goffman, E.: Asylums: On the Characteristics of Total Institutions. New York: Doubleday 1961.

Psychotherapie und Soziotherapie

Von Gregor Bosch

Psychotherapeutische Methoden und psychotherapeutisch orientierte Verhaltensweisen sind heute in der Sozialpsychiatrie weit verbreitet. Für eine an den sozialen Realitäten der Gesellschaft orientierte Therapie genügt das Instrumentarium der klassischen Psychiatrie sicher nicht. Aber auch die von der Sozialpsychiatrie originär entwickelten Methoden wie die Arbeits- und Beschäftigungstherapie reichen nicht aus, um die Bedürfnisse der psychiatrischen Versorgung einer Sozietät zu befriedigen, die an den nach Therapie verlangenden Störungen mitbeteiligt, zumindest in sie verwickelt ist. Evident ist das psychotherapeutische Bedürfnis der Sozialpsychiatrie auf den Gebieten der Psychohygiene, der Prophylaxe — auch der Psychosenprophylaxe, soweit man eine solche für möglich hält — und auf weiten Strecken einer ambulanten Betreuung, bei der die originären soziotherapeutischen Methoden ja so gut wie gar nicht in Anwendung kommen. Es nimmt deshalb nicht wunder, wenn sich gelegentlich sozialpsychiatrische Arbeiten streckenweise so lesen, als sei Sozialpsychiatrie nichts anderes als Organisation von Psychotherapie.

Wie überall bei der Behandlung psychischer Störungen hat jedoch auch in der angewandten Sozialpsychiatrie die Psychotherapie definierte Bereiche ihrer Anwendung. Vom Kranken her durch überlegte Indikationen und vom sozialpsychiatrischen Anliegen der Entwicklung einer optimalen Behandlung und Versorgung psychisch Kranker durch die unentrinnbare Forderung nach Ökonomie. Auch im Bereich stationärer und halbstationärer sozialpsychiatrischer Behandlungskomplexe wie offener soziotherapeutisch geführter Stationen, Tages- und Nachtkliniken liegt der Akzent, wenn man die tatsächliche Arbeitsweise solcher Institutionen betrachtet, nicht auf der Psychotherapie. Schon rein zeitlich gesehen bilden hier die multiplen soziotherapeutischen Verfahrensweisen den Kern der therapeutischen Maßnahmen und die Aufgabe besteht darin, eine für notwendig erachtete Psychotherapie in diesen Rahmen fruchtbar zu integrieren. Diese Integration aber ist nicht ohne Schwierigkeiten zu bewältigen, die letztlich — damit greifen wir dem Ergebnis unserer Untersuchungen voraus — auf der Verschiedenheit der Arbeitsweise, der unmittelbaren Zielsetzung und der theoretischen Voraussetzungen der beiden Methoden beruht, die der Titel unserer Arbeit benennt.

Gruppenpsychotherapie — die Methode der Wahl

Aus Gründen einer schärferen Prägnanz in der Herausarbeitung dieser Problematik empfiehlt es sich, an den beiden Polen, dem soziotherapeutischen und psychotherapeutischen, eine Beschränkung vorzunehmen und sie auf diejenigen Aspekte zu reduzieren, die beiden gemeinsam sind. Wir meinen den Aspekt der Gruppenbildung. In bezug auf die Psychotherapie bedeutet dies, daß wir vorwiegend ihre Ausprägung als Gruppenpsychotherapie im Auge haben. Es kann heute kein Zweifel mehr darüber bestehen, daß sie in der ganzen Welt im Raum stationär oder halbstationär betriebener Sozialpsychiatrie zum Mittel der Wahl geworden ist, sofern überhaupt psychotherapeutische Bemühungen bei einem größeren Anteil der betreuten Patienten angestrebt werden.

Wir haben noch einen anderen Grund, die Behandlung der Einzelpsychotherapie im Rahmen unseres Themas weitgehend auszuklammern. Handelt man von ihr, so könnte leicht der Eindruck entstehen, daß man jene über Jahre laufenden intensiven Versuche einer analytischen Psychotherapie im Auge hat, die auf eine totale Reversibilität des psychotischen Geschehens als solchem zielen und oft zumindest latent auf psychogenetischen Thesen basieren. Solche Versuche sind aber in aller Regel in ein sozialpsychiatrisches Behandlungsmodell nicht oder nur ganz begrenzt einbaubar, da sie dessen Forderungen nach ökonomischer Gestaltung einer Therapie nicht genügen, die einer möglichst großen Anzahl von Patienten Resozialisierungschancen gibt. Wir haben daher vor allem psychotherapeutische Bestrebungen im Auge, die der Möglichkeit der Erreichung eines solchen Idealziels kritisch gegenüber stehen und zumindest bei Psychosen bescheidenere Ziele verfolgen. Psychotherapie bei Psychosen setzt ja lediglich voraus, daß das objektive Erscheinungsbild nicht in seiner Totalität als motivlos und damit unkorrigierbar verstanden, sondern zumindest teilweise als eine innere Auseinandersetzung gedeutet wird. Dabei kann die psychotherapeutische Hilfe sowohl als Korrektur mißlungener Abwehrversuche gegenüber dem psychotischen Chaos aufgefaßt oder, bei einem noch bescheideneren Ansatz, als Anfachung und Förderung restitutiver Eigenaktivität (Müller) verstanden werden.

Ein Absehen von der Frage, welchen Standpunkt man in der gleitenden Skala zwischen den möglichen Extremen psychotherapeutischer Zielsetzung und Hoffnungen einnimmt, scheint uns vertretbar, weil wir ja nicht die Psychotherapie als solche im Auge haben, sondern ihre Beziehung zur Soziotherapie. Das Verhältnis beider läßt sich aber deshalb unter Absehen des therapeutischen Glaubens beschreiben, weil die in der Praxis entstehenden Schwierigkeiten unabhängig von einer letzten Zielsetzung der Psychotherapie sind. Auch der primär sichtbar werdende Effekt ist unabhängig von dieser Zielsetzung. Wie wir beobachten konnten, ist er auch weitgehend unabhängig vom Vorgehen des Therapeuten. Unter der Voraussetzung, daß es sich um einen erfahrenen Gruppenpsychotherapeuten handelt, wird eine Gruppenpsychotherapie immer zu einer Aktivierung auch außerhalb der Gruppe führen, zu einer „Mobilisierung der Dynamik“ (von Zerssen), die auf jeden Fall zu einer vermehrten Bereitschaft zu Auseinandersetzungen mit den Partnern der Stationsgemeinschaft führt.

Zudem ist in der Technik der Gruppenführung doch unverkennbar eine weitgehende Standardisierung festzustellen, zumindest eine den meisten Gruppenpsychotherapeuten gemeinsame Beachtung einiger Grundregeln. Zu diesen gehört die nun schon recht alte Erkenntnis, daß Gruppenpsychotherapie keine Psychotherapie in der Gruppe ist, daß vielmehr das Medium der Gruppe selbst therapeutisch nutzbar gemacht werden muß, indem einseitige Partnerbeziehungen zwischen Gruppenleiter und Patienten vermieden werden und an ihre Stelle differenzierte Partnerbeziehungen der Gruppenmitglieder untereinander treten. In analytischer Terminologie bedeutet dies, daß Eltern, also Vater- wie Mutterprojektionen, zurückzunehmen sind. Man könnte auch von einer horizontalen Übertragung anstelle einer vertikalen sprechen oder mit Slavson und anderen von multidimensionalen Übertragungsbeziehungen. Die Beachtung dieser Regeln gilt auch im Bereich nicht oder nicht streng analytisch gemeinter Gruppenpsychotherapie im allgemeinen wohl als verbindlich. Auch das Morenosche Psychodrama folgt ihnen, besonders in den Teilen der Stunde, in denen das dramatisch Dargestellte reflektierend durchgesprochen wird. Ähnliches gilt für die non-direktive Therapie Rogers und seiner Schüler. Selbst wenn man das psychotherapeutische Ziel bei Psychotikern in einer auf Deutungen ganz verzichtenden verhältnismäßig unmittelbaren Stützung und direkten Hilfe zur Kommunikation sieht und von einem hypostasierten Zusammenhang ihrer Störungen und Schwierigkeiten mit ihrer Lebensgeschichte oder mit vorpsychotischen

Konflikten auf der Basis primärer Triebkonstellationen völlig absieht, wird man technisch nicht anders vorgehen.

Auf dem engeren Gebiet der Gruppenpsychotherapie bei Psychosen haben sich gleichfalls einige grundlegende Übereinstimmungen durchgesetzt: Entsprechend der besonders bei Schizophrenen schwächeren interpersonalen Dynamik muß die Beteiligung des Therapeuten auch in der Gruppenpsychotherapie aktiver sein. Soweit der Therapeut in das Gespräch eingreift, begnügt er sich mit dem Ansprechen von der gesamten Gruppe klar vor Augen liegenden greifbaren Fehlreaktionen und Fehlhaltungen — sei es, daß diese von der Gruppe referiert werden oder in der Gruppe selbst auftreten —, vermeidet dabei im allgemeinen tiefergehende Interpretationen und begnügt sich damit, diese pathologischen Verhaltensweisen in ihrer wechselseitigen Bedingtheit und in ihrer sozialen Beziehung aufzuzeigen und mit der Gesamtsituation in der Gruppe in Verbindung zu bringen.

Weniger wichtig scheint uns ein ausführliches Eingehen auf die Frage der Zusammensetzung der Gruppe, deren Homogenität oder Heterogenität. Die Problematik der Zusammensetzung reduziert sich im allgemeinen auf die Frage, ob Psychosen und stationärer Behandlung bedürftige schwere Neurosen in einer Gruppe kombiniert werden sollen. Nach unseren noch sehr unvollkommenen Erfahrungen würden wir eher für eine Trennung plädieren. Wir nennen als Gründe und Störungen, die uns auffielen: das bei Neurotikern mögliche Auftreten schwerer Angst angesichts der Konfrontation mit psychotischen Äußerungen anderer Gruppenmitglieder. Die bei einer Zusammenlegung oft sehr krassen Unterschiede in der Verbalisationsfähigkeit, welche dazu führen, daß die Neurotiker der Gruppe sozusagen pausenlos vorauslaufen. Die oben bereits erwähnte aktivere Rolle des Therapeuten bei Psychosen, die in bezug auf Neurotiker manchmal unrichtig scheint, zumindest therapeutische Chancen verspielt, die sich etwa aus der Möglichkeit der Interpretation eines Schweigens ergeben: Bei schizophrenen Patienten schien es uns meist richtig, längeres Schweigen zu unterbrechen und notfalls ein Thema einzuführen. Die Meinung von Zerssens, es handle sich selbst beim Schweigen Schizophrener immer um eine „Form des Gruppenwiderstandes bei diesen ausdrucksgehemmten Patienten", halten wir für eine Überinterpretation.

Die soziotherapeutischen Aktivitäten

Wenn wir den anderen Pol des zu diskutierenden Komplexes, die sozialpsychiatrische Institution und die soziotherapeutischen Aktivitäten betrachten, so sei daran erinnert, daß wir auch hier zur schärferen Herausarbeitung unserer Fragestellung eine Reduktion vornehmen wollen. Wir beschränken uns hier auf den Gruppenaspekt, wie wir es bei der Psychotherapie getan haben. Wir möchten immerhin feststellen, daß dieser Aspekt das Gesamt soziotherapeutischer Bemühungen nicht umgreift. Es wird oft übersehen, daß therapeutische Verfahren wie Arbeits- oder Beschäftigungstherapie zwar ohne Zweifel auch unter dem Gruppengesichtspunkt abgehandelt werden können. So unbestreitbar es aber ist, daß in ihnen situative Gruppenbeziehungen wirksam werden, so sicher ist, daß deren Beschreibung nur einen Teil ihres Wesens erfaßt. Der sachgebundene Bezug zwischen dem Patienten und seiner Aufgabe — etwa der Formung eines Materials in der Beschäftigungstherapie oder einer manuellen, in einer vertretbaren Zeitspanne mit Präzision auszuführenden Arbeitsleistung in der Arbeitstherapie — entgeht dieser Betrachtungsweise. Es entgeht ihr auch etwas, was in dem Ausdruck Milieu deutlich mitschwingt, nämlich äußere Gegebenheiten wie Beschaffenheit von Örtlichkeiten. Wirkung einer Ausstattung auf den Patienten, Stimmung eines Interieurs, Bedeutung von Wege- und Lagebeziehungen. Die vorläufige Reduzierung auch der Soziotherapie auf den Aspekt der Gruppenbildung scheint uns jedoch trotzdem legitim. Bildet doch die Gruppe in jedem Fall die Basis oder, um das Bild von Battegay zu benutzen, das Dach, unter dem sich jede Art soziotherapeutischer Aktivitäten entfaltet. Wenn Crew die

Sozialmedizin als medizinische Wissenschaft in bezug auf Gruppen von Menschen definiert hat, so könnte man die Soziotherapie in einer abgeleiteten Weise als therapeutische Verfahren bezeichnen, die Gruppen als ihr therapeutisches Objekt vor Augen haben, sich aber gleichzeitig dieser selben Gruppe als therapeutischen Faktors bedienen.

Worin sollte aber die Eigenständigkeit einer soziotherapeutischen Gruppe gegenüber einer psychotherapeutischen bestehen? Die Definition: Therapie von Gruppen durch Gruppen trifft ja offensichtlich ebenfalls auf die Psychotherapiegruppe zu. Echte Gruppenidentitäten lassen sich nicht nur in der psychotherapeutischen Gruppensitzung herstellen, sondern ebensogut, sogar schneller, etwa in einem kleinen Arbeitstherapieraum, sofern der Leiter dieser Arbeitstherapie es versteht, die spontane Dynamik zu nutzen. In unserer Frankfurter arbeitstherapeutischen Werkstätte, in der präindustrielle Teilfabrikation den Charakter einer Industriewerkstatt bedingt, hat sich ein ausgesprochenes Betriebsklima mit einer sehr weitgehenden Solidarität der dort beschäftigten Patienten entwickelt, welche gelegentlich zu geschlossener Renitenz von echtem Streikcharakter führte. Ein Kollektiverleben kann also nicht nur in der psychotherapeutischen Gruppe, sondern in jeder gelungenen Gemeinschaftsaktivität, etwa auch einem lebendigen Clubabend beobachtet werden. Und von keiner soziotherapeutischen Aktivität kann man sagen, daß sie sich nicht auch bemühe, ein Mengendasein (Battegay) in ein kommunikatives Gruppendasein zu überführen.

Tatsächlich zeigt die Analyse vieler vorgeschlagener und praktizierter sozialpsychiatrischer Modelle, daß letztlich ein Wesensunterschied zwischen Sozio- und Psychotherapie nicht gemacht wird und bei den soziotherapeutischen Aktivitäten eine methodische Eigenständigkeit nicht erkannt oder nicht anerkannt wird. Schilderungen über soziotherapeutische Aktivitäten bleiben überhaupt oft merkwürdig blaß und summarisch und die Angaben lassen selten erkennen, was in den soziotherapeutischen Gruppen nun eigentlich vor sich geht. Der Hinblick auf die Art der Anweisungen und Belehrungen, die dem Personal gegeben werden, beweist aber, daß alle diese Aktivitäten oft letztlich nach gruppenpsychotherapeutischen Modellen konstruiert und gehandhabt werden und bei ihnen von genau den gleichen therapeutischen Vorstellungen ausgegangen wird. Wenn pathologische Verhaltensweisen generell als Zeichen der Abwehr gegen triebhafte, besonders aggressive Regungen angesehen werden, liegt es nahe, solche Äußerungen aggressiver Haltungen und negativer Einstellungen in Wort und Tat nicht nur zu dulden, sondern teilweise sogar bewußt zu fördern. Unter der Vorstellung, daß sie nur dann einer Bearbeitung zugänglich sind, wenn sie klar, voll und ungehindert hervortreten können, verharren Arzt und therapeutisches Personal dann mehr oder weniger strikt in der in der analytischen Praxis üblichen Haltung einer wohlwollenden Neutralität. Die Art der soziotherapeutischen Aktivität ist deshalb letztlich ohne Relevanz. Die Aktivierung der Patienten soll ja nicht dadurch in Gang kommen, daß sie etwa mittels eines gewissen Drucks vor eine Notwendigkeit zu sinnvollem Handeln und Agieren gestellt werden, sie wird nicht durch äußere, an der Wirklichkeit modellhaft orientierte obligatorische Rahmenkonstellationen erzwungen, sondern soll das im Erfolgsfall sich automatisch einstellende Ergebnis der therapeutischen Umstrukturierung und des auf Rekommunikation zielenden dynamischen Prozesses sein. Zur aktiven Teilnahme der Patienten an soziotherapeutischen Unternehmungen und Gruppenaktivitäten wird deshalb allenfalls eingeladen, der Patient wird — so die Theorie — niemals unter faktischen oder gar moralischen Druck gesetzt, jede Repression ist streng verpönt.

Natürlich ist eine solche Konzeption selbst in Annäherung nur dann durchführbar, wenn das therapeutische Team in die Dynamik miteinbezogen wird. Es ist zweifelsohne richtig, daß das Wesen der Psychodynamik durch eigenes Erleben besser erfaßt werden kann. Hinzu kommt, daß bei dem angestrebten therapeutischen Umgang mit den Patienten den mit der Gegenübertragung zusammenhängenden Mechanismen eine ganz besondere Bedeutung zukommt. Es wird deshalb die Forderung erhoben, dem gesamten therapeutischen Team die Möglichkeit zu bieten, über seine Reaktionen auf das Verhalten der Patienten zu reflektieren und ihm Hilfen zu bieten, die eigenen Motive und Strebungen, die sich hinter diesen Gegenreaktionen verbergen, besser zu erkennen. Als Weg zur Erreichung dieser Ziele bieten sich die in verschiedener Form überall entstandenen dynamischen Personalgruppen an. Allen solchen Gruppen ist gemeinsam, daß sie im Rahmen von Konzeptionen, wie wir sie soeben zu beschreiben versuchten, nicht als Einrichtungen zu begreiflicherweise von den Mitarbeitern zunächst in erster Linie erwarteten Belehrungen und gezielten Anweisungen geschaffen, auch nicht als reine Korrekturmechanismen zur Vermeidung unsachgemäßen Umgangs mit den Patienten verstanden werden, sondern als psychodynamisches Modell selbst, wobei die Ergebnisse des Erarbeiteten sich direkt in therapeutische Relevanz bei und am Patienten umsetzen sollen.

Psychotherapisierung der Soziotherapie

Verlängert man solche Vorstellungen ins Extrem, so ergibt sich ein Modell, in dem sich in bezug auf die Rolle und Funktionen des therapeutischen Teams der Akzent total vom therapeutischen Handeln selbst auf die Bearbeitung dieses Handelns verschiebt, ebenso wie er bei dem Patienten vom Agieren auf die Bearbeitung des Agierens verlegt wird. Äußere Strukturen, soweit sie bestehen, etwa in Form eines Tagesplanes oder festliegender Programmpunkte, sind zufällig, unverbindlich und austauschbar. Disziplinäres, alle Ordnungsgesichtspunkte verschwinden ebenso wie alle hierarchischen Strukturen. Milieu und soziotherapeutischer Rahmen können von den Patienten jederzeit ebenso in Frage gestellt werden wie Anordnungen, Vorschläge und Anregungen des Teams. Sie sind reine Medien, Aktionsfeld dynamischer Auseinandersetzungen auf allen Ebenen. Da Aktion und Reaktion des Personals das entscheidende Vehikel des therapeutischen Prozesses sind, rücken sie in den Vordergrund, das allgemeine Interesse verlagert sich stark von der Pathologie der zu behandelnden Kranken auf die Behandlung von Gegenübertragungsphänomenen, deren pausenlose Bearbeitung zum integrierenden Movens der Einrichtung wird.
In dieser pointierten Darstellung wird wohl von selbst klar, daß ein solches Modell einer vollständigen Psychotherapisierung der Soziotherapie nicht praktikabel ist, weil es völlig realitätsfremd ist. Wir wollen hier nicht diskutieren, ob es in seinen sehr weitgehenden hypothetischen Voraussetzungen der psychischen Realität der zu behandelnden Störungen gerecht wird oder nicht. Die Realitätsfremdheit zeigt sich vielmehr gegenüber der faktischen Realität der Institution selbst, ihrer Bedürfnisse und Möglichkeiten und der Realität dessen, was innerhalb einer solchen Institution von den Mitarbeitern geleistet werden kann und was sie nicht leisten können. Man kann die Realität institutioneller Gegebenheiten, wie sie sich etwa in einem Tagesplan oder in der Programmierung von Veranstaltungen äußern, flexibel, bei einer sehr hohen Dichte und sehr hohen Toleranz eines sehr geschulten Personals sogar sehr flexibel halten; man kann sie dehnen, man kann sie immer wieder variieren. Jeder Flexibilität, jeder Dehnung, jeder Variation sind aber klare und harte Grenzen allein schon durch die Notwendigkeit gesetzt, daß jeder Ablauf eine Struktur voraussetzt, innerhalb derer er ablaufen kann; daß die Notwendigkeit, daß eine Station geordnet betrieben werden muß, auch durch ein extremes dynamisches Bearbeiten dieses Betriebes nicht negiert werden kann und

durch ihre Infragestellung diese Notwendigkeit nicht aus der Welt geschafft wird. Die Konzeption bedarf ja des soziotherapeutischen Mediums, der soziotherapeutischen Aktivitäten. Soll sich in diesem Medium jedoch überhaupt etwas abspielen, muß es, auch wenn seine Form und Ausgestaltung beliebig sind, erst einmal geschaffen werden. Das kann zwar nur mit Hilfe der Patienten geschehen, die es ja konstituieren, als Gruppe nämlich. Wird den Teammitgliedern aber eine größere Eigenarbeit unter dem Motto: Es muß alles aus den Patienten selbst kommen; generell als untherapeutisch hingestellt, wird jede Verbindlichkeit einer Planung, jede Teilnahme an einer Aktivität im Sinne einer für alle Patienten geltenden Selbstverständlichkeit, ja jede gezielte direkte Beeinflußung des Patienten tabuiert, so kann der Rahmen gar nicht hergestellt werden, zumindest kann dies je nach der Zusammensetzung der Patienten in der Einrichtung ganz außerordentlich schwer sein. Denn ohne Erlaubnis zumindest zu einem Mitziehen des Kranken — die Franzosen sprechen drastischer von pousser le malade — ist, wie auch unsere eigenen Erfahrungen zeigten, eine Beschäftigungstherapie nicht betreibbar, eine Arbeitstherapie nicht effizient, die Gymnastikgruppen zerbrechen und zersplittern, freie Aktivitäten wie Musik, Singen, Diskussionsabende, gemeinsame Exkursionen in Gruppen usw. kommen nicht in Gang, und von einer Ausfüllung eines Tagesprogramms mit dynamischem Leben kann keine Rede sein, weil dieses Programm nie auch nur annähernd durchzuführen ist. Die Beispiele mögen zeigen, daß die Dehnbarkeit bald die Grenze der Zerdehnung erreicht, die die Institution als solche sprengt, sie arbeitsunfähig macht, jede Therapie lahmlegt und in welcher Freiheit in Chaos umschlägt. Chaos und Anarchie aber sind sicher keine vertretbaren Antipoden zu untherapeutischem Zwang.
Die nichtärztlichen Mitglieder des therapeutischen Teams stehen dann in einer echten Antinomie. Die Verarbeitung dieser Schwierigkeiten in der dynamischen Personalgruppe bietet keine Lösung. Es liegt ja in deren Wesen, daß nicht der objektive Sachverhalt, sondern dessen subjektive Spiegelung in der Psychologie der ihnen Gegenüberstehenden zur Debatte steht. Der Rückverweis auf die affektiven Beteiligungen verändert jedoch die Realität selbst nicht und kann dann keine Hilfe sein, wenn der Entwurf in sich unauflösbare Widersprüchlichkeiten enthält. Bei einer weitgehenden Annäherung an das oben als Extrem skizzierte Modell gerät ein Teil der Mitarbeiter daher in Konflikte. Da dieser Konflikt nicht ausgetragen werden kann, andererseits aber nur die Alternative eines Weggangs oder der Selbsthilfe gestattet, entwickelt sich leicht ein Mechanismus, den wir in verschiedenen Institutionen beobachten konnten und der immer sehr gleich ist. Tatsächlich gehen die Teammitglieder, denen die kontinuierliche Verantwortung für den Patienten obliegt und die ihn durch den Tag begleiten, dazu über, sich in kleinerem oder größerem Ausmaß diamentral entgegengesetzt zur offiziellen Doktrin zu verhalten. Das kann auf zwei Weisen geschehen. Entweder wird die Spaltung zwischen Theorie und tatsächlichem Handeln verdrängt: Die Therapeutin oder der Therapeut greift dann strukturierend, ordnend und führend ein, benutzt dazu aber ein Vokabular, welches gestattet, vor sich selbst die Fiktion aufrechtzuerhalten, es handele sich um ein reines Anbieten, wo in Wirklichkeit mit einem erheblichen Druck, etwa einer systematischen Benutzung eines moralischen Gruppendrucks gearbeitet wird. Oder die Spaltung wird bewußt, führt zur Ablehnung des Modells selbst, zur Kritik an seinen Vertretern, zu einem Widerstand, der dann nicht mehr bearbeitbar ist, weil er gar nicht mehr geäußert wird, sondern versteckt bleibt und damit das Wesentliche des Gewollten, nämlich eine offene Dynamik, in ganz erheblichem Ausmaße verfälscht oder total verhindert.

Was sich entwickelt, ist eine Scheindynamik. Wir konnten in einer dem skizzierten Modell in vielem sehr nahekommenden sozialpsychiatrischen Einrichtung Teambesprechungen beiwohnen, die den Besucher durch die verblüffende Lebhaftigkeit ihrer Dynamik, die scheinbar spontane Offenheit, den augenscheinlich völligen Mangel irgendeiner Rücksicht auf mögliche hierarchische Strukturen imponieren konnten. Dem Eingeweihten, der die Verhältnisse genau kannte und dessen persönliche Kontakte zu Mitgliedern des Teams eine ausreichende Vertrauensbasis bildeten, um die wirklichen Meinungen kennenzulernen, erwies sich das Ganze immer wieder als ein Spektakulum, ein leeres Ritual, in dem die genaue Kenntnis der Rollenerwartung der einzelnen Beteiligten und jahrelange Übung diese befähigten, eine offene Dynamik vorzutäuschen, ohne daß die wirklichen Schwierigkeiten, Probleme, Motive, Ängste und Strebungen verarbeitet wurden oder auch nur einigermaßen unverstellt zutage traten.

Das Modell übersieht vor allem, daß es sich in stationären und halbstationären sozialpsychiatrischen Einrichtungen meist vorwiegend um psychotische Patienten handelt, die den Anforderungen, die es an ihre Einsicht, ihre Mitarbeit, ihre — wenn man so sagen darf — autotherapeutische Eigeninitiative stellt, nicht gewachsen sind. In analytischen Arbeiten wird immer mit Nachdruck auf die Ichschwäche des Psychotikers hingewiesen, die ihn einer therapeutischen Methode gegenüber unzugänglich macht, die ihn vorwiegend auf sich selbst zurückweist. Gerade wenn man den Sinn mancher oder gar aller schizophrener Verhaltensweisen gegenüber der Umwelt auch als Appell an deren Hilfe und Beistand sieht, so wird man dem ichschwachen Psychotiker einen solchen unmittelbaren Beistand nicht versagen dürfen und ihm Halt in der Realität in Form einer menschlichen Beziehung geben müssen, die über die Haltung einer wohlwollenden Neutralität hinausgeht. Es ist unverständlich, daß diese Haltung oft gerade vom nichtärztlichen Personal erwartet wird. Die Frage scheint uns berechtigt, ob hier nicht Verhältnisse und Haltungen einfach übernommen werden, die aus der ambulanten analytischen Neurosenpraxis stammen und nur dort, im Rahmen der analytischen therapeutischen Konzeption, logisch und begründet sind.

Grenzen der Psychodynamik

Den mit der klinischen Psychiatrie vertrauten Sozialpsychiater wundert das Versagen der Patienten in einseitig auf Dynamik zielenden Einrichtungen nicht. Die Symptome der klassischen Psychiatrie wie Hemmung, schizophrene Sperrung, die sogenannten Denkstörungen, psychotische Ratlosigkeit, affektive Steifheit, Autismus und Stereotypien sind ja keineswegs Erfindungen blinder Ignoranten, sondern Phänomene, denen wir beim Kranken tatsächlich begegnen. Die Fortschritte der Psychiatrie haben es uns erlaubt, in ihnen wenigstens teilweise mehr als nicht weiter ableitbare Symptome eines Prozeßgeschehens zu sehen, sie sind in einem früher nicht vermutbaren Umfang Deutungen zugänglich geworden. Und die Vermutung, daß es sich um ableitbare Mechanismen handle, hat begreiflicherweise dazu geführt, auch die alten Bezeichnungen selbst mehr und mehr zu vermeiden. Die Möglichkeit solcher Deutungen darf aber nicht dazu verführen, das psychotische Phänomen selbst — wir vermeiden bewußt den Ausdruck Symptom — zu ignorieren und sich so zu verhalten, als ob es überhaupt nicht existiere. Auch die denkbare Ableitung aus der Lebensgeschichte oder, in der Psychoanalyse, aus in die frühe Kindheit zurückverlegten Störungen und ihre Deutung als psychotisch pervertierte primäre Triebkonflikte verhindert nicht, daß diese Störungen zumindest zunächst einmal vorhanden sind, daß die Aktivierung einer Dynamik beim Patienten in den meisten Fällen erst erreicht werden muß, aber nicht schon vorausgesetzt werden kann und daß die Eigenaktivität der Patienten zur Eingliederung in ein therapeutisches Programm nicht ausreicht, sondern nur durch aktives Eingreifen des therapeutischen Teams zu erreichen ist.

Wenn man sich trotz dieser einschränkenden Überlegungen entschließt, den auf Entlassung und Selbständigkeit vorzubereitenden Patienten, wie wir das auch in Frankfurt tun, in gewissem Rahmen Entscheidungsfreiheit zu lassen und auch Gelegenheit zu kollektiven Mehrheitsentscheidungen zu geben, so sollte man schon aus dem Prinzip absoluter Ehrlichkeit dem Patienten gegenüber diesen Rahmen klar abgrenzen. Denn nur bei einer eindeutigen Abgrenzung kann man vermeiden, daß man aus ärztlicher Verantwortung heraus die Meinungsbildung manipulieren muß oder daß eine pathologische Dynamik einzelner oder der Gruppe auf ein Recht über Entscheidungen tendiert, die dem Patienten nicht überlassen werden können, der Notwendigkeit weiterer Behandlung usw. Eine Selbstverständlichkeit bedarf wohl keiner näheren Erwähnung: daß es auch in diesen Punkten unbedingt erforderlich ist, die getroffenen oder zu treffenden Maßnahmen niemals einfach zu deklarieren, sondern zu diskutieren, zu erklären und — wenn irgend möglich — ihre Akzeptierung vom Patienten zu erreichen.

Realitätsnähe — eine unabdingbare Forderung

Sozialpsychiatrische Therapie richtet sich auf Wiedererlangung der Fähigkeit zur sozialen Integration. Unseren Resozialisierungsbemühungen kann ja, man mag das bedauern, muß es aber klar sehen, oft nicht das Ziel völliger seelischer Gesundheit vor Augen liegen. Resozialisierung zielt daher zunächst auf Entlassung. Entlassung, das bedeutet aber Preisgebung an eine Realität, die in ihrer Härte und in ihren Anforderungen dem artifiziellen und völlig unnatürlichen Milieu von Einrichtungen diametral entgegensteht, wie wir sie unter dem Stichwort einer Psychotherapisierung der Soziotherapie beschrieben haben. Und das ist sicher einer der gravierendsten Einwände gegen solche Modelle. Wenn unsere Therapie den Patienten auf die Entlassung vorbereiten soll, dann muß sie, das ist eine zwingende Folgerung, so gestaltet werden, daß möglichst viele Realitätsbereiche des wirklichen Lebens draußen in ihr zur Geltung kommen. Häfner hat in einer seiner letzten Arbeiten dargelegt, wie die Geborgenheit eines zu artifiziellen Binnenmilieus zwar zur Behebung spezifischer Ängste führen kann, daß dies jedoch nur um den Preis einer partiellen Realitätsverleugnung möglich ist. Wird diese Realitätsverleugnung zu groß, ist sie zu dauerhaft, wird sie im Rahmen einer sozialpsychiatrischen Abteilung zu generell gehandhabt, so stehen wir dem Phänomen der Resozialisierung nach innen gegenüber, wie es bekanntlich sogar in den alten Anstaltskomplexen recht geläufig ist. In sozialpsychiatrischen Einrichtungen mit ihrer unterhaltenden Fülle von Aktivitäten kann beim Fehlen von Grenzsetzungen, bei zu großen oder gar genereller Toleranz gegenüber pathologischen Reaktionsweisen jeder Art und einer Tabuierung jeder Repression wie jeder Belohnung diese Innenanpassung so groß werden, daß eine sehr große Anzahl von Patienten überhaupt nicht mehr entlaßbar ist. Die Verhältnisse stellen dann das genaue Gegenteil dessen dar, was man üblicherweise von geschlossenen Klinikstationen gewohnt ist. Dort drängt der Patient auf Entlassung; entläßt man ihn zu früh, erfolgt der Rückfall draußen. Hier beginnt die Krise bereits dann, wenn eine Entlassung in Aussicht gestellt wird, es kommt zum Rückfall, der Patient zieht sich auf seine psychotischen Positionen zurück, weil ihm der Patientenstatus die bei weitem befriedigendere Lösung zu sein scheint.

Soll der soziotherapeutische Rahmen realitätsgerechter sein, so wird er den Patienten nur in Einzelfällen gestatten, sich auf regressive Positionen und autistische Verhaltensweisen zurückzuziehen. Er wird daher die einzelnen Aktivitäten des soziotherapeutischen Programms, insofern sie für den jeweiligen Patienten therapeutisch angebracht erscheinen, obligatorisch und verpflichtend machen. Die pathologische Thematik wird damit, soweit sie einer Bearbeitung überhaupt zugänglich ist und soweit eine solche Bearbeitung sinnvoll und erfolgversprechend erscheint, in die im engeren Sinn psychotherapeutischen Bestandteile des Therapieprogramms zurückverwiesen.

Solche Überlegungen haben wir bei der Konstruktion eines gleichfalls psychotherapeutische Bemühungen einschließenden sozialpsychiatrischen Modells berücksichtigt, wie wir es in Frankfurt entwickelt haben. In ihm heben sich die soziotherapeutischen Aktivitäten in ihrer Methodik und ihrer praktischen Ausgestaltung von der Psychotherapie ab. Es ist unvermeidbar und richtig, daß sich in der Praxis fließende Übergänge ergeben. Im Prinzip erweisen sich beide Methoden jedoch als wesensverschieden, was auch in der Praxis zumindest in einer deutlichen Akzentverlagerung immer zutage treten wird. Eigentümlich ist diesem Modell, daß Soziotherapie und Psychotherapie sich sozusagen spiegelbildlich verhalten. Während die Psychotherapie betont darauf ausgeht, daß latente Mechanismen zutage kommen, weil sie nur dann einer verbalen Behandlung zugänglich sind, geht die Soziotherapie mit dem Kranken soweit als möglich wie mit einem Gesunden um. Sie toleriert zwar in gewissem Umfang pathologische Verhaltensweisen, fördert ihr Auftreten jedoch nicht und versucht unmittelbar eine Anpassung an die Gruppengemeinschaft zu erreichen, wobei ihr eine Fülle von Möglichkeiten zur Verfügung stehen. Wir möchten dies an einem Beispiel erläutern, das sich in verschiedenen Variationen fast in jeder sozialpsychiatrisch orientierten Einrichtung findet: Versammlungen vonPatienten in größeren Gruppen und in Anwesenheit der Mitarbeiter des therapeutischen Teams, in welchen sachliche Belange der Abteilung besprochen und geregelt, neue Programmpunkte oder Ausgestaltung von solchen diskutiert, Beschwerden vorgetragen werden und der Versuch gemacht wird, mit den Patienten gemeinsam eine Lösung zu finden. Während die Gruppenpsychotherapie versucht, durch die Anregung der Patienten zum sprachlichen Austausch ihrer Gefühle und zum offenen Spiel affektiver Beziehungen hinzuführen, bleibt die Diskussion im soziotherapeutischen Raum sachbezogen. Schwierigkeiten, die auf interpersonellen Störungen zwischen Gruppenmitgliedern beruhen, treten zwar auch in ihr zutage; sie werden aber nicht explizit als solche behandelt. Vielmehr wird immer versucht, durch Rückverweis auf das zur Debatte Stehende die Beteiligten zu veranlassen, trotz ihrer kommunikativen Störungen zu einer sachlichen Auseinandersetzung und Klärung zu gelangen. Während in der Psychotherapiegruppe der kontaktgestörte Kranke lernen soll, sich seiner Gefühle anderen Menschen gegenüber bewußt zu werden und ihnen Ausdruck zu verleihen, übt er in der soziotherapeutischen Gruppe, emotionale Spannungen zu beherrschen, ohne in seine pathologischen Verhaltensweisen zurückzufallen. Während die Gruppenpsychotherapie ein hervorragendes Mittel zur Orientierung über dynamische Konstellationen in der Patientengemeinschaft darstellt, kann die Kenntnis dieser Konstellationen in der soziotherapeutischen Sitzung zwar im Sinne vorsichtiger Steuerung regulativ benutzt werden, eine pathologische Dynamik wird jedoch nicht betont hervorgetrieben. Die Diskussion, soweit ihr Leiter einen Einfluß auf die Themen hat, wird deshalb immer möglichst eine solche Thematik wählen, die emotional relativ wenig belastend ist. Es wird deshalb auch ein Schweigen vermieden, in der soziotherapeutischen Diskussion kann bedenkenlos ein Thema vorgeschlagen und auftretende Passivität, sogar wenn sie unverkennbar eine Abwehr und einen Widerstand darstellt, damit überbrückt werden. Der Soziotherapeut wird z.B. die Nichtbeteiligung gewisser Patienten nicht ansprechen, indem er sie interpretiert oder mit ihren sonstigen Verhaltensweisen parallelisiert. Er wird solche Patienten vielmehr z.B. mittels Hinweis auf die Tatsache, daß sie sich in der behandelten Domäne doch gut auskennen, zur Beteiligung anregen oder anderen beispielsweise unter ermunternder Hervorhebung ihrer als Schüchternheit apostrophierten Hemmung eine Teilnahme erleichtern. Drängt sich ein Patient, der bereits verschiedene Ämter wie Bibliothekar oder Sportgerätewart innehat, schon wieder zur Übernahme einer weiteren Funktion, so wird dieses Vordrängen vom Versammlungsleiter nicht in seinen pathologischen Hintergründen hervorgehoben, sondern eher übersehen, indem er das zu vergebende Amt einem anderen, vielleicht besonders gehemmten oder ängstlichen Patienten anbietet, dadurch dessen Position in der Patientengemeinschaft anhebt und sein Selbstgefühl stärkt. Aggressivitäten, welche in der Psychotherapiegruppe sehr fruchtbar sein können, wird der Soziotherapeut eher überspielen, indem er den Konflikt durch Unterstützung sachlicher Argumentation anderer Gruppenmitglieder gleichsam neutralisiert. Er wird sich gegebenenfalls auch nicht scheuen, allgemeinverbindliche Wertvorstellungen zur Geltung zu bringen, dabei allerdings moralisierende Untertöne und eine gezielte Kritik an bestimmten Patienten vermeiden. Und er wird zu lernen haben, wann er sich besser zurückhaltend, nur registrierend und zusammenfassend verhält und wann er, ohne damit ein Tabu zu durchbrechen, durch eigene Beiträge die Diskussion verlebendigen muß. Was ihre Steuerung und Führung betrifft, nähern sich solche Versammlungen daher Veranstaltungen, wie sie in multipelster Form im normalen Leben vorkommen. Da die Auseinandersetzung zwar in einem protektionistischen, aber doch weitgehend an der normalen Realität orientierten Klima erfolgt, können deshalb ohne Bedenken als Leiter dazu begabte nichtärztliche Mitarbeiter des Teams in Erscheinung treten und ohne daß von diesen verlangt werden muß, daß sie das Werkzeug eines ausgesprochen psychotherapeutischen Umgangs mit Patienten auch nur annähernd beherrschen.

Die Rolle des Arztes

Schwierigkeiten entstehen dann, wenn der gleiche Arzt bei den gleichen Patienten sowohl die Rolle des Vertreters der Realität — etwa als Stationsarzt — wie die der permissiven Zuwendung als Psychotherapeut zu übernehmen hat. Psychotherapeutisch ausgebildete und erfahrene Kollegen neigen leicht dazu, ihre Haltung in der Psychotherapiegruppe auf das Gesamt ihrer Aufgaben zu übertragen. Das aber führt schnell und regelmäßig zu Spannungen mit den nichtärztlichen Mitarbeitern des Teams. Diesen bleibt es dann allein überlassen, sich bei den Patienten in allen jenen Punkten durchzusetzen, die auf unmittelbare Anpassung und Einordnung in die therapeutische Gemeinschaft zielen, und sie müssen dann ohne Hilfe die Aufgabe bewältigen, schwierige Patienten auf die auch im Stationsleben geltende Verbindlichkeit allgemeiner Wertgeltungen und Normen gesellschaftlichen Verhaltens hinzuweisen.
In unserer Frankfurter Abteilung sind wir hier in einer besonderen Lage gewesen. In ihr haben wir Strukturen entwickelt, die einen möglichst weichen Übergang zwischen den einzelnen Stufen der Resozialisierung ermöglichen. Wir haben daher die Selbständigkeit der einzelnen Stationen durch Mischung der Patienten in den soziotherapeutischen Aktivitäten und durch überstationäre Zusammensetzung der Teammitglieder in einer reichen Fülle koordinierender Besprechungen stark zurückgenommen zugunsten einer Einheit des gesamten Resozialisierungskomplexes. Auch die Psychotherapiegruppen sind überstationär zusammengesetzt. Das ermöglicht nun, daß auch ein gleichzeitig als Stationsverwalter tätiger Arzt Psychotherapiegruppen betreuen kann, in welchen er, falls es für notwendig gehalten würde, gar keine eigenen Patienten vorzufinden braucht. Die oben geschilderten Schwierigkeiten sind aber, wie sich zeigte, bereits dann sehr reduziert, wenn wenigstens einige der Gruppenmitglieder nicht von der eigenen Station kommen.

Die Problematik des Rollenwechsels ist bekannt und alt. Sie taucht auch bei der Führung von dynamischen Personalgruppen durch Ärzte auf, die gleichzeitig Vorgesetztenfunktion im Arbeitsbereich dieses Personals erfüllen. Als prinzipielle Lösung bietet sich eine personelle Trennung der Aufgabenbereiche an. Frieda Fromm-Reichmann hat schon vor Jahren für eine solche Aufgabentrennung plädiert und auch wir halten diesen Weg möglicherweise für die einfachste Lösung. Denn er dürfte unliebsame Überschneidungen und methodische Unsauberkeiten am ehesten vermeiden und schöpft die Qualifikation erfahrener Psychotherapeuten am sinnvollsten aus.

Natürlich kann auch auf der Basis dieses zweiten Modells ein Grenzmodell konstruiert werden, welches nicht mehr praktikabel ist. Dieses bestünde etwa darin, daß ein radikaler Unterschied mit einer totalen zeitlichen Zäsur und sogar einer strikten räumlichen Trennung von Psychotherapie und Soziotherapie hergestellt wird und jede Art von Zwischenstufen, selbst solcher, die aus einer augenblicklichen Situation heraus indiziert erscheinen, in jedem Falle vermieden wird. Auf der einen Seite stünde dann die absolute Toleranz der psychotherapeutischen Gruppenatmosphäre einer rigiden und ausschließlich repressiven Sozialtherapie gegenüber, deren wesentliche Momente in einem äußerst straffen, für jeden anwesenden Patienten strikt obligatorischen und harte Anforderungen stellenden Tageslauf bestünde, der keinerlei Ausweichen vor gestellten Aufgaben zuläßt und sogar jede Diskussion über sie ausschließt, zumindest ihr äußerst enge Grenzen setzt.
Ein solches zweites Grenzmodell scheint uns ebenso unvertretbar und sinnlos wie das erste. Wäre es überhaupt durchführbar, so würde es sich gleichzeitig ad absurdum führen: Wenn es möglich wäre, für das gesamte Gebiet der Soziotherapie, welches zeitlich ja den weitaus größten Raum im Tagesablauf einnimmt, echte Außenrealität mit allen ihren Anforderungen herzustellen, so bräuchten die Patienten nicht hospitalisiert zu sein. Für die Indikation zur stationären Behandlung ist gerade entscheidend, daß vor allem beim Psychotiker die Realitätsanpassung nicht nur gestört, sondern oft vollständig aufgehoben ist und sein Versagen gegenüber den Anforderungen sozialer Kommunikation, der Mangel in der Integration seiner Persönlichkeitsmomente, seine Ichschwäche es ihm ohne geduldige und weitgehende Hilfe zumindest zunächst unmöglich machen, in der echten Realität der Wirklichkeit außerhalb des Krankenhauses zu bestehen. Wir werden deshalb um eine gewisse, wenn auch reduzierte Protektion niemals herumkommen. Die soziale Quarantäne, von der Häfner in bezug auf eine zu weit getriebene Toleranz und Künstlichkeit des Binnenmilieus spricht, kann eben nicht innerhalb der stationären Behandlung bereits aufgehoben, sondern immer nur reduziert werden.

Gestufte Rehabilitation

Die Schwierigkeit liegt darin, daß diese Reduktion den Fortschritt im Resozialisierungsprozeß begleiten, also bei jedem Patienten in einem verschiedenen Ausmaß hergestellt werden müßte. Wir haben in Frankfurt versucht, dieser Schwierigkeit dadurch zu begegnen, daß wir eine in mehrerer Hinsicht gestufte Rehabilitation betreiben. In dieser steigen von Stufe zu Stufe die Anforderungen, die Art der Realität nähert sich immer mehr der Wirklichkeit draußen, Protektion und Toleranz werden zurückgenommen, der Streß vergrößert und immer möglichst an der Grenze dessen gehalten, was gerade noch bewältigt wird. Die Stufung charakterisiert sich zunächst äußerlich dadurch, daß schon die sozialpsychiatrische Abteilung in sich gestuft ist. Wir übernehmen Patienten von den geschlossenen Stationen oft zunächst nur tagsüber, als sogenannte Probeaufnahmen. Nach der endgültigen Übernahme besteht die Möglichkeit einer weiteren Stufung in Gestalt eines Durchgangs über die offenen Stationen in

die halbstationären Einrichtungen der Tages- und Nachtklinik. Auch innerhalb des soziotherapeutischen Programms haben wir Stufungen eingeführt, z.B. in Form gestufter Gymnastikgruppen, vor allem aber in Gestalt des Wechsels von der Beschäftigungs- zur Arbeitstheorie. In erster operieren wir bewußt mit einer noch realtiv breiten Toleranz gegenüber Widerständen, Abwehrmechanismen und pathologischen Verhaltensweisen. Dagegen werden in der Arbeitstherapie, die von vielen Patienten als Vorstufe zur Entlassung angesehen wird und deren Ausprägung als ausgesprochene Übungsinstitution zur Vorbereitung auf den wieder aufzunehmenden Beruf unbestritten ist, bereits nicht unerhebliche Anforderungen vor allem in zeitlicher Hinsicht gestellt.
Unsere Erfahrungen haben uns generell gelehrt, daß zwar gewisse Prinzipien und allgemeine Richtlinien, etwa im Sinne der Abhebung der Soziotherapie von der Psychotherapie notwendig und fruchtbar sind und unseres Erachtens allein ein praktikables und ehrliches Behandlungsmodell begründen können. Sie haben uns aber auch gelehrt, daß diese Prinzipien niemals starr gehandhabt werden können und dürfen. Jede Orthodoxie in der Anwendung einer Methode verbietet sich angesichts der Tatsache, daß auch der kranke Mensch ein Individuum und damit niemals auch nur mit einem einzigen Mitkranken gleichzusetzen ist. Dies gilt insbesondere für die pathologischen Verhaltensweisen selbst, die nicht ausschließlich auf letzten Endes immer gleiche Ursachen zurückgeführt werden können. Eine sozialpsychiatrische Einheitstherapie ist daher so wenig möglich, wie es eine psychiatrische Einheitserkrankung gibt.
Auch unser Vorgehen beinhaltet daher Kompromisse. So verzichten wir auch in der Soziotherapie keineswegs auf Dynamik, sondern versuchen zunehmend zu lernen und auch den nichtärztlichen Mitarbeitern zu demonstrieren, wie man sie vorsichtig benutzen und soziotherapeutisch fruchtbar machen kann. Wir verzichten auch nicht auf Besprechungen von Schwierigkeiten, die durch in ihrer Motivation unerkannte Reaktionen von Teammitgliedern auf das Verhalten von Patienten oder von anderen Mitarbeitern zu Störungen und therapeutischen Mißerfolgen führen. Wir vermeiden aber ein Vorgehen, welches auf Dynamik um jeden Preis zielt. Denn diese erwies sich uns als leere Dynamik, deren Rechtfertigung etwa durch die Vorstellung, ein autokathartischer Charakter von Affektentladungen sei in jedem Falle bereits eine Therapie, wir nicht folgen können und deren Preis fortwährender schwerer Störungen und Spannungen im Abteilungsleben uns in jedem Falle zu hoch scheint. Wir haben uns immer bemüht, auch hier jeweils nach Sinn und Stellenwert von Mechanismen zu fragen, die doch nur dann therapeutisch sein können, wenn sie bewußt eingesetzt und wenn sie durchsichtig gemacht werden können. Zu einer geringeren Lebendigkeit unter unseren Patienten und zu mangelnder Spontaneität in unserem Team hat diese Zurückhaltung nie geführt.

Soziotherapie als Conditionierung

Die geschilderte Abhebung der Soziotherapie gegenüber der Psychotherapie mag trotz der bisherigen Argumentation aus mehreren Gründen nicht befriedigen. Zunächst ist ihr eigen, daß sie letztlich von der Psychotherapie, also negativ bestimmt ist. Abgrenzungen und Beschreibungen von Korrelationen allein können aber eine Sache nicht bestimmen.
Es darf auch nicht vergessen werden, daß Soziotherapie, wie es z.B. in allen sozialistischen Staaten mit Erfolg geschieht, auch ohne Begleitung und Verwebung in eine Psychotherapie in unserem Sinne getrieben wird. Wenn ihr aber keine Psychotherapie als adäquates Medium

der intrapsychischen Realität gegenüber steht, dann kann sie offenbar auch durch die Definition als Verkörperung von Außenrealität nicht ausreichend bestimmt werden. Denn es bleibt dann völlig unbegreiflich, wie eine solche Realität eine Therapie sein soll.

Fragen wir noch einmal, was in der Soziotherapie geschieht: Der Patient soll in ihr lernen, sich an die Realität der Umwelt anzupassen, zu welcher die Existenz von Sozialpartnern in hervorragendem Maße gehört. Er wird vom Arzt und den nichtärztlichen Teammitgliedern angeleitet und angeregt, an den Aktivitäten teilzunehmen, deren Sinn ihm immer wieder erklärt wird. Dabei ist das Mitmachen und Vormachen, etwa in Form von Hilfe und Belehrung in der Beschäftigungstherapie ein wesentliches Element. In der Arbeitstherapie wird durch den Versuch zunehmender Leistungssteigerung eine Anpassung an die Realität der Berufswelt erstrebt und diese Anpassung durch eine ins Gewicht fallende Bezahlung angesprochen. Der Patient lernt in den Diskussionsgruppen, so sagten wir, affektive Spannungen zu ertragen und sich sachbezogen zu verhalten. Er gewöhnt sich in der Beschäftigungstherapie wieder daran, sich einer Aufgabe zuzuwenden und überhaupt wieder tätig zu sein, er übt in der Arbeitstherapie, Anforderungen an Stetigkeit und Ausdauer wieder gerecht zu werden. Und alle Aktivitäten sind so gestaltet, daß sie dem therapeutischen Team gestatten, den Anpassungsprozeß zu unterstützen, gesunde Tendenzen beim Patienten zu fördern und zu ihrer Verstärkung beizutragen, pathologische Verhaltensweisen regulierend und unter Hinweis auf allgemeine Wertgeltungen zu hemmen und durch Vorleben eines normalen Verhaltens dem Patienten den Weg aus seinen Störungen heraus und auf das Entlassungsziel der Adaptation hin zu bahnen.

Lernen, anpassen, üben, gewöhnen, anleiten, belehren, hemmen, verstärken, bahnen — schon das Vokabular einer solchen banalen Schilderung verleitet dazu, eine Lösung unseres Problems auf einem Weg zu suchen, der mit den einer dynamischen Methodik zugrunde liegenden Theorien nicht gangbar ist. Es drängt dazu, das Wesentliche soziotherapeutischen Handelns methodisch als Conditionierung zu verstehen und sich als theoretischer Grundlagen naturwissenschaftlicher Lerntheorien zu bedienen. Denn diese laufen, wie Eyferth dargelegt hat, alle auf den Versuch hinaus, Lernen als Anpassung und Anpassung, auch soziale Anpassung, als Lernprozeß zu begreifen.

Auf einem solchen Begreifen von Soziotherapie als einer im wesentlichen conditionierenden therapeutischen Methode basieren ja nicht nur praktisch alle in den sozialistischen Ländern in reicher Form existierenden sozialpsychiatrischen Einrichtungen, sondern auch manche Institutionen in lateinischen Ländern, die zumindest indirekt von einem modifizierten Marxismus beeinflußt sind und auf einer Bewußtseinstheorie aufbauen, die psychopathologische Phänomene als Resultanten gesellschaftlicher Prozesse sieht und deren Beseitigung erstreben durch übende Integration in ein spannungsfreies, Entfremdungserscheinungen vermeidendes Gesellschaftsmodell, eben die sozialpsychiatrische Einrichtung. Es dürfte nur ein Vorteil für mögliche Theorienbildungen sein, wenn eine solche Forschungsrichtung nicht ideologisch verstellt ist. Sie bräuchte sich auch bei einem Ausklammern psychoanalytischer Betrachtungsweisen nicht ebenso einseitig etwa auf Pawlow zu stützen, sondern wird sich neben den Forschungsergebnissen älterer Anpassungstheoretiker wie Bechterew, Thorndike und Watson vor allem auf die Ergebnisse neuer Lerntheorien stützen, wie sie etwa mit den Namen Tolman, Hull, Skinner und Mowrer verbunden sind.

Es mag bei dem augenblicklichen Stand der Diskussion in der Sozialpsychiatrie in Deutschland unüblich sein, Soziotherapie methodisch als Lernprozeß zu verstehen. Die quantitativ feststellbare Bevorzugung psychoanalytischer und quasi-analytischer Theorien zur Erfassung einer doch auf der Grundlage der Empirie entwickelten therapeutischen Methode kann aber unseres Erachtens dann mit Recht als Einseitigkeit angesehen werden, wenn diese Theorie zu einer befriedigenden Erklärung therapeutischer Verfahren nicht ausreicht, die in jeder sozialpsychiatrischen Einrichtung und unabhängig von der theoretischen Einstellung ihrer Initiatoren tatsächlich angewandt werden.

Es scheint uns bei einer solchen Bestimmung der Soziotherapie auch eher möglich, die Psychotherapie abzugrenzen und deren Eigenständigkeit deutlicher hervortreten zu lassen. Die exakte theoretische und methodische Unterscheidung beinhaltet ja keineswegs Unvereinbarkeit in der Praxis: Dynamik und Conditionierung schließen sich nicht aus, sie ergänzen sich und können sich sogar gegenseitig voraussetzen. Soziotherapie und Psychotherapie stehen dann in einem ähnlichen Verhältnis zueinander wie somatische Behandlungsmethoden zu allen unmittelbar der psychischen Störung sich zuwendenden Heilverfahren. Wie dort können auch hier soziotherapeutische Methoden der Psychotherapie den Weg bahnen, indem erst sie den Patienten überhaupt instandsetzen, das nötige Minimum an Aktivität und Zugänglichkeit aufzuweisen, wie es für jede Psychotherapie unumgänglich ist. Und die Psychotherapie kann und wird dort eingreifen, wo die bloße Conditionierung und die in der Soziotherapie nur begrenzt mögliche Dynamik nicht ausreichen, eine Psychotherapie aber noch Hoffnung läßt, den Patienten dem Ziel unserer Bemühungen, seiner Rehabilitation näher zu bringen.

Literatur

Battegay, R.: Gruppenpsychotherapie und modernes psychiatrisches Spital. Nervenarzt **36**, 250—253 (1965).

Bister, W.: Bemerkungen zur psychoanalytisch orientierten Therapie bei Schizophrenen. Psyche (Stuttg.) **14**, 360—381 (1960).

Boenheim, C.: Expansion of the group-psychotherapy program in mental hospitals. Ref. 3. Int. Kongr. Gruppenpsychotherapie, Mailand 1963.

Bräutigam, B.: Arzt und Patient in der psychotherapeutischen Situation. Jb. Psychol. Psychother. **7**, 27—38 (1960).

Cajuaco, G. C.: Die Forschungsarbeit in der Gruppentherapie. Ihre Probleme, Methoden und Aufgaben. Psyche (Stuttg.) **14**, 524—537 (1960).

Crew: zit. n. Strotzka, H.: Sozialpsychiatr. Untersuchungen. Wien: Springer 1958.

Elsässer, G.: Analytische Psychotherapie in psychiatrischen Krankenabteilungen. Z. Psychother. med. Psychol. **10**, 193—199 (1960).

Eyferth, K.: Lernen als Anpassung. Handb. Psychol. Bd. I./2. S. 76—117.

— Das Lernen von Haltungen. Handb. Psychol. Bd. I./2. S. 347—370.

Foulkes, S. H.: Psychotherapy and group psychotherapie. In: A. L. Kadis, J. D. Krasner, and Ch. Winck: A practicum of group psychotherapy. New York: Hoeber 1963.

— Theoretische und praktische Grundlagen der analytischen Gruppenpsychotherapie. Z. Psychother. med. Psychol. **10**, 229—237 (1960).

Häfner, H.: Soziale Rehabilitation. Nervenarzt **35**, 242—247 (1964).

— Über die Rehabilitation jugendlicher Schizophrener. Fortschr. Med. **83**, 541—546 (1965).

— Ein sozialpsychologisch-psychodynamisches Modell als Grundlage für die Behandlung symptomarmer Prozeßschizophrenien. Sozialpsychiatrie **1**, 33—37 (1966).

Hull, C. L.: The conflicting psychologies of learning — a way out. Psychol. Rev. **42**, 491—516 (1935).

Jones, M.: Group psychotherapy and the therapeutic community. Amer. J. Orthopsychiat. **32**, 240—242 (1962).

Langen, D.: Schwierigkeiten beim Beginn einer Gruppentherapie. Z. Psychother. med. Psychol. **10**, 65—70 (1960).

Moreno, J. L.: Die Grundlagen der Soziometrie. Köln-Opladen: Westdtsch. Verlag 1954.

— Gruppenpsychotherapie und Psychodrama. Einleitung in die Theorie und Praxis. Stuttgart: Georg Thieme 1959.

Müller, C. M. (zus. mit Müller, C.): Psychotherapie. In: Die Therapie der Schizophrenen. Psychiatrie der Gegenwart, Bd. II. Berlin: Springer 1960.
Mullan, H., and Rosenbaum, M.: Group psychotherapy. New York: Free Press of Glencoe 1962.
Racamier, P. C.: Psychothérapie psychanalytique des psychoses. Paris: Press Univ. 1956.
Rogers, C.: zit. n. Wolf, A.: The psychoanalysis of groups. Amer. J. Psychother. **3**, 525—558 (1949); **4**, 16—50 (1950).
Schindler, W.: Transference and counter-transference in family-pattern group psychotherapy. Acta psychother. Suppl. **3**, 345—354 (1955).
Sivadon, P.: Les activités de group à l'hopital psychiatrique. Ann. méd.-psych. **105**, 222—232 (1947).
— L'évolution de l'assistance psychiatrique. Techniques hospitalières **12** (1948).
— Faut-il supprimer la loi de 1938 sur les Aliénés? Inform. Psychiat. **10**, 409—422 (1954).
Skinner, B. F.: Review of Hull's principles of behavior. Amer. J. Psychol. **57**, 276—281 (1944).
Slavson, S. R.: Analytic group psychotherapie. New York: Columbia University Press 1951.
Stokvis, B.: Grundlagen und derzeitige Situation der Gruppenpsychotherapie. Z. Psychother. med. Psychol. **10**, 129—140 (1960).
Tolman, E. C.: There is more than one kind of learning. Psychol. Rev. **46**, 144—155 (1949).
von Zerssen: Stationäre Gruppenpsychotherapie mit relativ jugendlichen Schizophrenen. Psyche (Stuttg.) **18**, 533—545 (1965).
— und Häfner, H.: Das Zusammenwirken von Soziotherapie, individueller Psychotherapie und somatischer Therapie auf einer psychiatrischen Rehabilitationsstation. In: 3. intern. Symposium f. Psychotherapie d. Schizophrenie, Lausanne 1964. Basel-New York: Karger 1965.
Weitere Arbeiten mit verwandter Thematik s. im Literaturverzeichnis des Beitrages von Häfner. Sozialpsychiatrie **2**, 33—37 (1966).

Gemeindenahe psychiatrische Krankenversorgung
Von der Asylierung zur Integration

Die Entwicklung wirksamer somatischer Behandlungsmethoden und die konsequente Anwendung von Soziotherapie und Psychotherapie haben in den vergangenen zwei Jahrzehnten zu einer grundlegenden Veränderung der Psychiatrie geführt. Die Resignation der Therapeuten, die sich seit Beginn des 19. Jahrhunderts in Asylierung und Isolierung der psychisch Kranken in riesigen Ghettos niederschlug, gehört der Vergangenheit an. Heute ist die soziale Reintegration der Kranken Behandlungsziel. Die psychiatrischen Krankheiten sind chronische Leiden geblieben; aber ihre Chronizität äußert sich nur noch „ganz ausnahmsweise in dem Sinne, daß die Kranken ihr ganzes Leben in einer Institution verbringen. Entweder werden sie nach kürzerer Zeit in ambulante Behandlung entlassen, oder sie kommen in Tagesbehandlung, oder sie werden dann und wann in kürzeren Perioden wiederaufgenommen. Der früher existierende Abgrund zwischen akut und chronisch hat heutzutage wenig Sinn, um so weniger, als die jetzt zur Verfügung stehenden Behandlungsmöglichkeiten für die ‚Chronischen' ebenso wichtig sind wie für die Akuten. Eine Sequestrierung der ‚Chronischen' nach therapeutisch weniger aktiven Sonderinstitutionen ist nicht nur inhuman, sondern auch zweckwidrig" (Strömgren, 1970).

Auf Grund dieser Entwicklung verlagert der Schwerpunkt der psychiatrischen Behandlung sich allmählich vom chronischen Anstaltspatienten zum ambulanten chronisch Kranken, von der intramuralen zur extramuralen psychiatrischen Krankenversorgung. Eine Kette von immer differenzierteren und immer sorgfältiger abgestuften Behandlungseinrichtungen zwischen Klinik und ambulanter Betreuung soll die schrittweise Entlassung des Patienten aus der totalen Versorgung in die stützende Nachsorge gewährleisten, ohne den Kranken oder seine Angehörigen zu überfordern. Sie sollen Rezidive auffangen, bevor eine Vollhospitalisierung notwendig ist, und die Dauerexistenz des behinderten psychisch Kranken zwischen völliger Unabhängigkeit in der Gesellschaft und totaler Abhängigkeit im Krankenhaus möglich machen. Solche teilstationären Einrichtungen sind Tages- und Nachtkliniken, Tagesstätten, Wohn- und Übergangsheime, beschützende Wohngemeinschaften, beschützende Arbeitsplätze und Betriebe.

Der Bedarf an teilstationären Behandlungsplätzen wird, wie die internationale Entwicklung zeigt, aus therapeutischen, wirtschaftlichen und personalökonomischen Gründen zunehmen. Garratt u. Mitarb. stellten bereits 1958 anläßlich der Untersuchung von fast 4000 Patienten der psychiatrischen Krankenhäuser Birminghams fest, daß nur 13% der Kranken der Leistungen einer Klinik in vollem Umfange bedurften. Cooper u. Early (1961) trafen die gleiche Feststellung für die Hälfte der chronischen Krankenhauspatienten des Glenside-Hospital in Bristol. In einer Denkschrift des Vereines Baden-Württembergischer Krankenhauspsychiater (1971) heißt es, daß 20—40% der chronischen Patienten der Landeskrankenhäuser in Heimen versorgt werden könnten. Auch die Tagesbehandlung wird eine beträchtliche Ausweitung erfahren. In England wurden 1968 schon 35000 psychisch Kranke in Tageskliniken versorgt

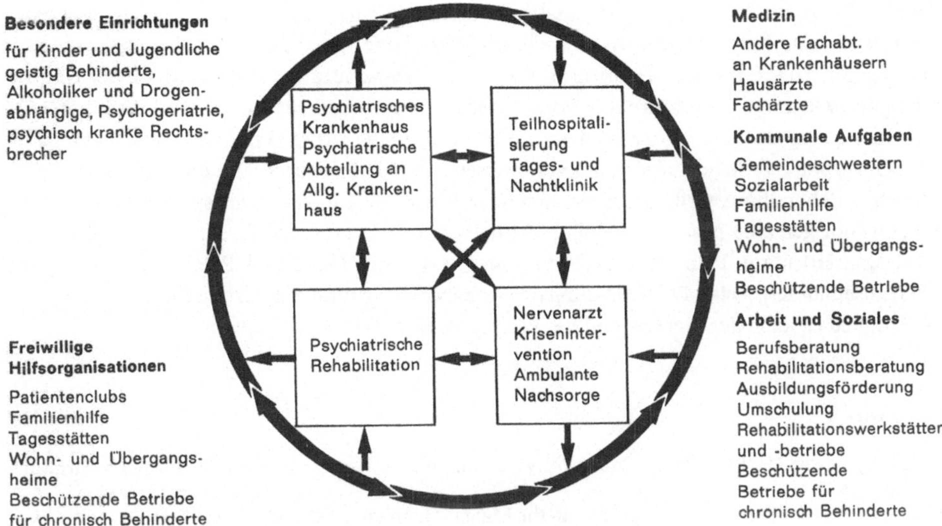

Abb. 2. Schematische Darstellung eines psychiatrischen Gemeindezentrums und seiner Verflechtung mit anderen medizinischen und sozialen Bereichen

(Freudenberg, 1969) — 20% aller stationär behandelten psychiatrischen Patienten. Strömgren (1970) betont, daß man diese Entwicklung beim Bau neuer psychiatrischer Abteilungen berücksichtigen muß, indem man die spätere Umstrukturierung von Bettenstationen in Tag- oder Nachtabteilungen einplant. Die Komplexität eines in dieser Weise abgestuften und differenzierten Behandlungssystems läßt sich am besten mit Hilfe eines Schemas darstellen. Dabei ist zu beachten, daß für besondere Gruppen von Kranken besondere, ähnlich differenzierte Behandlungseinrichtungen erforderlich sind, etwa für geistig behinderte, psychisch kranke Kinder und Jugendliche, psychogeriatrisch Kranke, Alkoholiker und Süchtige sowie psychisch kranke Rechtsbrecher.

Es versteht sich, daß eine solche Psychiatrie gemeindenah sein muß. Die effektive Ausnützung ihrer Institutionen verlangt das ebenso wie ihr Behandlungsziel. Die Kontinuität der Behandlung von akut und chronisch Kranken und die soziale Wiedereingliederung von Rehabilitanden können nur dann optimal sein, wenn sie am Zentrum des sozialen Lebens der Patienten ansetzen, wenn sie in der Nähe seines Wohnortes lokalisiert sind. Das geschieht z.B. durch psychiatrische Gemeindezentren mit den entsprechenden stationären, teilstationären und sozialen Einrichtungen, die sich um bestehende allgemeine Krankenhäuser gruppieren und die Verantwortung für die lückenlose psychiatrische Versorgung eines begrenzten Bezirks (Sektorisierung) übernehmen (vgl. May, 1968). Susser vermittelt in dem unten wiedergegebenen Beitrag Richtlinien für eine solche gemeindenahe psychiatrische Krankenversorgung, die unter seiner Mitwirkung in der mittelenglischen Stadt Salford weitgehend realisiert worden sind.

Die Community Psychiatry ist in England und den USA wesentlich weiterentwickelt als in der Bundesrepublik (vgl. z.B. Williams u. Ozarin, 1968; Bellak, 1969; Roberts u. Mitarb., 1969; Mechanic, 1969; Finzen, 1972). Ihre bisherige Entwicklung ist vor allem in den USA nicht unumstritten; das hat jedoch in erster Linie sozialpolitische Ursachen (vgl. Kolb u.

Mitarb., 1970); die Community Psychiatry ist nicht geeignet, naive Hoffnungen zu erfüllen. Die vollständige Reintegration wird auch mit ihrer Hilfe nur für einen Teil der psychisch Kranken zu erreichen sein; den übrigen wird sie so viel Schutz wie nötig und so viel Unabhängigkeit wie möglich vermitteln müssen. Aber niemand würde heute auf die Idee kommen, zur alten Form der psychiatrischen Krankenversorgung zurückkehren zu wollen (Wing). Die Schwerpunktverlagerung von der stationären zur teilstationären und ambulanten psychiatrischen Behandlung wirft natürlich auch neue Probleme auf. Darunter spielt die Belastung der Angehörigen eine besondere Rolle. Mit diesem Fragenkreis haben sich neben Ferguson (1961) und Hoenig u. Hamilton (1969) vor allem Jaqueline Grad und Peter Sainsbury (z.B. 1968) auseinandergesetzt. Die Belastung der Angehörigen durch ein psychisch krankes Familienmitglied ist auch der Gegenstand der vorliegenden Arbeit Sainsburys.

Literatur

Bellak, L., Barten, H.: Progress in Community Mental Health. New York-London: Grune & Stratton 1969, 1972.

Cooper, A. B., und Early, D. F.: Evolution in the Mental Hospital. Brit. med. J. **1961 I**, 1600.

Ferguson, R. S.: Side-Effects of Community Care: Lancet **1961 I**, 931.

Finzen, A.: Die Psychiatrie in England. Arch. Wiss. Prax. soz. Arbeit **2**, 146—156 (1971).

Finzen, A.: Dezentralisierung der psychiatrischen Krankenversorgung — notwendige Strukturreform oder unrealistisches Wunschdenken. Nervenarzt **43**, 37—44 (1972).

Freudenberg, R. K.: Die Organisation des Gesundheitsdienstes auf psychiatrischem Gebiet in England, Referatesammlung der Gütersloher Fortbildungswoche 1969.

Garratt, F. N., Lowe, C. R., McKeown, R.: Institutional Care of the Mentally Ill. Lancet **1958 I**, 682.

Grad, J., Sainsbury, P.: The Effect that Patients have on their Families in a Community Care and a Control Psychiatric Service — A Two Years Follow—Up. Brit. J. Psychiat. **114**, 265—278 (1968).

Häfner, H.: Leitlinien für eine Modernisierung der psychiatrischen Krankenversorgung in der Bundesrepublik. Arch. Wiss. Prax. soz. Arbeit **2**, 1 (1971); und Bundestagsdrucksache VI, 474, 1970.

Hoenig, J., Hamilton, M. W.: The De-Segregation of the Mentally Ill. London: Routledge 1969.

Kolb, L.: Community Mental Health Centers, Int. J. Psychiat. 1970, 283—93; diskutiert von G. W. Albee, M. Gorman, R. Kunnes, A. Mesnikoff, B. Pepper, pp. 293—328.

May, A. Principles of Organisation, The Planning of Mental Health Services, WHO-Seminar 1968 in Madrid, Euro 0391, 26—28.

Roberts, L. M., Halleck, L., Loeb, M. B.: Community Psychiatry. New York: Anchor Books 1969.

Sim, M.: Hilfe für den psychisch Kranken — Grundriß der Sozialpsychiatrie; mit einem Beitrag über Situation und Entwicklungstendenzen der psychiatrischen Krankenversorgung in der Bundesrepublik von A. Finzen. Stuttgart: Ev. Verlagswerk 1971.

Strömgren, E.: Zur institutionellen und personellen Organisation sozialpsychiatrischer Dienste aufgrund bisheriger Ergebnisse epidemiologischer Forschung, Vortrag Kongr. der DGPN, Bad Nauheim 1970.

Verein baden-württ. Krankenhauspsychiater: Zur Versorgung psychisch Kranker in Baden-Württemberg, Freiburg 1971.

Williams, R. H., Ozarin, L. D.: Community Mental Health. San Francisco: Jossey-Bass 1968.

Leitlinien für eine gemeindenahe Psychiatrie

Von MERVYN SUSSER

Seit Jahrhunderten haben die Ärzte versucht, psychische Störungen als organische Krankheiten zu erklären. Sie haben nach versteckten Ursachen gesucht und Krankheitsbilder, ihren Verlauf und ihre Behandlung beschrieben. Sie mußten dabei mit dem Volksglauben an Hexerei, an religiöse Personifikationen des Übels und mit Philosophien konkurrieren, die die Welt als gegeben und menschliches Verhalten als vorherbestimmt hinnahmen. Die Wissenschaften haben sich durchgesetzt: Heute sind sich alle psychiatrischen Schulen darüber einig, daß der psychisch gestörte Patient eine Krankheit mit erforschbaren Ursachen hat. (Einige neuere Autoren haben das medizinische Modell psychischer Krankheiten neuerdings wieder in Frage gestellt [1]. Unter dem Oberbegriff Psychopathologie werden inzwischen manchmal sogar soziale Probleme wie Verbrechen, amoralisches Verhalten und Eheschwierigkeiten der Medizin subsummiert. Eng verbunden mit dem Vorherrschen der medizinischen Interpretation psychischer Störungen in der britischen Gesellschaft ist der Wandel der psychiatrischen Krankenversorgung.

Wenn man psychische Störungen als Krankheiten auffaßt, hat das weitreichende soziale Konsequenzen. Krank sein ist nämlich mehr als eine Angelegenheit von Krankheit und Funktionsstörung. Der kranke Mensch hat einen besonderen Status: eine besondere soziale Stellung, von der sich eine spezifische soziale Rolle, die Rolle des Kranken, herleitet [2, 3]. Dieser besondere Status befreit ihn von den meisten seiner sozialen Pflichten und verleiht ihm den Anspruch auf die Hilfe seiner Mitmenschen. Er muß lediglich nach Kräften zu seiner Wiederherstellung beitragen. Die Gründe für die Gewährung solcher Privilegien hängen nicht nur von der Tatsache der Erkrankung als solcher ab. Denn einige Krankheiten, wie Unterernährung oder Bronchitis, führen in einigen Gesellschaften zur Zuerkennung der Krankenrolle, in anderen dagegen nicht. Das soziale Verhalten eines kranken Menschen wird auf diese Weise von der Gesellschaft bestimmt; und Kranksein im sozialen Sinne und Krankheit müssen sich nicht decken. Die Maßstäbe für die Zuerkennung der Krankenrolle werden durch die sozialen Werte und Maßstäbe der jeweiligen Gesellschaft bestimmt [4]. Auf der Grundlage dieser Werte können psychische Störungen als übernatürlich sozial akzeptiert oder als abweichendes Verhalten abgelehnt werden. Wenn depressive Kranke in Ghana behaupten, sie betrieben Zauberei, so wird es als Feststellung einer Tatsache hingenommen [5]. Demgegenüber wird das hypochondrische Verhalten Depressiver von der Mittelschicht in Sussex schlecht toleriert [6]. Überkommene Methoden der Bewältigung psychischer Störungen fließen in die geltenden sozialen Normen ein; sie können daher bei der Behandlung psychischer Krankheiten nicht ignoriert werden.

In einer Gesellschaft, die psychische Störungen als Krankheiten auffaßt, kann entsprechend behinderten Personen die Stellung des Kranken mit ihren sozialen Privilegien zuerkannt werden. In England hat die Mental-Health-Act von 1959 den Rahmen für die Integration der psychiatrischen Krankenversorgung in die Medizin geschaffen. Die Patienten, die an psychiatrische Institutionen überwiesen werden, gelten als krank. Daraus folgt die Erwartung, daß sie ärztlich behandelt werden, und daß sich ihr Zustand bessere. Die Institutionen sind in erster Linie Behandlungseinrichtungen; der Verwahrung von Patienten dienen sie nur am Rande. Der Patient mag nicht immer freiwillig kommen wie beim Idealtyp der Krankenrolle. Aber man geht davon aus, daß er es tun würde, wenn seine Krankheit ihn nicht daran hinderte, seine Behandlungsbedürftigkeit zu erkennen. Dieses Konzept hat das medizinische Denken so tief durchdrungen, daß einige Ärzte nicht zwischen Behandlung und Verwahrung von Patienten unterscheiden, die gegen ihren Willen aufgenommen wurden.

Das Gesetz hat sich auf das Schicksal der psychisch Kranken ausgewirkt. Zahlreiche Patienten, die früher über lange Zeit festgehalten worden wären, leben heute frei von Zwang in der Gemeinschaft. Die gewaltige Abnahme der durchschnittlichen Verweildauer in den psychiatrischen Krankenhäusern belegt das [7]. Dieser Wandel kann nicht den Medikamenten allein zugeschrieben werden, denn er begann vor ihrer Einführung [8]. Aus einigen Ländern, in denen dieselben Medikamente angewendet werden, sind vergleichbare Änderungen nicht bekannt. Die Psychosen treten heute oft als Serie akuter Episoden mit symptomfreien Intervallen auf und nicht als chronisch progredienter Zustand. In Salford kommen auf jede neu aufgenommene Schizophrenie 6, auf jede endogene Depression 2—3 Episoden [9].

Es ist zu erwarten, daß das veränderte Schicksal psychiatrischer Patienten in der Gesellschaft Einfluß auf ihr Verhalten hat, soweit es von den zugrunde liegenden psychopathologischen Prozessen unabhängig ist. Wir wissen nicht, in welchem Ausmaß äußere Umstände akute psychotische Episoden auslösen können; aber während der Remission und bei weniger ernsten Formen psychischer Krankheiten spielen sie sicher eine wichtige Rolle. Es ist nachgewiesen, daß Status und Rolle des Patienten in der Familie, am Arbeitsplatz und anderswo seine Fähigkeit beeinflussen, sich in der Gesellschaft zu behaupten und durchzusetzen. In psychiatrischen Krankenhäusern sind z. B. charakteristische Reaktionen auf die sozialen Bedingungen beschrieben worden: Anstaltsartefakte (Institutional Neuroses) sind im Krankenhaus alten Stils eine Form der Anpassung an das autoritäre System, die administrative Struktur und die Rollenverteilung im Rahmen der Institution [10, 11, 12].

Bei psychischen Störungen ist es besonders schwierig, Reaktionen auf soziale Bedingungen von Krankheitssymptomen zu unterscheiden, weil die Diagnose ohne die Möglichkeit zum Rückgriff auf ein organisches Substrat sich in jedem Fall auf die Beobachtung von Verhalten stützt. Für die Behandlung psychischer Krankheiten ist die Unterscheidung zwischen beiden jedoch von Bedeutung. Die Verhältnisse in der Gesellschaft können ebenso wie im Krankenhaus charakteristische Reaktionen auslösen, obwohl diese wahrscheinlich eher den allgemeinen Verhaltensnormen der Gesellschaft entsprechen. Die gemeindenah ausgerichtete Psychiatrie versucht, den sozialen Raum auszuweiten, in dessen Grenzen der Patient möglichst normale Verhaltensformen erlernen oder wieder aufnehmen kann. Zu diesem Zweck greift sie auf Gruppen und Institutionen zurück, die den Lernprozeß durch Vermittlung von kontrollierter Erfahrung, Toleranz und positiver Zuwendung unterstützen sollen.

Solche Erfahrungen sollen vorzugsweise freiwillig sein; aber manchmal ist Zwang nicht zu umgehen. Unter diesem Aspekt kann die Krankenhausaufnahme adäquater Bestandteil einer gemeindenahen Psychiatrie sein. Sie vermittelt eine Änderung der gesamten Situation; sie wirkt schockierend auf den Patienten und zwingt ihn, seine Lage und seine Beziehungen zu seinen Mitmenschen neu zu gestalten oder zumindest zu überdenken. Das gleiche gilt für die soziale Umwelt des Patienten. Die Reaktion auf den Schock der Krankenhausaufnahme ist

unterschiedlich [10]. Bei der Beurteilung ihres Effekts muß sie gegen den Einfluß von Medikamenten und Elektrokrampftherapie abgewogen werden. Allerdings bestehen nur dürftige Gründe, von irgendeiner spezifischen Behandlungsform Langzeitwirkungen zu erwarten.
Kritische Leser mögen fragen, welchen praktischen Beitrag zur Therapie diese theoretische Betrachtung leistet. Viele Psychiater sind im Hinblick auf die Prognose psychischer Erkrankungen pessimistisch, pessimistischer als Ärzte, die körperlich Kranke behandeln. Die meisten Ärzte haben wenig Schwierigkeiten, den Optimismus und den Glauben an sich selber aufrechtzuerhalten, der für die erfolgreiche Ausfüllung der ärztlichen Berufsrolle erforderlich ist. Ein Vergleich der tatsächlichen Behandlungsergebnisse legt nahe, daß die optimistische Haltung dieser Ärzte einerseits vielleicht auf kurzfristige Therapieerfolge, andererseits auf den Mangel an Informationen über ihre entlassenen Patienten zurückzuführen ist, von denen viele sterben und schweigen. Bei einer Untersuchung in Schottland zeigte sich, daß nur ungefähr 50% der Patienten zwei Jahre nach ihrer Entlassung von internistischen Stationen nachhaltig gebessert waren; etwa 25% waren nie wieder arbeitsfähig geworden; weitere 25% waren verstorben [13]. Zum groben Vergleich könnte man eine Nachuntersuchung schizophrener Patienten ein Jahr nach ihrer Entlassung aus einem Londoner Krankenhaus heranziehen: 25% von ihnen waren beruflich gut eingegliedert; 25% waren gut eingegliedert, hatten zwischenzeitlich aber wieder aufgenommen werden müssen; und etwa 50% waren nur unregelmäßig berufstätig [14].
Der entscheidende Unterschied zwischen Psychiatrie und innerer Medizin ist der, daß die meisten Patienten mit chronischen psychiatrischen Krankheiten viele Jahre überleben und die Überlebensraten sich fortwährend verbessern. Mit der Zunahme ihrer Zahl gewinnt die Theorie von der sozialen Rolle des Kranken zunehmend an Bedeutung. Sie kann uns helfen, die Bedingungen zu erkunden, die die sozialen Rollen, welche für den Patienten verfügbar sind, verändern, ausweiten und in anderer Weise manipulieren. Vieles von dem, was die gemeindenahe Versorgung leistet, bedarf der Bestätigung durch die Empirie wie andere Behandlungsformen auch. Trotzdem ist es nur billig zu sagen, daß neue Untersuchungen ebenso viele Vorteile der Milieutherapie wie der medikamentösen Therapie gezeigt haben. Einige davon werde ich im folgenden erörtern. Die Psychiater können das Spektrum ihrer Behandlungsmethoden beträchtlich ausweiten, wenn sie soziale Bedingungen schaffen, mit deren Hilfe sie dieses neue Wissen auszunützen vermögen. Außer bei rasch progredienten organischen Krankheiten braucht die Arbeit psychiatrischer Institutionen nur selten noch als bloße Fürsorgemaßnahme betrachtet zu werden.

Die Wandelbarkeit der sozialen Situation

Die Faktoren, die die soziale Leistungsfähigkeit psychiatrischer Patienten beeinflussen, können in zwei Gruppen unterteilt werden. Die einen beziehen sich auf allgemeine Merkmale langandauernder Krankheiten; viele davon sind hypothetisch oder unmittelbar von Beobachtungen abgeleitet. Die anderen beziehen sich auf spezifische Kennzeichen psychischer Störungen, von denen die meisten durch besondere Untersuchungen und kontrollierte Beobachtungen nachgewiesen worden sind.

Allgemeine Faktoren

Obwohl der bettlägerige Patient in industriellen Gesellschaften seit langem bekannt ist, stellt der ambulante chronisch Kranke ein relativ neues Phänomen dar. Die Rolle des ambulanten

Kranken konfrontiert die Gesellschaft mit einem Problem der Anpassung: denn sie entspricht nicht dem Stereotyp der Vergangenheit [15]. Der chronisch ambulante Patient ist weder offensichtlich krank noch gesund; und das nicht nur vorübergehend sondern dauernd. Auf Grund seiner anhaltenden teilweisen Behinderung kann er sich zahlreichen Pflichten des täglichen Lebens entziehen. Es ist deshalb nicht selten, daß seine Angehörigen oder andere, die sich an seinem Ausnahmestatus stören oder unter ihm leiden, ihm mit Mißtrauen begegnen: „Wenn er krank ist, warum spricht er dann nicht auf die Behandlung an?"
Die Rolle des ambulanten chronisch Kranken stellt Familienangehörige und Gesellschaft vor ein weiteres Dilemma, das keineswegs auf die Psychiatrie beschränkt ist. Bei vielen Krankheiten, einschließlich der Schizophrenie, ist es besser, den Patienten zu aktivieren, als ihn ruhen und in Passivität verharren zu lassen. Wir überfordern die Angehörigen, wenn wir von ihnen verlangen, psychische Störungen als Krankheiten anzusehen und dem Patienten gleichzeitig Dinge zu verweigern, die die Krankenrolle gewöhnlich kennzeichnen.
Ob und wann chronische Krankheit zur unmittelbaren Übernahme der Krankenrolle führt, hängt nicht nur von den körperlichen und psychischen Symptomen des Patienten ab, sondern auch von seiner sozialen Situation. Die Kernfamilie hat verhältnismäßig geringe Kraftreserven; es fällt ihr schwer, mit Krankheiten ihrer Mitglieder fertig zu werden [16]. Wird ein Elternteil krank, so ist er nicht leicht zu ersetzen. Wichtige Aufgaben können nicht erfüllt werden. Der Verlust des Vaters, des Brotverdieners, verkrüppelt die Familie wirtschaftlich. Der Verlust der Mutter bedroht sie mit der Gefahr der Auflösung. Auf der emotionalen Ebene kommt es zu Konflikten zwischen dem Bedürfnis des kranken Elternteils nach Fürsorge und ähnlichen Bedürfnissen der Kinder; die Rolle des Kindes und des Kranken können sich überschneiden und in Konkurrenz zueinander treten.
Die Möglichkeiten der Familie, ein behindertes Mitglied zu stützen, ändern sich im Laufe ihres Entwicklungszyklus. Während der Phase der Kinderaufzucht sind sie vermindert. Sie hängen darüber hinaus von der sozialen Situation der Kernfamilie ab, von den sozialen Bindungen an die Verwandtschaft und den materiellen Möglichkeiten der Gesellschaft [15, 17, 18]. Das Netz der sozialen Beziehungen kann engmaschig und begrenzt oder locker und weitverzweigt sein. Das hängt davon ab, inwieweit Heirat und Beruf Migration und Mobilität bedingen. Wenn es eng verknüpft ist, kann es fehlende materielle Reserven ersetzen.

Spezifische Faktoren

Einige der Faktoren, die bei chronischen Krankheiten ganz allgemein wirksam werden, sind bei psychischen Störungen von besonderer Bedeutung.

1. Rollenbeziehungen innerhalb der Familie

Die Rollenverteilung innerhalb der Familie schafft ein stabiles System von sozialen Beziehungen, das einem steten Entwicklungsprozeß unterworfen ist, während die Kinder größer werden. Die Bewältigung von Problemen, die Wachstum, Krankheit oder Tod mit sich bringen, kann mehr oder weniger erfolgreich sein.
Wenn eines der Familienmitglieder an einer psychischen Störung leidet, tauchen besondere Anpassungsprobleme auf. Wenn einer der beiden Ehepartner erkrankt, muß der zweite mit dem gestörten Verhalten des anderen fertig werden. Manchmal ist der Preis dafür die Auslösung einer Neurose beim gesunden Partner [19, 20]. Wenn der Mann oder die Frau sich durch Änderung der Rollenstruktur innerhalb der Ehe auf die Psychose des anderen einge-

stellt hat, entsteht leicht ein labiles Gleichgewicht. Jede zusätzliche Belastung kann dann zur Dekompensation, zum offenen Ausbruch der Krankheit führen und u. U. damit enden, daß das kranke Mitglied aus der Familie ausgeschlossen wird [21, 22].

Das Maß an Zuneigung oder Ablehnung, das dem Patienten entgegengebracht wird, spiegelt die Rollenbeziehungen innerhalb der Familie. Ablehnende Angehörige vermindern die Chancen des Patienten, sich in der Gemeinschaft außerhalb des Krankenhauses zu behaupten [23]. Qualifizierte Sozialarbeiter und gute Hausärzte können die Einstellung der Angehörigen wahrscheinlich günstig beeinflußen, wenn sie rechtzeitig eingreifen. Der unmittelbare persönliche Kontakt zwischen dem Kranken und seinen Angehörigen ist dabei von großer Bedeutung: je kürzer er andauert, desto besser sind die Behandlungsergebnisse [23]. Dazu kann man beitragen, indem man für Arbeit oder Betreuung in Tageszentren sorgt und dem Kranken eine eigene Wohnung vermittelt. Seine Prognose ist günstiger, wenn er in Untermiete oder in einem Heim lebt, als wenn er bei der negativ eingestellten eigenen Familie, in billigen Pensionen oder in anderen Asylen für Leute, die unten sind und nicht mehr dazugehören, unterkommt [24]. Die Entfernung des Patienten aus seinem Alltagsmilieu, wenn nötig die Einweisung ins Krankenhaus, kann akute häusliche Spannungen lindern, die sich unter dem Einfluß der Krankheit aufgestaut haben. Sie gewährt allen Beteiligten Zeit zum Abkühlen und zur Neuorientierung. In dieser Situation kann manchmal eine Änderung von Verhalten und Einstellungen herbeigeführt werden, bei der Familie hauptsächlich durch den Einfluß von Sozialarbeitern oder Hausärzten, bei dem Patienten vor allem durch den Psychiater. Die Rückkehr eines ausgeschlossenen Mitgliedes nach längerer Abwesenheit kann zu Schwierigkeiten bei der Neuverteilung der Familienrollen führen. Die Analogie zu den Heimkehrern aus Kriegsgefangenschaft illustriert das. Während des 2. Weltkrieges hatten die Familien kriegsgefangener Väter die Rollen von Eltern und Kindern neu verteilen müssen. So kam es, daß die Rückkehr des Vaters oft störend in bestehende Beziehungen eingriff. Frau und Kinder waren älter geworden und nicht mehr an die Autorität des Vaters gewöhnt. Seine Wiederaufnahme in die Familie erwies sich oft als schmerzhafter Prozeß, unter dem sie nicht selten zerbrach. Männer und Frauen, die besondere Rehabilitationszentren durchlaufen hatten, waren erfolgreicher bei der Bewältigung dieser Probleme. Qualifizierte Sozialarbeiter sollten imstande sein, den Familien entsprechende Hilfe zu gewähren, wenn ein Patient nach längerer Zeit nach Hause zurückkehrt.

Die Neuverteilung der Rollenbeziehungen innerhalb der Familie ist daher einer der Faktoren, die bei der Entlassung des Patienten aus dem Krankenhaus bedacht werden müssen. Die Schwierigkeiten, die zu erwarten sind, hängen von der Struktur der Familie ab, in die der Patient zurückkehrt. In der Familie ihrer Eltern haben die Patienten eine größere Chance, sich außerhalb des Krankenhauses zu behaupten als bei ihren Ehepartnern [24, 26].

2. Leistungsfähigkeit und Anspruchsniveau

Das Arrangement mit der Krankheit kann darin bestehen, daß es dem Patienten möglich wird, in der Familie zu verbleiben, ohne daß nennenswerte soziale Ansprüche an ihn gestellt werden. Beispielsweise stellte es sich heraus, daß Patienten, die in die Familie der Eltern zurückkehrten, ein beträchtlich niedrigeres soziales Funktionsniveau haben als solche, die zu ihren Ehepartnern entlassen wurden [27]. Auf Grund dieses Ergebnisses wurde versucht, die Erwartungen von Familienmitgliedern an kranke Angehörige zu messen. Man ging von der Hypothese aus, daß eine Beziehung zwischen dem Verhalten der Patienten und diesen Erwartungen besteht [26, 28, 29]. Es zeigte sich, daß das Anspruchsniveau vom normalen Status

und der formalen Rolle des Patienten innerhalb der Familie abhängt. Frauen werden mehr von Männern erwarten, die Anforderungen als Ehepartner, als Brotverdiener und als Väter entsprechen müssen als Mütter von Söhnen, die sozial abhängig bleiben können.
Es war schwer, diese Hypothese weiter zu erhärten; denn wahrscheinlich stehen die Erwartungen in einer Art Regelkreisbeziehung zu der tatsächlichen Leistungsfähigkeit. Wo anspruchsvolle Aufgaben bewältigt werden müssen, sind die Erwartungen hoch; bei niedrigem Funktionsniveau ist es jedoch wahrscheinlich, daß die Erwartungen sinken. Eine solche homöostatische Beziehung zwischen Anspruch und Leistung könnte die hohen Erwartungen erklären, die mit guter Leistungsfähigkeit einhergehen; zumal bei einer Kontrolluntersuchung einige Zeit später der Abfall in der Erwartung mit einer Erniedrigung der Leistungen einherging. Dennoch legt der Grundtenor dieser Arbeit nahe, daß psychiatrische Patienten positiv auf anspruchsvolle Rollenerwartungen reagieren. In therapeutischen Gruppen, Tagesstätten und Übergangsheimen ist es möglich, hohe Erwartungen aufrecht zu erhalten und gleichzeitig die Entfaltung der eigenen Verantwortung zu fördern.

3. *Hilfe von Angehörigen*

Krankenhausaufnahme und Verweildauer hängen von dem Maß an wirksamer sozialer Unterstützung ab, auf das die Patienten zurückgreifen können. Je nach der Art der sozialen Beziehungen, der Mobilität, dem materiellen Hintergrund oder dem Stadium des Familienzyklus [15, 30] kann die Verwandtschaft ganz fehlen oder weit verstreut leben, kann sie vorhanden und ineffektiv oder vorhanden und effektiv sein. Bei geistig Behinderten ist die fehlende Unterstützung durch Angehörige einer der wichtigsten Gründe für die Institutionalisierung [31, 32, 33].
Bei anderen psychiatrischen Patienten vermittelt der Familienstand zu einem gewissen Grad Aufschluß darüber, ob mit der Unterstützung durch Verwandte zu rechnen ist oder nicht. In psychiatrischen Krankenhäusern sind Alleinstehende, Verwitwete, Geschiedene oder Personen, die getrennt leben, überrepräsentiert [34, 35, 36]. Der Grund dafür ist bei den Geschiedenen in der Tatsache zu suchen, daß sie vermehrt an psychischen Störungen leiden. Aber die Alleinstehenden und die Verwitweten (insbesondere die verwitweten Männer) kommen wegen fehlenden sozialen Rückhaltes häufiger zur Aufnahme als andere [8].
Häufige Besuche im Krankenhaus sind ein Zeichen wirksamer Unterstützung durch die Angehörigen. Bis vor kurzem korrelierte die Besuchsfrequenz bei Schizophrenen mit den Entlassungsaussichten [37]. Mit dem Anstieg der Entlassungsraten ist diese Beziehung allerdings verschwunden. Auch wo das Interesse der Angehörigen am Patienten ähnlich groß ist, treten erhebliche Unterschiede in der Bereitschaft auf, diesen in die Wohnung aufzunehmen [38]. Das kann ebenso an den Wohnverhältnissen oder an der wirtschaftlichen Situation liegen wie an den Familienbeziehungen [4, 15, 17, 18, 39]. Entsprechende Schwierigkeiten lassen sich mit Hilfe von Familienpflege oder beschützenden Wohnungen überwinden.

4. *Arbeit und Beruf*

Psychiatrische Patienten, die nach der Krankenhausentlassung regelmäßig arbeiten, haben eine günstige soziale Prognose. Das gilt anscheinend unabhängig von ihrem klinischen Zustand für psychotische wie für hochgradig geistig behinderte Patienten [14, 31, 40, 41]; es unterstreicht die Bedeutung der Berufsrolle in den industriellen Gesellschaften.
Die berufliche Wiedereingliederung ist einfacher, wenn der Arbeitsplatz während der Erkrankung offen gehalten wird [14, 41]. Das gelingt bei Angestellten leichter als bei Arbeitern und

trägt im Rehabilitationserfolg wahrscheinlich maßgeblich zu den Unterschieden beim Rehabilitationserfolg von Angehörigen höherer und niederer sozialer Schichten bei [14, 42]. Ähnliche Beobachtungen sind bei Patienten allgemeiner Krankenhäuser gemacht worden [13]. Obwohl die meisten Berufe, die sozial höher eingeschätzt werden, größere intellektuelle Anforderungen stellen als manuelle Arbeit, lassen sie möglicherweise mehr Raum für Abweichungen von der Arbeitsroutine und erlauben größere Toleranz im Hinblick auf die Erfüllung der Leistungsansprüche.

Wenn die Möglichkeiten zur beruflichen Wiedereingliederung psychiatrischer Patienten ausgeweitet werden sollen, muß die Struktur der Arbeit untersucht werden. Dadurch könnten die günstigen Bedingungen für die berufliche Integration psychisch Kranker abgegrenzt werden. Diese hängen von den Arbeitern und Vorarbeitern im Betrieb wie von der funktionalen Leistungsfähigkeit des Patienten ab. Die Auswirkungen der Behinderung des Patienten auf Leistungsprämien und Fließbänder und die Reaktion seiner Arbeitskollegen auf sein abweichendes Verhalten oder auch nur auf seinen Ruf müssen bei der Einstellung von psychisch Kranken und ihrer Eingliederung in den Betrieb von Bedeutung sein.

Die Berufschancen geistig Behinderter und Schizophrener, die einen langjährigen Aufenthalt im Krankenhaus hinter sich haben, werden durch industrielle Rehabilitations- oder Ausbildungsprogramme verbessert [43, 44]. Es gibt psychologische Untersuchungen darüber, auf welche Art von Anreizen psychiatrische Patienten ansprechen. Obwohl Schizophrene auf Zuwendung positiv reagieren, scheinen Kontrollen und Ermahnungen besser geeignet als kompetitive Anreize und Belohnungen, ihre Antriebsarmut und ihre Negativismen zu durchbrechen [45]. Das genaue Gegenteil gilt für schwer geistig Behinderte, die gut auf Belohnungen ansprechen [43]. Geistig Behinderte können es lernen, einige einfache Aufgaben mit derselben Geschwindigkeit wie gesunde Arbeiter auszuführen; sie brauchen lediglich länger, bis sie es können. Sie sind auch in der Lage, ihre erlernten Fähigkeiten auf andere Aufgaben zu übertragen und sie brauchen weniger lange, wenn sie eine neue erlernen [46]. Es ist gelungen, eine erstaunlich große Zahl geistig schwer behinderter Patienten beruflich voll einzugliedern. Wahrscheinlich gilt für Frauen im allgemeinen dasselbe wie für Männer. Bei Hausfrauen muß der Rehabilitationserfolg entsprechend an ihrer Leistungsfähigkeit im Haushalt gemessen werden. Es gibt eine Untersuchung, die zeigt, daß der Behandlungserfolg bei Frauen dauerhafter ist, die nach der Entlassung aus dem Krankenhaus häusliche Pflichten erfüllen müssen, als bei Frauen, die keine solchen Pflichten haben [47].

Wenn man den Patienten helfen will, das beste aus ihren beruflichen Möglichkeiten zu machen, ist es notwendig, die Arbeit von Psychiatern und Sozialarbeitern innerhalb und außerhalb des Krankenhauses zu koordinieren.

5. Ambulante Nachsorge

Es scheint, daß die Nachsorge durch Sozialarbeiter die unmittelbare Prognose entlassener Patienten bessert und die Wiederaufnahmefrequenz senkt [48]. Es ist schwierig, bei solchen Untersuchungen die Bedeutung von Selektionsfaktoren zu eliminieren. In einer anderen Studie konnte ein signifikanter Nutzen der nachgehenden Sozialarbeit nicht bewiesen werden [49]. Aber unter dem Aspekt der Bedeutung der Vorbereitung auf den Beruf während des Krankenhausaufenthaltes und der regelmäßigen Medikamenteneinnahme nach der Entlassung scheint die Koordination der Aufgaben des psychiatrischen Krankenhauses und der verschiedenen sozialen Dienste in der Kommune doch sinnvoll zu sein.

6. Die Bewältigung besonderer Probleme

Obwohl die psychiatrischen Krankheiten zahlreiche gemeinsame soziale Merkmale haben, wirft jede Krankheit ihre besonderen Probleme auf. Zum Beispiel scheint der gequälte Zustand des endogen Depressiven, dessen Ursprung nur mit Begriffen der unzugänglichen privaten Welt des Kranken erklärlich ist, die Kommunikation und die persönlichen Beziehungen zu anderen nicht in so provokativer Weise zu verwirren, wie die forgesetzten, aber anscheinend schmerzlosen privaten Ungereimtheiten des Denkens und des Fühlens beim Schizophrenen. Bei beiden Psychosen jedoch kann der Versuch, die Krankheit zu erklären, den Familien helfen, mit den persönlichen Schwierigkeiten auf dem Boden der gestörten Kommunikation und mit den sozialen Schwierigkeiten fertig zu werden, die aus dem Fehlverhalten des Kranken erwachsen. Im Gegensatz dazu ist es schwer, sich mit den unverhersehbaren Verhaltensauffälligkeiten abnormer Persönlichkeiten abzufinden; denn sie scheinen willentlich amoralisch zu sein. Auch bei sich verschlechternden organischen Störungen scheinen die Schwierigkeiten besonders groß zu sein. Die senile Demenz stellt hohe Anforderungen an das Einfühlungsvermögen der Angehörigen [6]. Die Asymmetrie der Verpflichtungen, die der Mann, die Frau und die Kinder gegenüber dem abhängigen Alten empfinden, kann zunehmend zu einem Brennpunkt familiärer Konflikte werden.

Eine schwere geistige Behinderung täuscht eine Verschlechterung vor, weil der Abstand zwischen normaler Entwicklung und dem Zustand des behinderten Kindes fortwährend wächst; aber ihm gegenüber haben beide Eltern die gleichen Verpflichtungen. Auch sie bieten Anlaß zu Konflikten, die bei dem geistig behinderten Kind zum Übertreiben von Verhaltensstörungen führen können [50, 51, 52]. Der geistigen Behinderung hängt das Stigma der Erblichkeit an; und das damit verbundene Gefühl der Scham, der Schuld und der Angst kann die Einstellung der Eltern färben. Darüber hinaus mögen nicht beide in gleicher Weise imstande sein, die Aussicht auf ein dauernd abhängiges Kind zu akzeptieren, das viele normale elterliche Hoffnungen nicht erfüllen kann. Wenn Angehörige bei diesen organischen Störungen nicht mehr effektiv helfen können, sei es, daß sie der Belastung nicht mehr gewachsen sind oder versterben, bedarf der Patient in der Regel mehr der Versorgung in einem Heim als einer im engeren Sinne medizinischen Behandlung.

Hochgradige geistige Behinderungen ohne Hirnschaden verursachen ebenfalls besondere Probleme [53]. Dieser Zustand manifestiert sich in Form von Erziehungsschwierigkeiten und sozialem Fehlverhalten während der Pubertät und der Adoleszenz. Wenn Lernschwierigkeiten das Hauptsymptom sind, ist die Belastung nur gering, denn die Retardierung ist dann zum Teil ein Produkt der Familienkultur.

Eine Verlängerung der Ausbildungszeit in der beschützenden Umgebung von Schulen und Tagesstätten vermittelt dann Zeit zur Nachreifung.

Wenn störendes abweichendes Sozialverhalten dazukommt (Kriminalität bei Jungen und Promiskuität bei Mädchen), liegt gewöhnlich eine Milieuschädigung auf Grund ungünstiger Familienverhältnisse vor. In solchen Fällen können Pflegeeltern Zeit für eine verlängerte Adoleszentenphase in sozialer Abhängigkeit vermitteln. Solchen jungen Leuten ist die normale Erfahrung sozialen Lernens innerhalb der Familie vorenthalten worden. Es hat sich bisher jedoch als schwierig erwiesen, ein Milieu zu schaffen, das in der Lage ist, das Versäumte nachzuholen. Es mag günstiger sein, sie in Familien unterzubringen, als sie in Heimen zusammenzufassen.

7. *Soziale Krisen*

Es gibt Hinweise dafür, daß bestimmte soziale Krisen, die den Einzelnen zur Änderung von Status und Rolle zwingen, zu chronischen emotionalen Störungen führen können. Dazu gehören Einschulung, Schulwechsel, Trennung der Kinder von ihren Familien, Umzug, Mutterschaft, Tod von Angehörigen und Pensionierung [54, 55, 56, 57, 58]. Solche Situationen des sozialen Wandels umschreiben den Kreis der verwundbaren Individuen und vermitteln Gelegenheit, ihnen die notwendige Hilfe zu gewähren. Die Krisenhypothese bei streßbeladenen Situationen des sozialen Wandels bietet somit die Möglichkeit zu psychiatrischen Präventionsmaßnahmen. Die Hoffnung auf Vorbeugung wird ebenfalls von der pränatalen Medizin und der Genetik diskutiert; aber beide überschreiten den Rahmen dieser Arbeit.

Einrichtungen zur gemeindenahen psychiatrischen Krankenversorgung

Wenn man wissen will, welchen potentiellen therapeutischen Wert das vorhandene Wissen hat, muß man eine Vielzahl von Behandlungsmethoden und -einrichtungen erproben. In England hat die Mental Health Act den kommunalen Gesundheitsdienst mit der Aufgabe betraut, außerhalb der psychiatrischen Krankenhäuser Versorgungseinrichtungen für psychisch Kranke zu entwickeln. Der Einfallsreichtum der Krankenhauspsychiater bei der Ausdehnung ihrer Arbeit auf die Kommune vermittelte den Ausgangspunkt. Die Erfahrung des öffentlichen Gesundheitswesens bei der Behandlung der Tuberkulose als einer chronisch ambulanten Krankheit stellte das Entwicklungsmodell [59, 60]. Über unsere eigenen Erfahrungen in Salford haben wir während der letzten fünf Jahre Berichte vorgelegt [9, 48, 62, 63]. Dabei geht es im wesentlichen um Sozialarbeit, Tagesstätten, psychotherapeutische Clubs und Wohnheime.

Die Aufgaben dieser Einrichtungen und die Ausweitung des therapeutischen Feldes, die sie vermitteln, können unter zwei Aspekten betrachtet werden:

1. Sozialisation psychisch Gestörter, unabhängig davon, ob sie geistig behindert sind oder ob sie auf Grund von psychischer Krankheit die Fähigkeit verloren haben, die sozialen Pflichten des Alltages zu erfüllen. Sozialisieren heißt in diesem Zusammenhang, die Werte einer Kultur zu vermitteln, die sich in Normen und Sanktionen ausdrücken und vielfältigen sozialen Rollen zugeordnet sind. Ziel der Behandlung ist es, dem Kranken diese Normen bewußt zu machen, ihn zu bewegen, darauf zu reagieren und funktionale Rollen innerhalb der Gemeinschaft zu übernehmen, soweit er dazu in der Lage ist. Solche Rollen müssen nicht konformistisch sein.
2. Soziale Unterstützung für Personen zu vermitteln, die wegen psychischer Störungen nicht auf eigenen Füßen stehen können. Das gilt besonders, wenn hilfreiche Angehörige nicht vorhanden sind. Dazu gehört auch die stationäre Aufnahme und das stete Bemühen, bei Spannungen und Belastungen innerhalb der Familie helfend einzugreifen.

Sozialarbeit

Die Sozialarbeit wird von Angestellten der Krankenhäuser und anderer Institutionen durchgeführt, hauptsächlich von den psychiatrischen Sozialarbeitern des kommunalen Gesundheitsdienstes (Mental Welfare Officer). Diese sind nicht mehr Vollzugsbeamte wie in der Vergangenheit, als sie sich damit begnügten, die Einhaltung der gesetzlichen Bestimmungen zu überwachen. Auf Grund ihrer beruflichen Qualifikation haben sie zahlreiche zusätzliche Aufgaben übernommen. Sie helfen den Behinderten und ihren Familien, sich unter den komplizierten sozialen Einrichtungen der modernen Industriegesellschaft zurecht zu finden. Der Schwerpunkt ihrer Arbeit liegt allerdings weniger im intrapsychischen als im zwischenmenschlichen Bereich. Ihr Feld sind die sozialen Beziehungen. Der psychiatrische Sozialarbeiter (M.W.O) ist für die Versorgung der Behinderten in der Gemeinde verantwortlich. Um ihre Effektivität zu gewährleisten, muß er mit Psychiatern und praktischen Ärzten ebenso zusammenarbeiten wie mit seinen Kollegen im Team des kommunalen Gesundheitsdienstes.

Tagesstätten

Geistig behinderte Kinder und deren Familien können, solange die Kinder klein sind, von Kindergärten für Gesunde profitieren. Für geistig Behinderte, die körperlich größer sind als ihre Kameraden im gleichen Spielalter, für Kinder mit körperlichen Behinderungen und für Kinder mit Verhaltensstörungen müssen jedoch Sondereinrichtungen geschaffen werden. Tatsächlich sieht es so aus, daß bei den meisten geistig behinderten Kindern im Laufe ihrer Entwicklung Tagesausbildungsstätten an die Stelle von Schulen treten. Solche Zentren lassen sich mehr von den Bedürfnissen des einzelnen Kindes leiten als von den Ansprüchen der Altersgruppe. Selbst wenn eine Differentialdiagnose möglich ist, sind die Probleme geistig behinderter nur schwer von denen psychotischer Kinder zu unterscheiden. Es muß noch viel geleistet werden, bis es möglich sein wird, die jeweils beste Umwelt für beide Gruppen abzustecken. Erziehung und Ausbildung älterer geistig Behinderter werden in Zentren für Erwachsene fortgesetzt, wo sie ein wenig lesen und rechnen sowie häusliche, soziale und berufliche Fertigkeiten erlernen. Während für die meisten Aufgaben der gemeindenahen Versorgung kein besonders ausgebildetes Personal vorhanden ist, stehen hierfür qualifizierte Kindergärtnerinnen, Lehrer und Heilpädagogen zur Verfügung. Leider unterbleibt ihre Anstellung aus Mangel an Geld oder auf Grund von administrativen Schwierigkeiten. Andere Tageszentren versorgen hauptsächlich psychisch Kranke. Diese müßten an sich nicht streng von seelich Gesunden getrennt werden. Denn sie müssen auch lernen, sich an die Routine der täglichen Arbeit zu gewöhnen. Bei ihnen treten Gruppendiskussion und Milieugestaltung an die Stelle formaler Erziehung und Ausbildung.

Beschützende Wohnungen

Wohnheime, Pflegefamilien, kleine Hausgemeinschaften von Patienten und andere beschützende Wohnverhältnisse sind für die Patienten von Bedeutung, die infolge ihrer psychischen Krankheit teilweise behindert sind, aber keiner Hospitalisierung bedürfen. Solche Patienten müssen oft im Krankenhaus verbleiben, nicht weil sie stationär behandelt werden müssen, sondern weil sie kein Zuhause mehr haben. Die einen können nicht auf die Unterstützung von Angehörigen zurückgreifen; die anderen kommen mit ihrer Familie nicht zurecht. Wieder andere brauchen einen Rückhalt, wenn sie nach der Entlassung aus dem Krankenhaus neue soziale Kontakte aufbauen. Im Schutz des Heimes kann der Patient einige Aufgaben innerhalb der Gesellschaft erfüllen, während er gleichzeitig Unterstützung erfährt [61]. Auf diese Weise ist es oft möglich, Patienten beruflich einzugliedern, nachdem sie lange Zeit invalide, unproduktiv und sozial abhängig waren. Die Patienten bleiben oft nur vorübergehend im Heim; man muß aber auch mit der Notwendigkeit der langfristigen oder gar dauernden Unterbringung rechnen. Diese Ansätze zum Aufbau von beschützenden Wohnungen sind mit mannigfachen Schwierigkeiten verbunden. Wir müssen noch viel über das Zusammenleben in therapeutischen Gruppen lernen [62].

Patientenclubs

Therapeutische Clubs bieten einen Rahmen, innerhalb dessen die Patienten sich in Formen des sozialen Umganges einfinden oder wieder einfinden können. Dort können sie persönliche Beziehungen anknüpfen und durch die Teilnahme am sozialen Leben neues Selbstvertrauen entwickeln [63]. Wenn sie den Club selber tragen, können sie auch Verantwortung übernehmen.

Zusammenfassung

Voraussetzung für die sinnvolle Anwendung aller dieser Möglichkeiten ist eine fundierte Beurteilung des psychisch Kranken und seiner Lebenssituation. Dazu gehören die psychische, physische und soziale Belastung, die er für seine Familie darstellt ebenso wie die Ansprüche der Familie an den Patienten. Der Patient und seine Familie müssen als interagierendes System innerhalb eines besonderen kulturellen Rahmens gesehen werden. In der Industriegesellschaft dürfen darüber hinaus die sozialen Bindungen des Patienten außerhalb der Familie nicht ignoriert werden, ob diese nun Freizeit oder Beruf, die Entgegennahme von Dienstleistungen oder die Erfüllung von Bürgerpflichten betreffen.

Diese mannigfachen funktionalen Bindungen sind mehr oder weniger diskret [64]. Medizinische Institutionen nehmen diese weniger augenfälligen Bindungen oft nicht wahr und lassen sie bei ihren Bemühungen unberücksichtigt, die Bedürfnisse ihrer Patienten zu befriedigen. Für die großen Institutionen gilt das in besonderem Maße. Im Krankenhaus ist der Patient völlig abhängig. Der kommunale Gesundheitsdienst betrachtet ihn als Menschen mit gestörtem Verhältnis zu seiner Familie, zu anderen sozialen Einrichtungen oder zum Gesetz. Die Industrie sieht ihn als Arbeiter mit kontrollierbaren Auswirkungen auf die Produktivität. Jeder dieser Gesichtspunkte ist für sich allein genommen richtig, aber unzureichend und verzerrt, wenn man den gesamten Rahmen des Lebens des Patienten betrachtet. Die bewußten Versuche der Psychiatrie, zu einem Bezugsrahmen zu gelangen, der der ganzen Breite des Denkens und Handelns des Patienten gerecht wird, werden durch die Möglichkeit erleichtert, den Patienten in jeder Lebenssituation zu unterstützen. Fehlende Koordination der psychiatrischen Versorgung verhindert das und ist deswegen als fundamentaler Mangel der ärztlichen Versorgung anzusehen [65]. Die administrative Struktur der psychiatrischen Versorgungseinrichtungen der ersten Hälfte dieses Jahrhunderts legte das Schwergewicht auf die Verwahrung der Patienten, die von entsprechenden Gesetzen verlangt wurde. Die soziale Rolle des psychiatrischen Patienten war praktisch die des Anstaltsinsassen. Die Mauer zwischen Krankenhaus und Gesellschaft war kaum durchlässig.

Diese Struktur ist der steigenden Zahl von Patienten nicht gewachsen, die in den letzten Jahren zwischen Krankenhaus und Gesellschaft hin und her pendelt. Daher rührt der Druck in Richtung Koordination und Kontinuität der psychiatrischen Versorgung. Koordination beseitigt die wenig sinnvolle Alternative: Krankenhaus oder Gesellschaft; sie erweitert den Rahmen therapeutischer Ansätze und vermittelt den bestmöglichen Einsatz der verfügbaren Einrichtungen und Methoden. Das psychiatrische Krankenhaus kann auf diese Weise zu einer Institution werden, die der Gesellschaft nicht nur dient, sondern auch mit ihr in Beziehung tritt. Weitere Fortschritte in der psychiatrischen Krankenversorgung verlangen neue

Beobachtungen, die Erhebung sinnvoller Daten und fortgesetzte Analysen; die soziologische Interpretation muß auf die Unterstützung durch fundierte klinische Psychiatrie und Psychologie zurückgreifen. Die Zeit verlangt von uns, daß wir neue Behandlungseinrichtungen erproben und flexibel weiterentwickeln. Wir können sicher sein, daß diese Aufgabe angesichts des raschen sozialen Wandels in vorhersehbarer Zukunft bestehen bleiben wird.

Literatur

1. Szaz,T.: The Myth of Mental Illness. London: Secker & Warburg 1962.
2. Sigerist, H. E., Roemer, M. I. (Ed.): The Sociology of Medicine. New York: M. P. Publications 1960.
3. Parsons,T.: The Social System. Illinois: Glencoe Press 1951.
4. Eaton, J. N., Weill, R. J.: Culture and Mental Disorder. Illinois: Glencoe Press 1955.
5. Field, M.: Search for Security. London: Faber & Faber 1961.
6. Sainsbury, P, Grad, J.: Mental illness and the family. Lancet **1963**, 544—547.
7. *General Register Office:* The Registrar General's Statistical Review of England and Wales, 1959 – Supplement on Mental Health. London: H.M.S.O. 1962.
8. Shepherd, M.: A Study of the Major Psychoses in an English County. Maudsley Monographs. London: Chapman & Hall. 1957.
9. Stein, Z. A.: Preliminary Results of the Survey of Mental Sickness in Salford. In: Susser, M. W.: Report on the Salford Mental Health Services for 1963, City of Salford Health Department 1964.
10. Stanton, A. H., Schwartz, M. H.: The Mental Hospital. New York: Basic Books 1954.
11. Goffman, E.: Characteristics of Total Institutions, in Symposium on Preventive and Social Psychiatry, Walter Reed Army Institute of Research, Washington, 1957.
12. Wing, J. K., Brown, G. W.: J. ment. Sci. **107**, 847, (1961).
13. Ferguson, T., McPhail, A. V.: Hospital and Community. London: Oxford University Press 1963.
14. Monck, E. M.: Employment experiences of 127 discharged schizophrenic men in London. Brit. J. prev. soc. Med. **17**, 101 (1963).
15. Susser, M. W., Watson, W.: Sociology in Medicine. London: Oxford University Press 1962.
16. Fox, R. C., Parsons, T.: Illness, therapy and the modern urban American family. J. Social Issues **13**, 31 (1952).
17. Townsend, P.: The Family Life of Old People. London: Routledge & Kegan Paul 1957.
18. Bott, E.: Family and Social Network. London: Tavistock 1957.
19. Pond, D., Ryle, A., Hamilton, M.: Marriage and neurosis in a working class population. Brit. J. Psychiat. **109**, 592 (1963).
20. Kreitman, N.: The patient's spouse. Brit. J. Psychiat. **110**, 159 (1964).
21. Schwartz, C. G.: Perspectives on deviance — wives' definitions of their husband's mental illness. Psychiatry **20**, 275 (1957).
22. Simpson, H., Messinger, S. L., Towne, R. D.: Family processes and becoming a mental patient. Amer. J. Soc. **68**, 88 (1962).
23. Brown, G. W., Monck, E. M., Carstairs, C. M., Wing, J. K.: The influence of family life on the course of schizophrenic illness. Brit. J. prev. soc. Med. **16**, 55 (1962).
24. Brown, G. W., Carstairs, G. M., Topping, G.: Post-hospital adjustment of chronic mental patients. Lancet: **1958 II** 685.
25. Curle, A., Trist, E. L.: Transitional communities and social reconnection, Human Relations **1947 I**, 42, 240.
26. Freeman, H. E. and Simmons, O. G.: The Mental Patient Comes Home. London, J. Wiley & Sons 1963.
27. Davis, J. A., Freeman, H. E., Simmons, O. G.: Rehospitalization and performance level among former mental patients. Social Problems. **5**, 37 (1957).
28. Dinitz, S., Lefton, M., Angrist, S., Pasamanick, B.: Social and psychological factors in the rehospitalization of female patients. Arch. Gen. Psychiat. **4**, 363 (1961).
29. Dinitz, S., Lefton, M., Angrist, S., Pasamanick, B.: Psychiatric and social attributes as predictors of case outcome in mental hospitalization. Social Problems **8**, 322 (1961).
30. Stein, Z. A., Susser, M. W.: Estimating hostel needs for backward citizens. Lancet **1960 II** 486.

31. Stein, Z. A., Susser, M. W.: The families of dull children, classification for predicting careers. Brit. J. prev. soc. Med. **14**, 83 (1960).
32. Saenger, G.: Factors influencing the Institutionalization of Mentally Retarded Individuals in New York City. A Report to the New York State Interdepartmental Health Resources Board.
33. Leeson, J. E.: The place of the hospital in the care of the mentally subnormal. Brit. med. J. **1963I**, 713.
34. Norris, V.: Mental Illness in London. London: Chapman & Hall 1959.
35. Lowe, C. R., McKeown, T.: The care of the chronic sick, Part 2, social and demographic data. Brit. J. prev. soc. Med. **4**, 61 (1950).
36. Abel-Smith, B., Titmuss, R. M.: The Cost of the National Health Service in England and Wales. Cambridge: University Press 1956.
37. Brown, G. W.: Social factors influencing length of stay of schizophrenic patients. Brit. med. J. **1959 II**, 1300.
38. Rawnsley, K., Loudon, J. B., Miles, H. L.: Attitudes of relatives to patients in mental hospitals. Brit. J. prev. soc. Med. **16**, 1 (1962).
39. Wilmot, P., Young, M.: Family and Class in a London Suburb. London: Routledge & Kegan Paul 1960.
40. Charles, D. C.: Ability and accomplishment of persons earlier judged mentally deficient. Genet. Psychol. Monogr. **47**, 3 (1953).
41. Cohen, L.: Vocational planning and mental illness. Personnel and Guidance J. **34** 28 (1955).
42. Cooper, B.: Social class and prognosis in schizophrenia, Parts 1 and 2. Brit. J. prev. soc. Med. **15**, 17 (1961).
43. O'Connor, N., Tizard, J.: The Social Problem of Mental Definiency. Oxford: Pergamon Press 1956.
44. Wing, J. K., Giddens, R. G. T.: Industrial rehabilitation of male chronic schizophrenic patients. Lancet **1959 II**, 503.
45. Winder, C. L., Jackson, D. D.: Some Psychological Studies of Schizophrenics in Etiology of Schizophrenia. New York: Basic Books 1960.
46. Clarke, A. D. B.: Laboratory and Workshop Studies of Imbecile Learning Processes. Proceedings of the London Conference on the Scientific Study of Mental Deficieney **1**, 89 (1960).
47. Dinitz, S., Angrist, S., Lefton, M., Pasamanick, B.: Instrumental role expectations and post-hospital performance of female mental patients. Social Forces **40**, 248 (1962).
48. Susser, M. W.: A Report on the Mental Health Services of the City of Salford for 1962, City of Salford Health Department 1963.
49. Meyers, H. J., Borgotta, S. F.: An Enquiry into Mental Patient Rehabilitation. New York: Russell Sage Foundation 1959.
50. Tizard, J., Grad, J.: The Mentally Handicapped and their Families. Oxford: University Press 1961.
51. Adams, M.: Social work with mental defectives, Part I, Case Conference **3**, 4 (1956).
52. Adams, M.: Social work with mental defectives, Part II, Case Conference **4**, 1 (1957).
53. Stein, Z. A., Susser, M. W.: The social distribution of mental retardation. Amer. J. ment. Defic. **67**, 811 (1963).
54. Tyhurst, J.wS.: The Role of Transition States — Including Disasters in Mental Illness, Symposium on Preventive and Social Psychiatry. Walter Reed Army Institute of Research, Washington 1957.
55. Caplan, G.: An Approach to Community Mental Health. London: Tavistock 1961.
56. Hersov, L. A.: Persistent non-attendance at school. Child Psychol. Psychiat. **1**, 130 (1960).
57. Bowlby, J.: Maternal Care and Mental Health, W.H.O., Monograph Series **2** (1952).
58. Parkes, M.: Recent bereavement as a cause of mental illness. Brit. J. Psychiat. **110**,LS3, 198 (1964).
59. Wright, S. L.: The adult psychiatric patient in the community. Public Health **77**, 4 (1963).
60. May, A. R., Gregory, E.: An experiment in district psychiatry. Public Health **78**, 1 (1963).
61. Clarke, D. H., Cooper, L. W.: Psychiatric half-way hostel. Lancet **1960 I**, 588.
62. Susser, M. W.: Group Problems of Community Care. In: Report of the Mental Health Services of the City of Salford for 1963. City of Salford Health Department 1964.
63. Kushlick, A.: In: Report on the Mental Health Services of the City of Salford for 1961. City of Salford Health Department 1962.
64. Gluckmann, M.: Custom and Conflict in Africa. Oxford: Blackwell 1955.
65. Susser. M. W.: Changing roles and co-ordination in mental health services. In: Halmos, P. (Ed.): The Sociological Review Monograph, Vol. 5, University of Keele.

Die Belastung der Angehörigen durch psychisch kranke Familienmitglieder

Von PETER SAINSBURY

Die Einführung des kommunalen psychiatrischen Gesundheitsdienstes in Chichester war der Anlaß zur Untersuchung der Konsequenzen dieser wichtigen Neuerung in der Krankenversorgung unserer Gemeinde. Zugleich bot sie Gelegenheit, einige allgemeine Fragen über die gemeindenahe psychiatrische Versorgung aufzuwerfen und zu versuchen, sie zu beantworten. Diese geht bekanntlich von der stillschweigenden Annahme aus, daß Institutionalisierung vielen Patienten schadet, und daß die Behandlung im Rahmen der Familie und der sozialen und beruflichen Umwelt mehr Erfolg verspricht. Für welche Patienten gilt das? Wie wirkt sich diese Art der Behandlung auf die Angehörigen der Kranken aus?

In Großbritannien sind während der letzten Jahre verschiedene Modelle gemeindenaher psychiatrischer Krankenbehandlung erprobt worden; eines davon in Chichester. Daraus ist das Bedürfnis nach einer systematischen Untersuchung der damit verbundenen Familienprobleme erwachsen. Es galt zu klären, ob die extramurale psychiatrische Versorgung die Familie ungebührlich belastet und mit Schwierigkeiten und Verantwortlichkeiten konfrontiert, denen das Krankenhaus besser gerecht werden könnte. Dr. Grad und ich haben die Versorgungseinrichtungen in Chichester unter den folgenden Gesichtspunkten analysiert. Wir haben versucht zu ergründen,

1. wie ihre Einführung sich auf die Überweisung und Aufnahmeraten ausgewirkt hat, d.h. Klarheit darüber zu gewinnen, wer extramural behandelt und wer stationär aufgenommen wird;
2. wie diese Art der Versorgung die Behandlungsergebnisse unter sozialen und unter klinischen Aspekten beeinflußt, welche Patienten sich am besten zu Hause und welche sich am besten im Krankenhaus erholen;
3. wie sie sich auf die Gemeinde selber auswirkt.

Unser Hauptinteresse galt den Familien der Patienten als dem am stärksten von der Ausweitung der extramuralen psychiatrischen Versorgung betroffenen sozialen Bereich. In dieser Arbeit werde ich daher die Ergebnisse unserer vergleichenden Untersuchungen über die Belastung der Angehörigen von Patienten des Chichester Community Care Service und von Patienten in Salisbury darlegen, wo die Patienten in überkommener Weise im Krankenhaus aufgenommen wurden. Vergleichskriterium ist das Maß an Entlastung, das die Familien in beiden Städten während eines Zeitraumes von zwei Jahren erfahren haben.

Das Behandlungszentrum

Das Gemeindezentrum für Chichester und Umgebung wurde 1958 eingerichtet. Der ambulante Dienst wurde erweitert; Hausbesuche wurden gefördert, eine Tagesklinik aufgebaut.

Überdies wurden alle Patienten vor der Entscheidung über extramurale oder Krankenhausbehandlung zuhause oder in der Poliklinik untersucht. Als wir diese Untersuchung 1960 durchführten, waren die örtlichen Sozialdienste, insbesondere der kommunale Gesundheitsdienst nur am Rande beteiligt. Das Gemeindezentrum wurde vom psychiatrischen Krankenhaus getragen und mit Personal ausgestattet. Es konzentrierte sich infolgedessen mehr auf die klinischen als auf die sozialen Bedürfnisse der Patienten. Die enge Zusammenarbeit mit dem Hausarzt spielte jedoch von Anfang an eine große Rolle. Die Bedeutung der extramuralen Behandlung im Gebiet von Chichester läßt sich am Rückgang der Krankenhausaufnahmen um 48% ablesen. Was das heißt, wird erst durch den Vergleich mit Salisbury richtig deutlich. Während dort 52% aller erstmalig untersuchten Patienten stationär aufgenommen wurden, waren es in Chichester nur 14%.

Unser Forschungsprojekt sollte die Charakteristika des psychiatrischen Gemeindezentrums in Chichester mit der „Kontrollinstitution" in Salisbury vergleichen. Im Idealfall hätten die beiden Gebiete, vom Angebot der Versorgungsleistungen abgesehen, gleich sein müssen. Diese Forderung ist jedoch nicht erfüllbar. Tatsächlich sind die wirtschaftlichen, demographischen und sozialen Merkmale der beiden Gebiete sehr ähnlich. Beide Städte hatten außer den Untersuchungsobjekten keine weiteren psychiatrischen Behandlungseinrichtungen. Die medizinischen und sozialen Institutionen waren trotz unterschiedlicher Struktur vergleichbar. Allerdings gab es in Salisbury mehr Sozialarbeiter.

1960 wurden in Chichester 823, in Salisbury 585 neue Patienten behandelt. Die Familie etwa jedes 3. dieser Patienten (271 in Chichester und 139 in Salisbury) wurden mit Hilfe eines Zufalls-Samples ausgewählt, aufgesucht und befragt.

Die Vergleichbarkeit der sozialen und demographischen Daten

Die jährliche Patientenquote war in Chichester (6,8 auf 1000 Einwohner) höher als in Salisbury (5,3 auf 1000 Einwohner). Das galt durchgehend für Alter, Geschlecht, Familienstand sowie für die verschiedenen sozialen und diagnostischen Gruppen. Eine der wichtigsten Konsequenzen der gemeindenahen Versorgung war also die Rekrutierung von mehr Patienten. Deutlich überrepräsentiert gegenüber der krankenhauszentrierten Institution in Salisbury waren die Alten, die Armen und die Alleinstehenden — kurz, Gruppen von Patienten, die in der Vergangenheit leicht vernachläßigt wurden. Außerdem war die durchschnittliche Krankenhausdauer vor der Überweisung an den Psychiater signifikant kürzer. Im Endergebnis wurden deshalb mehr Patienten aller Gruppen an das Gemeindezentrum überwiesen. Die Zusammensetzung nach sozialen und klinischen Kategorien war jedoch in beiden Institutionen ähnlich. Eine Ausnahme bildeten lediglich die über 65jährigen, die in Chichester überrepräsentiert waren.

Die Vergleichbarkeit der klinischen Merkmale

Eine Untersuchung wie diese kann nur dann verläßliche Ergebnisse bringen, wenn die untersuchten Patientengruppen klinisch vergleichbar sind. Tatsächlich fanden sich bei Anwendung breiter diagnostischer Kategorien keine signifikanten Unterschiede zwischen den Gruppen, obwohl es sich als schwierig erwies, die Diagnosen zuverlässig zu registrieren. Um ein Urteil über den Schweregrad der Erkrankung bilden zu können, verglichen wir die Häufigkeit von 28 Symptomen in beiden Institutionen miteinander. Sie reichten von schweren Störungen, wie Sinnestäuschungen und Aggressivität, zu leichteren wie mangelnder Konzentrationsfähigkeit und Schlaflosigkeit. Eine hohe positive Korrelation (0,88) ließ den Schluß zu, daß leichte und schwere Symptome bei beiden Patientengruppen ähnlich verteilt waren. Ein weiteres unabhängiges Maß für den Schweregrad der Erkrankungen ergab sich aus dem Vergleich der Probleme, die die Krankheit der Patienten zum Zeitpunkt der Erstüberweisung ihren Angehörigen bereitet hatte.

Die Gewinnung der Daten

Innerhalb eines Monats nach der Erstüberweisung wurden die Wohnungen der Patienten aufgesucht. Einer der drei Forschungssozialarbeiter interviewte ihre nächsten Angehörigen, um sich ein Bild von den Konsequenzen der Erkrankung für die Familie zu machen. Die berufliche Situation, die Gestaltung der Freizeit, das Einkommen, der Gesundheitszustand der Angehörigen, die Situation der Kinder und die Beziehung zu den Nachbarn wurden besonders beachtet und als „nicht", „mäßig" oder „schwer" beeinträchtigt eingestuft. Überdies untersuchte der psychiatrische Sozialarbeiter die Gesamtbelastung, die der Kranke für seine Familie darstellte. Nach zwei Jahren fand eine Nachuntersuchung statt, deren Ergebnis mit der ursprünglichen Einstufung verglichen wurde.

Ergebnisse: Änderungen der Familienbelastung innerhalb von zwei Jahren

Die Familiensituation zur Zeit der Überweisung.

Zum Zeitpunkt der ersten Überweisung der 410 Patienten bestand kein Unterschied zwischen den Problemen der Familien in beiden Versorgungsgebieten. Etwa zwei Drittel hatten auf Grund der Krankheit des Patienten selber mit einigen Schwierigkeiten zu kämpfen. Bei jeweils einem Fünftel wurden diese als schwerwiegend angesehen. Einen Monat später war bei jeder der beiden Gruppen eine unmittelbare Entlastung eingetreten. Diese war bei beiden gleich groß, wenn die anfängliche Belastung der Familienangehörigen schwer gewesen war. Bei Familien mit nur mäßiger Belastung war der Erfolg in Salisbury besser. Dieser Unterschied vier Wochen nach der Erstüberweisung war nicht statistisch signifikant; aber er wurde durchgehend bei allen sozialen und klinischen Untergruppen beobachtet.

Bei der Nachuntersuchung der 329 überlebenden Patienten zeigte es sich, daß diese Tendenz die ganze Zeit hindurch fortbestanden hatte. 52% der Patienten aus Chichester gegenüber 2% aus Salisbury waren irgendwann innerhalb der zwei Jahre nur unter Schwierigkeiten zu versorgen gewesen; und 16% der Patientenfamilien in Chichester gegenüber 19% in Salisbury hatten während der letzten zwei Monate vor der Nachuntersuchung Schwierigkeiten zu bewältigen.

Wir folgerten daraus zunächst, daß Community Care bzw. vermehrte extramurale Behandlung wie in Chichester höhere Anforderungen an die Familienangehörigen der Patienten stellt als konservativere Versorgungseinrichtungen wie in Salisbury.

Die Entlastung nach zwei Jahren

Aber obwohl das Gemeindezentrum weniger Patienten stationär behandelte, verschaffte es den Familien, die durch kranke Angehörige schwer belastet wurden, die gleiche Entlastung wie die krankenhauszentrierte Institution. Unsere ursprüngliche Schlußfolgerung mußte deshalb modifiziert werden: die Krankenhausbehandlung in Salisbury gewährte nur den Familien eine effektivere Entlastung, die bei der Erstuntersuchung nicht als schwer betroffen eingestuft worden waren.

Die Beziehung zwischen Familienproblemen und sozialen und klinischen Merkmalen

Der Grad der Belastung der Familien durch psychisch kranke Angehörige hängt ab von den Krankheitssymptomen, der Quote der Krankenhauseinweisungen und dem Maß an Unterstützung, welche den Familien zur Bewältigung ihrer Probleme gewährt wird. Die Analyse dieser Faktoren machte eine weitere Modifikation unserer ursprünglichen Schlußfolgerung notwendig. Die Analyse der Beziehungen zwischen Familienbelastung und Krankenhausaufnahme führte überdies zu Zweifeln an der Annahme, daß die vermehrte extramurale Versorgung allein für die zahlreicheren Schwierigkeiten in Chichester verantwortlich zu machen sei. Sie legte vielmehr nahe, daß noch andere Faktoren eine Rolle spielten.

Alter, Geschlecht und Familienstand

Eine Beziehung zwischen Ausmaß und Schweregrad der Belastung der Familie und dem Geschlecht des Patienten bestand nicht. Sie stieg jedoch mit zunehmendem Alter an. 40% der Patienten über 65 gegenüber 11% unter 40 Jahren wurden bei der Erstüberweisung als schwere Bürde für die Familie eingestuft. Der Vergleich der Familien älterer Patienten in Chichester und Salisbury ergab nach Ablauf der zwei Jahre keinen signifikanten Unterschied. Die Angehörigen jüngerer Patienten waren demgegenüber in Salisbury stärker entlastet. Die zweite Modifikation unserer urspünglichen Annahme ging dementsprechend dahin, daß sich die günstigeren Auswirkungen der krankenhauszentrierten Institution auf die Angehörigen von Patienten unter 65 Jahren beschränkte.

Klinische Faktoren

Die Patienten, die ihren Familien die größten Schwierigkeiten bereiteten, hatten bei der Erstüberweisung entweder an organisch begründeten Psychosen gelitten, oder sie waren als abnorme Persönlichkeiten diagnostiziert worden. Patienten mit neurotischen Störungen und jüngere Patienten mit endogenen Psychosen waren für ihre Angehörigen am wenigsten beschwerlich; sie wurden bei der Erstüberweisung häufiger als „mäßige", aber selten als „schwere Belastung" eingestuft. Es zeigte sich, daß die geringere Entlastung nach Ablauf von zwei Jahren kaum etwas mit der Diagnose zu tun hatte und daß sie hauptsächlich auf die jüngeren Patienten zurückzuführen war.

Angaben der Familien

Die Eingruppierung der Patienten nach ihren auffälligsten Symptomen, die sich mit ihrer diagnostischen Einordnung überschneidet, gibt das klinische Bild vielleicht am eindrucksvollsten wieder. Wir fragten deshalb die Angehörigen, was ihnen bei der Erstüberweisung des Kranken an den Psychiater am meisten Sorge bereitet habe. Wir fanden, daß die Angaben beider Gruppen sehr ähnlich waren. Die Familien klagten am häufigsten darüber, daß die Patienten auf ihren körperlichen Beschwerden herumritten. An zweiter Stelle kam die Furcht, der Patient könne sich etwas antun. Dagegen wurde gefährliches, sozial störendes und auffälliges Verhalten, das zu Reaktionen der Nachbarn führte, am wenigsten häufig genannt. Bei der Nachuntersuchung entstand der Eindruck, daß den Familien von Patienten mit schwerwiegenden Symptomen, wie gefährlichem oder deutlich suicidalem Verhalten in Chichester und Salisbury in gleicher Weise Hilfe geleistet worden war; Angehörige von Kranken mit weniger auffälligen Verhaltensstörungen dagegen waren in Salisbury signifikant deutlicher entlastet.

Die Art der Belastung und ihre Veränderung im Laufe der Behandlung

Mehr als die Hälfte unserer Informanten brachte Symptome eigener emotionaler Störungen mit dem Patienten in Verbindung. Ein Fünftel führte offensichtlich neurotische Symptome wie Schlaflosigkeit, Kopfschmerzen und depressive Verstimmungen auf Sorgen über das Verhalten des kranken Angehörigen zurück. Soziale und Freizeitaktivitäten waren bei einem Drittel der Familien eingeschränkt. Bei 29% waren die häusliche Routine wie Hausarbeit, Einkaufen usw. gestört. Bei einem Viertel der Familien war das Einkommen um mindestens 10% gesunken. Bei 10% war es auf weniger als die Hälfte abgefallen. Diese Folgen für das Familieneinkommen und die Berufstätigkeit anderer Familienmitglieder, die sich in einer ähnlichen Größenordnung bewegen, beweisen eindeutig, wie schwer die Familie von der psychiatrischen Erkrankung eines Mitgliedes betroffen ist.
Alle diese Aspekte des Familienlebens waren durch die beiden Jahre hindurch in Chichester stärker beeinträchtigt. Allerdings bestand zum Zeitpunkt der Nachuntersuchung nur noch ein geringer Unterschied zu Salisbury. Nur die Folgen für die psychische Gesundheit der Familienmitglieder waren in Chichester signifikant größer.

Folgen für die Kinder

Negative Auswirkungen der Krankheit auf die Kinder wurden bei der Erstuntersuchung von einem Drittel der 140 Familien mit Kindern angegeben. Während des Untersuchungszeitraumes wurden in jedem der beiden Versorgungsgebiete jeweils nur 2% der Kinder in einer Erziehungsberatungsstelle oder einer jugendpsychiatrischen Abteilung behandelt; aber weitere 42% in Chichester und 31% in Salisbury waren verhaltensgestört (übermäßig ungezogen, Schulschwierigkeiten usw.) — wie die Eltern sagten, wegen der Krankheit des Familienmitgliedes. Bei 8% der Kinder in Chichester und 3% in Salisbury verhinderte sie zeitweise den Schulbesuch. Es ist klar, daß psychische Krankheiten der Eltern sich negativ auf die Kinder auswirken können. Die Institution in Salisbury, die die Erkrankten bereitwilliger stationär versorgte, vermochte die Kinder davor jedoch nicht signifikant besser zu schützen.

Familienbelastung und Hospitalisierung

Obwohl die beiden Patientengruppen die gleichen klinischen und sozialen Merkmale hatten, wurden in Salisbury während des Untersuchungszeitraumes signifikant mehr Kranke stationär behandelt. In Chichester waren 18% der nachuntersuchten Patienten unmittelbar im

Anschluß an die erste Untersuchung aufgenommen worden, in Salisbury dagegen 52%. Diese Differenz blieb bestehen, wenn sie im Laufe des Untersuchungszeitraumes auch etwas abnahm. 38% der Patienten in Chichester gegenüber 59% in Salisbury wurden im Laufe der zwei Jahre irgendwann einmal stationär behandelt. Auch die Gesamtzahl der Krankenhauspflegetage war in Chichester signifikant niedriger als in Salisbury. Allerdings war die Verweildauer der aufgenommenen jüngeren Leute in beiden Versorgungsgebieten gleich. Die über 65jährigen Patienten dagegen blieben in Salisbury länger im Krankenhaus.

Die gemeindenahe psychiatrische Versorgung führte bei allen Patientengruppen zu einer Verringerung des Bettenbedarfs. Daraus läßt sich ableiten, daß in Chichester während des gesamten Untersuchungszeitraumes eine höhere Zahl von Personen mit psychischen Krankheiten aller Schweregrade extramural versorgt wurde und daß dort viele Patienten zuhause lebten, die in Salisbury stationär aufgenommen worden wären. Es erhebt sich die Frage, ob diese Patienten eine besondere Bürde darstellten und ob die Größe der Restbelastung am Ende der zwei Jahre mit der Krankenhausaufnahme zusammenhing oder nicht.

Der Vergleich der Familienbelastung zum Zeitpunkt der Nachuntersuchung ergibt, daß die ausschließlich extramural behandelten Patienten in der gemeindezentrierten Versorgungseinrichtung nicht mehr Schwierigkeiten verursachten als in der krankenhauszentrierten. Aber diejenigen Patienten, die während der zwei Jahre irgendwann einmal stationär aufgenommen worden waren, stellten in Chichester signifikant größere Probleme für ihre Familien dar. Darüber hinaus fühlten sich dort nach zwei Jahren nur 59% der Familien gegenüber 87% in Salisbury von ihrer Bürde befreit. Die unterbliebene Krankenhausaufnahme kann also nicht der ausschlaggebende Faktor für die stärkere Beeinträchtigung der Familien in Chichester sein. Im Gegenteil, die Problempatienten waren diejenigen Patienten, die irgendwann einmal stationär behandelt worden waren.

Die weitere Analyse zeigte, daß die Familie derjenigen, die ursprünglich eine schwere Belastung dargestellt hatten, in der gemeinde- und der krankenhauszentrierten Institution in gleicher Weise Entlastung erfuhren. Verantwortlich für den Unterschied zwischen den beiden Institutionen waren die Patienten, die eine mäßige, aber keine dramatische Beeinträchtigung für ihre Familie gewesen waren. Darüber hinaus ergab sich, daß die Angehörigen alter Leute, die einmal aufgenommen worden waren, in beiden Gruppen in gleicher Weise entlastet wurden. Die Unterschiede waren auf jüngere Patienten zurückzuführen. Wir identifizierten sie und fanden, daß sie klinisch meist neurotisch, depressiv und hypochondrisch waren. Warum konnte ihren Familien in Chichester nicht so gut geholfen werden wie in Salisbury? Die Behandlung war in beiden Städten sehr ähnlich, aber die krankenhauszentrierte Institution in Salisbury gewährte den Familien der Patienten sehr viel mehr Unterstützung durch Sozialarbeit. Der Community Service erkannte die großen Probleme der Familien und packte sie zum Teil auch erfolgreich an, besonders wenn ältere Patienten betroffen waren; aber er versagte bei der Bewältigung weniger augenfälliger Probleme.

Diskussion

Aus unseren Ergebnissen läßt sich folgern, daß die Reduktion der Zahl der psychiatrischen Betten sich nicht notwendigerweise schädlich auf die Gemeinschaft auswirken muß. In Chichester wurde das besonders am Beispiel der über 65jährigen Patienten deutlich, die auf Grund der engen Zusammenarbeit zwischen Hausärzten und Psychiatern und auf Grund der Bereitschaft der Psychiater, Hausbesuche zu machen, extramural versorgt werden konnten. Das war möglich, ohne die Angehörigen der Patienten vermehrten Belastungen auszusetzen.

Dieser Erfolg ist außerordentlich bemerkenswert, weil der Bedarf an Betten für Alterskranke besonders hoch ist und diese Patienten ihre Familien oft mit sehr schweren Problemen konfrontieren. Unsere Patienten litten an psychiatrischen Erkrankungen aller Art. Die negativen Folgen für ihre Familien waren außer bei den Alterskranken nicht so schwerwiegend wie sonst bei Angehörigen von Schizophrenen oder geistig Behinderten. Aber die sozialen Kosten für die Angehörigen eines psychisch Kranken waren bei beiden Versorgungstypen hoch. Noch nach zwei Jahren waren mindestens 20% der Familien Einschränkungen unterworfen. Diese mögen teilweise unvermeidbare Folgen der Krankheit sein. Daraus läßt sich jedoch nicht folgern, daß man nicht mehr tun könnte, um sie abzubauen. So scheint die Verzögerung der Behandlung eine gewisse Rolle zu spielen. Bei 61% der Familien hatten die Probleme, über die sie klagten, schon länger als zwei Jahre vor der Erstüberweisung des Patienten zum Nervenarzt bestanden.

In Chichester wurden zu jeder Zeit mehr Patienten aller Gruppen extramural behandelt. Es war deshalb zu erwarten, daß dort mehr Familien mit größeren sozialen Schwierigkeiten konfrontiert sein würden. Um so interessanter ist es, daß sich am Ende des Untersuchungszeitraumes nur sehr wenige signifikante Unterschiede zwischen Chichester und Salisbury ergaben.

Trotzdem waren die sozialen Kosten der psychiatrischen Versorgung in der gemeindezentrierten Behandlungseinrichtung höher als in der krankenhauszentrierten. Das lag zur Hauptsache an einer Patientengruppe, die für gewöhnlich auch in einer krankenhauszentrierten Institution nicht stationär behandelt wird. Unsere Ergebnisse unterstreichen daher, wie wichtig es ist, daß die extramurale Versorgung des Kranken durch eine angemessene soziale Unterstützung seiner Familie ergänzt wird. Den Angehörigen neurotischer und depressiver Patienten, die kurzzeitig hospitalisiert werden, sollte besondere Aufmerksamkeit gewidmet werden.

Die Ergebnisse unserer Untersuchung können nicht als Fehlschlag des Konzepts einer gemeindenahen psychiatrischen Versorgung interpretiert werden. Wenn ausreichend unterstützende soziale und medizinische Einrichtungen vorhanden waren und die Möglichkeit zur Krankenhausaufnahme bei klinischen und sozialen Notfällen bestand, bedeutete die extramurale Versorgung — außer bei der Gruppe, die wir herausgearbeitet haben — keine besondere Härte für die Angehörigen.

Daß die negativen Folgen für die psychische Gesundheit der Familienangehörigen im Community Service schwerwiegender waren als in der Kontrollgruppe, ist vielleicht das bedeutendste Ergebnis unserer Untersuchung. Wenn wir die Gruppe neurotischer Patienten betrachten, die dafür verantwortlich ist, müssen wir uns fragen, ob sie durch ihre Anwesenheit zu Hause nicht zu einem Anwachsen der psychischen Erkrankungen in der Gesellschaft beiträgt. Eine Reihe von Forschern hat darauf hingewiesen, daß die Entwicklung von Neurosen wahrscheinlich durch das Zusammenleben mit Neurotikern begünstigt oder sogar provoziert wird. Nach Rutter sind Neurosen der Eltern häufiger als andere psychische Erkrankungen mit Störungen bei den Kindern verbunden. In Salisbury waren die negativen Auswirkungen neurotischer Erkrankungen auf die Angehörigen des Patienten nicht so schwerwiegend. Daraus scheint hervorzugehen, daß ihr negativer Einfluß zumindest teilweise durch größere Unterstützung für die Familien aufgefangen werden kann.

Wir haben in unserer Untersuchung eine gemeindezentrierte und eine krankenhauszentrierte psychiatrische Versorgungseinrichtung miteinander verglichen. Wir wollten wissen, eine wie große Bürde der psychisch Kranke unter den jeweiligen Bedingungen für die Gesellschaft darstellt. Dazu begrenzten wir unsere Fragestellung auf die Familie des Patienten als dem

Teil der Gesellschaft, auf den sich die Krankheit des Patienten am ehesten auswirkt. Da dabei zahlreiche Aspekte des Familienlebens eine Rolle spielen, mußten wir unsere Beobachtungen auf solche beschränken, die objektiv zu beurteilen sind: Einkommen, Berufstätigkeit Familienangehöriger, besondere Aufwendungen der Familie usw. Dieser Ansatz führte zwangsläufig zur Vernachlässigung anderer weniger leicht meßbarer Folgen der extramuralen Versorgung, z.B. gestörter ehelicher Beziehungen. Überdies bot er wenig Gelegenheit, die positiven Aspekte dieser Art der Behandlung zu berücksichtigen, welche die negativen Faktoren, die wir in Chichester gefunden haben, zum Teil ausgeglichen haben mögen. Ohne Zweifel ziehen viele Familien es vor, ihre kranken Angehörigen zu Hause zu versorgen, auch wenn ihnen daraus Schwierigkeiten erwachsen. Einige vorläufige Daten scheinen zu zeigen, daß die Behandlungsmaßnahmen in Chichester den Wünschen der Angehörigen in größerem Maße entgegenkommen als die in Salisbury. Es war außerordentlich eindrucksvoll, bei Hausbesuchen zu erleben, welche Belastungen Angehörige bereitwillig auf sich nehmen, um die Hospitalisierung eines kranken Familienmitgliedes zu vermeiden. Das galt besonders für ältere Paare, von denen ein Partner erkrankt war. Dahinter steht nicht einfach die Furcht vor Stigmatisierung oder vor Einsamkeit, sondern der Wunsch, selber für ihn zu sorgen — das Gefühl, daß es ihm zu Hause besser ergehen werde.

II. Psychiatrische Epidemiologie

Aus dem Englischen
von BARBARA und MICHAEL VON CRANACH

Einführung und überleitende Texte
von MICHAEL VON CRANACH

Einführung

Die Psychiatrie hat sich in Deutschland bisher hauptsächlich mit dem Individuum befaßt. Sie hat sich sowohl mit neuropathologischen und biochemischen als auch mit psychologischen Aspekten der Erkrankung auseinandergesetzt. Letztere führten zu so unterschiedlichen Theorien bzw. Therapieformen wie der Daseins- und Psychoanalyse und neuerdings der Verhaltenstherapie. Hierbei wurden jedoch soziale Ursachen und Folgen psychischen Erkranktseins nahezu vollständig außer acht gelassen.

Die Entwicklung wurde durch einen individualistischen Krankheitsbegriff bestimmt, in dessen Mittelpunkt das pathologisch veränderte Organ oder die von der Norm abweichende Körperfunktion stand. Der Gedanke vom Menschen als einem sozialen Wesen wurde von der Medizin weitgehend ignoriert bzw. nur da und oft dann auch nur beiläufig beachtet, wo soziale Einflüsse direkt dinglich faßbare Störungen hervorriefen, wie z.B. armutsbedingte Mangelernährung. Die Definition des Gesundheitsbegriffes durch die Weltgesundheitsorganisation, die soziales Wohlbefinden als wesentliches Merkmal hervorhebt, hat wenig Einfluß auf die individualistische Betrachtungsweise der Medizin und deren Vernachlässigung der Wechselbeziehung zwischen körperlichem, seelischem und sozialem Wohlbefinden gehabt. Seit den 40er Jahren nimmt die Entwicklung der Psychiatrie in einigen Ländern einen anderen Verlauf. Die Planung und Organisation einer umfassenden medizinischen Versorgung der Bevölkerung in Großbritannien und einigen skandinavischen Ländern sowie die psychiatrische Betreuung und Beratung des Militärs in den USA und auch in England während des zweiten Weltkrieges setzten ein gründliches Studium der Erkrankungshäufigkeit in der Bevölkerung und der Feststellung des Erkrankungsrisikos einzelner Bevölkerungsgruppen voraus, wodurch erst klar wurde, in welchem Umfang soziale Faktoren psychische Erkrankung bestimmen. Besonders die Entwicklung einheitlicher staatlicher Gesundheitsdienste forderte eine empirische Beschreibung der zu versorgenden Bevölkerung und machte die Entwicklung von Methoden zur Kontrolle der Wirksamkeit des Versorgungssystems erforderlich.

Diese Aufgabe wurde mit Hilfe der epidemiologischen Methode angegangen, die ja primär zum Studium der übertragbaren Erkrankungen entwickelt worden war. Epidemiologische Methoden hatten schon früher, wenn auch in rudimentärer Form, Eingang in die Psychiatrie gefunden und zu einigen mittlerweile als klassisch anzusehenden Studien geführt (Durkheim, 1897; Brugger, 1938; Ødegard, 1932; Faris u. Dunham, 1939). Diese Untersuchungen blieben jedoch auf sich gestellt, bis etwa in den 40er Jahren mit der Entwicklung sozialpsychiatrischer und soziologischer Methoden auch die psychiatrische Epidemiologie an Boden gewann und die Publikationen auf diesem Gebiet sprunghaft anstiegen. Die Untersuchungen beschränkten sich nicht nur auf die Zählung der verschiedenen psychischen Erkrankungen in der Bevölkerung, sondern versuchten auch die gefundenen Daten mit sozialen Variablen in Verbindung zu bringen. Epidemiologie wurde nicht nur als Planungsgrundlage angesehen, sondern lieferte grundlegende Beiträge zur Ätiologie, zur Auslösung psychischer Störungen und zur Beschreibung ihres „natürlichen Verlaufs“. Sie lieferte der angewandten Sozialpsychiatrie den empirischen und theoretischen Hintergrund für den Aufbau präventiver, sozialtherapeutischer und rehabilitativer Einrichtungen.

Das Aufzeigen des Einflusses sozialer Faktoren auf die Entstehung und den Verlauf eines Großteils der psychischen Störungen trug dazu bei, diese von dem Odium des Unbeeinflußbaren, des „Gegebenen“ zu befreien, und gab der Psychiatrie einen in diesem Maße selten dagewesenen Anstoß, der radikal mit dem therapeutischen Nihilismus früherer Psychiatergenerationen aufräumte. So gab es im Jahre 1965 in den USA 19000 Psychiater gegenüber 4000 Psychiatern 1945. Im Jahre 1965 gab das National Institute of Mental Health 85 Millionen Dollar für Forschungszwecke und 81 Millionen Dollar für Ausbildungszwecke aus. In 5 Jahren wurden in den USA 270 Community Mental Health Centers gegründet. Ähnliche Zahlen ließen sich auch von England berichten.

Warum fand diese Entwicklung in Deutschland nicht statt? Warum nahm man in Deutschland bis vor wenigen Jahren kaum Kenntnis von den bedeutenden epidemiologischen Untersuchungen? Vier miteinander verwobene Faktoren spielen wohl eine entscheidende Rolle: Erstens vermittelte die medizinische Ausbildung dem Studenten einen individualistischen Krankheitsbegriff, Krankheit als schicksalhafte Veränderung von Organen oder Funktionen. Die Vernachlässigung der medizinischen Psychologie und der Sozialmedizin sowie jeglicher wissenschaftstheoretischer Grundlagen machten es der Mehrzahl der Ausgebildeten schwer, theoretischen Hintergrund und Methodik derartiger Untersuchungen zu erfassen. Zweitens verhinderte die Personalstruktur an unseren Universitäten, daß epidemiologische Untersuchungen, d.h. meist größere, über Jahre laufende und ein größeres Team erfordernde Projekte, durchgeführt wurden. Drittens ermöglichte die geringfügige Finanzierung psychiatrischer Wissenschaft kaum derartig langwierige, wenig apparat-, dafür um so personalintensivere Untersuchungen. Ein Großteil der Wissenschaft an den Universitäten geschah sowieso zweckgebunden im Auftrag der pharmazeutischen Industrie. Schließlich verhinderte das Fehlen eines umfassenden, vereinheitlichten medizinischen Versorgungssystems und die Verteilung der gesundheitspolitischen Verantwortlichkeit auf Bund, Länder, Kassen, Standesinstitutionen usw. und die damit verbundenen Kompetenzstreitigkeiten eine Effizienzkontrolle des Systems, wozu epidemiologische Untersuchungen erforderlich wären.

Seit einigen Jahren deutet sich ein Wandel an. Eine Zeitschrift und eine Gesellschaft für Sozialpsychiatrie wurden gegründet, epidemiologische Projekte werden staatlich unterstützt, ein Institut und mehrere Abteilungen an den Universitäten, die sich mit diesen Fragen beschäftigen, sind im Entstehen. Die medizinische Ausbildung wird reformiert, die alte Personalstruktur an den Instituten ist fragwürdig geworden. Eine Enquête über die Lage der Psychiatrie in der Bundesrepublik ist vom Bundestag angeregt worden.

Es läßt sich jetzt noch nicht beurteilen, ob es bei kleinen Verbesserungsansätzen bleiben wird oder ob wirklich der Beginn einer neuen Ära in der Psychiatrie eingeleitet wird und es zu einer wirklich umfassenden Reform der gesamten Versorgung psychisch Kranker und einer erneuten Reflektion des Krankheitsbegriffes kommen wird.

Die Auswahl der hier vorgelegten Arbeiten geschah unter großen Schwierigkeiten. Idealerweise sollte sie einen Überblick über die psychiatrische Epidemiologie geben, über ihre wichtigsten Ergebnisse, ihre Anwendungsgebiete und ihre Methodik, doch ließ sich das auf dem begrenzten Raum nicht verwirklichen. Aber auch mehr Raum hätte die Auswahl nicht wesentlich erleichtert angesichts der Schwierigkeit, dieses Gebiet abzustecken (in einem Beitrag von Cooper und Shepherd wird dieses Problem eingehend besprochen). Wir selbst sind der Meinung, daß dieses Konzept möglichst weit gefaßt werden sollte, und würden jeder Untersuchung das Attribut psychiatrisch-epidemiologisch zuordnen, die sich mit der Verteilung von Krankheiten oder Verhaltensabweichungen in bestimmten Populationen und ihrer Beziehung zu sozialen Variablen befaßt. Mechanic (1970) schrieb, daß sich der Epidemiologe lediglich dadurch vom empirischen Soziologen unterscheidet, daß er immer Krankheit oder Verhaltensabweichung als abhängige Variable in seine Untersuchung einbezieht.

Bei einer derartigen Abgrenzung des Gebietes war jeder Versuch, einen umfassenden Überblick zu geben, zum Scheitern verurteilt. Wir mußten Kompromisse eingehen. Neben Shepherds und Coopers mittlerweile als klassisch anzusehenden Einführung haben wir die Arbeiten nach drei Gebieten ausgewählt: 1. Kritische Überblicke über konkrete Fragen, die in letzter Zeit besonders häufig diskutiert wurden; 2. Methodische Probleme und 3. Einzeluntersuchungen, die uns aufgrund ihrer Zielsetzung, ihrer Methodik und ihrer Ergebnisse beispielhaft für den momentanen Stand epidemiologischer Forschung zu sein scheinen.

Literatur

Brugger, C.: Versuch einer Geisteskrankenzählung in Thüringen. Z. ges. Neurol. Psychiat. **133** (1931). Psychiatrische Bestandsaufnahme im Gebiet eines medizinisch-anthropologischen Zensus in der Nähe von Rosenheim. Z. ges. Neurol. Psychiat. **160** (1938).

Durkheim, E.: Le Suicide, Paris 1897. (Neue Ausgabe: Le Suicide. Etude de Sociologie, Bibliothèque de philosophie contemporaine, Presses universitaires de France, Paris 1960).

Faris, R. E. L., Dunham, H. W.: Mental disorders in urban areas. Chicago: Chicago University Press 1939.

Mechanic, D.: Problems and prospects in psychiatric epidemiology. In: Hare, E. H., Wing, J. K. (Eds.): Psychiatric epidemiology. London: University Press 1970.

Ødegard, Ø.: Emigration and insanity. Acta psychiat. scand. Suppl. **4** (1932).

Überblick und methodische Probleme

Die Aussagekraft einer epidemiologischen Untersuchung hängt von der Qualität der bei der Erhebung angewandten Methoden ab. Die epidemiologische Methode, d.h. die statistische Beziehungssetzung zwischen medizinischen und demographisch-soziologischen Variablen, birgt derartige Schwierigkeiten in sich, daß nur die wenigsten Untersuchungen kritiklos hingenommen werden können. Es wurden deshalb neben Shepherds und Coopers Einführung zwei Arbeiten an den Anfang gestellt, die sich mit methodischen Problemen beschäftigen.

Epidemiologische Einzeluntersuchungen prüfen in der Regel spezifische Hypothesen über die Beziehung zwischen einer bestimmten medizinischen Variablen und einer bestimmten sozialen Variablen in einer bestimmten Population oder sie stellen die Häufigkeit des Vorkommens eines bestimmten Syndroms in einer bestimmten Population fest. Um komplexe Hypothesen aufzustellen oder gar Theorien zu bilden, müssen deshalb mehrere, unter verschiedenen Bedingungen durchgeführte Untersuchungen herangezogen werden. Will man z.B. prüfen welchen Einfluß soziale Kohäsion auf die Häufigkeit des Vorkommens psychischer Störungen hat, müssen sämtliche Untersuchungen beurteilt werden, die Angaben über die soziale Kohäsion der untersuchten Population sowie über die Häufigkeit psychischer Störungen beinhalten. Dies läßt sich aber nur sinnvoll durchführen, wenn die in den verschiedenen Untersuchungen angewandten Kriterien zur Erfassung der Variablen vergleichbar sind. „Vergleichbarkeit ist der Leitstern epidemiologischer Forschung“ (Ødegard,1961).

Erst neuerdings bemüht man sich, systematisch drei Kardinalschwierigkeiten, die einer Vergleichbarkeit im Wege stehen, zu überwinden: die mangelnde Zuverlässigkeit der psychiatrischen Diagnostik und Symptombeschreibung, die Definition sozialer Variablen und drittens die Stichprobenauswahl. Den ersten und letzten Punkt haben wir mit je einem Beitrag berücksichtigt.

Hinweisen möchten wir auf Reids im Auftrag der Weltgesundheitsorganisation geschriebene und von Kisker (1966) ins Deutsche übersetzte Monographie über methodologische Gesichtspunkte psychiatrisch-epidemiologischer Forschung. Dohrenwend u. Dohrenwend (1965) haben sämtliche Feldstudien zur Bestimmung der Häufigkeit des Vorkommens psychischer Störungen nach methodischen Gesichtspunkten beurteilt und deutlich gemacht, daß die vorrangige Aufgabe der psychiatrischen Epidemiologie die Bemühung um die Vergleichbarkeit ihrer Ergebnisse sein muß.

Literatur

Dohrenwend, B. P., Dohrenwend, B. S.: The problem of validity in field studies of psychological disorder. J. abnorm. Psychol. **70**, 52 (1965).

Kisker, K. P.: (Hrsg.): Epidemiologische Methoden in der psychiatrischen Forschung. Stuttgart: Thieme 1966.

Ødegard, Ø.: Diskussionsbeitrag in Zubin (ed.): Field studies in the mental disorders. New York: Grune Stratton 1961.

Reid, D. D.: Epidemiological methods in the study of mental disorders. World Hlth Org. Publ. Hlth Papers No. 2 (1960).

Epidemiologie und psychische Erkrankung – ein Überblick

Von Michael Shepherd und Brian Cooper

Obwohl es heutzutage modern ist, über die Epidemiologie psychischer Erkrankungen zu sprechen, tauchte die Kombination dieser beiden Begriffe nur selten auf, bevor sie 1949 zum Titel einer Konferenz gewählt wurde, die vom Milbank Memorial Fund zur Erörterung gemeinsamer Arbeitsbereiche zwischen Psychiatrie und öffentlichem Gesundheitsdienst organisiert wurde (Milbank Memorial Fund, 1950). Seither gibt eine Flut von Publikationen vor allem in Nordamerika, den skandinavischen Ländern und Großbritannien die Verbindung dieser beiden medizinischen Disziplinen zu erkennen. Die Zahl jener Untersuchungen ist inzwischen so angewachsen, und ihre Fragestellungen sind so verschieden, daß es angebracht erscheint, die Grenzen psychiatrischer Epidemiologie abzustecken. In England wird dies durch die 1960 durchgeführte Katalogisierung der gegenwärtig laufenden Forschungsprojekte durch das M.R.C. Committee on the Epidemiology of Mental Disorder (Rawnsley, 1963a) erleichtert. Über 100 Arbeiten werden dort angeführt, wovon sich nahezu ein Drittel mit den psychologischen und sozialen Aspekten psychischer Erkrankungen beschäftigt, seien sie kausaler oder begleitender Art; ungefähr ein Viertel einschließlich genetischer Untersuchungen hat Inzidenz oder Prävalenz der verschiedenen psychiatrischen Erkrankungen zum Gegenstand; ein Sechstel besteht aus prognostischen und katamnestischen Studien, und ungefähr ebenso viele Untersuchungen befassen sich mit primär administrativen Fragen; der Rest umfaßt Arbeiten zur Diagnose, Vitalstatistik und Beurteilung therapeutischer Verfahren. Diese Themen können als repräsentativ gelten für den Bereich, in dem nach neueren Ansichten die epidemiologische Methode innerhalb der Psychiatrie ihre Funktion erfüllt. Die Themen entsprechen z.B. den Vorstellungen von Lin, wie er sie in der 1962 erschienenen WHO-Monographie darlegte (Lin u. Standley, 1962). Gleichzeitig ist bei der Mehrzahl dieser Untersuchungen nicht zu verkennen, daß man gewissermaßen nur alten Flaschen neue Etiketten aufklebt, wenn man hier von epidemiologischen Untersuchungen spricht: ihre Fragestellungen gehören zu den seit mehr als 100 Jahren tradierten Zielen psychiatrischer Forschung. Daher ist es ohne ein gewisses Verständnis für die Entwicklung der psychiatrischen Epidemiologie nicht möglich, ihren gegenwärtigen Stand und wichtiger noch, ihre Aussichten für die Zukunft zu würdigen.

Geschichtliche Entwicklung

Viele der gegenwärtigen Vorstellungen über die psychiatrische Epidemiologie wurden bereits vor 1914 diskutiert, dem Jahr, in dem Goldberger die erste einer Serie von Arbeiten publizierte, die den Beitrag der professionellen Epidemiologen zum Studium psychischer Erkrankungen besonders deutlich demonstrieren sollte. Es gab einige gut dokumentierte Beschreibungen über sogenannte psychische Epidemien; die Entwicklung der Intelligenzmessung und die frühen Suizidstudien bewiesen den Wert der ökologischen Methode; und die alten Psychiater waren, wie Lewis hervorgehoben hat, vertraut mit so grundlegenden epidemiologischen Themen wie der Beziehung zwischen psychischen Erkrankungen und Migration, Isolation, Beschäftigung und sozio-ökonomischen Veränderungen (Lewis, 1962).

Im Hinblick auf diese vielversprechenden Fragestellungen ist es von mehr als bloß historischem Interesse herauszufinden, warum der Massenaspekt psychischer Störungen in der ersten Hälfte dieses Jahrhunderts relativ vernachlässigt worden ist. Wie klar das Konzept der Epidemiologie schon damals war, geht aus Frosts meisterhaftem Überblick von 1927 hervor, in dem er das Denken seiner Zeit zusammenfaßte. „Epidemiologie", so schreibt er, ist „... im wesentlichen eine kollektive Wissenschaft, ihr Fortschritt hängt zum großen Teil von den Errungenschaften auf anderen Gebieten ab. Da die Beschreibung der Verteilung von Krankheiten in einer Population voraussetzt, daß Krankheit als solche erkannt wird, ist die Entwicklung der Epidemiologie abhängig von den diagnostischen Gepflogenheiten sowie der ziemlich komplexen Organisation, die zur systematischen Sammlung von Krankheits- und Sterblichkeitsstatistiken notwendig ist. Epidemiologie ist auf statistische Methoden und Theorien angewiesen, denn selbst die einfachsten quantitativen Beschreibungen müssen statistisch ausgedrückt werden; detailliertere Beschreibungen, die unter Umständen komplexe Beziehungen darstellen sollen, können die Anwendung ziemlich komplizierter statistischer Verfahren notwendig machen. Darüber hinaus sind quantitative epidemiologische Beschreibungen der Häufigkeiten bestimmter Erkrankungen in verschiedenen Populationen auf eine mehr oder weniger detaillierte Bevölkerungsstatistik angewiesen, was wiederum ein gewisses Entwicklungsniveau der Demographie voraussetzt."

Leider wurde Frosts Blick teilweise durch die Konventionen seiner Zeit getrübt, denn er fährt fort: „Der Epidemiologiebegriff hat sich im Laufe der Zeit über seine ursprüngliche Bedeutung hinaus erweitert. Er bezieht sich nicht nur auf die Lehre von den Epidemien, sondern auf eine umfassendere Wissenschaft, die sich mit den Massenphänomenen der Erkrankungen sowohl in ihrer gewöhnlichen oder endemischen als auch epidemischen Verbreitung befaßt. Obwohl die Definition der Epidemiologie gegenwärtig eindeutig über ihren ursprünglichen Sinn hinausgeht, ist nicht ganz klar, wie weit der Begriff jetzt gefaßt wird. Sicher ist, daß er gewöhnlich nicht auf solche Krankheiten beschränkt bleibt, die als Seuchen charakterisiert werden, denn es ist völlig üblich, von der Epidemiologie der Tuberkulose zu sprechen; und es scheint ebenfalls üblich zu sein, den Begriff auf das Massenauftreten nicht infektiöser Krankheiten wie Skorbut anzuwenden, dagegen nicht auf die sogenannten konstitutionellen Erkrankungen wie Arteriosklerose und Nephritis ... In diesem Sinne könnte man Epidemiologie als die Wissenschaft vom Massenauftreten der Infektionskrankheiten oder als die Naturgeschichte der Infektionskrankheiten definieren."

Diese Definition würde die meisten psychischen Erkrankungen aus dem Blickfeld der Epidemiologen ausschließen; ihre Vernachlässigung der Psychiatrie, von einigen seltenen und hervorstechenden Ausnahmen abgesehen, könnte dem Entwicklungsstand ihrer Wissenschaft zugeschrieben werden. Daß sich die damals führenden Psychiater nicht für die Massenphänomene psychischer Erkrankungen zu interessieren vermochten, läßt sich leicht mit dem Hinweis auf akademische Prioritäten erklären. Viele Psychiater, ganz vertieft in den Aufbau biologischer und phänomenologischer Gebäude, hofften, eine wissenschaftliche Nosologie zu begründen, in der, um mit Adolf Meyers Worten zu sprechen, „die psychischen Erscheinungen der Patienten lediglich Symptome von mehr oder weniger hypothetischen dahinterliegenden Krankheiten darstellen" (Meyer, 1912). Doch für den scharfsinnigeren Epidemiologen waren diese psychischen Erscheinungen untrennbar verknüpft mit den Massenphänomenen psychischer Erkrankungen; bei Greenwood z.B. treten sie an bevorzugter Stelle unter seinen „prokatarktischen“ Krankheitsfaktoren auf, und er schrieb über sie mit der für ihn charakteristischen Hartnäckigkeit: „Es ist meine Aufgabe hervorzuheben, daß man zu einer ziemlich übereinstimmenden Beschreibung der Ätiologie solcher Massenerkrankungen kommt, wenn man die Hypothese vertritt, daß der psychologische Faktor in dem Gewirr von Interaktionen, die sich in der körperlichen Erkrankung ausdrücken, der bestimmende Faktor ist. Dagegen sind Methoden, die diesen Faktor ignoriert haben, zu überhaupt keiner übereinstimmenden Deutung der Fakten gelangt. Aus diesem wesentlich praktischen Grund halte ich daran fest, daß es sich die pragmatischen Epidemiologen nicht leisten können, die Psychologie zu vernachlässigen. Es ist nicht meine Aufgabe zu sagen, welche Psychologie sie studieren sollten“ (Greenwood, 1935).

30 Jahre später ist es leichter einzusehen, daß für den Epidemiologen, der sich vorwiegend mit dem Studium von Populationen beschäftigt, eine sinnvolle Psychologie über den individuellen Organismus hinausgehen muß. Leider gab es vor einer Generation solch eine Psychologie nicht. Adolf Meyers Psychologie des gesunden Menschenverstandes, beeinflußt durch das Interesse ihres Begründers an den Sozialwissenschaften, betrachtete psychische Erkrankungen als Reaktionen der Persönlichkeit (geformt durch konstitutionelle Anlagen und Erfahrung) auf Situationen der sozialen Umwelt (Leighton, 1951). Daraus hätte sich ein annehmbares theoretisches Konzept entwickeln lassen, wenn wir von der Plumpheit, mit der die meisten psychobiologischen Theorien formuliert sind, absehen. Zur gleichen Zeit wurden Versuche, eine instinktorientierte Theorie des Gruppenverhaltens (Trotter, 1942) zu entwerfen, durch den wachsenden Einfluß der Freudschen Psychologie unterdrückt und blieben vernachlässigt bis zum gegenwärtigen erneuten Aufflammen des Interesses durch die vergleichende Verhaltensforschung. In seiner Diskussion über die Gruppenpsychologie drückt Freud die latenten Gegensätze zwischen seinem eigenen Standpunkt und dem der Sozialpsychologen glänzend aus. „Die Massenpsychologie behandelt also den einzelnen Menschen als Mitglied eines Stammes, eines Volkes, einer Kaste, eines Standes, einer Institution oder als Bestandteil eines Menschenhaufens, der sich zu einer gewissen Zeit für einen bestimmten Zweck zur Masse organisiert. Nach dieser Zerreißung eines natürlichen Zusammenhanges lag es dann nahe, die Erscheinungen, die sich unter diesen besonderen Bedingungen zeigen, als Äußerungen eines besonderen, weiter nicht zurückführbaren Triebes anzusehen, des sozialen Triebes — herd instinct, group mind — der in anderen Situationen nicht zum Ausdruck kommt. Wir dürfen aber wohl den Einwand erheben, es falle uns schwer, dem Moment der Zahl eine so große Bedeutung einzuräumen, daß es ihm allein möglich sein sollte, im menschlichen Seelenleben einen neuen und sonst nicht bestätigten Trieb zu wecken. Unsere Erwartung wird somit auf zwei andere Möglichkeiten hingelenkt; daß der soziale Trieb kein ursprünglicher und unzerlegbarer sein mag und daß die Anfänge seiner Bildung in einem engeren Kreis, wie etwa in dem der Familie, gefunden werden können“ (Freud, 1955).

Dieser Standpunkt schließt natürlich ein Interesse an der Krankheit als Massenphänomen nicht aus, doch setzte der viel Autorität ausstrahlende Theoretiker Freud damit den Akzent so, daß man sich auf die Psychopathologie des Individuums konzentrierte auf Kosten einer Psychologie, die die sozialen Einflüsse miteinbezieht. Es ist, wie ein Kritiker beobachtet hat: „Von einigen Ausnahmen abgesehen, widersprechen sich Sozialpsychologie und Psychoanalyse nicht, sondern sie sprechen nicht mehr die gleiche Sprache“ (Brown, 1961). Es ist anzunehmen, daß sprachliche Schwierigkeiten die Verständigung erschweren, und es überrascht daher nicht, daß zwischen Epidemiologen und Tiefenpsychologen Mißverständnisse über Fragen von gemeinsamem Interesse entstehen. So verliehen z.B. psychodynamische Verzierungen den ernsthaften Ausführungen über der Konzept der Unfallpersönlichkeit eine barocke Fassade, und Psychoanalytiker neigten dazu, den ökologischen Ansatz zum Suizid so wenig zu beachten, daß noch Mitte 1930 einer ihrer hervorragendsten Vertreter behaupten konnte, daß „...statistische Daten über den Suizid, wie sie heutzutage gewonnen werden, wenig, wenn überhaupt irgendeinen Anspruch auf Glaubwürdigkeit besitzen" (Zilboorg, 1936).

Wenn auch die Entwicklung der epidemiologischen Psychiatrie durch diese Umstände in der Zeit zwischen den beiden Kriegen verzögert wurde, so haben doch einige wenige Forscher ihr Wiederaufleben vorweggenommen. Weitsichtige Mitarbeiter des öffentlichen Gesundheitsdienstes wie Greenwood und Wilson begannen gemeinsame Untersuchungen mit Psychiatern. Einige Psychiater — E.O.Lewis in England, Brugger in Deutschland, Rosanoff in den Vereinigten Staaten — bewiesen mit ihren umfassenden Untersuchungen ihr Interesse für die damit zusammenhängenden Probleme der öffentlichen Gesundheit (Lewis, 1929; Brugger, 1931; Rosanoff, 1917); andere wurden durch ihr Interesse an genetischen Fragen auf dasselbe Forschungsgebiet geführt (Strömgren, 1950). In den Vereinigten Staaten machten Statistiker wie Malzberg (1940) und Pollok (1925) Gebrauch von Daten psychiatrischer Krankenhäuser, und Soziologen der Chicagoer Schule begannen die urbane Ökologie psychischer Erkrankungen zu untersuchen (Faris u. Dunham, 1939; Robinson, 1950). Verstreut, unkoordiniert und von den verschiedensten Disziplinen inspiriert, bahnten diese Arbeiten einer raschen Ausbreitung nach dem zweiten Weltkrieg den Weg.

Die Geschwindigkeit dieser Ausbreitung hing teilweise mit dem ungewöhnlichen Interesse, das während des Krieges an der psychischen Gesundheit sowohl des Militärs als auch der Zivilbevölkerung bestand, zusammen. Der Hauptimpuls ging jedoch von dem nach Kriegsende neu erwachten Interesse an den psychosozialen Faktoren der Krankheit aus sowie der Entwicklung der Sozialmedizin zu einer eigenen Disziplin. Für die Sozialmedizin, die mit dem ökologischen Ansatz steht und fällt, sind epidemiologische Methoden grundlegendes Werkzeug; dies gilt besonders für die nicht infektiösen, chronischen Krankheiten, zu denen auch die psychischen Erkrankungen zählen, die nach Ryle ihren natürlichen Platz unter den „Prävalenz-Erkrankungen" einnehmen mit ihren eigenen Verbreitungsmustern, ihrer engen Beziehung zu sozialen und beruflichen Bedingungen und die als mehr oder weniger vermeidbar betrachtet werden müssen (Ryle, 1948). Schon 1944 wurde im Goodenough-Report die Bedeutung der Sozialmedizin für die englische Psychiatrie hervorgehoben; und was wir heute Sozialpsychiatrie nennen, hat inzwischen in diesem Land eine Vorrangstellung eingenommen. Die Voraussetzung, unter der der Sozialpsychiater arbeitet, ist einer Äußerung Ginsbergs zu entnehmen: „Obwohl das Individuum größtenteils aus seinen sozialen Bezügen besteht, gibt es in jedem Menschen einen Kern an Individualität, der nur ihm eigen und letzten Endes unteilbar ist" (Ginsberg, 1956). Dieser Gedanke steht nicht nur mit dem undogmatischen Eklektizismus englischer Psychiatrie in Einklang, sondern auch mit der Philosophie des National Health Service in einem Wohlfahrtsstaat, in dem die kollidierenden Forderungen der Bürger und ihrer Gesellschaft eine grundsätzliche politische Tatsache darstellen.

Methodische Probleme

Selbst ein so kurzer historischer Überblick vermag einige der Gründe für das seit neuem wachsende Interesse an der epidemiologischen Psychiatrie zu erhellen und zu erklären, warum bis jetzt nur recht magere Erfolge erzielt wurden. Der relative Mißerfolg kann jedoch nicht völlig verstanden werden, ohne die Faktoren zu berücksichtigen, die die Anwendung epidemiologischer Methoden auf psychische Erkrankungen beeinträchtigen. Grenzen sind teilweise durch den Mangel an grundlegenden Informationen, die mit Aufwand an Zeit und Mühe gewonnen werden könnten, gesetzt. Über diese überwindbaren Schwierigkeiten hinaus bestehen jedoch noch schwerer zu lösende Probleme; der Einfachheit halber können diese unter zwei Punkte zusammengefaßt werden: die Ursachen psychischer Erkrankungen einerseits und die Klassifikation und Messung psychiatrischer Störungen andererseits.

Die Ursachen psychischer Erkrankungen

Für einige moderne Epidemiologen gibt es keine „a priori"-Gründe, psychische Erkrankungen als qualitativ verschieden von anderen Erkrankungen aufzufassen, so daß dieselben Methoden, die sich beim Studium der organischen Krankheiten als so wirksam erwiesen haben, auch bei psychiatrischen Untersuchungen verwendet werden könnten. So Reids Bemerkungen: „... viele psychische Erkrankungen stellen ebenso Massenerkrankungen dar wie Typhus", und: „Obwohl diese (epidemiologischen) Modelle auf das Verhalten infektiöser Erkrankungen zugeschnitten sind, gibt es keinen Grund, warum einige geeignete Methoden nicht auch auf Aspekte des Massenverhaltens wie das Auftreten psychologischer Störungen in Bevölkerungsgruppen angewendet werden sollten" (Reid, 1960).
Dieser Standpunkt übersieht einige wichtige Aspekte psychiatrischer Störungen, die in einem Bericht des WHO Expert Commitee on Mental Health (WHO, 1960) diskutiert werden und wie folgt zusammengefaßt werden können: erstens gibt es bei der Entstehung und Manifestation vieler psychiatrischer Erkrankungen individuelle Faktoren, die, weil sie Werte darstellen, nicht vollständig quantifizierbar sind. Zweitens ist die Ätiologie psychischer Erkrankungen ihrem Wesen nach multifaktoriell. Drittens bestehen beträchtliche soziale und kulturelle Unterschiede in dem, was als psychisch abnorm betrachtet wird, und in den Methoden, mit denen solche Auffälligkeiten behandelt werden. Schließlich weisen Charakter- und Verhaltensabweichungen eine unendliche Vielfältigkeit auf, die von schweren Psychosen bis hin zu leichten Persönlichkeitsstörungen reicht; letztere würden von vielen gar nicht als psychiatrische Erkrankung bezeichnet werden.
In der Praxis sind psychische Erkrankungen selten infektiös, können jedoch häufig übertragen werden. Die umfangreiche Literatur über Massenausbrüche irrationalen Verhaltens, ausgehend von den sogenannten psychischen Epidemien bis zu den differenzierteren modernen Untersuchungen über „sozial geteilte Psychopathologie" (Gruenberg, 1957), beweist das Interesse vieler Forscher an der Natur dieser Übertragungen. Penrose machte in seinem mathematischen Modell des Massenverhaltens den mutigen Versuch, die klassische Trias von Wirt, Umwelt und ursächlichem Agens beizubehalten, wobei der krankhaften oder übersteigerten Idee die Rolle des schädlichen Agens zukam (Penrose, 1952). Für die meisten Forscher sind jedoch die Ursachen abnormen Gruppenverhaltens in den Reaktionen einzelner mehr oder weniger vorbelasteter Individuen auf bestimmte physikalische, psychologische oder soziale Umstände zu suchen. Über diesen Punkt besteht zwischen den verschiedenen Erklärungsversuchen Übereinstimmung, wie weit sie auch sonst zeitlich und in der zugrundeliegenden Denkweise verschieden sind, wie z.B. Heckers „Sympathie" oder „Imitation" (Hecker, 1859), Durkheims (1951) „kollektive Disposition" und Kräupl-Taylors „pluralistische Emotionen" (Kräupl-Taylor u. Hunter, 1958).
Die hervorgehobene Interaktion zwischen Wirt und Umwelt wird beim epidemiologischen Vorgehen auf die große Anzahl der nicht infektiösen und nicht übertragbaren psychischen Erkrankungen ausgedehnt, auch wenn eine physikalische Ursache wie Alkohol nachweisbar

ist. Traditionsgemäß stellen die vom Wirt ausgehenden Faktoren eine Domäne der Genetiker dar, die den Epidemiologen wichtige Beiträge verdanken. Neuere Entwicklungen innerhalb der genetischen Forschung, auf die später noch eingegangen wird, haben diese beiden Disziplinen einander weiterhin näher gebracht, und wenn, wie Böök (1961) vor kurzem erklärte, „die Genetiker jetzt danach fragen müssen, wie das Gen ein bestimmtes Individuum prägt, genau wie die Virologen nach der Wirkung eines bestimmten Virus forschen", dann sind die Aussichten für eine enge Zusammenarbeit noch günstiger.

Im Augenblick beschäftigt sich der Epidemiologe mit den Einflüssen der verschiedenen Lebensabschnitte auf den Phänotypus. In den perinatalen Entwicklungsphasen sind die Einflüsse im wesentlichen physikalisch; in dem Augenblick aber, in dem der Organismus eine „psychosoziale Evolution" mitmacht, um Medawars Ausdruck zu gebrauchen, gewinnt die soziale Umgebung zunehmend an Bedeutung, und der Epidemiologe sucht verständlicherweise die Unterstützung seiner Kollegen in den Sozialwissenschaften. Er hat von ihnen bereits solche Konzepte wie Klasse, Mobilität, Isolation übernommen und erfolgreich angewendet. Dort wo der Beschreibung sozialer Systeme primäre Bedeutung zukommt, wie z.B. bei bestimmten Formen der Delinquenz, wird der Beitrag der Sozialwissenschaften entscheidend. Unglücklicherweise erfahren die Sozialwissenschaften immer noch die Beeinträchtigung durch ein „relativ mangelhaftes Instrumentarium, wodurch ein methodisches Vorgehen, das komplizierte Probleme auf einfache Formeln reduziert, erschwert wird" (Marshall, 1963). Solange diese einfachen Beschreibungsformeln nicht zur Verfügung stehen, wird die epidemiologische Erforschung des sozialen und zwischenmenschlichen Geschehens sowie der Wahrnehmung desselben durch das Individuum beeinträchtigt bleiben.

Die Klassifikation psychiatrischer Störungen

Der Epidemiologe muß die Fälle identifizieren, die er zählen will. Er sollte in der Lage sein, das, was er identifiziert hat, zu definieren und zu klassifizieren. Das Wesen der meisten psychiatrischen Störungen ist jedoch so schlecht definiert, daß eine ätiologische Klassifikation ausgeschlossen ist. Innerhalb der funktionellen Psychosen weichen die Diagnosepraktiken beträchtlich voneinander ab (Kreitman, 1961). Bei den leichteren Störungen, an denen die Inadäquatheit der gegenwärtigen Klassifikationssysteme am deutlichsten zutage tritt, sind diese Abweichungen sogar noch größer. Die Häufigkeit des Vorkommens neurotischer Störungen unter den Patienten des Allgemeinpraktikers wird z.B. ganz unterschiedlich geschätzt (Kessel u. Shepherd, 1962). Crombie betonte, daß die „Internationale Klassifikation der Erkrankungen" dem Krankengut des praktischen Arztes nicht genügend Rechnung trägt. Er schlägt dafür eine fünffache Unterteilung des gesamten Krankengutes vor: 1. Erkrankungen, die organisch oder nahezu ausschließlich organisch bedingt sind; 2. im wesentlichen organische Erkrankungen, bei denen aber eine gewisse psychische Komponente mitspielt; 3. Erkrankungen, an denen psychische und organische Faktoren ungefähr gleich stark beteiligt sind; 4. im wesentlichen psychische Erkrankungen, bei denen aber eine gewisse organische Komponente eine Rolle spielt; 5. Erkrankungen, die psychisch oder nahezu ausschließlich psychisch bedingt sind (Crombie, 1963).

Neben dem Problem der Klassifizierung schon erfaßter Kranker entsteht das Problem, solche Kranke zu identifizieren und zu klassifizieren, die keine ärztliche oder soziale Hilfe in Anspruch nehmen. In diese schlecht definierte Gruppe von Behinderten fallen nicht nur Personen, die psychische Symptome, Verhaltensstörungen und abweichende Persönlichkeitszüge aufweisen, sondern auch solche, die die „soziokulturellen Erwartungen“ (Zubin, 1963) ihrer sozialen Gruppe nicht erfüllen und innerhalb ihres bestimmten sozialen Kontextes beurteilt werden müssen. Die wichtigsten unter den gegenwärtig zur Verfügung stehenden Instrumenten zur Fallermittlung sind psychiatrische und strukturierte Interviews, psychologische Tests und Skalen sowie Fragebögen, die die soziale Anpassung an Familie, Vorgesetzte, Arbeit und Gemeinde erfassen (Blum, 1962). Für keines dieser Verfahren gibt es im Augenblick hinreichende Informationen über Zuverlässigkeit, Validität und Stabilität, ebensowenig über die Rolle kultureller Faktoren bei der Festsetzung der Normen. Schwierigkeiten im diagnostischen Bereich sind eng mit Meßproblemen verknüpft. Sterblichkeitsraten können bei psychiatrischen Störungen oft nicht sinnvoll angewendet werden, obwohl sie in einigen Fällen, z.B. bei Suizid oder bei der progressiven Paralyse, erfolgreich verwendet worden sind. Traditionsgemäß wurden die Morbiditätsstatistiken psychischer Erkrankungen aus den Unterlagen der psychiatrischen Krankenhäuser gewonnen. Die Ersterkrankungsraten vermittelten wertvolle Hinweise auf die Inzidenzrate der Psychosen. Daneben ermöglichen Unterlagen über krankheitsbedingten Arbeitsausfall und über Besuche beim praktischen Arzt, die Krankheitsperioden und Arzt-Patient-Kontakte als Morbiditätsindizes zu benützen. Im allgemeinen verzerren allerdings die chronischen, fluktuierenden Verläufe so vieler kleinerer psychiatrischer Störungen die üblichen Maßeinheiten. Es ist oft schwierig, die Dauer einer Erkrankung zu bestimmen. Begriffe wie „Krankheitsperiode“ sind nicht leicht zu operationalisieren. Hinkle und Wolffs Krankheitsdefinition: „jedes Symptom oder Syndrom, das von der amerikanischen Ärzteschaft gegenwärtig als Zeichen schlechter Gesundheit anerkannt wird“ (Hinkle u. Wolff, 1957), ist eher auf patriotischem als auf wissenschaftlichem Boden gewachsen. Komplexere Indizes wie z.B. die Lebensprävalenzrate sind entsprechend weniger exakt. Der Epidemiologe ist ernsthaft in seinen Bemühungen behindert, die Häufigkeit des Auftretens verschiedener Krankheitsgruppen oder Reaktionen zu ermitteln und neigte in der Vergangenheit dazu, grobe Schätzungen psychischer Störungen, die oft mit Suizid-, Jugendkriminalitäts-, Verbrechens- und Scheidungsraten in einen Topf geworfen wurden, als Gesamtindizes für psychische Erkrankungen zu benützen. Es fehlen die Beweise für die Berechtigung, derartig verschiedene Erscheinungen auf einer linearen Skala zusammenzufassen, um den „Krankheitsgrad einer Gesellschaft“ abzuschätzen.

Die Anwendung der epidemiologischen Methode in der Psychiatrie

Dieser bewegte Hintergrund mag erklären, warum es aufschlußreicher ist, den Anwendungsbereich der epidemiologischen Methode in der Psychiatrie zu erörtern als die bisherigen Ergebnisse derselben. Morris (1957) hat 7 Anwendungsbereiche der Epidemiologie genannt: historische Studien, Diagnosen sozialer Gruppen, Studien über die Arbeitsweise und Wirksamkeit des Gesundheitsdienstes, die Abschätzung des individuellen Erkrankungsrisikos, die Vervollständigung des klinischen Bildes, die Identifizierung von Syndromen und schließlich die Erforschung der Krankheitsursachen. Wie er zugibt, sind diese 7 Anwendungsgebiete nichts anderes als Variationen zu einem einzigen Thema: „dem Studium der Gesundheit und Krankheit von Populationen und Gruppen in Abhängigkeit von ihrer Umgebung und ihren Lebensgewohnheiten“. Der Bereich dieser 7 Gebiete erstreckt sich von der wissenschaftlichen Analyse bis zum Eingreifen in die öffentliche Gesundheit; jeder Bereich wird im folgenden im Hinblick auf psychische Erkrankungen behandelt, Verbindungen zwischen ihnen werden mit relevanten Beispielen illustriert.

Ätiologische Untersuchungen

Die Erforschung der Ätiologie einer Erkrankung ist die primäre wissenschaftliche Aufgabe der Epidemiologie. Ihre Methoden sind besonders dazu geeignet, die relative Bedeutung multipler Ursachen zu erfassen. Nach fast 50 Jahren sind die Arbeiten über die Pellagra von Goldberger u. Mitarb. immer noch das überzeugendste Beispiel für eine sinnvolle Anwendung dieser Methode auf neuropsychiatrischem Gebiet; oder um genauer zu sein, für den Wert der Methode in den richtigen Händen, denn es wird oft vergessen, daß die Thompson-Commission, die zur selben Zeit an demselben Problem mit denselben Methoden arbeitete, zu völlig anderen Schlußfolgerungen kam (Siler, Garrison u. Mac Neal, 1917). Goldberger selbst faßte den Kern seiner Arbeit zusammen, als er betonte, daß die Annahme, eine falsche Ernährung sei die primäre Ursache der Pellagra, vier Schlußfolgerungen beinhalte: 1. daß zwischen Pellagra-Kranken und Nicht-Pellagra-Kranken ein Unterschied in der Ernährung nachweisbar ist; 2. daß die Krankheit durch richtige Nahrung heilbar ist; 3. daß sie durch eine solche Nahrung zu verhüten ist und 4. daß sie experimentell durch falsche Ernährung hervorgerufen werden kann (Goldberger, 1927). Die Aufstellung dieser vier Postulate und die gleichzeitige Ausrottung einer der Hauptgeißeln der Menschheit sind eine der bemerkenswertesten Errungenschaften der modernen Medizin. Bedauerlicherweise liegen die Einzelheiten, die viel größere Publizität verdienten, immer noch in den Archiven der US Public Health Reports begraben. Aus den Originalberichten von Goldberger geht hervor, daß er, obwohl es sich um einen Zustand handelte, für den ein physischer Mangel notwendige und zugleich hinreichende Ursache war, nicht nur die bedeutende sozioökonomische Rolle der Armut im Falle der Pellagra hervorhob, sondern auch den subtileren Anteil erkannte, den psychologische Faktoren hier spielen. So weist er in seiner ersten Arbeit darauf hin, daß im Gegensatz zur allgemeinen Meinung, Pellagra wahrscheinlich nicht eine übertragbare Erkrankung sei, denn Pflege- und Hilfspersonal der psychiatrischen Krankenhäuser, unter deren Insassen die Krankheit weit verbreitet war, erkrankten nicht. Er kommentiert trocken: „Aus eigener Beobachtung weiß der Autor, daß auch wenn das Pflege- und Hilfspersonal augenscheinlich die gleiche Kost bekommt, dennoch ein Unterschied besteht; es genießt das Privileg, die besten und abwechslungsreichsten Speisen für sich aussuchen zu können, was auch ausgenutzt wird. Ferner darf nicht übersehen werden, daß Pflege- und Hilfspersonal im Gegensatz zu den Insassen die Gelegenheit hat, die Krankenhauskost zu ergänzen (Goldberger, 1914). Über das Auftreten von Mangelsymptomen unter den Einwohnern von Carolina, denen adäquate Ernährung möglich war, schrieb Goldberger folgendes: „Individuelle Geschmackseigentümlichkeiten können die verschiedensten Ursachen haben. Sie können ihren Ursprung in dem anscheinend allgemeinen menschlichen Vorurteil gegenüber neuen, noch nicht erprobten Speisen haben, von einer unangenehmen Erfahrung mit einem bestimmten Nahrungsmittel herrühren, sie können das Resultat einer falschen sich selbst auferlegten oder ärztlich verordneten Diät bei der Behandlung von Verdauungsbeschwerden, einer Nierenerkrankung etc. sein. Manchmal steht nur eine Marotte dahinter. Bei Geisteskranken mögen Wahnvorstellungen, wie z.B. die Furcht, vergiftet zu werden, verantwortlich sein etc“ (Goldberger, Wheeler u. Sydenstricker, 1920).

Alle nachfolgenden experimentellen Untersuchungen, einschließlich der neueren Arbeiten über die angeborenen Stoffwechselstörungen bei der Hartnupschen Erkrankung (Hersov u. Rodnight, 1960) haben dazu beigetragen, das Bild der Pellagra, wie es epidemiologisch definiert wurde, zu bestätigen und weiter zu entwickeln. Sicherlich hat die Art der Erkrankung selbst zu diesem Ansatz geführt: ihr Erscheinungsbild war klinisch gut beschrieben, und die interindividuelle Variationsbreite war relativ gering. Goldberger selbst war sich dieser Vorteile bewußt und äußerte sich entsprechend vorsichtig über die Erfolgsaussichten epidemiologischer Untersuchungen bei anderen undurchsichtigeren psychischen Erkrankungen. Als er ein Forschungsangebot auf dem Gebiet der Schizophrenie ablehnte, schrieb er: „... in fünf oder mehr Jahren würde ich wahrscheinlich nichts finden. Bevor die Dementia praecox verstanden werden kann, ist viel Arbeit in der Physiologie des Zentralnervensystems und auf vielen angrenzenden Gebieten notwendig" (Parsons, 1943). Die Zeit hat ihm Recht gegeben. Ein neuerer Überblick über den epidemiologischen Beitrag zur Ätiologie in der Psychiatrie zeigt, daß der Umfang der Untersuchungen eindrucksvoller ist als die erzielten Ergebnisse (Milbank Memorial Fund, 1961).

Bei der Suche nach Ursachen beschäftigte man sich im allgemeinen damit, Beziehungen zwischen bedeutsamen Ereignissen in der Lebensgeschichte und dem nachfolgenden Auftreten einer psychischen Erkrankung herzustellen. Diese Ergebnisse können chronologisch in solche eingeteilt werden, deren Auswirkungen verzögert sichtbar werden, und solche, die zeitlich so eng mit dem Ausbruch der Erkrankung zusammenfallen, daß sie als unmittelbar vorangehend oder als auslösend betrachtet werden können. Letztere führten zu Studien an Bevölkerungen, die sich in sozialen Umbruchsituationen befanden. Rawnsley z.B. untersuchte den psychischen Gesundheitszustand der Tristan da Cunha-Gemeinde, die nach einem Erdbeben 1961 nach England evakuiert worden war, und konnte seine Befunde mit denen einer norwegischen Expedition vergleichen, die Tristan 1937—38 besucht hatte (Rawnsley, 1963b). Das hervorstechendste von den Norwegern beschriebene Merkmal war ein Ausbruch hysterischer Verhaltensweisen unter den Frauen der Insel; es konnte gezeigt werden, daß 19 Überlebende, die diese Verhaltensweisen damals gezeigt hatten, in letzter Zeit häufiger ärztlichen Rat gesucht hatten und besonders an psychogenen Kopfschmerzen litten, die wiederum signifikant häufiger unter den Frauen der Führer der Insel zu finden waren. Tab. 3 zeigt Rawnsleys Versuch, die beiden Krankheitsindizes, nämlich den früheren hysterischen Zustand und die psychogenen Kopfschmerzen, mit dem Faktor des sozialen Status in Beziehung zu setzen: Obwohl die Zahlen zu gering sind, um endgültige Schlüsse zu erlauben, weisen sie doch stark darauf hin, daß die beiden Indizes unabhängig von den übrigen Variablen sind.

Tabelle 3. Die Beziehung zwischen psychogenen Kopfschmerzen, hysterischem Verhalten (1937) und sozialer Stellung in der Tristan Da Cunha-Gemeinde

	Frauen der Führer		Kontrollgruppe	
	1937 Erkrankte	Nicht-Erkrankte	1937 Erkrankte	Nicht-Erkrankte
Psychogene Kopfschmerzen	9	5	2	4
Andere Symptome	1	8	1	16

Für das Studium von unmittelbar auslösenden Situationen unter normalen Bedingungen betont Gordon den Wert von Analysen selten auftretender isolierter Ereignisse analog zu punktuellen Epidemien. Er illustriert dies am Beispiel der postpartalen Psychosen (Thomas u. Gordon, 1959). Sein Hinweis wurde von Pfaffenbarger (1961) weiter verfolgt. Pfaffenbarger durchsuchte sämtliche Krankengeschichten der letzten 18 Jahre eines bestimmten Gebietes und fand 125 Frauen, die im Anschluß an eine Geburt erstmals psychisch erkrankten, was einer Ersterkrankungsrate von 0,7 pro 1000 Lebendgeburten entsprach. Es wurde eine Kon-

trollgruppe an Frauen der gleichen Rasse zusammengestellt, die unmittelbar vor oder nach den Frauen der experimentellen Gruppe entbunden worden waren. Die zwei Gruppen wurden in Bezug auf Alter, Geburtenzahl, Heiratsalter, soziale Klasse, Dauer der Schwangerschaft, Geburtengewicht sowie somatische Komplikationen während der Schwangerschaft und Geburt verglichen. Die geringe Anzahl der Fälle setzt einem detaillierten Vergleich Grenzen, doch konnte ein eindeutiger Hinweis dafür gefunden werden, daß die Häufigkeit der somatischen Schwangerschafts- und Geburtskomplikationen in den beiden Gruppen verschieden war. Um dieses Ergebnis zu spezifizieren, unternahm Pfaffenbarger einen identischen Vergleich mit zwei weiteren Gruppen und zwar Müttern, die unter späten nachgeburtlichen Blutungen litten und solchen, deren Kinder ein Pylorospasmus entwickelt hatten. In keiner Gruppe konnte eine ähnliche Beziehung gefunden werden wie zwischen den psychotischen Müttern und geburtshilflichen Komplikationen.
Eine im wesentlichen gleiche Methode retrospektiver Analyse von Krankengeschichten wurde von Pasamanick und seinen Mitarbeitern angewendet, um die Bedeutung viel früherer Ereignisse in der individuellen Lebensgeschichte zu untersuchen. Anhand von Geburtsprotokollen oder Krankengeschichten sammelten sie Informationen über Geburtskomplikationen bei ihren Versuchspersonen und verglichen sie mit einer Kontrollgruppe, die aus demselben Geburtsurkundensatz ermittelt und durch Angleichung einer Anzahl relevanter Variablen vergleichbar gemacht worden war. Die Autoren erklären die Logik ihres Vorgehens wie folgt: „1. Da Frühgeburten und Komplikationen während der Schwangerschaft häufig mit dem Tod des Fötus oder Neugeborenen einhergehen, dem meistens ein Hirnschaden zugrunde liegt, muß es auch einen Prozentsatz an Geschädigten geben, die nicht sterben. 2. In Abhängigkeit von dem Ausmaß und dem Ort der Schädigung werden sich bei den Überlebenden eine Reihe von Störungen entwickeln. Diese reichen von der spastischen Hemiplegie, Epilepsie und Schwachsinn bis zu allen möglichen Formen geringfügiger Schäden, die aber ausreichen, um die Entwicklung empfindlich zu stören und die Belastbarkeit zu reduzieren. 3. Außerdem stehen diese Schwangerschaftskomplikationen mit bestimmten Lebensumständen, gewöhnlich sozio-ökonomischer Art, in Beziehung und werden deshalb 4. zusammen mit den aus ihnen resultierenden neuropsychiatrischen Störungen häufiger in den niedrigeren sozialen Schichten unserer Gesellschaft gefunden (Knobloch u. Pasamanick, 1960a).
Die Anwendung dieser Methode läßt sich am besten am Beispiel des Schwachsinns, einer Stufe innerhalb des „Kontinuums der Reproduktionsschäden“ demonstrieren. In ihren retrospektiven Untersuchungen haben Knobloch u. Pasamanick (1960b) nicht nur eine eindeutige Beziehung des Schwachsinns mit physikalischen Faktoren festgestellt, wie Frühgeburt, Schwangerschaftskomplikationen der Mutter und neonatalen abnormen Vorkommnissen, sondern auch mit dem sozio-ökonomischen Status, der Rasse und Jahreszeit der Geburt. Um die spezifische Bedeutung dieser verschiedenen Faktoren näher zu untersuchen, unternahmen die Autoren anschließend eine prospektive Untersuchung: 500 Frühgeburten und eine Kontrollgruppe von voll ausgetragenen Säuglingen aus denselben Entbindungsstationen mit ähnlichem sozio-ökonomischen Status wurden fortlaufend untersucht (Knobloch u. Pasamanick, 1960b). Mit 40 Wochen zeigten die Frühgeburten einen höheren Prozentsatz an neurologischen Auffälligkeiten und einen niedrigeren Entwicklungsquotienten nach der Skala von Gesell. Diese Befunde wurden bestätigt, als 300 der Kinder mehr als 2 Jahre später noch einmal untersucht wurden; es fiel jetzt zusätzlich auf, daß die Entwicklungsquotienten der weißen und farbigen Kinder der Kontrollgruppe, die im Alter von 40 Wochen im wesentlichen gleich waren, nun im Alter von 3 Jahren voneinander abwichen. Tab. 4 zeigt, daß sich die weißen Kinder in ihren adaptativen und sprachlichen Fähigkeiten verbessert bzw. weiterent-

Tabelle 4. Der Vergleich von Entwicklungsquotienten bei 40 Wochen und 3 Jahre alten voll-ausgetragenen Kindern verschiedener Rasse (Baltimore, Maryland 1952–1953)

Alter zur Zeit der Untersuchung	Entwicklungsquotienten 40 Wochen		3 Jahre	
Rasse	weiß	nicht-weiß	weiß	nicht-weiß
Anzahl der Fälle	223	269	77	82
Verhaltensbereiche:				
Adaptives Verhalten	105,4	104,5	110,9	97,4
Grobe Motorik	114,7	113,4	113,7	112,5
Feine Motorik	97,6	99,2	100,7	98,6
Sprache	102,5	102,9	106,0	90,1
Soziale Fähigkeiten	108,6	106,5	110,5	106,8

wickelt haben, während das für die farbigen Kinder nicht zutrifft. Der stärkste Entwicklungsrückstand wurde bei Kindern von Müttern mit niedrigstem Bildungsniveau festgestellt. Die Autoren führen diese Unterschiede, die in anderen Verhaltensbereichen nicht auftraten, auf sozio-kulturelle Faktoren zurück.

Langzeitstudien dieser Art, in denen eine Gruppe normaler Personen in bestimmten Zeitabständen nachuntersucht wird, um Abweichungen in der Entwicklung zu definieren und auf diese Weise die Tragweite auffälligen Verhaltens zu ermessen, stellen eine epidemiologische Methode von wachsender Bedeutung dar. Als weitere Beispiele seien erwähnt: die Untersuchungen von Douglas, die auf einer Stichprobe aller in einer bestimmten Woche im Jahre 1946 geborenen englischen Kinder basieren (Douglas u. Mulligan, 1961) und die Untersuchung von Mangus u. Danger (1959) über Faktoren, die mit Persönlichkeitsveränderungen im zweiten Lebensjahrzehnt in Beziehung stehen. Informationen dieser Art sind besonders wichtig für die Kinderpsychiatrie, der es lange Zeit an normativen Daten zur Beurteilung von vermeintlichen Verhaltensstörungen mangelte. Allerdings sind derartige Untersuchungen langwierig und können durch Querschnittsuntersuchungen sinnvoll ergänzt werden. So wurde z.B. im Bucks Child Health Survey Daten aus einer Stichprobe zusammengetragen, die 10% aller Schulkinder eines bestimmten Landkreises im Alter von 5—15 Jahren umfaßte (Shepherd, Oppenheim u. Mitchell, 1964b). Abb. 3 zeigt die Häufigkeitsverteilung von Bettnässen in Relation zu Alter und Geschlecht, einem Symptom, das häufig zur Überweisung eines Kindes in eine psychiatrische oder psychologische Beratungsstelle führt. Eine kleine aber beständige Gruppe von Bettnässern bis zum Alter von 10—11 Jahren hebt sich ab, die meisten von ihnen wurden nicht ärztlich betreut und auch nicht als psychiatrisch auffällig betrachtet.

Beim Studium der menschlichen Entwicklung ermöglicht es die Epidemiologie, Einflüsse von Umwelterfahrungen auf angeborene Charakteristika zu untersuchen. Neuere technische Fortschritte haben inzwischen die Ausbreitung der epidemiologischen Forschung in das eigentliche Gebiet der Genetik ermöglicht. So sind z.B. im Zusammenhang mit dem Mongolismus durch die neuerdings entdeckten Chromosomanomalien folgende Untersuchungen unumgänglich geworden: 1. die des Chromosomenbildes einer repräsentativen Stichprobe phänotypisch normaler Personen; 2. die vergleichende Untersuchung der Häufigkeitsverteilung des Mongolismus, um die Wirkung äußerer Ereignisse wie z.B. ionisierender Strahlen

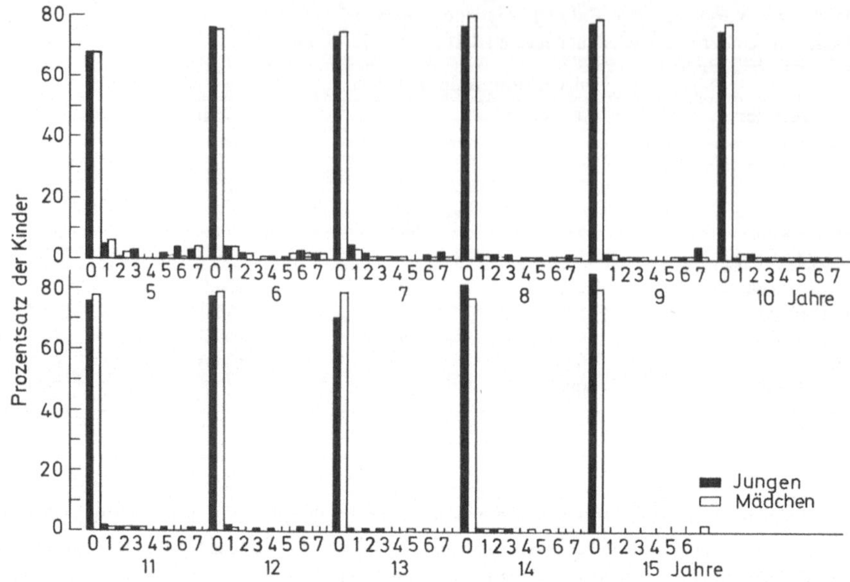

Abb. 3. Häufigkeit des Bettnässens pro Alter und Geschlecht bei einer Stichprobe normaler Schulkinder. Häufigkeit: 0 = Niemals oder weniger als einmal pro Jahr; 1 = Zwei oder drei Mal pro Jahr; 2 = Ungefähr einmal in zwei oder drei Monaten; 3 = Ungefähr einmal im Monat; 4 = Ungefähr einmal alle zwei Wochen; 5 = Ungefähr einmal in der Woche; 6 = Zwei oder drei Mal in der Woche; 7 = Jeden Tag oder nahezu jeden Tag

auf die fehlerhafte Chromosomentrennung zu erforschen; 3. die Untersuchung der möglichen Beziehung zwischen Trisomie, Translokation und dem Alter der Mutter und 4. die der Beziehung zwischen Mongolismus, Leukämie und ionisierender Strahlen (Cohen, Lilienfeld u. Sigler, 1963). Alle diese Fragen stehen epidemiologischen Untersuchungen offen und man kann erwarten, daß diese wiederum zu anderen zytogenetischen Entdeckungen führen werden.

Untersuchungen zum Morbiditätsrisiko

Die Abschätzung des individuellen Risikos, psychisch zu erkranken, stellte ebenfalls ein gemeinsames Forschungsanliegen von Genetikern und Epidemiologen dar. Einige der hervorragendsten frühen Felduntersuchungen psychischer Erkrankungen wurden durch ein primär genetisches Interesse angeregt. Fremmings (1951) Langzeitstudie über psychische Erkrankungen auf der Insel Bornholm stellt ein Modell dieser Art dar. Er schrieb über darartige Feldstudien: „der Hauptzweck dieser Untersuchungen liegt darin, zuverlässige Daten über das Morbiditätsrisiko bei erblichen psychischen Erkrankungen in der allgemeinen Bevölkerung zu erhalten".

Der klassische epidemiologische Beitrag auf diesem Gebiet ist jedoch das Konzept der Unfallpersönlichkeit. Der Begriff geht zurück auf einen Bericht von Greenwood u. Woods (1919) für das „Industrial Fatigue Research Board", in dem darauf hingewiesen wird, daß sich die beobachtete Häufigkeitsverteilung von Unfällen in den untersuchten Fabriken mathematisch

Tabelle 5. Beobachtete Unfallhäufigkeit männlicher Ulcuspatienten und erwartete Unfallhäufigkeit (1.1.56 bis 30.6.59)

Jahr	Beobachtet	Erwartet	χ^2	P
1956	12	8,382		
1957	10	8,440		
1958	11	7,856		
1959 (6 Monate)	6	3,632		
Total	39	28,310	4,0366	$<0{,}05$

"Pooled" χ^2 mit 1 Freiheitsgrad. Ein χ^2 von 5,1066 ($P<0{,}025$) wurde errechnet unter Berücksichtigung der beobachteten und erwarteten Häufigkeiten sowohl der Unfall- als auch der unfallfreien Fahrer der Stichprobe.

besser mit der Hypothese einer primär ungleichen Anfälligkeit für Unfälle oder der Annahme, daß Leute, die schon mindestens einen Unfall hatten, auch zukünftig häufiger Unfälle haben werden, erklären läßt als mit reinem Zufall. Weitere Untersuchungen bestätigen dieses Konzept der Unfallanfälligkeit. 1926 machten Farmer u. Chambers (1926) aus diesem statistischen ein psychologisches Konzept, indem sie „Unfallanfälligkeit" als eine „individuelle Idiosynkrasie" definierten, „die das Individuum in einem erhöhten Maß für Unfälle prädisponiert". Obwohl es niemals gelungen ist, zwischen „Unfällern" und „Nicht-Unfällern" zu unterscheiden, wurde das Konzept, wie Adelstein (1952) hervorhebt, später von vielen Forschern, die von eher spekulativen Annahmen der psychosomatischen Medizin beeinflußt waren, als eine Erklärung für alle Unfallprobleme herangezogen. Daß sich dieses Konzept, präziser formuliert, immer noch lohnend anwenden läßt, haben neuerdings Smart u. Schmidt (1962) demonstriert. Sie gingen in ihrer Arbeit von der Annahme aus, daß Patienten mit psychosomatischen Erkrankungen zu krankhaften Spannungsgefühlen neigen und Erleichterung in oft unüberlegten physischen Bestätigungen suchen. Sie argumentierten weiter, daß solche Patienten deshalb vergleichsweise häufiger in alle Arten von Unfällen, einschließlich Verkehrsunfällen, verwickelt werden müßten. Aus einer Gruppe von 271 männlichen Krankenhauspatienten in Ontario mit der eindeutigen Diagnose eines Magengeschwürs ermittelten sie 135, die einen Führerschein besaßen, und stellten fest, daß diese Untergruppe sich weder in sozialer noch in demographischer Hinsicht von den führerscheinlosen Patienten oder von der übrigen männlichen Bevölkerung der Provinz unterschieden. Dann verglichen sie die alterskontrollierten Verkehrsunfallraten dieser 135 Probanden mit denen der männlichen Autofahrer in der allgemeinen Bevölkerung. Tab. 5 zeigt, daß diese Gruppe eine signifikant höhere Rate an Unfällen aufweist, als der Durchschnitt und somit eine hohe Risikogruppe darstellt.

Vervollständigung des klinischen Bildes

Die Anwendung epidemiologischer Techniken als Hilfsmittel zur Vervollständigung oder Erweiterung des klinischen Bildes psychischer Erkrankungen zeigt sich in England am eindrucksvollsten an der wachsenden Beachtung, die der Tätigkeit des praktischen Arztes seit Einführung des National Health Service entgegengebracht worden ist. Die groben Statistiken der Alters- und Geschlechtsverteilung neurotisch Kranker, die einerseits aus Krankenhausdaten, andererseits aus Aufzeichnungen praktischer Ärzte gewonnen wurden (Abb. 4), verdeutlichen das Ausmaß des Neuroseproblems in der Gemeinde (Kessel u. Shepherd, 1962).

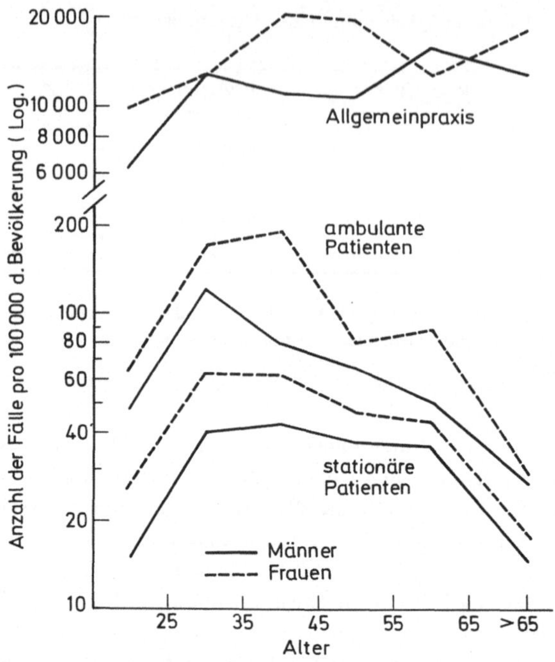

Abb. 4. Altersprävalenzrate für Neurosen innerhalb eines Jahres

Das genaue Studium der klinischen und sozialen Phänomene, die diese Patienten aufweisen — nur eine kleine Minderheit von ihnen wird jemals zum Psychiater überwiesen — stellt eine der Hauptaufgaben der Zukunft dar; ebenso der Ausgang dieser Erkrankungen, denn während es eingehende prognostische Untersuchungen über die „großen" psychischen Erkrankungen gibt, steckt unser Wissen über den Verlauf der sogenannten „kleinen psychiatrischen Störungen" noch in den Kinderschuhen. Neuere Ergebnisse verdeutlichen immer mehr, daß psychologische und soziale Faktoren den Krankheitsausgang einiger klassischer körperlicher Erkrankungen, deren Verlauf von Fall zu Fall sehr unterschiedlich ist, beeinflussen können (Querido, 1959). Rutter (1963) führte vor kurzem eine anterospektive Untersuchung an einer Gruppe von 80 Patienten mit Magengeschwüren durch, die 6 Monate nach ihrer Entlassung aus stationärer Behandlung nachuntersucht wurden. Während ihres Krankenhausaufenthaltes wurden körperlicher und radiologischer Befund von einem Internisten erhoben, gleichzeitig auch psychosoziale Variablen von einem Psychiater und einem psychiatrischen Sozialarbeiter unabhängig voneinander erfaßt. Nach 6 Monaten wurden die Patienten noch einmal von allen drei Beobachtern unabhängig voneinander untersucht. Überraschenderweise korrelierte Krankheitsausgang mit keinem der somatischen oder sozialen Faktoren. Tab. 6 und 7 zeigen jedoch, daß emotionale Symptome, die bei der ersten psychiatrischen Untersuchung vorhanden waren, signifikant mit dem Zustand des Patienten nach 6 Monaten korrelierten, gleichgültig ob es sich hierbei um Ulcusschmerzen oder Arbeitsunfähigkeit handelte.

In der Psychiatrie ist es besonders schwer, das klinische Bild so zu beschreiben, daß auch beginnende oder subklinische Erkrankungen erkannt werden. Beim Schwachsinn zeigte sich die Bedeutung dieses Problems besonders eindringlich, wenn Ergebnisse von Intelligenztests mit klinischen Befunden verglichen werden. In der von Penrose (1949) zitierten Untersuchung

Tabelle 6. Die Beziehung zwischen Angst zur Zeit des Interviews und Schmerzen zur Zeit der Nachuntersuchung

Schmerzen	Keine Angst (A)	Wenig Angst (B)	Mäßig bzw. viel Angst (C)	Total
	Anzahl	Anzahl	Anzahl	Anzahl
Keine	22 (57,9%)	12 (50,0%)	5 (31,3%)	38
I	12 (31,6%)	6 (25,0%)	1 (6,3%)	19
II	4 (10,5%)	6 (25,0%)	10 (62,5%)	20
Total	38	24	16	78

$\chi^2 = 13{,}358$, $p < 0{,}001$, $c = 0{,}33$ (2 Freiheitsgrade, Gruppe B und C wurden für die Berechnung zusammengefaßt.

Tabelle 7. Die Beziehung zwischen Angst zur Zeit des Interviews und Arbeitsunfähigkeit zur Zeit der Nachuntersuchung

Arbeitsunfähigkeit	Angst		
	Nicht vorhanden	Vorhanden	Total
Nicht vorhanden	31	17	48
Vorhanden	4	11	15
Total	35	28	63
Nicht anwendbar	5	12	17

$\chi^2 = 6{,}532$; 2df; $p < 0{,}02$.

über Stockholmer Kinder wurde eine Gruppe von 300 Kindern, die aufgrund ihrer niedrigen Intelligenz keine normale Schule besuchen konnten, mit einer variierten Form des Binet-Simon-Tests untersucht.

Auf ähnliche Weise wurde eine Stichprobe normaler Schulkinder getestet. Es zeigte sich, daß sich die Intelligenzwerte ziemlich gleichmäßig verteilten ohne Hinweis auf eine natürliche Grenze zwischen normalen und schwachsinnigen Kindern. Es ergab sich eine hohe Korrelation (+0,80) zwischen den Testwerten und der klinischen Diagnose „Schwachsinn", aber diese Übereinstimmung war keineswegs vollkommen. Wäre die Diagnose „Schwachsinn" aufgrund von Testwerten und nicht aufgrund klinischer Untersuchungen gestellt worden, so wäre eine etwas anders zusammengesetzte Gruppe als abnorm klassifiziert worden.

Das klinische Bild kann auch durch einen Vergleich psychischer Erkrankungen in verschiedenen Umwelten erweitert werden, wie z.B. die Beschreibung der sogenannten exotischen psychiatrischen Störungen zeigt (Arieti u. Meth, 1959). Die Möglichkeiten dieses Ansatzes sind von Murphy (1955) in seiner sorgfältigen Untersuchung der Verteilung psychischer Erkrankungen in der Stadt Singapur demonstriert worden. Ein Vergleich der Krankenhauseinweisungsraten der verschiedenen Wohndistrikte, deren Bevölkerungszahl bekannt war, zeigte, daß einige Distrikte eine wesentlich höhere Einweisungsrate aufwiesen als andere. Im Gegensatz zu den Ergebnissen aus westlichen Ländern fand Murphy jedoch nicht die höchsten Erkrankungsraten in den von den unteren sozialen Schichten dicht besiedelten Slums

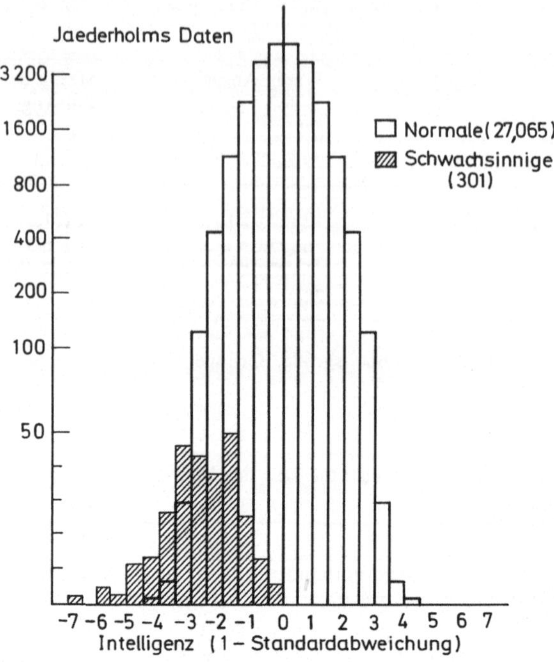

Abb. 5. Verteilung der Intelligenz (Pearson und Jaederhom, 1931)

vor. Wenn die Distrikte nach ihren kulturellen und ethnischen Charakteristika eingeteilt wurden, zeigte sich im Gegensatz zu Untersuchungen anderswo, daß geographische Mobilität positiv mit manisch-depressiver Erkrankung und negativ mit Schizophrenie korrellierte. Murphy vermutet, daß der Grund für diese divergierenden Ergebnisse in den besonderen soziokulturellen Bedingungen zu sehen ist, die Singapur von den meisten westlichen Städten unterscheiden. Auf die Bedeutung der unterstützenden Rolle der Kultur in den Slumgebieten von Singapur hinweisend, argumentiert er: „Im Westen besteht die Tendenz, Slums als Wohngebiete für Menschen zu betrachten, die keinerlei Ehrgeiz haben und auch keine Anstrengungen unternehmen, diese Gebiete zu verlassen; man könnte dagegen von Singapur behaupten, daß ein beträchtlicher Anteil der Slumbewohner in diesen Gebieten wohne, eben weil er ehrgeizig ist, zumindest ehrgeizig genug, den ursprünglichen Heimatort zu verlassen, um sich nach etwas Besserem umzusehen". In Bezug auf die unerwartete Verteilung der funktionellen Psychosen vermutet Murphy, daß die Beziehung zwischen hohen Schizophrenieraten und Mangel an kultureller Unterstützung, wie sie in anderen Gesellschaften gefunden wird, sich verständlicherweise in Singapur nicht zeigt, weil „das, was hier zur Erhöhung der Schizophrenierate führt oder zumindest mit ihr verbunden ist, nicht der Mangel an kultureller Unterstützung, sondern der Versuch der Gesellschaft ist, den Slumbewohner wieder zu integrieren als auch der Versuch des Einzelnen, wieder von der Gesellschaft akzeptiert zu werden". In Singapur, wo der Fremde sich einer Haltung völliger Lässigkeit und Indifferenz gegenübersieht, kommt es wahrscheinlich dann zum Zusammenbruch — so meint Murphy — wenn der Einzelne keine Unterstützung durch die Kultur des Slums erhält und nicht veranlaßt wird, sich an diese zu assimilieren.

Syndromabgrenzung

Ein Expertenkommitee der WHO (WHO, 1960) hat empfohlen, diese Methode in allen Prävelenzuntersuchungen anzuwenden, da Symptome die am einfachsten standardisierbaren und meßbaren Beobachtungseinheiten darstellen und das Wissen über ihre Verteilung in der Bevölkerung, unabhängig von der formalen Bezeichnung der Erkrankung, den Weg für neue Entdeckungen offen läßt. Es besteht allerdings eine verständliche Abneigung auf Seiten der klinisch ausgebildeten Psychiater, auf den Stand einer rein symptomatischen Beschreibung zurückzufallen, möglicherweise aus dem Grund, den Lewis (1961) anführte: „Es ist erniedrigend, weil wir damit in das Anfangsstadium der Medizin zurückgeworfen werden."
Die Erhebung festgelegter Symptome hat sich bisher am besten für Auslesetechniken bewährt, bei denen eine große Auswahl von Menschen in einer Art Vorauslese schnell untersucht werden müßen (Brodman, Erdmann, Lorge, Deutschberger u. Wolff, 1954). Mac Millan (1957) wandte eine ähnliche Technik in seiner Prävalenzstudie an. Ein vielversprechendes Gebiet für die Beschreibung neuer Syndrome ist die Kinderpsychiatrie, wo immer noch eine allgemein anerkannte Nosologie fehlt, und der Kliniker sich weniger auf Symptome als auf Krankheitszeichen, insbesondere Verhaltensstörungen verläßt. Die Identifizierung einer Erkrankung ist hier schwieriger, weil es sich oft weniger um echt abnormes Verhalten handelt als vielmehr um die Übersteigerung an sich normalen Verhaltens oder die Beibehaltung gewisser Verhaltensweisen über ihr altersadäquates Stadium hinaus. Hier können pathologische Störungen mit Abweichungen von der Norm gleichgesetzt werden, und die Bedeutung irgendeines beobachteten Verhaltens kann ohne eine genaue Kenntnis der Häufigkeit des Vorkommens dieses Verhaltens in der entsprechenden Altersgruppe nicht beurteilt werden. Daher sind in einem gegenwärtigen britischen Forschungsprojekt, der Buckinghamshire Child Health Survey, Daten über eine Stichprobe von 6000 normalen Schulkindern sowie über Kinder mit bekannter psychischer Störung, die eine Erziehungsberatungsstelle bzw. psychiatrische Kinderklinik („child guidance clinic") besuchten, erhoben worden (Shepherd u. Mitarb., 1964b). Die von Eltern und Lehrern ausgefüllten Fragebögen umfaßten Auftreten und Häufigkeit der geläufigsten Symptome und gestatteten die Beurteilung der verschiedenen Merkmale anhand einer einfachen 3Punkte-Skala. Auf diese Weise wurden für die Bevölkerung Verhaltensnormen erstellt und die Bedeutsamkeit der seltensten Merkmale durch einen Vergleich mit den psychiatrisch auffälligen Kindern ermittelt. So können beobachtete Symptomcluster oder ungewöhnliche Charakteristika als Grundlage zur Abgrenzung von Syndromen oder abnormen Verhaltensmustern dienen.

Diagnosen ganzer Populationen

Mit derartigen Untersuchungen betritt die Epidemiologie das Gebiet der öffentlichen Gesundheit und der medizinischen Administration. Obwohl ihr dringlicheres Anliegen wahrscheinlich die Planung von Gesundheitsdiensten ist, hat die Diagnose von Gesundheit und Erkrankung ganzer Bezirke letztlich präventive Ziele. In diesem Zusammenhang kann die von E.O.Lewis (1929) vor mehr als 30 Jahren unternommene Untersuchung über den Schwachsinn immer noch als Modell betrachtet werden. Er erfaßte 6 geographische Gebiete Englands und Wales' mit einer jeweils unterschiedlich strukturierten Population von mehr als 100000 Bewohnern: drei waren städtisch, drei ländlich, sie umfaßten unter anderem den Vorort einer Großstadt, ein Bergwerksgebiet und eine nördliche Baumwollstadt. Lewis konnte zeigen, daß die ausgewählten Gebiete hinsichtlich solcher Kriterien wie sozialer

Klasse, Beruf sowie Häufigkeit von behandelten psychischen Störungen und nachgewiesenem Schwachsinn für das ganze Land repräsentativ waren. Danach ermittelte man die Anzahl der erwachsenen Schwachsinnigen in jedem Gebiet anhand der Berichte aller erreichbaren medizinischen und sozialen Institutionen und erfaßte ebenfalls alle Schulkinder. Letzteres, der wichtigste Teil der ganzen Studie, geschah in drei Etappen. Zunächst wurden die Lehrer aller Schulen aufgefordert, von jeder Altersgruppe die Kinder mit den schlechtesten Leistungen auszuwählen; ungefähr 15% aller Schulkinder wurden auf diese Weise ausgewählt, so daß es sehr unwahrscheinlich ist, daß eine ins Gewicht fallende Anzahl retardierter Kinder übersehen wurde. Zweitens machten alle diese Kinder einen Gruppenintelligenztest, der von Lewis' Mitarbeitern überwacht und ausgewertet wurde. Schließlich wurden alle Kinder, deren Testergebnisse eine geistige Retardierung nahelegten, von Lewis persönlich begutachtet, wobei er nochmals Intelligenztests sowie eine klinische Untersuchung durchführte. In den Kinderabteilungen der Anstalten, wo Gruppentests nicht angewendet werden konnten, untersuchte er persönlich 6% dieser am schwersten retardierten Kinder. Mit Hilfe dieser Methoden erhielt Lewis für jenes Gebiet eine Totalprävalenzrate von 8,57/1000, eine Zahl, die immer noch im wesentlichen gültig ist.

Psychiatrische Erkrankungen, über die genügend gesichertes Wissen vorliegt, können wie jede andere Erkrankung auch durch Ausleseverfahren identifiziert werden und ermöglichen den öffentlichen Gesundheitsdiensten prophylaktische Maßnahmen. Im Falle der Phenylketonurie z.B. waren immerhin schon 124 lokale Gesundheitsämter in der Lage, eine Routineuntersuchung der 4—6 Wochen alten Kinder durchzuführen und auf diese Weise 39 Kranke unter 650000 Kindern zu identifizieren; die Möglichkeit, diese früh erkannten Fälle mit einer phenylalaninarmen Kost zu behandeln, eröffnet den Weg für Präventivmaßnahmen (Medical Research Council, 1963). Unglücklicherweise sind nur wenig psychiatrische Störungen hinreichend genau definiert, um zweckmäßige prophylaktische oder therapeutische Maßnahmen im großen Rahmen zu ermöglichen. Die meisten Bevölkerungsstudien haben sich daher hauptsächlich mit der Prävalenz allgemeiner psychischer Krankheiten beschäftigt. Die Ergebnisse dieser Untersuchungen sind dort am wenigsten fragwürdig, wo die Erkrankung des Patienten durch einen Kontakt mit einer medizinischen oder sozialen Institution dokumentiert ist.

In England hat der National Health Service durch ein dichtes Netz von allgemeinen Arztpraxen die Bevölkerung so gut erfaßt, daß das Ausmaß auffälliger Erkrankungen anhand ihrer Berichte abgeschätzt werden kann. Die Zahl der Erkrankungen ist nicht unbedeutend. Eine eigene Untersuchung hat z.B. vor kurzem ergeben, daß die 1 Jahr-Strecken-Prävalenzrate für psychiatrische Erkrankungen Erwachsener, von 80 praktischen Ärzten Londons ermittelt, in der Höhe von ca. 140/1000 lag (Shepherd, Cooper, Brown u. Kalton, 1964a). Diese Schätzungen stellen allerdings nur einen Bruchteil der veröffentlichten Raten von medizinisch weniger auffälligen Erkrankungen dar. Hier ist der Forscher gezwungen, eine operationale Definition psychischer Erkrankung anzuwenden und ganze Bevölkerungsgruppen oder Stichproben mit Fragebögen oder Interviews zu untersuchen; häufig wird eine große umfassende Bevölkerungsuntersuchung durch eine kleinere, aber intensivere Studie ergänzt. Hierbei beschreiten einige Forscher einen pragmatischen Weg, indem sie sich auf den Bericht des Patienten verlassen und diesen durch direkte Fragen ergänzen. In einer Untersuchung über eine neue Wohnsiedlung interviewten Martin u.a. eine Stichprobe von 750 Familien in ihren Wohnungen mit Hilfe einer Symptomliste: 22% gaben an, „an den Nerven" zu leiden, 17% an Depressionen, 12% an Schlaflosigkeit und ungefähr ebensoviel an übermäßiger Reizbarkeit (Martin, Brotherston u. Cave, 1957). Andere Psychiater nehmen an, daß psychische

Gesundheit oder Persönlichkeit auf einer Skala abbildbar und meßbar sei; die Autoren des Midtown Manhattan-Projektes (Srole, Langner, Michael, Opler u. Rennie, 1962) stimmten z.B. dem Standpunkt zu, daß „emotionale Angepaßtheit" durch eine quantitative Skala dargestellt werden könnte und daß ausgebildete Psychiater oder Psychologen in der Lage seien, ein Individuum auf dieser Skala einzuordnen (Wittson u. Hunt, 1951). Unter beiden Annahmen erscheinen die Ergebnisse verwirrend. Die Bewohner der oben erwähnten Wohnsiedlung wiesen in 35% der Fälle mindestens ein Symptom auf. Nur 18,5% der Midtown-Manhattan-Einwohner wurden als psychisch gesund eingeschätzt. Man muß daraus schließen, daß entweder psychische Erkrankungen die Regel darstellen oder daß die zur ihrer Erfassung angewendeten Kriterien inadäquat waren. Im Augenblick differieren die operationalen Kriterien der einzelnen Forscher noch so stark, daß vergleichende Untersuchungen in bezug auf Ort oder Zeit sinnvoller erscheinen als Versuche, der Chimäre einer „wahren" Prävalenz nachzujagen.

Vergleiche zwischen Prävalenzraten psychischer Erkrankungen in verschiedenen Populationen suchen gewöhnlich nach ökologischen Korrelaten; es kann sich dabei um ziemlich einfache Faktoren wie Überbevölkerung handeln, aber auch um so komplexe Indizes sozialer Strukturen, wie sie von Leighton in Nordamerika (Leighton, 1959) und Loudon in Südwales verwendet wurden. Vergleiche bestimmter Zeitabschnitte miteinander sind seltener; die Ergebnisse von Essen-Möllers (1961) bevorstehenden zweiten Untersuchung über offene und latente psychische Beeinträchtigungen in Südschweden werden in dieser Hinsicht besonders interessant sein. Die ausgedehnte anterospektive Untersuchung von Wilner und seinen Mitarbeitern sollte hier ebenfalls erwähnt werden. Diese erforschten die Auswirkung von Wohnverhältnissen auf die psychische und körperliche Gesundheit, indem sie 300 aus Slumbehausungen in bessere Wohnungen übergesiedelte Familien drei Jahre lang in regelmäßigen Abständen untersuchten und mit einer Kontrollgruppe von 300 Familien in Slumwohnungen verglichen. Es gelang ihnen zu demonstrieren, daß man mit Entschlossenheit und einer halben Million Dollar naheliegendes beweisen kann, ihre Arbeit stellt jedoch ein Denkmal dar für die praktische Anwendung der Epidemiologie in den Sozialwissenschaften (Wilner, Walkley, Pinkerton u. Tayback, 1962).

Historische Untersuchungen

Die historische Methode wurde bis vor kurzem in der Psychiatrie nur selten angewendet, um Veränderungen des Erscheinungsbildes oder der Verteilung von Erkrankungen nachzuweisen. Mit Hilfe dieser Methode ist es möglich, Zeittrends zu bestimmen und vor allem herauszufinden, ob sich die Zahl der psychischen Erkrankungen unter dem Einfluß therapeutischer oder anderer Maßnahmen verändert hat. Anekdotische Studien wie die von Haeser (1882) und Hecker (1859) über Ausbrüche von „Tanzwut" im Mittelalter sind zwar von deskriptivem Wert, aber ihre Bedeutung ließe sich durch zuverläßige Statistiken wesentlich erhöhen. Hare (1959) konnte z.B. aufgrund des Studiums zeitgenössischer Aufzeichnungen und klinischer Beschreibungen die Verbreitung der progressiven Paralyse über Europa darstellen und ein gewisses Maß an Evidenz für die Hypothese eines neurotropen Spirochätenstroms erbringen, der gegen Ende des 15. Jahrhunderts in Nordfrankreich seinen Ursprung nahm. Er machte außerdem Gebrauch von statistischen Methoden, um neuere Trends zu untersuchen, und wies auf diese Weise eine ständige Abnahme in der Häufigkeit der progressiven Paralyse nach, die lange vor Anwendung moderner Therapiemethoden begonnen hatte.

Einen interessanten Beitrag zur schon lange andauernden Kontroverse über die vermeintliche Zunahme psychischer Störungen lieferten Goldhamer u. Marshall (1953) mit ihrer Analyse der Raten psychiatrischer Krankenhausaufnahmen in Massachussets während eines Zeitraumes von 100 Jahren. Sie fanden, daß sich die altersspezifischen Raten im 19. und 20. Jahrhundert wesentlich voneinander unterschieden; im ersten Zeitabschnitt konzentrierten sich die Aufnahmen relativ eng um die Altersgruppe von 20—50 Jahren, während in letzter Zeit die Mehrzahl der eingewiesenen Patienten 50 oder 60 Jahre alt waren. Sie vermuten, daß zwar ein großer Teil der scheinbaren Zunahme an Aufnahmen auf die wachsende Tendenz zurückzuführen ist, Patienten mit den für das Senium typischen psychischen Störungen in ein Krankenhaus einzuweisen, daß andererseits aber ein Teil auch auf ein wirkliches Ansteigen der Inzidenzrate dieser Störungen zurückgeht, besonders der cerebralen Arteriosklerose.
Halliday (1949) hat die Inzidenz und Verteilung bestimmter „psychosomatischer" Störungen in der ersten Hälfte dieses Jahrhunderts untersucht und fand Hinweise für ein deutliches Ansteigen der Inzidenzrate der Magengeschwüre bei Männern, jedoch nicht bei Frauen. Die Geschlechtsverteilung hat sich also bei dieser Erkrankung während des untersuchten Zeitabschnittes wesentlich verändert. Im Gegensatz dazu zeigte sich ein bedeutender Zuwachs an Diabetes bei Frauen, jedoch nicht bei Männern. Über einen Zeitraum von 50 Jahren sank das Verhältnis Männer/Frauen für Todesfälle, die auf diese Erkrankung zurückzuführen waren, von 2 auf 0,5. Halliday glaubt, daß die auffallenden Veränderungen in der Geschlechtsverteilung dieser Erkrankung mit entsprechenden Veränderungen der männlichen und weiblichen psychosozialen Rollen in unserer Gesellschaft zusammenhängen.

Untersuchungen zur Planung und Effizienzkontrolle von Gesundheitsdiensten

Ergebnisse historischer Untersuchungen können für die Beurteilung vorhandener Gesundheitsdienste und die Abschätzung zukünftiger Erfordernisse nützlich sein. So wurde z.B. die gegenwärtige Diskussion über die Zukunft psychiatrischer Krankenhäuser in England weitgehend durch den vermerkten Rückgang an Krankenhausinsassen während der letzten 10 Jahre beeinflußt. Entsprechend einer Vorhersage wird der Bedarf an Betten bis 1975 um 40% gesunken sein, was im wesentlichen auf den erwarteten Rückgang an chronischen Patienten zurückzuführen sein wird (Mac Lay, 1963). Da ein solcher Rückgang ungefähr gleichzeitig mit der Einführung der Psychopharmaka einsetzte, nehmen einige Forscher eine kausale Beziehung zwischen diesen beiden Ereignissen an. Daß dies nicht notwendigerweise so sein muß, zeigt das Bild einzelner Institutionen, die vor Einführung der Psychopharmaka in den Genuß größerer Reformprogramme gekommen waren, was eine Abnahme der Hospitalisierungsdauer zur Folge hatte (Shepherd, Goodman u. Watt, 1961). Solche Daten legen nahe, daß die sozialen Umstände zur Zeit der Anwendung von Psychopharmaka das Entlassungsmuster wesentlich beeinflussen.
Versuche, die Tätigkeit des psychiatrischen Gesundheitsdienstes direkt zu untersuchen, sind überraschend selten. Neuerdings hat jedoch Lawrence (1963) eine Untersuchung über die Notfallversorgung in London gemacht, wobei er sich auf die sozialen Gründe konzentrierte, die zur Einweisung in eine städtische Beobachtungsstation führten. Er sammelte nicht nur relevante Informationen über diese Gruppe von Patienten, sondern auch über eine Stichprobe von 20% solcher Personen, die an eine psychiatrische Beratungsstelle überwiesen

wurden, ohne daß weiterhin etwas mit ihnen unternommen wurde. Ihre Ergebnisse zeigen, daß neben den medizinischen Aspekten noch ganz andere Faktoren für die Einweisung eine Rolle spielten. Sowohl der Zeitpunkt der Einweisung, d. h. der Zusammenbruch der sozialen Toleranz, als auch die Entscheidung derer, die bei der Einweisung die Initiative ergriffen, wurde entscheidend von sozialem und administrativem Druck verschiedenster Art sowie von den Einstellungen der Personen der näheren Umgebung beeinflußt.

Zukunftsperspektiven

Kein auch noch so kurzer Überblick über den Stand der psychiatrischen Epidemiologie sollte ohne Bezugnahme auf die Zukunft enden. Auf einer amerikanischen Konferenz, die der Zukunft der Psychiatrie gewidmet war, wurden kürzlich Hoffnungen auf die Entwicklung gigantischer elektronischer Computer gesetzt, die „das Aufwerfen von Fragen und deren Beantwortung in einem Maße gestatten, wovon in der Vergangenheit niemals geträumt werden konnte" (Pasamanick, 1962). Realistischer scheint mir die Auffassung, daß die Fragen schon vorhanden sind und die meisten Antworten wahrscheinlich eher von menschlichen als von mechanischen Gehirnen kommen werden. Andererseits ist es nicht notwendig, der entgegengesetzten amerikanischen Prophezeiung beizupflichten, daß Wissenschaft nichts anderes sei und sein werde als Ausdruck menschlicher Ignoranz und Irrtümer. Der klinische und soziale Forscher sollte sich den von Sir James Spence (1954) so eindeutig und klar formulierten Standpunkt zu eigen machen: „Seine Hauptaufgabe ist es, Krankheitsphänomene in zeitliche und quantitative Beziehungen zueinander zu bringen. Auf diese Weise erkennt er den durchschnittlichen, natürlichen Verlauf einer Erkrankung. Seine nächst Aufgabe besteht darin, Abweichungen von diesem Verlauf festzustellen und Beziehungen zwischen diesen Abweichungen und ätiologischen Faktoren oder Therapieformen zu finden. Wenn möglich, benützt er die Statistik, um diese Abweichungen auszudrücken. Er verwendet statistische Regeln auch um Größe und Umfang seiner Untersuchungen zu planen. Untersucht er eine Erkrankung, die in ihrem Verlauf wenig variiert, kann er die Anzahl seiner Beispiele begrenzen. Auf diese Weise gelingt es, Krankheit als eine vorhersagbare Folge von Ereignissen zu erfassen und die so gewonnene Erkenntnis zur Grundlage, und zwar eindeutigen Grundlage, der sinnvollen Interpretation des der Krankheit zugrunde liegenden Prozesses im lebenden Patienten zu machen.

Spence sprach hier allgemein über die klinische Wissenschaft, aber diese Sätze können wörtlich auf das, was jetzt klinische Epidemiologie genannt wird, übertragen werden. Die Fachrichtung kann und soll das traditionelle Bemühen des Psychiaters um den einzelnen Patienten ergänzen und erweitern. „Die Psychiatrie ist", wie Ødegard (1962) betont hat, „gezwungen, Gruppen und Populationen zu studieren, nicht obwohl, sondern weil sie es mit Individuen zu tun hat".

Literatur

Adelstein, A. M.: J. roy. stat. Soc. A. **115**, 354 (1952).

Arieti, S., Meth, J. M.: In: Arieti, S. (Ed.): American Handbook of Psychiatry, Vol. 1, Chap. 27, p. 546. New York: Basic Books 1959.

Blum, R. H.: Milbank mem. Fd Quart. **40**, 253 (1962).

Böök, J. A.: In: Causes of Mental Disorders: A Review of Epidemiological Knowledge, 1959, p. 14. New York: Milbank Memorial Fund 1961.

Brodman, K., Erdmann, A. J., Lorge, I., Deutschberger, J., Wolff, H. G.: Amer. J. Psychiat. **111**, 37 (1954).
Brown, J. A. C.: Freud and the Post-Freudians, p. 124. London: Penguin Books 1961.
Brugger, C.: Z. ges. Neurol. Psychiat. **133**, 352 (1931).
Cohen, B. H., Lilienfeld, A. M., Sigler, A. T.: Amer. J. publ. Hlth. **53**, 223 (1963).
Crombie, D. L.: Lancet **1963 I**, 1205.
Douglas, J. W. B., Mulligan, D. G.: Proc. roy. Soc. Med. **54**, 885 (1961).
Durkheim, E.: Suicide: a Study in Sociology. Translated by J. A. Spaulding and G. Simpson. Glencoe, Ill.: Free Press 1951.
Essen-Möller, E.: In: Hoch, P. H., Zubin, J. (Eds.): Comparative Epidemiology of the Mental Disorders. (Proc. 49th A. M. Amer. Psychopathological Ass.), p. 1. New York: Grune & Stratton 1961.
Faris, R. E. L., Dunham, H. W.: Mental Disorders in Urban Areas: an Ecological Study of Schizophrenia and other Psychoses. Chicago: University of Chicago Press 1939.
Farmer, E., Chambers, E. G.: Industr. Fatigue Res. Bd. Rep. No. 38. London: H.M.S.O. 1926.
Fremming, K. H.: The Expectation of Mental Infirmity in a Sample of the Danish Population (Occasional Papers on Eugenics, no. 7), p. 12. London: Cassell 1951.
Freud, S.: Group Psychology and the Analysis of the Ego. In: Complete Psychological Works, Vol. 18, p. 69. London: Hogarth Press 1955.
Frost, W. H.: In: Public Health and Preventive Medicine, Vol. 2, p. 163. London: Nelson 1927.
Ginsberg, M.: In: On the Diversity of Morals, p. 157. London: Heinemann 1956.
Goldberger, J.: Publ. Hlth. Rep. (Wash.) **29**, 1683 (1914).
Goldberger, J.: De Lamar Lectures, p. 128. New York: Williams & Wilkins 1927.
Goldberger, J., Wheeler, G. A., Sydenstricker, E.: Publ. Hlth. Rep. (Wash.) **35**, 2673 (1920).
Goldhamer, H., Marshall, A.: Psychosis and Civilization, 2nd Ed. Glencoe, Ill.: Free Press 1953.
Greenwood, M.: Epidemics and Crowd-Diseases, p. 133. London: Williams & Norgate 1935.
Greenwood, M., Woods, H. M.: Industrial Fatigue Research Board Report No. 4. London: H.M.S.O. 1919.
Gruenberg, E. M.: In: Leighton, A. H., Clausen, J. A., Wilson, R. N. (Eds.): Explorations in Social Psychiatry, p. 201. London-New York: Tavistock Publ. 1957.
Haeser, H.: Lehrbuch der Geschichte der Medicin, 3. Ed. Jena: Fischer 1882.
Halliday, J. L.: Psychosocial Medicine. London: Heinemann 1949.
Hare, E. H.: J. ment. Sci. **105**, 594 (1959).
Hecker, J. F. C.: The Epidemics of the Middle Ages, translated by B. G. Babington, 3rd Ed. London: Trübner 1859.
Hersov, L. A. Rodnight, R.: J. Neurol. Neurosurg. Psychiat. **23**, 40 (1960).
Hinkle, L. E., Wolff, H. G.: In: Leighton, A. H., Clausen, J. A., Wilson, R. N. (Eds.): Explorations in Social Psychiatry, p. 105. London: Tavistock Publ. 1957.
Kessel, N., Shepherd, M.: J. ment. Sci. **108**, 159 (1962).
Knobloch, H., Pasamanick, B.: In: Bowman, P.. W., Mautner, H. V. (Eds): Mental Retardation. Proceedings of the 1st international conference on Mental Retardation, p. 182. New York: Grune & Stratton 1960a.
Knobloch, H., Pasamanick, B.: Pediatrics **26**, 210 (1960b).
Kreitman, N.: J. ment. Sci. **107**, 876 (1961).
Lawrence, A. R. le V.: Ph. D. Thesis. University of London 1963.
Leighton, A. H.: Bull. Johns Hopk. Hosp. **89**, 73 (1951).
Leighton, A. H.: My Name is Legion. New York: Basic Books 1959.
Lewis, A. J.: In: Hoch, P. H., Zubin, J., (Eds): Comparative Epidemiology of the Mental Disorders, p. 229. (Proc. 49th A. M. Amer. Psychopathological Ass.). New York: Grune & Stratton 1961.
Lewis, A. J.: Yale J. biol. Med. **35**, 62 (1962).
Lewis, E. O.: Board of Education and Board of Control Mental Deficiency Committee Report, pt. 4. London: H.M.S.O. 1929.
Lin, T-Y., Standley, C. C.: The Scope of Epidemiology in Psychiatry, Public Health Papers No. 16. Geneva: W.H.O. 1962.
MacLay, W. S.: Amer. J. Psychiat. **120**, 209 (1963).
Mac Millan, A. M.: Psychol. Rep., III, 325, Monograph suppl. 7. Southern University Press 1957.
Malzberg, B.: Social and Biological Aspects of Mental Disease. Utica, N.Y.: State Hospital Press 1940.

Mangus, A. R., Dager, E. Z.: In: Pasamanick, B. (Ed.): Epidemiology of Mental Disorders. Amer. Ass. adv. Sci. Publ., no. 60, p. 39. Washington, D. C.: 1959.
Marshall, T. H.: In: Sociology at the Crossroads and other Essays, p. 41. London: Heinemann 1963.
Martin, F. M., Brotherston, J. H. F., Chave, S. P. W.: Brit. J. prev. soc. Med. **11**, 196 (1957).
Medical Research Council: Brit. med. J. **1963 I**, 1691.
Meyer, A.: J. Amer. med. Ass. **58**, 911 (1912).
Milbank Memorial Fund: Epidemiology of Mental Disorder. New York: 1950.
Milbank Memorial Fund: Causes of Mental Disorders: a Review of Epidemiological Knowledge. New York: 1959.
Morris, J. N.: Uses of Epidemiology. Edinburgh: Livingstone 1957.
Murphy, H. B. M.: Unpublished manuscript. 1955.
Ødegard, Ø.: Proc. roy. Soc. Med. **55**, 831 (1962)
Pfaffenbarger, R. S.: J. chron. Dis. **13**, 161 (1961).
Parsons, R. P.: Trail of Light. Indianapolis, New York: Bobbs-Merrill 1943.
Pasamanick, B.: In: Hoch, R. H., Zubin, J. (Eds.): The Future of Psychiatry (Proc. 51st meeting Amer. Psychopathological Ass. 1961 p. 216. New York: Grune & Stratton 1962.
Pearson, K., Jaederholm, G. A.: On the inheritance of mental disease. Ann. Eugen. (Lond.) **4**, 362 (1931).
Penrose, L. S.: The Biology of Mental Defect, p. 22. London: Sidgwick & Jackson 1949.
Penrose, L. S.: On the Objective Study of Crowd Behaviour. London: Lewis 1952.
Pollock, H. M.: State Hosp. Quart. **10**, 1934 (1925).
Querido, A.: Brit. J. prev. soc. Med. **13**, 33 (1959).
Rawnsley, K.: M.R.C. Committee on the Epidemiology of Psychiatric Illness. Unpublished. 1963a.
Rawnsley, K.: Lecture delivered to Social Psychiatry and Psychotherapy Section of R.M.P.A. 1963. Unpublished.
Reid, D. D.: Epidemiological Methods in the Study of Mental Disorders. Public Health Papers No. 2, pps. 8 and 15. Geneva: W.H.O. 1960.
Robinson, W. S.: Amer. soc. Rev. **15**, 351 (1950).
Rosanoff, A.: Psychiat. Bull. **2**, 109 (1917).
Rutter, M.: J. psychosom. Res. **7**, 45 (1963).
Ryle, J. A.: Changing Disciplines, p. 12. London: Oxford University Press 1948.
Shepherd, M., Cooper, B., Brown, A. C., Kalton, G.: Brit. med. J. **1964 a**, in the press.
Shepherd, M., Goodman, N., Watt, D. C.: Comprehens. Psychiatry. **2**, 11 (1961).
Shepherd, M., Oppenheim, A. N., Mitchel, S.: Unpublished data. 1964 b.
Siler, J. F., Garrison, P. E., MacNeal, W. J.: Third Report of the Robert M. Thompson Pellagra Commission of the New York Postgraduate Medical School and Hospital, New York 1917.
Smart, R. G., Schmidt, W. S.: J. psychosom. Res. **6**, 191 (1962).
Spence, J.: Lect. sci. Basis Med. **2**, 5 (1954).
Srole, L., Langner, T. S., Michael, S. T., Opler, M. K., Rennie, T. A. C.: Mental Health in the Metropolis: the Midtown Manhattan Study. New York: McGraw-Hill 1962.
Strömgren, E.: Congrès International de Psychiatrie: VI. Psychiatrie Sociale, p. 155. Paris: Hermann 1950.
Taylor, F., Kräupl, Hunter, R. C. A.: Psychiat. Quart. **32**, 821 (1958).
Thomas, C. L., Gordon, J. E.: Amer. J. med. Sci. **238**, 363 (1959).
Trotter, W.: Instincts of the Herd in Peace and War, 2nd Ed. London: Scientific Book Club 1942.
Wilner, D. M., Walkley, R. P., Pinkerton, T. C., Tayback, M.: The Housing Environment and Family Life. Baltimore: Johns Hopkins Press 1962.
Wittson, C. L., Hunt, W. A.: Amer. J. Psychiat. **107**, 582 (1951).
World Health Organization. Eighth Report of the Expert Committee on Mental Health. Wld Hlth Org. techn. Rep. Ser., no. 185, 1951.
Zilboorg, G.: Amer. J. Psychiat. **92**, 1347 (1936).
Zubin, J.: 1963. Unpublished manuscript.

Internationale Vergleiche bei der Erforschung funktioneller Psychosen

Von JOHN K. WING

1. Probleme der klinischen Diagnose

Der Begriff der funktionellen Psychose ist nicht genau definiert. Er ist lediglich als Etikett für eine Gruppe von Zustandsbildern nützlich, die charakterisiert sind durch Denk-, Wahrnehmungs- und Affektstörungen, die häufig zu Wahnvorstellungen oder Halluzinationen verarbeitet und von einer breiten Skala an Verhaltensstörungen begleitet werden. Symptome wie Bewußtseinstrübung, Desorientiertheit oder Amnesie fehlen charakteristischerweise. Das Wissen über begleitende physiologische Dysfunktionen ist zu ungenügend, um eine objektive Klassifizierung zu gestatten, und die Diagnose hängt allein von der Fähigkeit des Klinikers ab, die gegenwärtige und vorangegangene Symptomatologie zu explorieren, jeden Hinweis auf mögliche Ursachen zu deuten und die Klassifizierungsregeln seiner Schule anzuwenden. Sinnvollen internationalen Vergleichen stehen daher mannigfache Schwierigkeiten gegenüber. Etwas ausführlicher auf sie einzugehen ist für die Würdigung der geleisteten wissenschaftlichen Fortschritte und der noch verbleibenden Probleme notwendig.

a) Unterscheidung zwischen psychotischen und nicht-psychotischen Erkrankungen

Zunächst besteht Uneinigkeit darüber, wo ein Trennungsstrich zwischen psychotischen und nicht-psychotischen Zuständen gezogen werden soll. In der Tat ist man sich sogar uneinig darüber, ob überhaupt solch eine Abgrenzung existiert. Beträchtliches Beweismaterial kann für die Behauptung angeführt werden, daß es eine funktionelle bzw. psychotische Form der Depression gibt, die sich in Symptomatologie, Verlauf, Ätiologie und Behandlung von anderen Formen unterscheidet. Ebensoviel Beweismaterial kann aber auch für den entgegengesetzten Standpunkt vorgelegt werden, nämlich, daß die psychotische und neurotische Form der Depression einem oder mehreren Kontinuen zuzuordnen sind, wobei die eine ohne Bruch in die andere übergehen kann. Vor einer ähnlichen Situation stehen wir, wenn gewisse Schulen eine einfache oder pseudoneurotische Form der Schizophrenie diagnostizieren, sofern eindeutige Symptome der hebephrenen, katatonen oder paranoiden Form fehlen; während andere Schulen in solchen Fällen keine schizophrene Erkrankung diagnostizieren würden. In engem Zusammenhang mit solchen unterschiedlichen Auffassungen stehen die verschiedenen Ansichten über den Grad der Ausprägung der Symptomatologie, der psychotisch genannt werden soll. Soll man eine leichte hypomanische Stimmungslage mit leichter Euphorie und Ideenflucht, jedoch ohne Wahnvorstellungen oder grobe Verhaltensstörungen psychotisch nennen? In der Praxis variieren klinische Entscheidungen notwendigerweise von einem Patienten zum anderen.

b) Kombinationen verschiedener Psychoseformen

Zweitens kommen die allgemein anerkannten psychotischen Syndrome sowohl kombiniert als auch in relativ reiner Form vor. So können wahnhafte Störungen der Ich-Identität, die gewöhnlich als typisch schizophrene Störung betrachtet werden, mit einem Schuldwahn einhergehen, der als typisches Symptom für eine psychotische Depression gilt, wenn er in einem anderen Zusammenhang auftritt. Es gibt keine allgemein gültigen Regeln für das diagnostische Vorgehen in solchen Fällen.

c) Der Einfluß ätiologischer Faktoren auf die Diagnose

Drittens gibt es Unterschiede in der Beachtung möglicher ätiologischer Faktoren bei der Diagnosestellung (ebenso Unterschiede in der Gründlichkeit, mit der ihr Vorhandensein oder Fehlen erforscht wird). So können z. B. nach Amphetamin- oder Alkoholmißbrauch nicht von Schizophrenie unterscheidbare Syndrome ohne toxische Symptome auftreten. Einige Kliniker würden solche Zustandsbilder mit der Diagnose Schizophrenie (drogeninduziert) versehen, andere ziehen Alkohol- bzw. Amphetaminpsychose oder andere Bezeichnungen vor. Auch wenn die vermuteten ätiologischen Faktoren psychosozialer Natur sind, wie z. B. bei Erkrankung nach Verlust einer nahestehenden Person, Emigration oder schwerer Verfolgung, sind die Meinungen in bezug auf die Klassifikation unterschiedlich. Eine hauptsächlich in Skandinavien verbreitete Schulrichtung ordnet solche Fälle in die Kategorie der reaktiven Psychosen ein, aber selbst innerhalb dieser Schule besteht Uneinigkeit darüber, wie reaktiv eine Psychose sein muß, um in diese Rubrik aufgenommen zu werden.

d) Psychopathologischer Befund und Anamnese

Viertens entstehen Unterschiede bei der Klassifikation auf Grund unterschiedlicher Bewertung anamnestischer Daten. Die Schwierigkeit wird deutlich in Fällen, wo ein Patient eine eindeutige schizophrene Episode durchgemacht hat, bei einer späteren Gelegenheit jedoch ein anderes Zustandsbild zeigt, das, wenn man es für sich allein betrachtet, auf keinen Fall psychotisch genannt werden kann. Einige Kliniker würden hier trotzdem eine Schizophrenie diagnostizieren, andere nicht. Dies ist ein Beispiel für die generelle Schwierigkeit zu beurteilen, bis zu welchem Grad die gegenwärtige Diagnose durch die frühere Krankengeschichte determiniert sein soll.

e) Soziale und kulturelle Faktoren, die die Diagnose beeinflussen

Schließlich, und dies ist besonders wichtig für internationale Vergleiche, haben soziale und kulturelle Einwirkungen auf das klinische Bild einen bedeutenden Einfluß auf die Diagnose. Dieser Zusammenhang wird in der klinischen Praxis sehr unterschiedlich berücksichtigt. Ein Mann von den Westindischen Inseln z. B. der erst kürzlich nach England gekommen ist, einer religiösen Sekte, die eine Form von Voodoo praktiziert, angehört, ziemlich wenig englisch spricht und vielleicht nicht besonders intelligent ist, würde wahrscheinlich in erregtem oder depressivem Zustand ein wesentlich anderes klinisches Bild bieten als ein „gebildeter" Engländer. Die Diagnose würde eher Schizophrenie lauten. Lambo (1955) untersuchte zwei Gruppen paranoider, schizophrener Patienten des Yoruba-Stammes in Nigeria; die eine setzte sich aus Schriftkundigen, die andere aus Analphabeten zusammen. Er fand eindrucksvolle Unterschiede in der Symptomatologie.

Mischungen pathoplastischer Faktoren jeden Komplexitätsgrades können auftreten. So fand z. B. Fakhr El-Islam (1969) in Kairo bei der systematischen Untersuchung der Patienten einer Poliklinik typisch depressive Zustandsbilder, Schuldgefühle waren hierbei jedoch außerordentlich selten. (Dies mag die Ursache dafür sein, daß in der Literatur häufig von der Seltenheit depressiver Zustandsbilder unter Nichteuropäern berichtet wird.) Andererseits können von örtlichen Bedingungen beeinflußte Erregungszustände oder Panikattacken den Eindruck einer spezifischen Psychose entstehen lassen; viele solche Zustände sind beschrieben worden. Die Windigo-Psychose der Chippewa-Ojibwa- und Cree-Indianer illustriert, wie solche Zustände sich entwickeln. Lewis (1958) sagt:

Diese Menschen sind in den strengen Wintern Nordostkanadas schrecklichen Mühen ausgesetzt. Der Mangel an Wild zwingt die Familie, für sich allein zu leben, dem dauernden Risiko des Hungertodes ausgeliefert; manchmal kommt es zu Kannibalismus. Es gibt Mythen über ein menschenfressendes Ungeheuer, das im Winter als Eisskelet lebt und im Frühling stirbt. Sie glauben auch, daß menschliche Wesen durch Zauberkraft dazu gebracht werden können, kannibalische Gelüste zu entwickeln und ihr Herz zu Eis werden zu lassen. Tatsächlich werden einige Stammesmitglieder schwer depressiv und bekommen außerordentliche Angst vor dem Hungertod. Wahrnehmungsstörungen treten auf, sie sehen ihre Familienmitglieder als fette, saftige einladende Biber. Einige der solchermaßen Beeinträchtigten haben Einsicht in ihren Zustand und bitten darum, getötet zu werden, bevor sie ihren kannibalischen Gelüsten freien Lauf lassen; andere töten und essen tatsächlich Mitglieder ihrer Familien und schließlich auch andere Leute, wenn sie nicht frühzeitig gefaßt werden.

Yap (1967) ist der Ansicht, daß kulturgebundene reaktive Syndrome in einigen Ländern häufig vorkommen und von Psychiatern, die mit den lokalen Gegebenheiten hinreichend vertraut sind, innerhalb des konventionellen nosologischen Schemas klassifiziert werden können.

2. Frühere Untersuchungen

All diese Probleme führen zu einem Mangel an Einheitlichkeit. Das Fehlen von standardisierten Interviewtechniken führt ebenfalls zu Unterschieden: Einige Kliniker explorieren gründlich, andere begnügen sich mit dem, was der Patient von sich aus berichtet; einige sind zufrieden, wenn sich eine hypothetische Diagnose zu bestätigen scheint, andere überprüfen alle Möglichkeiten gründlich; einigen stehen ausführliche Informationen von Angehörigen, Freunden und aus anderen klinischen Untersuchungen zur Verfügung, andere müssen sich mit einer kurzen Exploration des Patienten begnügen. Noch eine weitere Schwierigkeit entsteht dann, wenn eine Untersuchung nur Patienten, die zu einer bestimmten psychiatrischen Institution überwiesen wurden, erfaßt. Bisherige Untersuchungen zum internationalen Vergleich von Psychosen müssen mit Vorsicht interpretiert werden, da weder das klassifikatorische Vorgehen noch die angewandte Explorationstechnik standardisiert und reproduzierbar sind, und die Patienten darüber hinaus aus nicht vergleichbaren psychiatrischen Institutionen stammen. Nichtsdestoweniger gibt es einige interessante Arbeiten verschiedener Qualität, die grundlegend für eine wissenschaftlichere Epidemiologie sind. Zwei Beispiele sollen kurz beschrieben werden.

Eaton u. Weil (1955) untersuchten die Mitglieder einer anabaptistischen Sekte, die Hutteriten, die in kleinen, eng miteinander verbundenen Bauerngemeinden in Nordamerika leben. Ihre religiösen Traditionen stammen aus dem 16. Jahrhundert und sind durch jahrhundertelange Verfolgungen und Auswanderungen verfestigt worden. Eigentum war Gemeinbesitz, das tägliche Leben verlief einfach, nüchtern, gut organisiert und fromm. Die Familien waren groß, da eine Geburtenregelung fehlte, es gab jedoch keine Armut und praktisch kein Verbrechen oder Gewalttätigkeiten.

Es wurde die Meinung vertreten, daß dieser ländliche Friede, die enge Gemeinschaft, die harte Arbeit, das Freisein vom Streß der Stadt und die Ordnung Bedingungen schaffen, unter denen das Entstehen von psychischen Erkrankungen sehr unwahrscheinlich ist. Eaton u. Weil untersuchten die verschiedenen Kolonien — eine geringe Zahl sehr eingehend, die anderen weniger intensiv — und kamen zu dem Schluß, daß ungefähr 6 von 1000 aus der Gesamtpopulation von 8500 zu irgendeiner Zeit an einer Psychose gelitten hatten. Diese Zahl liegt nicht wesentlich niedriger als die Daten anderer Untersuchungen in Europa und Nordamerika, abgesehen davon, daß es sich hier hauptsächlich um depressive Psychosen handelte, während Schizophrenien relativ selten vorkamen.

Natürlich unterlag die Identifizierung der Fälle den oben angeführten methodischen Schwierigkeiten, zudem war die Untersuchung der Bevölkerung nicht besonders gründlich, so daß die Resultate nicht ohne weiteres übernommen werden können. Hinzu kommt, daß jene Personen, die die Hutteriten-Kolonie im Laufe der letzten 20 Jahre verlassen hatten, nicht genau erfaßt werden konnten. Die Untersuchung, wie mittlerweile auch andere, zeigt jedoch, daß die Annahme, Gemeinschaftssysteme mit anscheinend idealen Lebensbedingungen seien relativ frei von Psychosen, sich bei genauerer Untersuchung nicht bestätigt.

Ein zweites Beispiel bezieht sich auf einen ganz anderen Landstrich — den äußersten Norden Schwedens —, wo ein strenges Klima herrscht, der Sommer sehr kurz ist und die Sonne im Winter für 6 Wochen überhaupt nicht aufgeht. Die Bevölkerung lebt von kleiner Landwirtschaft und Holzfällerarbeiten. Es gibt nur wenig Kontakte zur übrigen schwedischen Bevölkerung. Viele Familien leben unter sehr primitiven Bedingungen. Böök (1953), der diese Untersuchung durchführte, benutzte verschiedene Quellen bei der Suche nach Fällen, einschließlich Krankenhauseinweisungen, Kirchenbücher, die Kartei des Distriktarztes und Informationen von Leuten, die in den betreffenden Gebieten Schlüsselstellungen innehatten, z.B. Geistlichen oder Lehrern. Böök stellte in allen Fällen selbst die Diagnose und gab auch eine allgemeine Beschreibung der von ihm benutzten diagnostischen Kriterien.

Nach seinen Berechnungen war die Prävalenzrate funktioneller Psychosen dreimal höher als unter den Hutteriten, noch erstaunlicher jedoch war, daß 85% der Fälle Schizophrenie betrafen, während manisch-depressive Psychosen so gut wie gar nicht vorkamen. Bööks Erklärung geht in die Richtung genetischer Faktoren und selektiver Migration. Er ist der Meinung, daß eine schizoide Persönlichkeit in diesen Gebieten bessere Überlebenschancen hat, während Leute mit einem erhöhten Erkrankungsrisiko für mansch-depressive Psychosen wahrscheinlich auswandern.

Diese beiden zu völlig entgegengesetzten Ergebnissen kommenden Untersuchungen stehen beispielhaft für die früheren Studien, in denen die Fallidentifizierung durch einen einzigen Kliniker vorgenommen wurde. Beide Studien sind bis jetzt nicht wiederholt worden.

Die Untersuchungen von Leighton, Lambo, Hughes, Leighton, Murphy u. Macklin (1963) in Nigeria und Hagnell (1966) in Schweden liefern einen weiteren Nachweis dafür, daß ländliche Gemeinden ebenso ihren Anteil an psychischen Störungen haben. Tatsächlich gibt es keinen Beweis dafür, außer anekdotischen Mitteilungen, daß irgendeine Gesellschaft, unter welchen Lebensbedingungen sie auch leben mag, frei von psychischen Erkrankungen ist. (Einen guten Überblick hierüber geben Reuck u. Porter, 1965)

3. Vergleiche anhand von Krankenhausstatistiken

Ødegard (1952) vertrat das Argument, daß die meisten schizophrenen Patienten wahrscheinlich zu irgendeinem Zeitpunkt ihres Lebens in ein Krankenhaus aufgenommen werden und daß bei Berücksichtigung der Verzögerung, die zwischen Ausbruch der Erkrankung und Krankenhausaufnahme entsteht, aus Krankenhausstatistiken gewonnene Inzidenz- und Prävalenzschätzungen sich nicht wesentlich von solchen unterscheiden, die auf Bevölkerungsstudien basieren. An den verschiedensten Orten haben beide Methoden ähnliche Schizophrenieraten ergeben (Dunham, 1965).

Tabelle 8. Einjahr-Prävalenzrate für Schizophrenie und Depression in drei Städten, anhand von "case registers" erhoben. (Übernommen von Wing, Wing, Hailey, Bahn, Smith und Baldwin, 1967)

Diagnostische Kategorie	Raten pro 100000, Alter 15 Jahre und mehr			
	Baltimore, USA		Aberdeen	Camberwell
	Nicht-weiß	weiß	Schottland	London
Schizophrenie	722	685	246	317
Manisch-depressive Psychose	59	135	225	377
Reaktive Depression	80	134	338	519
Alle von Wing u. Mitarb. verwendeten Diagnosen	2016	1997	1775	2051

Es gibt jedoch Unterschiede. Z.B. ergab ein Vergleich dreier „case registers" stationärer Patienten von Tages- und Polikliniken aus Aberdeen (Schottland), Camberwell (London) und Baltimore (Maryland, USA), daß in Amerika Schizophrenie häufiger als in den beiden englischen Städten vorkam (bei beiden Geschlechtern und besonders bei den 25- bis 64jährigen), während Depressionen in Großbritannien häufiger waren (in allen Altersstufen aber besonders bei Frauen). Die Einjahr-Prävalenzraten sind in Tab. 8 wiedergegeben (Wing, Wing, Hailey, Bahn, Smith u. Baldwin, 1967).

Auf die unterschiedlichen Raten Amerikas und Großbritanniens ist früher schon mehrmals hingewiesen worden, besonders gründlich von Kramer (1963, 1969), der alterskorrigierte Erstaufnahmeraten psychiatrischer Krankenhäuser in beiden Ländern verglich. Die amerikanische Erstaufnahmerate für Schizophrenie in öffentlichen und privaten psychiatrischen Krankenhäusern betrug 1960 24,7 pro 100000 Personen der Gesamtbevölkerung gegenüber 17,4 in England und Wales. Die Raten für affektive Psychosen betrugen hingegen 11,0 gegenüber 38,5. Daten für reaktive Psychosen waren den amerikanischen Statistiken nicht zu entnehmen.

In früheren in den USA durchgeführten Untersuchungen, z.B. von Lemkau, Tietze u. Cooper (1941) in Baltimore, von Hollingshead u. Redlich (1958) in New Haven (Connecticut) und von Malzberg (1940) in New York, konnte solch ein Überwiegen schizophrener Erkrankungen im Vergleich zu anderen Teilen der Welt nicht gefunden werden; ein Hinweis darauf, daß die in den offiziellen amerikanischen Statistiken verwandten Krankenhausdiagnosen eine systematische Bevorzugung der Diagnose Schizophrenie gegenüber den Diagnosen oben erwähnter einzelner Kliniker aufweisen. Die Möglichkeit eines echten Unterschiedes konnte jedoch nicht ausgeschlossen werden und ließ weitere Untersuchungen sinnvoll erscheinen.

4. Methodische Fortschritte

Idealerweise sollten vergleichende Studien versuchen, die beiden entscheidendsten Probleme jeder epidemiologischen Untersuchung zu lösen, nämlich das der zuverlässigen Fallidentifizierung und das der gründlichen Auswahl einer repräsentativen Population. Bis heute ist keine Untersuchung gleichzeitig beide Probleme mit modernen Techniken angegangen, obwohl Fortschritte gemacht worden sind. Techniken zur Stichprobenermittlung sind natürlich hoch entwickelt und in vielen Studien bereits angewendet worden. Sie können heutzutage mit zusätzlichen Stichproben aus kumulativen „case registers" (Wing, Bramley, Hailey u. Wing, 1968) kombiniert werden, so daß Stichproben von Bevölkerungsgruppen, die Kontakt zu einem Psychiater gehabt haben (ungefähr 2% der Gesamtbevölkerung eines gut versorgten Stadtgebietes während eines bestimmten Jahres) mit solchen, die keinerlei Kontakt hatten, verglichen werden. Es ist nur eine Zeitfrage, wann solche Untersuchungen an mehreren verschiedenen Orten mit Hilfe der gleichen Technik durchgeführt sein werden.

Die Standardisierung des diagnostischen Prozesses in der Psychiatrie ist ein schwierigeres Vorhaben, aber auch hier sind schon Fortschritte gemacht worden. Besonders in den USA wurden einige Fragebögen zur Beschreibung der Symptomatologie entwickelt, die sich, von verschiedenen Personen angewendet, als verhältnismäßig zuverlässig erwiesen haben. Veränderungen im Scoreprofil nach einer bestimmten Zeitspanne geben einen nützlichen Verlaufsindex wieder. Die Fragebögen sind allerdings von begrenztem Wert, da die übliche klinische Exploration, die darauf beruht, daß der Kliniker eine eindeutige Vorstellung von den gesuchten Symptomen hat uns seine Fragen an Antworten des Patienten anpaßt, bewußt ausgeklammert wurde und die Beurteilungsskalen sich nicht für eine Diagnosestellung eignen. Ein Versuch, die „Untersuchung des gegenwärtigen psychopathologischen Zustandes" (PSE) zu standardisieren, wurde von Wing, Birley, Cooper, Graham u. Isaacs (1967) unternommen. Sie fanden, daß ausgebildete psychiatrische Interviewer die Technik hinreichend zuverlässig anwenden können. Die Reliabilität wurde später auch von anderen Autoren bestätigt (Kendell, Everett, Cooper, Sartorius u. David, 1968). Definitionen stehen dem Interviewer in einem Glossar zur Verfügung, ebenso ausführliche Instruktionen in bezug auf die Form der Fragen sowie verschiedene Arten des Vorgehens. Um die Technik zu erlernen, ist ein beträchtliches Training erforderlich. Die einzelnen items sind zu Gruppen, sog. „Symptomen", zusammengefaßt und diese weiterhin zu „Syndromen" kombiniert, die dann mit Hilfe einer komplexen Computeranalyse zu einer vorläufigen Diagnose verarbeitet werden (Wing, 1970). An der Einbeziehung anamnestischer Daten wird noch gearbeitet; mit taxonomischen Methoden soll die Möglichkeit alternativer Klassifikationen erforscht werden.

Dies stellt lediglich ein Beispiel dar für die verschiedenen neueren Versuche, bisherige Schwierigkeiten im Gebrauch psychiatrischer Diagnosen bei vergleichenden Studien zu überwinden (siehe z.B. auch Spitzer, Fleiss, Burdock u. Hardesty, 1964).

5. Neue vergleichende Untersuchungen

a) US-UK Diagnostic Project

Die ausführlichste bisher veröffentlichte Untersuchung, die den Versuch unternimmt, eine aus epidemiologischen Beobachtungen abgeleitete Hypothese zu testen unter Berücksichtigung einiger der neuen Vorstellungen zur Standardisierung des diagnostischen Vorgehens, wurde vom „US-UK-Diagnostic Project"-Team durchgeführt (Cooper, Kendell, Gurland,

Sartorius u. Farkas, 1969; Gurland, Fleiss, Cooper, Kendell u. Simon, 1969; Cooper, 1970). Die Beobachtungen beziehen sich auf die unterschiedlichen Aufnahmeraten für Schizophrenie und manisch-depressive Personen in USA und England und Wales, auf die im Abschnitt 3 hingewiesen wurde. Die getestete Hypothese lautet: Diese Unterschiede sind vollständig auf die unterschiedlichen diagnostischen Gepflogenheiten in beiden Ländern zurückzuführen. Zunächst wurde ein Krankenhaus in New York (Brooklyn State) und eins in der Nähe Londons (Netherne) ausgewählt, deren Patientenzusammensetzung während des vergangenen Jahres in bezug auf Alter, Geschlecht und Diagnose ungefähr dem jeweiligen nationalen Durchschnitt entsprach. Jeder Patient zwischen 20 und 59 Jahren wurde innerhalb weniger Tage nach der Aufnahme (meist innerhalb von 48 Stunden) von einem Mitglied des Projektteams exploriert. Zur Erfassung der Symptome wurde die in Abschnitt 4 beschriebene Standarduntersuchungstechnik (PSE) angewandt und zusätzlich eine Anamnese erhoben. Auf der Grundlage dieser Informationen stellte der mit der Exploration betraute Psychiater des Teams eine Diagnose, wobei die achte Revision der Internationalen Klassifikation der Erkrankungen (Weltgesundheitsorganisation, 1967) sowie ein vom General Register Office (1968) in England herausgegebenes Glossar psychischer Erkrankungen benutzt wurde. Insgesamt begutachtete man in jedem Krankenhaus 250 Patienten. Die in den offiziellen statistischen Unterlagen erscheinende Diagnose wurde vom British Ministry of Health und vom New York State Department of Mental Hygiene zur Verfügung gestellt. Die Projektpsychiater hatten keinen Einblick in die Krankengeschichten, umgekehrt wurde dem Krankenhauspersonal keinerlei Information aus den Standardinterviews mitgeteilt, so daß das Risiko gegenseitiger Beeinflussung minimal war.

In Tab. 9 werden die von den Team-Mitgliedern gestellten Diagnosen mit denen der Krankenhauspsychiater verglichen. In den dargestellten Daten wird nicht zwischen affektiven Psychosen und depressiven Neurosen unterschieden, da es praktisch unmöglich ist, zwischen diesen beiden Zustandsbildern zu differenzieren.

Die Ergebnisse der Tab. 9 sind ziemlich eindeutig. Die Psychiater der Projektgruppe diagnostizierten Schizophrenien seltener als die Krankenhauspsychiater, und diese Tendenz ist in Brooklyn wesentlich ausgeprägter als in Netherne. Tatsächlich verhält es sich so, daß die Krankenhauspsychiater den in den Statistiken aufgefallenen Unterschied zwischen den beiden Ländern bestätigten, die Projektpsychiater hingegen keinen signifikanten Unterschied in der relativen Häufigkeit schizophrener Erkrankungen zwischen beiden Ländern feststellten. Die Zahlen für affektive Erkrankungen ergeben im wesentlichen das umgekehrte Bild. Ein

Tabelle 9. Diagnosen 20–59 jähriger Patienten aus Brooklyn Hospital (New York) und Netherne Hospital (Surrey). (Übernommen von Cooper, 1970)

Diagnostische Kategorie	Brooklyn Krankenhaus-Diagnose (in %)	Projekt-Diagnose (in %)	Netherne Krankenhaus-Diagnose (in %)	Projekt-Diagnose (in %)
Schizophrenie	65,2[a]	32,4	34,0	26,0[b]
Affektive Störungen	10,4[a]	36,4[b]	38,4	47,2[b]
Andere Diagnosen	24,4	31,2	27,6	26,8
Zahl der Patienten	250		250	

[a] $p < 0{,}01$; [b] $p < 0{,}05$.

Großteil der in Nationalstatistiken gefundenen Unterschiede scheint daher auf Unterschieden im diagnostischen Vorgehen zu beruhen.
In einer weiteren Untersuchung sollte herausgefunden werden, ob diese beiden Krankenhäuser repräsentativ für London bzw. New York seien. Es zeigte sich, daß man in Netherne eher als in anderen englischen Krankenhäusern dazu neigte, Schizophrenie zu diagnostizieren — eine Beobachtung, die auch durch andere Untersuchungen ausführlich dokumentiert worden ist (z. B. Parkes, 1963).
Die Zahlen für Brooklyn entsprachen weitgehend denjenigen anderer New Yorker Krankenhäuser, abgesehen von Daten über Alkoholismus und Suchterkrankungen, welche im Brooklyn State Hospital niedrigere Werte zeigten. Auch in London waren Alkoholismus und Suchterkrankungen seltener als in New York, sie erscheinen daher nicht in Tab. 10, in der die diagnostische Zusammensetzung der beiden ansonsten repräsentativen Patientenserien wiedergegeben wird. Die Ergebnisse sind sogar noch eindeutiger als die in Tab. 9. Nur die Hälfte der von amerikanischen Ärzten schizophren genannten Patienten wurde von den Projektpsychiatern als schizophren diagnostiziert, während sie affektive Erkrankungen 5mal häufiger feststellten als die Ärzte der New Yorker Krankenhäuser. Auf der anderen Seite stimmten die Projektpsychiater in hohem Grade mit den Diagnosen der Londoner Krankenhäuser überein.

Tabelle 10. Diagnosen 20–59jähriger Patienten aus repräsentativen Krankenhäusern New Yorks und Londons (Alkoholismus und Suchterkrankungen sind hier nicht erfaßt). (Übernommen von Cooper, 1970)

Diagnostische Kategorie	New York Krankenhaus-Diagnose	Projekt-Diagnose	London Krankenhaus-Diagnose	Projekt-Diagnose
Schizophrenie	76,6	39,4	35,3	37,0
Affektive Störungen	8,4	43,7	40,7	46,1
Andere Diagnosen	14,9	16,8	24,0	16,9
Zahl der Patienten	154	142	165	167

Diese Ergebnisse deuten darauf hin, daß Patienten, die in den USA z. B. als schizophren oder depressiv diagnostiziert werden, sich sicher häufig in ihrer Symptomatik von Patienten unterscheiden, die eine gleiche Diagnose in England erhalten. Daher muß ein Großteil der Literatur beider Länder, die sich z. B. mit Epidemiologie, Genetik, Familienforschung, Psychopharmakologie und Rehabilitation befaßt, neu überprüft werden, da britische und amerikanische Ergebnisse nicht vergleichbar sind.

b) Vergleichende Untersuchungen, die unter der Leitung der Weltgesundheitsorganisation durchgeführt wurden

Die Sektion für Mental Health der Weltgesundheitsorganisation hat eine Serie jährlicher Seminare durchgeführt, die sich mit Problemen psychiatrischer Diagnosen beschäftigen und zu einer neuen Revision der psychiatrischen Sektion der „Internationalen Klassifikation der Erkrankungen" führen sollen. Das erste Seminar befaßte sich mit der Schizophrenie, und eine Reihe von Übungen wurde von den aus aller Welt herangereisten Psychiatern abgehalten.

Die Ergebnisse wurden analysiert, niedergeschrieben und von Shepherd, Brooke, Cooper u. Lin (1968) publiziert. Halbstandardisierte Interviews wurden mit Videorecorder vorgeführt. Es herrschte weitgehende Übereinstimmung in bezug auf die Symptomatologie der Patienten; bei der Diagnose war die Übereinstimmung jedoch wesentlich geringer, eine Erfahrung, die früher oder später alle, die auf diesem Gebiet arbeiten, machen.

Die Weltgesundheitsorganisation hat auch eine „International Pilot Study of Schizophrenia" organisiert, an der folgende Zentren teilnehmen: Aarhus, Agra, Cali, Ibadan, London, Moskau, Prag, Taipeh und Washington. In jedem Zentrum sind zwei oder mehrere Forscher im Gebrauch der PSE ausgebildet worden, es wurden außerdem noch andere Instrumente entwickelt, um Anamnese sowie soziale und demographische Aspekte zu erfassen. 1200 Patienten sind in diesem Gemeinschaftsprojekt untersucht worden, und eine 2-Jahres-Katamnese wird gerade durchgeführt. Die Ziele dieser Untersuchung sind bescheiden: Erstens soll herausgefunden werden, ob es in allen 9 Gebieten Patienten mit den Hauptformen der Schizophrenie und anderen funktionalen Psychosen gibt (mit Hilfe von Psychiater- und Computerdiagnosen), und zweitens soll die Symptomatologie ausführlich beschrieben werden. Es ist im jetzigen Stadium nicht beabsichtigt, die Häufigkeit der Krankheitsbilder zu vergleichen, da der Arbeit keine umfassende Bevölkerungsuntersuchung zugrunde liegt, es ist jedoch ein Nebenziel, erfahrene Arbeitsteams auszubilden, die in der Lage sind, in Zukunft epidemiologische Untersuchungen durchzuführen.

6. Schlußfolgerungen

Obwohl eine Anzahl von Untersuchungen bestimmter Areale darauf hinweist, daß die funktionellen Psychosen in den verschiedenen Teilen der Welt nicht in gleicher Weise verbreitet sind, ist ein endgültiger Aufschluß darüber aus methodischen Gründen bisher nicht möglich gewesen. In einer einzigen Studie, in der Techniken der Standardisierung des diagnostischen Prozesses angewendet wurden, konnte gezeigt werden, daß Unterschiede in der Häufigkeit funktioneller Psychosen hauptsächlich auf unterschiedlichen diagnostischen Gepflogenheiten der Krankenhauspsychiater beruhen. Keine diagnostische Technik, die allein auf klinischer Exploration basiert und nicht durch präzisere und weniger subjektive Indizes validiert ist, wird sich behaupten können. Dagegen werden durch weitere Vervollkommnung der Standardisierung des psychiatrischen Interviews und der Entwicklung zuverlässiger Klassifikationsverfahren weitere Fortschritte in der epidemiologischen Forschung möglich.

Literatur

Böök, J. A.: Acta genet. (Basel) **4**, 1 (1953).

Cooper, J. E.: In: Hare, E. H., Wing, J. K. (Eds.): Psychiatric epidemiology, p. 109. (Proceedings of the International Symposium held at the Aberdeen University, 22—25 July 1969). London: Oxford University Press 1970.

Cooper, J. E., Kendell, R. E., Gurland, B. J., Sartorius, N., Farkas, T.: Amer. J. Psychiat. **125**, Suppl. 21, (1969).

Dunham, H. W.: Community and schizophrenia: an epidemiological analysis. Detroit, Mich.: Wayne State University Press 1965.

Eaton, J. W., Weil, R. J.: Culture and mental disorders. Glencoe, Ill.: Free Press 1955.

Fakhr El-Islam, M.: Soc. Psychiatry **4**, 56 (1969).

General Register Office: A glossary of mental disorders. (Stud. med. Popul. Subj. No. 22). London: HMSO 1968.

Gurland, B. J., Fleiss, J. L., Cooper, J. E., Kendell, R. E., Simon, R.: Amer. J. Psychiat. **125**, Suppl. 30 (1969).
Hagnell, O.: A prospective study of the incidence of mental disorder. Berlingska: Lund 1966.
Hollingshead, A. B., Redlich, F. C.: Social class and mental illness: a community study. New York: Wiley 1958.
Kendell, R. E., Everett, B., Cooper, J. E., Sartorius, N., David, M. E.: Soc. Psychiat. **3**, 123 (1968).
Kramer, M.: In Proc. III Wld Congr. Psychiat., Montreal, Canada, 4—10 June 1961, vol. 3, p. 153. University of Toronto Press and Montreal: McGill University Press 1963.
Kramer, M.: Amer. J. Psychiat. **125**, Suppl. 1 (1969).
Lambo, T. A.: J. ment. Sci. **101**, 239 (1955).
Leighton, A. H., Lambo, T. A., Hughes, C. C., Leighton, D. C., Murphy, J. M., Macklin, D. B.: Psychiatric disorder among the Yoruba. Ithaca-New York: Cornell University Press 1963.
Lemkau, P., Tietze, C., Cooper, M.: Ment. Hyg. Concord **25**, 524 (1941).
Lewis, A.: Lect. sci. Basis Med. **6**, 116 (1958).
Malzberg, B.: Social and biological aspects of mental disease. Utica-New York: State Hospitals Press 1940.
Ødegard, Ø.: Psychiat. Quart. **26**, 212 (1952).
Parkes, C. M.: Br. J. prev. soc. Med. **17**, 85 (1963).
Reuck, A. V. S. de, Porter, R. (Eds.): Transcultural psychiatry. (Ciba Foundation Symposium). Churchill: London 1965.
Shepherd, M., Brooke, E. M., Cooper, J. E., Lin, T.: Acta psychiat. scand. Suppl. No. 201 (1968).
Spitzer, R. L., Fleiss, J. L., Burdock, E. I., Hardesty, A. S.: Comprehens. Psychiat. **5**, 384 (1964).
Wing, J. K.: In: Hare, E. H., Wing, J. K. (Eds.): Psychiatric epidemiology p. 93. (Proceedings of the International Symposium held at Aberdeen University, 22—25 July 1969). London: Oxford University Press 1970.
Wing, J. K., Birley, J. L. T., Cooper, J. E., Graham, P., Isaacs, A. D.: Brit. J. Psychiat. **113**, 499 (1967).
Wing, L., Bramley, C., Hailey, A., Wing, J. K.: Soc. Psychiat. **3**, 116 (1968).
Wing, L., Wing, J. K., Hailey, A., Bahn, A. K., Smith, H. E., Baldwin, J. A.: Soc. Psychiat. **2**, 158 (1967).
World Health Organization: Manual of the international statistical classification of diseases, injuries and causes of death, vol. 1 (Based on the recommendations of the Eighth Revision Conference, 1965). World Health Organisation, Geneva, 1967.
Yap, P. M.: Aust. N. Z. J. Psychiat. **1**, 172 (1967).

Die Verteilung psychischer Störungen in Krankenhäusern und allgemeinen Praxen

Von Brian Cooper

Einführung

In Morris' Aufsatz über die Aufgaben der Epidemiologie [1] wird darauf hingewiesen, daß eine ihrer Aufgaben darin besteht, das klinische Bild der diagnostischen Einheiten dadurch zu vervollständigen, daß sämtliche Krankheitsformen in ihrem natürlichen Vorkommen berücksichtigt werden. Dies ist für die Psychiatrie besonders wichtig, da fast alle bisher akzeptierten klinischen Erkenntnisse von Krankenhauspopulationen abgeleitet worden sind. Erst in den letzten Jahren hat man eingesehen, daß die beschriebenen klinischen Syndrome zum Teil eher das Ergebnis langer Hospitalisierung sind als eine unvermeidbare Folge des zugrunde liegenden Krankheitsprozesses. Hill kommentiert dies folgendermaßen: „Klassifikation und Definition der schweren und leichteren Erkrankungen erfolgten vor 50 Jahren zum größten Teil aufgrund der Erfahrungen, die an Patienten in großen und repressiven psychiatrischen Anstalten gewonnen wurden unter Bedingungen, die heutzutage nicht mehr zutreffen. Alle Ergebnisse, die aus der Korrelation von Syndromen und zeitlichem Verlauf an diesen Populationen gewonnen wurden, sind heute praktisch bedeutungslos" [2].

Abgesehen davon, daß sekundären Behinderungen unangemessen viel Bedeutung beigemessen wird, wenn ausschließlich Krankenhauspatienten untersucht werden, bestehen schon wegen der selektiven Faktoren, die bei der Krankenhauseinweisung eine Rolle spielen, wenig Zweifel darüber, daß dieses Material nicht repräsentativ für die Morbidität der allgemeinen Bevölkerung ist. Terris, der die Wirkung einiger dieser Faktoren in den USA untersuchte, kam zu dem Schluß, daß Krankenhauseinweisungsraten sowohl mit Rasse, Religion, sozialer Klasse und geographischem Ort variieren als auch mit dem klinischen Bild und Schweregrad der akuten psychiatrischen Störung und daher „die Verwertung der Zahl der Krankenhausaufnahmen als Maß für Inzidenz oder Prävalenz der Erkrankung fragwürdig ist" [3]. Um das Risiko grober Verzerrungen in der zukünftigen epidemiologischen Forschung zu vermeiden, wird es nötig sein, das Schwergewicht der Forschung von psychiatrischen Störungen in Krankenhauspopulationen auf die in der Gemeinde zu verlagern.

Epidemiologische Forschung stützt sich selbstverständlich auf das gesamte klinische Wissen, da die Verteilung der Erkrankungen in den Populationen nicht aufgezeigt werden kann, ohne daß diese Erkrankungen von klinischen Forschern eindeutig definiert und beschrieben worden sind. Außerdem stützt sie sich in der Praxis weitgehend auf die Effizienz der öffentlichen Gesundheitsdienste, durch die eine systematische Identifizierung und Aufzeichnung der Fälle, wie sie für diese Art von Untersuchungen wesentlich ist, erst möglich wird. Aus diesen beiden Gründen sind in den letzten Jahren relativ wenig Fortschritte in der epidemiologischen Untersuchung psychischer Störungen gemacht worden. In letzter Zeit ist jedoch durch zunehmendes klinisches Wissen und die wachsende Beachtung der Gemeindefürsorge zumindest in einigen Ländern ein neuerliches Interesse an epidemiologischen Aspekten der Psychiatrie entstanden.

Ein bedeutender Faktor war für England die Entwicklung eines einheitlichen Dokumentationssystems für praktische Ärzte unter dem National Health Service. Hierdurch wurde zum ersten Mal die Identifizierung von Risikopopulationen im Bereich der Allgemeinpraxen möglich und so auch die Berechnung von Prävalenz- und Ersterkrankungsraten der verschiedenen Krankheitsformen in der Population des praktischen Arztes. Innerhalb gewisser Grenzen macht diese Technik beträchtliche Fortschritte in der systematischen Erfassung von Erkrankungen möglich [4]. Sie lieferte die Grundlage für eine neue Untersuchung psychiatrischer Störungen in London, unterstützt von der Nuffield Foundation und dem Institute of Psychiatry der Universität London [5]. In der vorliegenden kurzen Arbeit werden einige der Ergebnisse dieser Untersuchung mit Krankenhausstatistiken verglichen, um zu demonstrieren, was für neue Perspektiven sich aus den Daten der Allgemeinpraxen für unsere Vorstellungen von psychischer Morbidität ergeben können.

Diagnose

Untersuchungen in allgemeinen Praxen liefern ein anderes Bild der relativen Häufigkeit der Psychosen und Neurosen gegenüber Untersuchungen von stationären und ambulanten Krankenhauspatienten. Leider sind die englischen Statistiken über ambulante Krankenhauspatienten bisher dürftig, da die nationalen Statistiken keine diagnostischen Kategorien berücksichtigen. Die Daten über ambulante Patienten in Tab. 11 beziehen sich auf das Royal Bethlem Hospital und das Maudsley Hospital [6]; obwohl diese Daten nicht repräsentativ sind für die Ambulanzen anderer Krankenhäuser, ermöglichen sie doch einen Vergleich mit den Daten von stationären Patienten und denen allgemeiner Praxen.

Die Unterschiede sind nicht schwer zu interpretieren, wenn man davon ausgeht, daß im Großen und Ganzen Psychosen ernsthaftere und sozial stärker behindernde Erkrankungen sind als Neurosen und daher häufiger zu psychiatrischer Überweisung und Aufnahme in ein

Tabelle 11. Verteilung der wichtigsten psychiatrischen Kategorien im Krankenhaus und in der allgemeinen Praxis

Kategorie	Erstaufnahmen psychiatr. Krankenhäuser Englands. u. Wales 1957 (14)	Ambulante Pat. des Maudsley-Hospitals 1956/58 (16)	Allgemeinpraxen
	%	%	%
Psychosen	72,3	24,5	4,2
Neurosen	18,1	43,6	63,4
Persönlichkeitsstörungen	5,0	23,2	3,9
Andere	4,6	8,9	28,5
Total	100,0	100,0	100,0
Gesamtzahl der Fälle	48,266	6,752	2,049

psychiatrisches Krankenhaus führen. Zur gleichen Zeit erinnern die Daten daran, daß diejenigen Erkrankungen, denen Krankenhauspsychiater mit Recht Priorität zuschrieben, weder für die Gesundheit der Bevölkerung noch für den praktischen Arzt die gleiche Rolle spielen.

Alters- und Geschlechtsverteilung

Nur wenige Lehrbücher erwähnen die Geschlechtsverteilung bei psychiatrischen Störungen; sobald jedoch die Ergebnisse von Gemeindestudien analysiert werden, stößt man auf eines der überraschendsten und beständigsten Merkmale, nämlich das deutliche Überwiegen weiblicher Patienten [7]. Obwohl sich dieses Phänomen in den Statistiken psychiatrischer Krankenhäuser nicht wiederspiegelt, zeigt es sich eindeutig in den Daten unserer allgemeinen Praxen, deren Prävalenz- und Ersterkrankungsraten für Frauen ungefähr doppelt so hoch sind wie die für Männer. Dieser Unterschied wird in Abb. 6 deutlich, wo Ersterkrankungsraten einer Gruppe psychiatrischer Krankenhäuser Londons [8] mit einer Rate der von allgemeinen Praxen identifizierten Fälle verglichen werden.

Sicherlich findet ein selektiver Prozeß statt, durch den männliche Patienten eher in psychiatrische Krankenhäuser aufgenommen werden als Frauen. Die naheliegendste Erklärung, daß das weibliche Überwiegen durch eine größere Anzahl leichter und vorübergehender Fälle zustande kommt, ist nicht ganz zufriedenstellend, da unter den psychotischen und chronisch neurotischen Fällen der untersuchten Population allgemeiner Praxen ein ähnliches Überwiegen der Frauen festgestellt wurde.

Als zweites fällt der Unterschied in der Altersverteilung der Population der Krankenhäuser und der der allgemeinen Praxen auf. In letzteren fallen die meisten Erkrankungen in die Altersgruppe 25—45, danach nehmen sie beständig ab. Das beobachtete Ansteigen der Krankenhauserstaufnahmerate mit dem Alter muß daher mit einigen besonderen Merkmalen

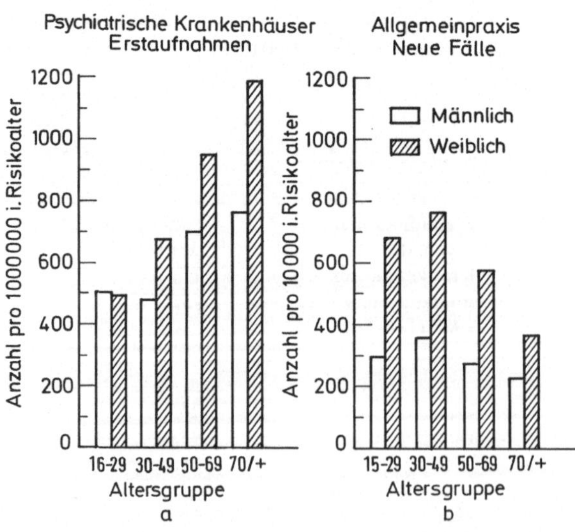

Abb. 6. Alters- und Geschlechtsverteilung psychiatrischer Patienten: a) drei Londoner psychiatrische Krankenhäuser, 1947/49; b) Untersuchung von 46 Londoner Allgemeinpraxen, 1961/62

psychischer Störungen im Alter zusammenhängen. Ähnliche Unterschiede wurden zwischen den Altersprävalenzraten für Neurosen in Krankenhäusern und in allgemeinen Praxen gefunden [9].

Ehelicher Status

In vielen Untersuchungen konnte gezeigt werden, daß unter Personen, die in psychiatrische Krankenhäuser aufgenommen werden, ledige überwiegen [8, 10, 11], und man folgerte daraus, daß die meisten Formen psychischer Störungen bei ledigen häufiger vorkommen, weil entweder psychisch labile Menschen seltener heiraten oder die Ehe einen gewissen Schutz vor dem Risiko, psychisch zu erkranken, darstellt. Unsere Ergebnisse aus der allgemeinen Praxis bestätigen diese Annahme nicht.

Tabelle 12. Anteil der identifizierten psychiatrischen Fälle unter den Patienten allgemeiner Praxen bezüglich Altersgruppe und ehelichem Status

Altersgruppe	Männlich		Weiblich	
	ledig (in %)	verheiratet (in %)	ledig (in %)	verheiratet (in %)
15–24	11,4	10,3	17,1	18,2
25–44	25,1	18,1	23,9	30,1
45–64	29,1	17,2	29,5	31,0
65 und mehr	13,0	17,4	20,6	24,1
Alle Altersgruppen	17,6	17,4	22,2	29,0
Anzahl der Patienten	829	2507	1065	3058

Wie aus Tab. 12 ersichtlich, ist das Verteilungsmuster beider Geschlechter in dieser Stichprobe unterschiedlich. Die ledigen Männer zeigen, abgesehen von der letzten Altersgruppe, eine Tendenz zu höheren psychiatrischen Erkrankungsraten, die Unterschiede sind allerdings nicht signifikant. Bei den Frauen ist andererseits in allen Altersgruppen eine positive Beziehung zwischen psychiatrischen Störungen und ehelichem Status zu verzeichnen. (Die entsprechenden Raten für geschiedene und verwitwete Personen werden nicht wiedergegeben, da sie für diese Frage irrelevant sind; obwohl die Anzahl der Fälle ziemlich gering ist, lassen sich für diese beiden Gruppen höhere psychiatrische Erkrankungsraten vermuten als für ledige und verheiratete Personen.)

Die in Tab. 12 wiedergegebenen Ergebnisse differieren ganz offensichtlich stark von denen aus Untersuchungen an stationären Patienten; weder bei Männern noch bei Frauen wurde ein ähnlich starkes Überwiegen Lediger gefunden wie in den Statistiken psychiatrischer Krankenhäuser. Man muß daher wiederum einen selektiven Prozeß annehmen; möglicherweise werden Ledige mit psychischen Störungen eher in psychiatrische Krankenhäuser aufgenommen als Verheiratete und war es diese Tatsache, die die Annahme unterstützt hat, für erstere bestehe ein erhöhtes Risiko, psychisch zu erkranken. Die hier angeführten Argumente gegen diese Ansicht schließen natürlich die Möglichkeit nicht aus, daß einige Formen psychischer Erkrankung, besonders schizophrene Psychosen, bei Ledigen wirklich häufiger vorkommen. Hier wären noch Untersuchungen notwendig.

Soziale Klasse

Ähnliche Überlegungen gelten auch für die Beziehung zwischen psychiatrischer Störung und sozialer Klasse. Eine Reihe von Forschern hat auf ein deutliches Klassengefälle in der Prävalenz psychiatrischer Störungen hingewiesen [12, 13, 14]; notgedrungen stützen sich ihre Ergebnisse jedoch meistens auf Krankenhauspopulationen. Wegen des relativ hohen Prozentsatzes an Fällen, in denen soziale Klasse und Berufsstand nicht zuverlässig ermittelt werden konnten, müssen unsere Daten bezüglich dieser Frage sehr vorsichtig interpretiert werden. Nichtsdestoweniger ist es interessant, daß sich keinerlei Hinweise für ein deutliches Überwiegen der Fälle in den untersten sozialen Schichten findet, im Gegensatz zu den Statistiken der psychiatrischen Krankenhausaufnahmen. Dies wird in Abb. 7 demonstriert, in der die Daten der Allgemeinpraxen mit den Aufnahmeraten psychiatrischer Krankenhäuser verglichen werden.

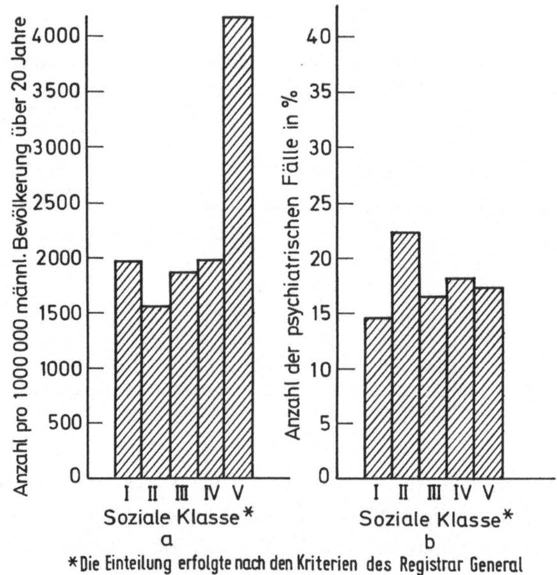

Abb. 7. Verteilung der sozialen Klasse psychiatrischer Patienten: a) Aufnahmen psychiatrischer Krankenhäuser in England und Wales, 1957; b) Untersuchung von 46 Londoner Allgemeinpraxen, 1961/62

Andere relevante Variablen

Die Untersuchungsdaten aus Londoner Allgemeinpraxen erlauben keine Analyse der rassischen und religiösen Zugehörigkeit. Daß Untersuchungen von Allgemeinpraxen sinnvoll sind, um die Beziehung solcher Variablen zu psychiatrischen Störungen aufzudecken, konnte Kiev demonstrieren [10], der mit Hilfe einer ähnlichen Untersuchungsmethode wie in der Londoner Studie eine Prävalenzuntersuchung in einer Gruppenpraxis mit einem hohen Anteil an westindischen Patienten durchführte. In England geborene Patienten der gleichen Praxis dienten ihm als Kontrollgruppe, und er fand unter den westindischen Patienten höhere Raten für alle Formen psychischer Störungen, insbesondere bei den männlichen Patienten. Interviews, die mit einer Stichprobe dieser Patienten durchgeführt wurden, „wiesen auf eindeutige Quellen besonderer Belastungen in der westindischen Gemeinde Londons hin, die mit dem Wechsel vom bäuerlich-ländlichen Leben der westindischen Inseln zu den strengen Anforderungen einer hochindustrialisierten städtischen Gesellschaft zusammenhingen". Ob sich diese Faktoren in den Krankenhausaufnahmeraten westindischer Immigranten widerspiegelt, ist bis jetzt noch nicht bekannt.

Eine andere wichtige Frage, die sehr gut anhand von Untersuchungen in Allgemeinpraxen angegangen werden könnte, ist der Einfluß des städtischen Lebens auf die Prävalenz psychischer Erkrankungen. Die meisten im Laufe des letzten Jahrhunderts gesammelten Statistiken haben unter der städtischen Bevölkerung höhere Raten aufgezeigt, diese Ergebnisse könnten jedoch stark kritisiert werden, da Krankenhausaufnahmeraten sehr von dem Vorhandensein und der Zugänglichkeit von Krankenhausbetten abhängen. Vergleiche der psychiatrischen Morbiditätsraten zwischen städtischen und ländlichen Populationen allgemeiner Praxen könnten die Frage schließlich lösen, vorausgesetzt, daß sorgfältig standardisierte Methoden der Fallidentifizierung angewendet würden. Einige hiermit zusammenhängende Ergebnisse brachte die vor einigen Jahren durchgeführte National Morbidity Survey [4], an der 160 Praktiker aus allen Teilen Englands und Wales' zusammenarbeiteten.

Tab. 13 gibt einen in dieser Untersuchung dargestellten Vergleich der städtischen und ländlichen Prävalenzraten für psychiatrische Störungen wieder. Die Raten für neurotische Störungen zeigen den erwarteten Unterschied, die für Psychosen zeigen jedoch keine ähnliche Tendenz. Auch dieses Ergebnis wirft wieder gewisse Zweifel auf die Gültigkeit von Schlußfolgerungen, die lediglich auf Krankenhausstatistiken beruhen.

Tabelle 13. Anteil psychischer Erkrankungen unter den von praktischen Ärzten behandelten Fällen pro 1000 Einwohner

Lage der Praxis	Städtisch (in %)	Halbstädtisch (in %)	Ländlich (in %)
Psychosen	2,2	2,1	2,3
Psychoneurosen	51,5	38,2	36,7
Untersuchte Population	225 185	81 905	75 739

Diskussion

In dieser kurzen Arbeit wurde auf Verzerrungen hingewiesen, die bei ausschließlich auf Krankenhausmaterial basierenden psychiatrischen Morbiditätsstatistiken erwartet werden müssen. Einige der mit den verschiedenen Formen psychiatrischer Störungen in Zusammenhang gebrachten Merkmale könnten zum größten Teil einfach Ausdruck von sozialen Faktoren sein, die bei der Krankenhausaufnahme bestimmend sind. Das gleiche gilt für prognostische Untersuchungen, denn man hat inzwischen erkannt, daß gewisse Veränderungen, die man früher für wesentliche Momente des Krankheitsprozesses hielt, in Wirklichkeit nicht spezifisch sind, sondern mit der langen Hospitalisierung zusammenhängen und durch die soziale Umgebung bestimmt werden.

Änderungen der Inzidenzrate und des klinischen Bildes psychiatrischer Störungen sind im Augenblick hoffnungslos verflochten mit Änderungen der sozialen und administrativen Determinanten der Krankenhausaufnahme. Es ist daher notwendig, den natürlichen Verlauf psychiatrischer Erkrankungen an den Lebensgeschichten von unselegierten, in der Gemeinde identifizierten Kranken zu untersuchen.

In England liefern die Morbiditätsdaten von Allgemeinpraxen inzwischen eine wichtige Informationsquelle für derartige Untersuchungen und ein zunehmender Anteil der epidemiologischen Forschung wird von Praktikern oder mit ihrer Zusammenarbeit durchgeführt. Projekte dieser Art haben einige eindeutige theoretische und praktische Vorteile gegenüber anderen Arten von Morbiditätsuntersuchungen. Tatsächlich war einer der Gründe für das Abbrechen der British Survey of Sickness der, daß mit der systematischen, organisierten Aufzeichnung der Morbidität durch die Praktiker jene Erhebung an Dringlichkeit verlor [17]. Ohne so weitgehende Konsequenzen zu ziehen, kann man behaupten, daß Untersuchungen in Allgemeinpraxen eine wertvolle Ergänzung zu anderen Formen der Morbiditätserfassung darstellen und daß sie sich in Zukunft wahrscheinlich als wichtig für die epidemiologische Untersuchung psychiatrischer Störungen erweisen werden.

Zusammenfassung

Im allgemeinen beruhen die klinisch-psychiatrischen Begriffe auf Daten, die an hospitalisierten Patienten gewonnen wurden. Diese Population ist jedoch möglicherweise nicht repräsentativ, da Selektionsfaktoren die Krankenhausaufnahme beeinflussen. Will man dieser Schwierigkeit entgehen, so muß man auf Kranke zurückgreifen, die in der Gemeinde leben. In England begünstigt die Entwicklung des staatlichen Gesundheitsdienstes eine derartige Forschung, da die Allgemeinpraktiker zu einer Standarddokumentation ihrer Patientenpopulation verpflichtet sind. Die vorliegende Arbeit vergleicht Daten aus einer umfangreichen Untersuchung Londoner Allgemeinpraxen mit den verfügbaren Krankenhausstatistiken. Es ergaben sich folgende Ergebnisse:

a) während psychiatrische Krankenhäuser vornehmlich mit Psychosen zu tun haben, bilden diese nur einen kleinen Anteil der Fälle der Allgemeinpraxen;

b)In der allgemeinen Bevölkerung besteht ein Überwiegen psychiatrischer Störungen bei Frauen, das sehr viel größer ist als die Krankenhausstatistiken vermuten lassen.

c) Die Zugänge in den Allgemeinpraxen zeigen nicht das Ansteigen mit steigendem Lebensalter, wie es für die Erstaufnahmen in psychiatrischen Krankenhäusern nachweisbar ist.

d) In der Population der Allgemeinpraxis ist im Gegensatz zu der psychiatrischer Krankenhäuser kein Überwiegen von ledigen Patienten oder solchen aus den untersten sozialen Schichten zu verzeichnen.

Aus diesen Daten wurden mögliche Fehlerquellen ersichtlich, die zusammen mit weiteren geographischen, rassischen und religiösen Verteilungsunterschieden einer Klärung bedürfen. Diese kann nur durch repräsentative Stichproben der Allgemeinbevölkerung erreicht werden.

Literatur

1. Morris, J. N.: Uses of epidemiology, 2nd Ed. Edinburgh-London: Livingston 1964.
2. Hill, J. D. N.: Introduction to „The Burden on the Community". Oxford University Press for the Nuffield Provincial Hospital Trust 1962.
3. Terris, M.: Use of hospital admissions in epidemiological studies of mental disease. Arch. gen. Psychiat. **12**, 420 (1965).
4. Logan, W. P. D., Cushion, A. A.: Morbidity statistics from general practice, Vol. 1 (General). General Register Office Studies on Medical and Population Subjects No. 14. London: H.M.S.O. 1958.

5. Shepherd, M., Cooper, B., Brown, A. C., Kalton, G. W.: Psychiatric illness in general practice. London: Oxford University Press.
6. Hare, E. H.: The Bethlem Royal Hospital and the Maudsley Hospital 4th triennial statistical report, 1958—60). Privately Published 1962.
7. Tonge, W. L., Cammock, D. W., Winchester, J. S., Winchester, E. N. M.: Prevalence of neurosis in women. Brit. J. prev. soc. Med. **15**, 177 (1961).
8. Norris, V.: Mental illness in London. Maudsley Monograph No. 6. London: Chapman & Hall 1959.
9. Kessel, N., Shepherd, M.: Neurosis in hospital and general practice. J. ment. Sci. **108**, 159 (1962).
10. Malzberg, B.: Marital status in relation to the prevalence of mental disease. Psychiat. Quart. **10**, 245 (1936).
11. Ødegard, Ø.: Marriage and mental disease: a study in social psychopathology. J. ment. Sci. **92**, 35 (1946).
12. Faris, R. E. L., Dunham, H. W.: Mental disorders in urban areas. Chicago: University of Chicago Press 1939.
13. Hare, E. H.: Mental illness and social class in Bristol. Brit. J. prev. soc. Med. **9**, 191 (1955).
14. Hollingshead, A. B., Redlich, F. C.: Social class and mental illness. New York: Wiley 1958.
15. Registrar-General: Statistical review of England and Wales: mental health supplement, 1957—58. London: H.M.S.O. 1961.
16. Kiev, A.: Psychiatric morbidity of West Indian immigrants in an urban group practice. Brit. J. Psychiat. **111**, 51 (1965).
17. Logan, W. P. D., Brooke, E. M.: The survey of sickness, 1943 to 52. General Register Office Studies on Medical and Population Subjects No. 12. London: H.M.S.O. 1957.

Einige epidemiologische Ergebnisse der Schizophrenieforschung

Wie die psychiatrische Forschung hat sich auch die psychiatrische Epidemiologie bevorzugt mit den schizophrenen Erkrankungen beschäftigt. Die ersten systematischen Familienuntersuchungen, die von einem genetischen Blickwinkel aus unternommen wurden (z.B. Rüdin, 1916) und ihre Autoren dazu veranlaßten, allzu leichtfertig eine im wesentlichen genetische Ursache für diese Form psychischer Erkrankung anzunehmen, liegen weit zurück. Inzwischen haben eine bessere Methodik und eine differenziertere Betrachtungsweise den früheren „Entweder-Anlage-oder-Umwelt"-Streit ad absurdum geführt. Es ist das Verdienst psychiatrisch-epidemiologischer Untersuchungen, gezeigt zu haben, daß genetische Faktoren nur einen Teilfaktor in einem komplexen, multifaktoriell bedingten Krankheitsgeschehen darstellen, und daß hier soziale Faktoren eine mindestens ebenso große Rolle spielen. Deren Bedeutung für den Erkrankten ist jedoch sicherlich wesentlich größer, da soziale Einflüsse im Gegensatz zu genetischen veränderbar sind, wodurch sich therapeutische Möglichkeiten ergeben.

Die moderne Zwillingsforschung (Kringlen, 1967; usw.) sowie die Untersuchung an getrennt von ihren schizophrenen Müttern aufgewachsenen Kindern (Heston, 1966; Rosenthal, 1968) erlauben am ehesten, die Rolle genetischer Faktoren bei der Ätiologie schizophrener Erkrankungen abzugrenzen.

Schon 1939 fanden Faris u. Dunham in ihrer Chicagoer Studie, daß hospitalisierte Schizophrene häufiger aus den zentrumsnahen ärmeren Wohngebieten der Stadt kommen als aus den von der Mittel- und Oberschicht bewohnten Außenbezirken. Seither ist eine große Anzahl von Untersuchungen veröffentlicht worden, die fast ausnahmslos eine Häufung schizophrener Patienten in den untersten sozialen Schichten fanden (z. B. in Deutschland Häfner, 1969). Enorme methodische, definitorische und interpretatorische Probleme treten bei derartigen Untersuchungen auf. Kohn, der sich selbst empirisch mit diesen Fragen beschäftigt hat, versucht in seinem Übersichtsreferat, die Beziehung zwischen Schizophrenie und sozialem Status zu interpretieren und diskutiert, welche Teilaspekte des komplexen Merkmals „sozialer Status" in kausaler Beziehung zur Erkrankung stehen könnten.

Welche Rolle spielen familiäre Einflüsse bei der Entstehung und beim Verlauf schizophrener Erkrankungen? Besonders von psychoanalytischer Seite her wurde dieser Aspekt berücksichtigt, doch der Mangel an Objektivierbarkeit psychoanalytischer Begriffe erschwert eine empirische Prüfung dieser Theorien. In den letzten 15 Jahren unternommene Versuche, unterschiedliche intrafamiliäre Kommunikationsstile [1] zu psychischen Störungen in Beziehung zu setzen, werden ebenfalls durch methodische Probleme erschwert. So sind die wohl differenziertesten Untersuchungen von Wynne (1968) und Singer (1967) kürzlich wieder in Frage gestellt worden (Hirsch, 1971). Brown setzt sich in seinem kritischen Überblick ausführlich mit der Literatur auseinander.

1 Siehe die ins Deutsche übertragenen Arbeiten von Bateson u. Mitarb.: Schizophrenie und Familie, Reihe Theorie 2, Suhrkamp Verlag 1969.

Die Frage, ob schizophrene Episoden durch irgendwie geartete Ereignisse, die in einem zeitlichen Zusammenhang mit dem Beginn der Erkrankung standen, auslösbar seien, hat Psychiater schon immer beschäftigt. Auch hier stehen methodische Schwierigkeiten einer Beantwortung der Frage im Weg. Das einfache Zählen von ungewöhnlichen Ereignissen im Vorfeld der Erkrankung genügt nicht, es muß erstens bewiesen werden, daß diese Ereignisse häufiger als in der Durchschnittsbevölkerung vorkommen, und zweitens, daß diese Ereignisse unabhängig von der Erkrankung sind, d. h. nicht Folge irgendwelcher schon latent vorhandener Störungen. Brown u. Birley haben als erste den Versuch unternommen, beide Kriterien zu erfüllen, und ihre Ergebnisse sind daher von großer Bedeutung für die Schizophrenieforschung.

Literatur

Faris, R. E. L., Dunham, H. W.: Mental disorders in urban areas. Chicago: Chicago University Press 1939.

Häfner, H., Reimann, H., Immich, H., Martini, H.: Inzidenz seelischer Erkrankungen in Mannheim 1965. Sozialpsychiatrie **4**, 126 (1969).

Heston, L. L.: Psychiatric disorders in foster home reared children of schizophrenic mothers. Brit. J. Psychiat. **112**, 819 (1966).

Hirsch, S. R., Leff, J. P.: Parental abnormalities of verbal communication in the transmission of schizophrenia. Psychol. Med. **1**, 118 (1971).

Kringlen, E.: Heredity and environment in the functional psychoses. London: Heinemann 1967.

Rüdin, E.: Studien zur Vererbung und Entstehung der Dementia praecox. Monograph. Neurol. Psychiat. Berlin: Springer 1916.

Rosenthal, D. et al.: Schizophrenics' offspring reared in adoptive homes. In: Rosenthal and Kety (Eds.): The transmission of schizophrenia. London: Pergamon Press 1968.

Singer, M. T.: Family transactions in schizophrenia I. In: Romano, J. (Ed.): The origins of schizophrenia, Excerpta Medica International Congress Series No. 151, 1967.

Wynne, L. C.: Methodologic and conceptual issues in the study of schizophrenics and their families. In: Rosenthal, Kety (Eds.): The transmission of schizophrenia. London: Pergamon Press 1968.

In Waisenhäusern aufgewachsene Kinder schizophrener Mütter. Ein Beitrag zur Ätiologie der Schizophrenie.

Von LEONHARD HESTON

Einführung

Die Rolle genetischer Faktoren in der Ätiologie der Schizophrenie bleibt umstritten. Viele Untersuchungen haben nachgewiesen, daß die Schizophrenie bei den Verwandten Schizophrener wesentlich häufiger auftritt als bei der übrigen Bevölkerung; die Inzidenzrate ist zudem um so höher, je enger der Verwandtschafsgrad ist. Die Untersuchungen von Kallmann (1938) und Slater (1953) sind hier von besonderer Bedeutung. Einen ausführlichen Überblick über die Forschung auf diesem Gebiet gibt Alanen (1958).

Trotz der eindrucksvollen Hinweise auf eine primär genetische Ätiologie der Schizophrenie ist eine alternative Erklärung, wonach die Schizophrenie das Resultat einer gestörten familiären Umwelt darstellt, nicht ausgeschlossen worden. Man kann davon ausgehen, daß ein an Schizophrenie erkrankter Angehöriger eine gestörte zwischenmenschliche Umwelt schafft, wobei die Störung mit der Nähe der verwandtschaftlichen Beziehung wächst.

Die vorliegende Untersuchung prüft den genetischen Beitrag zur Schizophrenie, indem die Einflüsse eines schizophrenen Elternteils isoliert werden von den möglichen Einflüssen der durch Ambivalenz und Denkstörungen dieses Elternteils hervorgerufenen „schizophrenogenen" Umwelt. Dies geschieht durch Vergleich einer Gruppe von Erwachsenen, die nach den ersten beiden Lebenswochen für immer von ihren schizophrenen Müttern getrennt worden sind, mit einer Kontrollgruppe.

Die Auswahl der Versuchspersonen

Die Versuchspersonen der experimentellen Gruppe wurden zwischen 1915 und 1945 als Kinder schizophrener Mütter geboren, die in einem psychiatrischen Krankenhaus im Staate Oregon untergebracht waren. Die meisten Versuchspersonen wurden im psychiatrischen Krankenhaus geboren. Die Krankenhausleitung befürwortete jedoch nach Möglichkeit die Aufnahme in ein benachbartes allgemeines Krankenhaus, wo dann während einer kurzen Beurlaubung die Entbindung stattfand. Alle offensichtlich normalen Kinder, die im erwähnten Zeitraum geboren wurden, sind in die Untersuchung einbezogen worden, wenn die Krankengeschichte der Mutter folgende Kriterien erfüllte: 1. Diagnose: Schizophrenie, Dementia praecox oder Psychose; 2. hinlängliche Beschreibung von Denkstörungen oder bizarrem, regrediertem Verhalten, zur Rechtfertigung der Diagnose; 3. eine negative serologische Luesreaktion und kein Hinweis auf eine gleichzeitige Erkrankung mit bekannter psychiatrischer Manifestation; 4. eindeutiger Nachweis, daß Mutter und Kind seit der Geburt getrennt waren. Dieser Nachweis bestand in der Regel in der Feststellung, daß die Mutter ihr Kind zur Adoption freigegeben, der Vater sich von der Mutter getrennt hatte, die Mutter mehrere Jahre hospitalisiert gewesen oder gestorben war. In der Praxis bedeuten jene Kriterien, daß die Mütter eine im Hinblick auf Schweregrad und chronischen Charakter der Erkrankung ausgewählte Gruppe darstellten. Es wurde kein Versuch unternommen, das psychiatrische Zustandsbild der Väter zu erfassen; von keinem war jedoch bekannt, daß er jemals in einem psychiatrischen Krankenhaus gewesen war. Die derart ermittelten 74 Kinder wurden in die Untersuchung aufgenommen, wenn sämtliche Unterlagen oder Interviews bestätigten, daß ein Kind keinerlei Kontakt mit seiner natürlichen Mutter gehabt und niemals mit mütterlichen Verwandten zusammengelebt hatte. Mit dem letzten Kriterium sollte ausgeschlossen werden, daß ein Kind einer Umgebung ausgesetzt gewesen war, die möglicherweise die Schizophrenie der Mutter erzeugt hatte.

Alle Kinder wurden drei Tage nach der Geburt aus dem State Hospital entlassen (entsprechend einer streng gehandhabten Krankenhausbestimmung) und kamen in die Pflege von Angehörigen oder in Waisenhäuser. Die Aufzeichnungen der Pflegeheime ermöglichen es, die frühe Kindheit vieler Versuchspersonen einschließlich einiger adoptierter Kinder nachzuverfolgen. Die frühe Kindheit derjenigen, die zu Verwandten entlassen worden waren, war weniger vollständig bekannt, obwohl durch noch zu beschreibende Methoden viele Informationen über sie gesammelt werden konnten.

Nach Bearbeitung der Aufzeichnungen der Waisenhäuser mußten 16 Versuchspersonen ausgeschlossen werden: 6 Kinder, 4 Knaben und 2 Mädchen, starben in früher Kindheit; 8 hatten Kontakt mit ihrer natürlichen Mutter oder Verwandten mütterlicherseits gehabt; in einem Fall lagen multiple gastrointestinale Anomalien vor; in einem anderen fand sich keine Person für die Kontrollgruppe, deren Lebensgeschichte durch ähnlich außergewöhnliche, frühkindliche Erlebnisse gekennzeichnet war. Die restlichen 58 Versuchspersonen bilden die endgültige experimentelle Gruppe.

Eine gleiche Anzahl bei der Geburt offensichtlich normaler Kontrollpersonen wurde anhand der Akten derselben Waisenhäuser ausgewählt, in denen einige Versuchspersonen der experimentellen Gruppe gelebt hatten. Die Versuchspersonen der Kontrollgruppe wurden mit denen der experimentellen Gruppe in Bezug auf Geschlecht, spätere Aufenthaltsart (Adoption, Pflegefamilie, Heim) und die in Kinderheimen verbrachte Zeit vergleichbar ($\pm 10\%$) gemacht. (Ein Gesetz des Staates Oregon verbietet, daß Kinder länger als 5 Jahre in einem Heim leben. Versuchspersonen, die sich 5 Jahre in Heimen aufgehalten hatten, wurden als hospitalisiert betrachtet, unabhängig von ihrer späteren Unterbringung). Kontrollpersonen für diejenigen Versuchspersonen der experimentellen Gruppe, die in Waisenhäusern aufgewachsen waren, wurden folgendermaßen ausgewählt: Nach Heraussuchen der Akte einer Versuchsperson der experimentellen Gruppe wurde die Akte der zeitlich unmittelbar vorangegangenen Aufnahme eine nach der anderen durchgegangen, bis man auf ein Kind stieß, daß wenige Tage nach der Geburt ins Heim aufgenommen worden war und die oben angeführten Kriterien erfüllte. Denjenigen Versuchspersonen der experimentellen Gruppe, die niemals in Heimen gelebt hatten, wurden Kinder zugeordnet, die weniger als drei Monate in einem Waisenhaus verbracht hatten. Das erwähnte Kriterium bezüglich mütterlicher Kontakte wurde auch für die Kontrollgruppe berücksichtigt. Man suchte in den Krankengeschichten der psychiatrischen Anstalten Oregons nach den Namen der natürlichen Eltern der Kontrollpersonen, soweit sie bekannt waren. In zwei Fällen konnten Aufnahmen in ein psychiatrisches Krankenhaus nachgewiesen werden, die Kinder dieser Personen wurden durch andere ersetzt. Alle Kinder kamen in Familien, in denen beide Elternteile anwesend waren.

Tabelle 14.

	Experimentalgruppe		Kontrollgruppe	
	männl.	weibl.	männl.	weibl.
Anzahl	33	25	33	25
In der Kindheit gestorben	3	6		5
In der Nachuntersuchung nicht erfaßt		2		3
Endgültige Gruppe	30	17	33	17

Die genaue Zuordnung einer Versuchsperson der experimentellen Gruppe zu einer Kontrollperson wurde in einigen Fällen durch mehrfache Aufnahme in Heime sowie durch Wechsel der Pflege- oder sogar der Adoptiveltern erschwert. Solche Unterbrechungen fanden jedoch mit gleicher Häufigkeit und Dauer in beiden Gruppen statt und wurden als zufallsverteilt betrachtet.

Tab. 14 gibt die Verteilung der Versuchspersonen in Bezug auf das Geschlecht an, sowie Gründe für weitere Ausfälle. 15 der 74 Versuchspersonen der experimentellen Gruppe starben bevor sie das Schulalter erreicht hatten. Die Rate ist etwas höher als die der allgemeinen Bevölkerung für das entsprechende Lebensalter und den entsprechenden Zeitraum, der Unterschied ist jedoch nicht signifikant.

Methoden der Nachuntersuchung

1964 wurde mit der Nachuntersuchung begonnen. Bis auf 5 Frauen konnten alle ursprünglichen Versuchspersonen ausfindig gemacht werden. Während dieser Phase wurden zahlreiche Informationen über die psychiatrische Vorgeschichte der Versuchspersonen gesammelt. Man überprüfte die Akten aller der Polizei und der „Veterans' Administration" bekannten Personen, forderte mitunter vorhandene Berichte von Kreditanstalten an und sah Schulberichte, zivile und kriminelle Prozeßakten und Zeitungsberichte durch. Die Krankengeschichten aller öffentlichen psychiatrischen Krankenhäuser in den drei Westküste-Staaten wurden nach den Namen der Versuchspersonen durchsucht. Man stellte Nachforschungen bei psychiatrischen Institutionen an, die für Bezirke zuständig waren, in denen die Versuchspersonen nicht lebten, desgleichen bei Bewährungsstellen, Privatärzten und verschiedenen sozialen Institutionen, mit denen die Versuchspersonen zu tun gehabt hatten. Schließlich nahm man zu den Angehörigen, Freunden und Arbeitgebern der meisten Versuchspersonen Kontakt auf.

Zusätzlich zum angeführten Informationsmaterial umfaßte die psychiatrische Untersuchung der meisten Versuchspersonen ein persönliches Interview, den Minnesota Multiphasic Personality Inventory (MMPI), einen IQ und Angaben über die soziale Klasse der ersten Familie, in der die Versuchspersonen gelebt hatten, sowie über ihren gegenwärtigen sozialen Status. Wenn eine Versuchsperson ausfindig gemacht worden war, wurde sie schriftlich um ein persönliches Interview gebeten. Das Interview war standardisiert, erlaubte jedoch, jedem Anhaltspunkt nachzugehen. Es war als allgemeiner medizinischer Fragebogen strukturiert, der soziale Faktoren miteinbezog und alle wichtigen psychosozialen Aspekte mit hinreichender Ausführlichkeit erfaßte. Nahezu alle Interviews fanden in den Wohnungen statt, was den Bereich möglicher Beobachtungen noch erweiterte. Nach dem Interview wurde die gekürzte Fassung des MMPI vorgelegt. Der IQ fast aller Versuchspersonen war aus Schul- oder anderen Unterlagen ersichtlich, anderenfalls wurden die Untertests „Allgemeines Wissen", „Finden von Gemeinsamkeiten " und „Wortschatz" aus dem Wechsler-Intelligenztest für Erwachsene (WAIS) durchgeführt, und ein IQ aus den Ergebnissen abgeleitet. Nach dem Klassifikationssystem der Berufe von Hollingshead (1958) wurden zwei Werte für die soziale Klasse aufgestellt, wobei der eine auf dem Beruf des Vaters oder stellvertretenden Vaters aus der ersten Familie, bei der die Versuchsperson gelebt hatte, basierte, der andere auf dem zum Zeitpunkt der Untersuchung ausgeübten Beruf der Versuchsperson bzw. des Ehemannes bei verheirateten Frauen. Die Einstufungsskala für die soziale Klasse reicht von 1—7 (7 = unterste soziale Klasse).

Alle Untersuchungen und Interviews wurden vom Autor in 14 US-Staaten und in Kanada durchgeführt.

Beurteilung der Versuchspersonen

Das für jede Versuchsperson zusammengetragene Aktenmaterial, mit Ausnahme der genetischen und klinisch-psychiatrischen Informationen, wurde von zwei Psychiatern im Blindverfahren und unabhängig voneinander beurteilt. Eine dritte Begutachtung erfolgte durch den Autor. Zwei Maße fanden Verwendung. Jede Versuchsperson wurde in eine von 0—100 reichende Skala für psychosoziale Gestörtheit eingestuft, [nach Maßgabe der „Menninger Mental Health Sickness rating scale" (MHSRS)] (Luborsky, 1962). Soweit erforderlich stellten die Beurteiler zusätzlich eine psychiatrische Diagnose in der Nomenklatur der American Psychiatric Association.

Von den insgesamt 97 beurteilten Versuchspersonen wurden 72 interviewt. Unter den restlichen 25 verweigerten 6 das Interview (7,6% der geplanten Versuchspersonen), 8 waren verstorben, 7 unerreichbar (aktiv beim Militär oder im Ausland etc.) und in vier Fällen wurde auf Kontaktaufnahme verzichtet wegen der Gefahr des Bekanntwerdens der Adoption. Es erschien nicht sinnvoll, alle diese 25 Personen aus der Studie auszuschließen, da über die meisten viele Informationen vorlagen. Z.B. wurde ein Mann im Gefängnis getötet, nachdem er mit Unterbrechungen die meiste Zeit seines Lebens dort verbracht hatte. Die Gefängnisakten enthielten Berichte über sein soziales Verhalten sowie die Ergebnisse der in letzter Zeit ausgeführten psychologischen Untersuchungen. Einer derjenigen, die das Interview verweigerten, war ein bekannter, aktiver Homosexueller, der vor kurzem eine hohe Gefängnisstrafe wegen Rauschgifthandels erhalten hatte. Von allen Personen, die im Militär dienten, wußte man aus Briefen des Vorgesetzten oder des Militärarztes, daß sie ehrenvoll dienten und keine ernsten psychischen Auffälligkeiten oder Verhaltensstörungen zeigten. Ein 21jähriger Mann, über den von allen Versuchspersonen am wenigsten bekannt war, verbrachte die vergangenen 18 Monate aus unbekannten Gründen in Europa. Man wußte, daß er Absolvent einer High School war und konnte keinerlei auffällige Informationen über ihn finden. In einer Konferenz stimmten die Begutachter darin überein, daß es irreführend wäre, bestimmte Fälle auszuschließen, und daß alle Versuchspersonen in einem „forced choice"-Verfahren beurteilt werden sollten.

Die MHSRS-Skala erwies sich als ein sehr zuverlässiges Meßinstrument für den Grad sozialer Unangepaßtheit. Der Korrelationskoeffizient zwischen den Beurteilern lag bei 0,94, was einen hohen Grad an Übereinstimmung anzeigt. Erwartungsgemäß entstanden Schwierigkeiten bei der diagnostischen Zuordnung. In zweifelhaften Fällen fragte man einen vierten Psychiater nach seiner Meinung; unterschiedliche Ansichten wurden gemeinsam diskutiert.

Die einzigen schwer zu klärenden Meinungsverschiedenheiten betrafen Unterscheidungen wie z. B. zwischen Zwangsneurosen und zwanghafter Persönlichkeit oder zwischen komplexer Neurose und emotional labiler Persönlichkeit. Da alle Differenzen die diagnostischen Kategorien der psychoneurotischen Störung und Störung der Persönlichkeit betrafen, entschlossen sich die Psychiater, diese Kategorien in eine, nämlich die der neurotischen Persönlichkeitsstörung, zusammenzufassen. Die Kategorie umfaßt alle Personen, deren MHSRS-Wert unter 75 lag — dem Punkt auf der Skala, an dem das alltägliche Leben durch die psychischen Symptome beeinträchtigt zu werden beginnt — und deren Diagnosen oben genannte Begriffe enthielten. Auf diese Weise wurde eine vollständige Übereinstimmung im Hinblick auf vier Diagnosen erzielt: Schizophrenie, Schwachsinn, Soziopathie und neurotische Persönlichkeitsstörung. Ein Schwachsinniger wurde zugleich als schizophren, ein anderer als Soziopath diagnostiziert. Alle anderen Versuchspersonen erhielten nur eine Diagnose.

Ergebnisse

Psychiatrische Störungen überwogen eindeutig in der experimentellen Gruppe. Tab. 15 gibt einen Überblick über die Ergebnisse.
Die MHSRS-Werte zeigen kumulativ die psycho-sozialen Störungen in beiden Gruppen an. Der Unterschied ist hochsignifikant, wobei die experimentelle Gruppe einen wesentlich höheren Grad an Störungen aufweist. Die Differenz entsteht allerdings dadurch, daß ungefähr die Hälfte der Versuchspersonen der experimentellen Gruppe (26/47) niedrige Werte erhielten, und ist nicht auf allgemein niedrigere Werte in der gesamten Gruppe zurückzuführen.

Tabelle 15.

	Kontrollgruppe	Experimentalgruppe	*p*
Anzahl	50	47	
Männlich	33	30	
Durchschnittsalter	36,3	35,8	
Adoptiert	19	22	
Durchschnittl. MHSRS Wert (Mittelwert der Gruppe = 72,8, SD = 18,4	80,1	65,2	0,0006
Schizophrenie (Morbiditätsrisiko = 16,6 %)	0	5	0,024
Schwachsinn (IQ < 70)	0	4	0,052
Soziopathie	2	9	0,017
Neurotische Persönlichkeitsstörung	7	13	0,052
Personen, die mehr als 1 Jahr im Gefängnis oder psychiatr. Institution verbrachten	2	11	0,006
Anzahl der institutionalisierten Jahre	15	112	
Straffällig gewordene	2	7	0,054
Anzahl der im Militär tätigen	17	21	
Anzahl der aus dem Militär wegen psychischen oder Verhaltensauffälligkeiten entlassenen	1	8	0,021
Sozialer Status, der ersten Bezugsfamilie, Durchschnitt	4,2	4,5	
Sozialer Status, gegenwärtig, Durchschnitt	4,7	5,4	
Durchschnittl. IQ	103,7	94,0	
Anzahl der Schuljahre, Durchschnitt	12,4	11,6	
Absolute Anzahl der Kinder	84	71	
Absolute Anzahl der Scheidungen	7	6	
Nie verheiratet gewesen, älter als 30 Jahre	4	9	

Der Diagnose von Schizophrenie wurden die allgemein akzeptierten Kriterien zugrundegelegt. Zusätzlich zur einheitlichen Meinung der drei Beurteiler erhielten alle Versuchspersonen eine ähnliche Diagnose in psychiatrischen Krankenhäusern. Eine Frau und vier Männer bildeten die schizophrene Gruppe. In drei Fällen handelte es sich um chronische Defektzustände mit langjährigem Krankenhausaufenthalt. Die beiden anderen Patienten hatten Klinikaufenthalte hinter sich und nahmen Neuroleptika ein. Einer der beiden war zugleich schwachsinnig, hier seine Krankengeschichte in Stichworten:

Arbeiter auf einem Bauernhof, jetzt 36 Jahre alt, lebte vom 6.—16. Lebensjahr in einem Heim für geistig behinderte Kinder. Durchschnittlicher IQ-Wert verschiedener Tests 62. Er kam in die Obhut einer Bauernfamilie und arbeitete dort während der nächsten 16 Jahre. Vor seiner Einweisung in ein Krankenhaus im Alter von 32 wurde er als ein sonderbarer aber harmloser Mensch beschrieben, dessen einziges Interesse seinem Bankkonto galt: von einem durchschnittlichen Gehalt von 900 Dollar im Jahr sparte er 5500. Nach einem Sturm, der dem Hof, auf dem er arbeitete größeren Schaden zufügte, erschien er zunehmend erregt. Zwei Tage später bedrohte er seinen Arbeitgeber mit einem Messer und beschuldigte ihn, er habe versucht, ihn zu vergiften. Ein Gericht wies ihn in ein psychiatrisches Krankenhaus ein. Als er dort ankam, sprach er zu imaginären Personen und nahm während längerer Zeitabschnitte eine Gebetshaltung ein. Seine Antworten auf Fragen waren inkohärent oder irrelevant. Die Diagnose des Krankenhauses lautete schizophrene Reaktion. Er wurde mit Phenothiazinen behandelt, gab sich zunehmend vernünftiger und konnte nach einem Monat entlassen werden. Er kehrte auf den Bauernhof zurück, war jedoch weniger tüchtig bei der Arbeit und verbrachte viele Stunden, in denen er nur dasaß und ins Leere starrte. Nach der Entlassung wurde er ambulant weiter behandelt, nahm regelmäßig Phenothiazine ein und gelegentlich Antidepressiva. Der Mann zeigte nahezu keinerlei mimischen Ausdruck. Seine Antworten auf Fragen waren zwar adäquat, kamen jedoch erst nach langen Pausen.

Die alterskorrigierte Schizophrenierate beträgt 16,6% und stimmt mit Kallmanns Ergebnis (16,4%) überein. (Nach Weinbergs verkürzter Methode, Risikoalter 15—45 Jahre.) Hoffmann (1921) und Oppler (1932) nennen Schizophrenieraten zwischen 7 bis 10,8% bei Kindern von Schizophrenen. Es zeigte sich keine Beziehung zwischen dem Schweregrad sowie der besonderen Form der Erkrankung in den Mutter/Kind-Paaren.

Schwachsinn wurde diagnostiziert, wenn der IQ der Versuchsperson regelmäßig unter 70 lag. Alle hier in Betracht kommenden Personen hatten eine gewisse Zeit ihres Lebens in Heimen für geistig Behinderte verbracht; ein Mann lebte ununterbrochen in einer Anstalt. Sein IQ betrug 35. Die IQs der anderen geistig Behinderten lagen zwischen 50 und 65. Keine dieser Personen wies eine Erkrankung des Zentralnervensystems oder ein Trauma mit möglicher kausaler Bedeutung auf. Die Mütter der geistig Behinderten unterschieden sich nicht von den anderen Müttern, keine war schwachsinnig.

Drei Verhaltenscharakteristika wurden nahezu ausschließlich in der experimentellen Gruppe gefunden: 1. eine große musikalische Begabung, 7 Personen; 2. ungewöhnlich starke religiöse Gefühle, 6 Personen; 3. Problemtrinker, 8 Personen.

In einer späteren Arbeit werden die Ergebnisse im Hinblick auf den Einfluß der Krankenhausbehandlung, der sozialen Gruppe und der Art der Unterbringung diskutiert werden. Keiner dieser Faktoren wirkte meßbar auf das hier beschriebene Ergebnis ein.

Diskussion

Die Ergebnisse dieser Untersuchung unterstützen eine genetische Ätiologie der Schizophrenie, die lediglich bei den Nachkommen schizophrener Mütter auftrat. Die Wahrscheinlichkeit, daß dieses Ergebnis zufallsbedingt ist, ist geringer als 0,025. Weiterhin zeigten ungefähr die Hälfte der Versuchspersonen aus der experimentellen Gruppe ernstere psychosoziale

Störungen; in der Mehrzahl handelte es sich um nicht-schizophrene Störungen, die aber in ihrer Auswirkung fast ebenso beeinträchtigend waren wie eine Schizophrenie. Ein Beispiel dafür liefern 8 der 21 Männer der experimentellen Gruppe, die aufgrund psychiatrischer oder sonstiger Verhaltensstörungen aus dem Militärdienst entlassen wurden. Zusammen mit 3 Versuchspersonen, die aus denselben Gründen vom Militärdienst ausgeschlossen worden waren, ergibt sich ein Verhältnis von 11:24 oder ca. 1:2. Nur drei dieser Versuchspersonen waren schizophren, ein Schizophrener diente ohne auffällig zu werden. Kallmanns (1938) Zahlen für Verwandte ersten Grades und Slaters (1953) Angaben über zweieiige Zwillinge schizophrener Eltern, die schwere psychosoziale, nicht von einer Schizophrenie herrührende Störungen entwickelten, liegen etwas niedriger als die in dieser Untersuchung gefundenen, befinden sich jedoch noch im gleichen Bereich.

Hallgren u. Sjögren (1959) fanden eine Beziehung zwischen Schwachsinn und Schizophrenie, sie stellten eine Inzidenzrate von ca. 10,5% für hochgradigen Schwachsinn (IQ < 50—55) bei Schizophrenen fest. Kallmann (1938) fand 5—10% Schwachsinnige unter den Nachkommen seiner Schizophrenen, betrachtete diesen Befund jedoch nicht als signifikant. Die Beziehung zwischen Schwachsinn und Schizophrenie — falls eine solche besteht — bleibt unsicher. Jene Hälfte der Versuchspersonen der experimentellen Gruppe mit Störungen zerfiel in zwei Untergruppen mit ungefähr abgrenzbaren Verhaltensweisen, die nicht schizophren oder schwachsinnig waren. Die Persönlichkeiten, die diese Gruppen ausmachen, werden im folgenden kurz beschrieben.

Die erste Gruppe setzt sich aus Persönlichkeiten zusammen, auf die die ältere diagnostische Kategorie schizoide Psychopathie zutrifft. Dieser Begriff wurde von Kallmann (1938) benutzt, um eine Untergruppe der von ihm untersuchten Verwandten von Schizophrenen zu charakterisieren. 8 Männer der gegenwärtigen Untersuchung fallen unter diese Gruppe, alle erhielten die Diagnose: soziopathische Persönlichkeit. Sie sind charakterisiert durch antisoziales Verhalten impulsiver und irrationaler Art. Häufige Gefängnisstrafen wegen Gewalttätigkeit, Mißhandlungen und schlecht geplanter Diebstähle kennzeichnen ihre Polizeiakte. Zwei unter ihnen waren homosexuell und gleichzeitig drogensüchtig. Bis auf einen Verheirateten lebten alle allein in den heruntergewirtschafteten Hotels und Logierhäusern großer Städte; sie aufzufinden wäre ohne die Mitarbeit der Polizei unmöglich gewesen. Sie übten Gelegenheitsjobs wie Tellerwäscher, Tipgeber bei Rennen, Parkwächter etc. aus. Während des Interviews waren sie weder bereit, Angst zuzugeben noch waren Anzeichen in dieser Richtung zu erkennen. Was ihre eigenen Lebensumstände betraf, waren sie gewöhnlich verschlossen, äußerten jedoch sehr bestimmte, wenn auch allgemeine Ansichten über soziale und politische Mißstände. Trotz der ungewöhnlichen Lebensgeschichten fand sich kein Anhaltspunkt für eine schizophrene Erkrankung. Unter den Versuchspersonen der Kontrollgruppe gab es keine ähnlichen Persönlichkeiten.

Eine zweite Untergruppe war durch emotionale Labilität charakterisiert und könnte mit den von Alanen (1963) beschriebenen neurotischen Geschwistern Schizophrener verglichen werden. Hierzu zählten 6 Frauen und zwei Männer in der Experimentalgruppe im Vergleich zu 2 Personen in der Kontrollgruppe. Diese Menschen klagten über Angst oder Panikattacken, Reizbarkeit und Depressionen. Am häufigsten wurde panische Angst in Menschenansammlungen z.B. in Kirchen oder auf Parties erwähnt, wobei die Angst so beeinträchtigend war, daß die Versuchspersonen sich gezwungen sahen, diesen Situationen schnell zu entfliehen. Bei den meisten trat die Angst episodisch auf; eine Situation, die sie das eine Mal ohne Schwierigkeiten tolerieren konnten, war bei einer anderen Gelegenheit unerträglich. Die Frauen berichteten über Menstruationsbeschwerden während ihres ganzen Lebens, besonders über

Reizbarkeit, Weinanfälle sowie Depressionen während der Schwangerschaft. Diese Gruppe von Versuchspersonen beschrieb sich selbst als launisch, wobei sie ihre Stimmungsumschwünge gewöhnlich nicht mit bestimmten Ereignissen in Zusammenhang bringen konnten. Vier unter ihnen betonten ihren starken religiösen Glauben. Fünf Versuchspersonen klagten über psychosomatische gastrointestinale Beschwerden. Die von den Beurteilern am häufigsten gestellten Diagnosen lauteten: emotional labile Persönlichkeit, zyklothyme Persönlichkeit, bei einem guten Drittel: neurotische Entwicklung.

Von den neun ernsthaft gestörten Personen der Kontrollgruppe waren zwei Berufsverbrecher, die sorgfältig und methodisch in ihren Verbrechen vorgingen, zwei weitere glichen der oben beschriebenen emotional labilen Gruppe; hinzu kam ein zwanghafter, von phobischen Ängsten geplagter Neurotiker und in vier Fällen handelte es sich um inadäquate oder passiv-aggressive Persönlichkeiten.

Die 21 Versuchspersonen der Experimentalgruppe, die keine deutlichen psycho-sozialen Störungen aufwiesen, waren nicht nur erfolgreiche Menschen, sondern zeigten auch im Vergleich zu den Kontrollpersonen bei den Interviews eine größere Spontaneität und hatten buntere Lebensgeschichten. Sie übten die kreativeren Berufe aus: Musiker, Lehrer, Innenarchitekt und gingen phantasievolleren Hobbies nach: Ölmalerei, Musik. Innerhalb der experimentellen Gruppe fand sich also eine wesentlich größere Variabilität der Persönlichkeiten und Verhaltensformen in allen sozialen Dimensionen.

Zusammenfassung

In dieser Arbeit wird die psychosoziale Anpassung von 47 Erwachsenen, deren Mütter schizophren waren, verglichen mit der von 50 Kontrollpersonen. Alle Versuchspersonen beider Gruppen waren wenige Tage nach ihrer Geburt von ihren natürlichen Müttern getrennt worden. Der Vergleich basiert unter anderem auf Schul-, Polizei-, Militär- und Krankenhausakten; bei 72 Versuchspersonen kamen ein persönliches Interview und der MMPI hinzu. Ein IQ sowie ein Maß für den sozialen Status lagen ebenso vor. Drei Psychiater beurteilten die Versuchspersonen unabhängig voneinander.

Folgende Ergebnisse wurden gefunden:

1. Schizophrene und soziopathische Persönlichkeitsstörungen wurden bei den Nachkommen schizophrener Mütter häufiger gefunden als bei den Kontrollpersonen. Der Unterschied ist auf dem 5%-Niveau signifikant. Von 47 Kindern schizophrener Mütter wurden 5 später selbst schizophren. Unter den 50 Kontrollpersonen befand sich kein Fall von Schizophrenie.
2. Verschiedene andere Vergleiche zwischen den beiden Gruppen, wie z.B. die Zahl der Personen, bei denen eine psychiatrische Diagnose gestellt worden war, die Zahl der straffällig gewordenen und der aus dem Militärdienst entlassenen, zeigen ein deutliches Überwiegen psychosozialer Störungen bei den Nachkommen schizophrener Mütter; ca. die Hälfte erwies sich als psychosozial gestört.
3. Die andere Hälfte der Kinder schizophrener Mütter war im späteren Leben bemerkenswert erfolgreich. Sie besaßen künstlerische Talente und bewiesen erfinderisches, phantasievolles Anpassungsvermögen an das Leben, wie es in der Kontrollgruppe selten zu finden war.

Literatur

Alanen, Y. O.: The mothers of schizophrenic patients. Acta psychiat. neurol. scand., Suppl. 127 (1958).

Alanen, Y. O., Rekola, J., Staven, A., Tuovinen, M., Takala, K., Rutanen, E.: "Mental disorders in the siblings of schizophrenic patients". Acta psychiat. scand., Suppl. **169**, 39, 167 (1963).

Hallgren, B., and Sjögren, T.: A clinical and genetico-statistical study of schizophrenia and low grade mental deficiency in a large Swedish rural population. Acta psychiat. neurol. scand., Suppl. 140. **35** (1959).

Hoffman, H.: Studien über Vererbung und Entstehung geistiger Störungen. II. Die Nachkommenschaft bei endogenen Psychosen. Berlin: Springer 1921.

Hollingshead, A. B., and Redlich, F. C.: Social Class and Mental Illness: A Community Study. New York: J. Wiley 1958.

Kallmann, F. J.: The Genetics of Schizophrenia. New York: J. J. Augustin 1938.

Luborsky, L.: Clinicians' judgements of mental health: a proposed scale. Arch. gen. Psychiat. **7**, 407 (1962).

Oppler, W.: Zum Problem der Erbprognosebestimmungen. Z. Neurol. **141**, 549—616 (1932).

Slater, E., with Shields, J.: Psychotic and neurotic illnesses in twins. Medical Research Council Special Report Series No. 278. London: H. M. S.O. 1953.

Soziale Klasse und Schizophrenie – ein kritischer Überblick

Von Melvin Kohn

Es ist meine Absicht, in dieser Arbeit einen Überblick über ein ziemlich weites und nur ungenau umrissenes Forschungsgebiet, nämlich das der Beziehung zwischen sozialer Klasse und Schizophrenie zu geben im Hinblick auf mögliche Schlußfolgerungen und ätiologische Implikationen [1]. Anstatt jede Arbeit einzeln zu referieren, werde ich zu allgemeinen Fragen Stellung nehmen und dabei die jeweils relevantesten Untersuchungen heranziehen. Es ist wohl kaum nötig, darauf hinzuweisen, daß sowohl was die Auswahl der Fragestellungen als auch die Beurteilung der Untersuchungen betrifft, hier lediglich die Ansicht eines einzelnen Forschers auf diesem Gebiet wiedergegeben wird, die keineswegs von anderen geteilt zu werden braucht.

Bevor wir mit den Hauptfragestellungen beginnen, möchte ich fünf einleitende Hinweise geben:

1. Wenn ich von Schizophrenie spreche, werde ich den Begriff meistens in seiner in den Vereinigten Staaten üblichen umfassenderen Bedeutung verwenden und nicht in dem engeren Sinn, in dem er in den meisten europäischen Ländern gewöhnlich gebraucht wird. Ich schließe mich der amerikanischen Tradition an, nicht weil ich sie für besser halte, sondern weil ein Großteil der Untersuchungen darauf basiert, so daß in jeder vergleichenden Diskussion der umfassendere, wenn auch gröbere Begriff verwendet werden muß.

2. Ich werde im allgemeinen nicht in der Lage sein, zwischen den verschiedenen Formen der Schizophrenie zu unterscheiden, da die Daten das nur selten zulassen. Das ist gewiß bedauerlich; sicherlich wäre es wünschenswert, Prozeß- und reaktive Formen der Störung getrennt zu betrachten, zwischen paranoiden und nicht-paranoiden Formen zu unterscheiden und einigen anderen möglicherweise wesentlichen Unterschieden Rechnung zu tragen.

Schlimmer noch, ich muß mich mitunter auf Daten verlassen, die sich auf eine noch weitere und vagere Kategorie als die der Schizophrenie stützen, nämlich die einer allgemeinen schweren psychischen Erkrankung, womit lediglich nachweislich organische Erkrankungen ausgeschlossen werden. Dies rechtfertigt sich dadurch, daß die epidemiologischen Ergebnisse bezüglich schwerer psychischen Erkrankung und der Schizophrenie allein sich ähneln, und es wäre ein Versäumnis, die teilweise wichtigen Untersuchungen, die sich auf eine umfassendere Kategorie beziehen, zu ignorieren.

3. Soziale Klassen werden definiert als Gruppen von Individuen, die ähnliche Positionen in der Hierarchie der Macht, der Privilegien und des Prestiges einnehmen [2]. Bei der Diskussion der Literatur werde ich die berufliche Stellung (oder berufliche Stellung gewichtet durch Ausbildung) als nützlichen Index für soziale Klassen in der städtischen Gesellschaft benützen. Ich werde nicht zwischen sozialer Klasse und sozioökonomischem Status unterscheiden, da die Daten dies kaum erlauben. Und ich werde auch nicht zögern, mich auf weniger adäquate

Klassenindizes zu verlassen, wenn solche in relevanten Untersuchungen verwendet worden sind.

4. Ich möchte nur ganz kurz die umfangreichen, vergleichenden Untersuchungen erwähnen, die zur Überprüfung der Hypothese durchgeführt wurden, daß psychische Erkrankungen, insbesondere die Schizophrenie, Folge der Zivilisation, des städtischen Lebens oder hochkomplexer sozialer Strukturen seien. Eine Reihe wichtiger Untersuchungen von vermutlich weniger komplexen Gesellschaftssystemen scheinen anzuzeigen, daß das Ausmaß psychischer Erkrankungen in diesen Gesellschaften in ungefähr derselben Größenordnung liegt, wie in den stark urbanisierten westlichen Gesellschaften. Ich weise z. B. hin auf die Untersuchungen Lins in Taiwan [3], Leightons in Nova Scotia [4], Leightons und Lambos in Nigeria [5] und Eatons und Weils Studie über die Hutteriten [6]. Die historische Perspektive der urbanen westlichen Gesellschaft wurde von Goldhamer und Marshall in Massachusetts [7] am eindrucksvollsten untersucht. Sie zeigen, daß die wachsende Urbanisierung von Massachusetts während eines Zeitraums von 100 Jahren nicht zu einem Anstieg funktioneller Psychosen geführt hat, mit Ausnahme vielleicht der Alterspsychosen.

Diese Daten sind zwar nicht gesichert genug, um definitiv zu sein, sie lenken jedoch die Aufmerksamkeit von der allgemeinen Hypothese beträchtlicher Unterschiede in der Häufigkeit psychischer Erkrankungen zwischen einfachen und komplexeren sozialen Strukturen, zu Unterschieden innerhalb bestimmter sozialer Strukturen, wo wesentlich interessantere Zusammenhänge aufzudecken sind. Ich behaupte nicht, daß es keine Unterschiede in den Schizophrenieraten zwischen verschiedenen Gesellschaftssystemen gibt, sondern lediglich, daß bisher erhobene Daten keine hinreichenden Beweise liefern [8]. Wir haben dagegen umfangreiche Daten über Variationen innerhalb bestimmter sozialer Systeme.

5. Eine letzte einleitende Bemerkung. Vieles von dem, was hier diskutiert wird, ist zweifelhaft, die höchst provisorischen Schlußfolgerungen stützen sich auf inadäquate Daten. Eine Diskussion erscheint dennoch sinnvoll, eben weil wir so wenig wissen und das Problem seine Dringlichkeit hat. Die Genetik scheint keine hinreichenden Erklärungen zu liefern [9], und wie ich aus Ketys kritischem Übersichtsreferat ersehe, haben biochemische und physiologische Hypothesen einer sorgfältigen Überprüfung nicht standgehalten [10]. Von allen untersuchten sozialen Variablen haben diejenigen die vielversprechendsten Ergebnisse geliefert, die auf die soziale Klasse Bezug nehmen. Daher sind die im folgenden diskutierten Daten, so inadäquat sie auch sein mögen, ernst zu nehmen. Es muß jedoch betont werden, daß bei der Interpretation der hier referierten Daten außergewöhnliche Schwierigkeiten entstehen. Die Indizes sind fragwürdig, die Kausalzusammenhänge unklar, die Möglichkeit einer sinnvollen alternativen Interpretation ist groß. All diese Probleme werden kurz aufgegriffen; zunächst werde ich die vorhandenen Hinweise für eine relevante Beziehung zwischen sozialer Klasse und Schizophrenie darlegen.

1. Hinweise für eine mögliche Beziehung zwischen sozialer Klasse und Schizophrenierate

Die meisten wichtigen epidemiologischen Untersuchungen über die Schizophrenie können als Versuche betrachtet werden, bei den Pionierstudien aufgetauchte Interpretationsprobleme zu lösen: Faris und Dunhams ökologische Untersuchung der Schizophrenieraten verschiedener Bezirke Chicagos [11] und Clarks Untersuchung der Schizophrenieraten verschiedener Berufsgruppen in derselben Stadt [12]. Ihre Ergebnisse waren im wesentlichen die folgenden:

Faris u. Dunham: die höchsten Krankenhauseinweisungsraten für Schizophrenie findet man in den zentralen City-Bezirken, deren Bewohner den unteren sozialen Schichten angehören; zur Peripherie hin, in den Wohnvierteln der höheren Schichten, nehmen die Raten ab.
Clark: die höchsten Schizophrenieraten findet man in den Berufsgruppen mit dem niedrigsten sozialen Status, je höher der berufliche Status desto niedriger die Rate.
Die Häufung psychischer Erkrankungen, besonders der Schizophrenie, in den zentralen City-Bezirken [14], wo die Leute mit dem niedrigsten sozio-ökonomischen Status leben, konnte in einer Reihe amerikanischer Städte bestätigt werden: Providence (Rhode Island) [15], Peoria (Illinois) [16], Kansas City (Missouri) [17], St. Louis (Missouri) [18], Milwaukee (Wisconsin) [19], Omaha (Nebraska) [20], Worcester (Massachusetts) [21], Rochester (New York) [22] und Baltimore (Maryland) [23]. Die beiden in den europäischen Städten durchgeführten ökologischen Untersuchungen, Sundbys u. Nyhus' in Oslo (Norwegen) [24] und Hares in Bristol (England) [25], kamen ebenfalls zu im wesentlichen gleichen Ergebnissen.
Die Häufung psychischer Erkrankungen, besonders der Schizophrenie, in Gruppen mit niedrigem beruflichen Status ist immer wieder bestätigt worden. Die von Hollingshead u. Redlich in New Haven (Connecticut) [26] und von Srole u. Mitarb. in Midtown (New York City) [27] durchgeführten Untersuchungen sind bekannte Beispiele; eine Vielzahl anderer Untersuchungen in den USA sind zu dem gleichen Schluß gekommen [28]. Ebenso Svalastogas Analyse von Strömgrens Daten für Norddänemark [29], Ødegards für Norwegen [31], Brookes für England und Wales [32], Leightons Daten für "Stirling County" (Nova Scotia) [30], Steins für zwei Bezirke Londons [33], Lins für Taiwan und Steinbäcks und Achtés für Helsinki [35].
Es gibt allerdings einige Ausnahmen. Clausen und ich stießen zufällig auf eine, als wir entdeckten, daß es in Hagerstown (Maryland) keine erkennbare Beziehung zwischen Beruf bzw. sozialem Status des Bezirks und seinen Schizophrenieraten gibt [36]. Bei einer neuerlichen Prüfung der Literatur entdeckten wir einen merkwürdigen Zusammenhang: je größer die Stadt, desto enger die Beziehung zwischen Schizophrenierate und Klassenindizes. In der Metropole Chicagos ist die Korrelation hoch und die Beziehung linear: je niedriger der soziale Status, desto höher die Raten. In Städten mit 100000 bis 500000 (oder vielleicht mehr) Einwohnern ist die Korrelation niedriger und nicht so linear: in den untersten sozio-ökonomischen Schichten häufen sich die Fälle, in den höheren besteht keine starke Variation. Untersucht man so kleine Städte wie Hagerstown, 36000 Einwohner, verschwindet die Korrelation völlig.
Spätere Untersuchungen an verschiedenen Orten haben unseren Schluß bestätigt. Sundby u. Nyhus konnten z.B. zeigen, daß Oslo (Norwegen) das für Städte mit einer halben Million Einwohner typische Muster aufweist: eine starke Anhäufung in den untersten sozialen Schichten, wenig Variation in den höheren [37]. Hollingsheads u. Redlichs Daten über Ersteinweisungsraten schizophrener Erkrankungen in New Haven (Connecticut) zeigen ebenfalls das gleiche Muster [38].
Es gibt auch beträchtliche Hinweise für unseren Schluß, daß Häufigkeitsunterschiede zwischen den sozio-ökonomischen Schichten in Bezirken mit geringer Population verschwinden. Die Leightons fanden, daß die Raten für psychische Erkrankungen in "Stirling County" (Nova Scotia) insgesamt mit dem sozio-ökonomischen Status korrelieren, dies gilt jedoch nicht für die kleine Gemeinde Bristol (3000 Einwohner) [39]. Ähnlich fanden Buck, Wanklin u. Hobbs in einer ökologischen Analyse West Ontarios eine hohe Rangkorrelation zwischen durchschnittlichem Gehalt und Ersteinweisungsraten für psychische Erkrankungen in Gemeinden mit einer Population von 10000 und mehr, eine wesentlich geringere Korrelation

jedoch in Gemeinden mit einer kleineren Population [40]. Und Hagnell fand keine Beziehung zwischen seinen, zugegebenermaßen ungenauen Indizes des sozio-ökonomischen Status und der Häufigkeit psychischer Störungen in dem im wesentlichen ländlichen Gebiet Südwestschwedens [41].

Man muß, glaube ich, zu dem Schluß kommen, daß die Beziehung zwischen sozio-ökonomischem Status und Schizophrenie lediglich für die städtische Bevölkerung nachgewiesen worden ist. Auch hier konnte eine lineare Beziehung zwischen dem sozio-ökonomischen Status und der Häufigkeit schizophrener Erkrankungen nur in den größeren Metropolen aufgezeigt werden. Trotzdem erscheint mir die ungewöhnlich hohe Schizophrenierate in den untersten sozio-ökonomischen Schichten städtischer Gemeinden auf überwältigende Weise bewiesen. Die richtige Interpretation dieses Sachverhalts ist allerdings nicht so unumstritten.

2. Zur Frage der Kausalität

Ein Hauptproblem bei der Interpretation der Ergebnisse von Faris u. Dunham, Clark und allen nachfolgenden Untersuchungen betrifft die kausale Richtung. Die Schizophrenieraten in den untersten sozialen Schichten könnten deshalb so unverhältnismäßig hoch sein, weil entweder die Lebensbedingungen in diesen Schichten die Entstehung einer Schizophrenie begünstigen oder weil Menschen aus höheren sozialen Schichten, die an Schizophrenie erkranken, einen sozialen Abstieg erleiden. Es könnte natürlich auch beides zusammenspielen. Diskutiert wird diese Frage gewöhnlich unter der Rubrik „Drift-Hypothese", obwohl diese wesentlich mehr beinhaltet.

Die Drift-Hypothese wurde zuerst in dem Bemühen aufgestellt, die Ergebnisse von Faris und Dunham auf einfache Weise zu erklären. Es wurde argumentiert, daß Leute, bei denen sich eine Schizophrenie entwickelt, die Tendenz zeigen, in die Stadtbezirke der unteren sozialen Schichten abzugleiten (drift). Diese Bezirke „produzieren" nicht etwa mehr Fälle an Schizophrenie, sondern anderswo Erkrankte befinden sich zur Zeit ihrer Hospitalisierung in den untersten Schichten und werden deshalb als ihr schon immer zugehörig betrachtet.

Nach Erscheinen der Clark-Studie erweiterte man die Hypothese schnell dahingehend, daß auch ein Abgleiten von einem höheren zu einem niedrigeren beruflichen Status einzuschließen sei. In ihrer umfassendsten Formulierung nimmt die Drift-Hypothese an, daß die hohen Schizophrenieraten in den untersten sozialen Schichten zu finden sind, weil an Schizophrenie Erkrankte aus höheren Schichten aufgrund ihrer Krankheit einen sozialen Abstieg erleiden. In einigen Versionen der Hypothese wird weiter vermutet, daß aus kleineren Orten stammende Schizophrene in die Bezirke der unteren sozialen Schichten großer Städte abwandern; dies führe zu einer Ansammlung von Schizophrenen in großen Städten und einer entsprechend niedrigen Rate in den Orten und sozialen Schichten ihrer Herkunft.

Die Drift-Hypothese ist übrigens lediglich eine Variante einer umfassenderen Hypothese, daß alle Unterschiede in den Schizophrenieraten auf Selektion zurückzuführen sind, d.h. bestimmte soziale Kategorien weisen hohe Raten auf, weil Leute, die prädisponiert sind, an Schizophrenie zu erkranken, von diesen angezogen werden. Dieses Argument ist schon vor längerer Zeit von Ødegard angeführt worden, jedoch anhand von Daten, die ebenso geeignet sind, die Hypothese der sozialen Selektion wie die der sozialen Verursachung zu untermauern [42]. Dunham hat kürzlich das gleiche Problem diskutiert, seine Daten scheinen mir jedoch überzeugender für soziale Verursachung als für soziale Selektion zu sprechen [43]. So interessant diese Frage auch sein mag, sie ist im Augenblick unlösbar; es ist daher besser, sich auf die speziellere Frage zu konzentrieren, ob die hohen Schizophrenieraten in den untersten sozialen Schichten auf einen "downward drift" zurückzuführen sind.

Einen Ansatz zur Lösung dieses Problems bietet die Untersuchung der sozialen Mobilität Schizophrener. Leider sind die Ergebnisse auch hier nicht eindeutig. Drei Untersuchungen zeigen, daß Schizophrene einen Abstieg in ihrem beruflichen Status erlitten, drei andere konnten diesen Nachweis nicht erbringen [45]. Bei einigen dieser Untersuchungen wurden keine Kontrollgruppen mit vergleichbarem sozialen Hintergrund hinzugezogen, und selbst die Ergebnisse derjenigen Untersuchungen mit Kontrollgruppen sind dennoch ohne Beweiskraft, weil entweder die Kontrollgruppe schlecht ausgewählt wurde oder weil es in der Stadt, in der die Untersuchung durchgeführt wurde, keine erhöhte Schizophrenierate in den untersten sozialen Schichten gab. Da keine Untersuchung eindeutige Ergebnisse aufweist, ist man auf eine subjektive Bewertung der Stärken und Schwächen der Untersuchungen insgesamt angewiesen. Meiner Meinung nach wird deutlich, daß Schizophrene keinen stärkeren sozialen Abstieg aufweisen (bzw. keinen geringeren sozialen Aufstieg) als andere Mitglieder der gleichen sozialen Schicht, oder zumindest, daß sozialer Abstieg allein nicht ausreicht, um die hohen Schizophrenieraten in den untersten sozialen Schichten zu erklären.

Es gibt jedoch noch einen anderen und direkteren Weg, die Frage anzugehen, die von dieser Sicht aus allerdings immer noch ungelöst bleibt. Aus welcher sozialen Schicht stammen Schizophrene? Es wird danach gefragt, ob die Väter schizophren Erkrankter häufiger den untersten sozialen Berufsklassen zugehören. Falls dies der Fall ist, wäre damit ein klarer Hinweis gegeben zugunsten der Hypothese, daß die Bedingungen der untersten sozialen Schichten das Entstehen schizophrener Erkrankungen begünstigen. Falls nicht, könnte die soziale Klasse immer noch für das Entstehen schizophrener Erkrankungen bedeutungsvoll sein, etwa durch den Streß, dem auch Erwachsene der unteren sozialen Schichten noch ausgesetzt sind, nicht etwa allein durch die Tatsache, dort geboren und aufgewachsen zu sein; die Erklärung jedoch, die mit den wenigsten Annahmen auskommt, ist die Drift-Hypothese.

Die erste in diesem Zusammenhang relevante Untersuchung spricht eindeutig zugunsten der Hypothese, daß die unterste soziale Schicht das Entstehen psychischer Erkrankungen begünstigt, möglicherweise jedoch nicht speziell die Schizophrenie. Srole u. Mitarb. fanden in ihrer Untersuchung in Midtown (New York), daß die Häufigkeit psychischer Erkrankungen ungefähr ebenso hoch mit dem sozio-ökonomischen Status der Väter wie mit dem der Erkrankten selbst korreliert [46]. Goldberg u. Morrison fanden jedoch, daß männliche, in England und Wales hospitalisierte schizophrene Patienten, gemessen an ihrem Beruf, die übliche Häufung in den untersten sozialen Schichten aufweisen, daß dies jedoch nicht für die Väter gilt [47]. Da diese Untersuchung speziell an Schizophrenen durchgeführt wurde, muß das Ergebnis unserer Meinung nach besonders berücksichtigt werden. Man könnte einige Punkte der Untersuchung kritisieren: z.B. ist der Index für die soziale Klasse fragwürdig, und 25% der ursprünglichen Stichprobe wurden nicht erfaßt. Die Arbeit ist jedoch zu gut, um übergangen zu werden. Man kann außerdem nicht auf eine unterschiedliche Situation Englands und Wales' im Vergleich zu den USA schließen, da Dunham in zwei Bezirken Detroits ein ähnliches Bild gefunden hat [48].

Wir müssen noch eine Arbeit diskutieren, und zwar die wichtigste von allen, da sie die vollständigsten Daten über Klassenursprung, Mobilität und sozialen Status Schizophrener bietet. Turner u. Wagonfeld entdeckten in ihrer Untersuchung von Monroe County (Rochester), New York, ein bemerkenswertes Muster: die Ersterkrankungsraten für Schizophrenie sind unverhältnismäßig hoch sowohl für Patienten mit niedrigstem beruflichen Status wie für Patienten, deren Väter den untersten Berufsgruppen angehören, es handelt sich jedoch im großen und ganzen nicht um dieselben Patienten [49]. Einige, deren Väter der untersten sozialen Schicht angehörten, sind selbst aufgestiegen, und einige, die in der untersten Schicht endeten, stammten aus höheren sozialen Schichten. Damit wird sowohl die Annahme unterstützt, daß die Bedingungen der untersten sozialen Schichten das Entstehen schizophrener Erkrankungen begünstigen, als auch die, daß die meisten Schizophrenen der untersten sozialen Schichten aus sozio-ökonomisch höheren Klassen stammen. Die widersprüchlichen Ergebnisse der anderen Untersuchungen, die nur jeweils einen Teilaspekt behandelten, erstaunen daher nicht.

Ein Vergleich zwischen der beruflichen Mobilität Schizophrener und Gesunder aus gleicher sozialer Schicht stellt sich als nächste Aufgabe. Turner u. Wagonfeld können diese Frage mit ihren Daten nicht definitiv beantworten, da keine geeignete Kontrollgruppe vorhanden ist. Sie können jedoch die berufliche Mobilität ihrer Schizophrenen mit einer Stichprobe der allgemeinen Bevölkerung vergleichen und dieser Vergleich bringt zwei wichtige Punkte zutage. Schizophrene erfahren häufiger einen beruflichen Abstieg als Gesunde. Dieser Abstieg erfolgt jedoch nicht aufgrund des Verlustes einer einmal erreichten beruflichen Stellung, sondern spiegelt ihr Unvermögen wieder, jemals den beruflichen Status zu erreichen, den die meisten Leute ihrer sozialen Schicht schließlich einnehmen.

Das spricht eindeutig gegen eine einfache Drift-Hypothese: es ist nicht so, wie einige behaupten, daß wir jene Menschen irrtümlich einer unteren Schicht zuordnen, weil wir sie entsprechend ihrem Beruf zur Zeit der Krankenhausaufnahme klassifizieren, nachdem sie einen beruflichen Abstieg erlitten haben. Wahrscheinlicher ist eine differenziertere Drift-Hypothese: Menschen, die genetisch, konstitutionell oder sonstwie prädisponiert sind, an Schizophrenie zu erkranken, zeigen erste Krankheitsanzeichen mindestens schon zum Zeitpunkt des ersten Stellenantritts, da sie nie den beruflichen Status erreichen, den man von ihnen erwarten würde. Falls dies so ist, wird eine Interaktion zwischen genetischer Disposition und frühen sozialen Lebensumständen sehr wahrscheinlich.

Eine Richtung zukünftiger Forschung wird von Turner u. Wagonfeld aufgezeigt: man muß jetzt untersuchen, in welchem Ausmaß die Korrelation zwischen sozialem Status und Schizophrenie einerseits auf einer erhöhten Schizophrenierate bei den in den unteren Schichten geborenen beruht, andererseits dadurch zustande kommt, daß Schizophrene, die aus höheren Schichten stammen, niemals den beruflichen Status erreichen, den man aufgrund ihrer sozialen Klasse von ihnen erwarten würde, und warum dies so ist.

Im Augenblick kann man, glaube ich, vorsichtig schließen, daß trotz der Ergebnisse von Goldberg u. Morrison in England und Wales eine Gesamtbewertung der Daten gegen die Drift-Hypothese als hinreichendes Erklärungsprinzip spricht. Aller Wahrscheinlichkeit nach stammt aus den Familien der unteren sozialen Schichten eine unverhältnismäßig große Anzahl an Schizophrenen, allerdings vielleicht nicht so viele, wie man aus den Untersuchungen, die auf der beruflichen Entwicklung des Patienten selbst basieren, schließen würde.

In diesem Zusammenhang ergibt sich übrigens noch eine weitere wichtige Frage, nämlich die nach der Wirkung sozialer Mobilität als solcher. Seit Ødegards klassischer Studie über die Häufung psychischer Erkrankungen unter norwegischen Auswanderern in den USA [50], wissen wir, daß geographische Mobilität ein bedeutender Faktor für die Entstehung psychischer Erkrankung sein kann [51]; das gleiche könnte für soziale Mobilität gelten [52]. Wir wissen bis jetzt allerdings nicht, wie und warum sich Mobilität auswirkt, ob es eine Frage der Art der Menschen ist, die auswandern, oder eine der Belastung durch die Mobilität selbst. Leider konnte diese Frage noch nicht entschieden werden.

3. Die Indizes

Die Angemessenheit der Indizes stellt ein weiteres Hauptproblem bei der Interpretation der Untersuchungen von Faris u. Dunham, Clark und aller nachfolgenden Autoren dar. Die meisten dieser Untersuchungen basieren auf Krankenhausaufnahmeraten, die möglicherweise kein gültiges Bild von den wahren Inzidenzraten der Schizophrenie vermitteln. Studien, die sich nicht auf Krankenhausdaten beziehen, beinhalten andere und vielleicht noch schwerwiegendere Probleme, auf die wir jetzt eingehen werden.

Die Schwierigkeit, die bei der Benutzung von Aufnahmeraten als Ausgangspunkt zur Berechnung von Schizophrenieraten auftaucht, ist, daß Psychotiker aus unteren sozialen Schichten wahrscheinlich eher hospitalisiert werden und, wenn sie im Krankenhaus sind, eher die Diagnose Schizophrenie erhalten, besonders in öffentlichen Krankenhäusern. Faris u. Dunham versuchten, das Problem dadurch zu lösen, daß sie in ihre Untersuchung sowohl Patienten aus privaten wie aus öffentlichen Krankenhäusern einbezogen. Wie spätere Untersuchungen gezeigt haben, reicht auch das nicht aus, denn viele ernsthaft psychisch Erkrankte kommen nie in ein psychiatrisches Krankenhaus [53].

Spätere Untersuchungen versuchten es besser zu machen, indem sie immer mehr soziale Institutionen zur Fallidentifizierung einschalteten. Hollingshead u. Redlich in New Haven [54] und Jaco in Texas [55] haben z.B. jeden in ihre Untersuchungen aufgenommen, der irgendeine Behandlungsstätte aufgesucht hatte. Jaco ging so weit, alle Praktiker in Texas nach Fällen zu fragen. Ein solches Vorgehen ist gründlicher, obwohl im Prinzip die gleichen Einwände gelten. Denn Srole u. Mitarb. haben gezeigt, daß beträchtliche soziale Unterschiede bestehen zwischen solchen Personen, die irgendwo wegen einer psychischen Erkrankung behandelt wurden, und solchen, die trotz ernsthafter Erkrankung, zum großen Teil an Schizophrenie, niemals irgendeine Form der Behandlung erhielten [56]. Wir müssen daher den Schluß ziehen, daß die Verwendung von „behandelten Fällen" als Index für psychische Erkrankungen fragwürdig ist.

Eine Alternative besteht darin, selbst in die Gemeinde zu gehen und jeden einzelnen bzw. eine repräsentative Stichprobe zu untersuchen. Dies ist von einer Reihe von Leuten gemacht worden, z.B. von Essen-Möller in Schweden [57], Srole u. Mitarb. in New York [58], und den Leightons in Nova Scotia [59]. Sie konnten damit zwar ein Problem lösen, stießen jedoch auf drei weitere:

a) Da die meisten dieser Forscher es unmöglich fanden, Schizophrenie zuverlässig zu klassifizieren, mußten sie sich für umfassendere und vagere Kategorien entscheiden, wie „schwere psychische Erkrankung", „funktionelle Psychose" und dergleichen. Für gewisse Zwecke mag dies gerechtfertigt sein, für unsere Fragestellung ist es jedoch außerordentlich ungünstig.

b) Auch wenn man sich für einen umfassenderen Begriff wie „psychische Erkrankung" entschließt, ist es schwer, Kriterien aufzustellen die zuverlässig und gültig in Gemeindeuntersuchungen angewandt werden können [60]. Trotz aller Nachteile ist die Hospitalisation letztlich ein eindeutiges Kriterium, man kann ziemlich sicher sein, daß die Patienten im Krankenhaus wirklich krank sind. Wie aber soll man die Schätzung der Leightons interpretieren, daß ungefähr ein Drittel ihrer Population an ernsten psychiatrischen Störungen gelitten hat [61], oder Sroles Ergebnis, daß nahezu ein Viertel seiner Population gestört gewesen sei [62]?

Die persönliche Untersuchung der Stichprobe durch einen einzigen Psychiater, der wahrscheinlich einheitliche Kriterien verwendet, ist eine mögliche Lösung, aber gewöhnlich nur in relativ kleinen Untersuchungen anwendbar. Ein anderer Ausweg ist die Weiterentwicklung objektiver Beurteilungsskalen, wie die zuerst von Sozialwissenschaftlern des Research Branch of the US Army im zweiten Weltkrieg [63] entwickelte Neuropsychiatric Screening Adjunct, die später in Leightons und Sroles Untersuchung Anwendung fand, jedoch bei weitem nicht in allen ihren Möglichkeiten ausgeschöpft wurde. Der Nachteil dieser Skalen liegt darin, daß sie zur Erfassung von Psychosen wahrscheinlich weniger geeignet sind als zur Erfassung von Neurosen.

Um weitere Fortschritte zu machen, müssen wir uns von den traditionellen Meßmethoden befreien. Epidemiologische Untersuchungen beruhen immer noch größtenteils auf einer einzigen globalen Untersuchung der Population. Selbst wenn nachgewiesen werden kann, daß eine derartige Untersuchung im Rahmen einer Einzelstudie verläßlich ist, so hat sie für vergleichende Untersuchungen nur begrenzten Wert, und ihre wiederholte Anwendung, z.B. bei der Erfassung von Neuerkrankungen während eines bestimmten Zeitabschnittes bleibt fragwürdig. Zumindest müssen wir beginnen, von den sich entwickelnden Möglichkeiten multivariater Analysen Gebrauch zu machen. Ein Ansatz hierzu ist der Versuch, zwischen den verschiedenen Dimensionen, die in klinischen Diagnosen eingehen, zu unterscheiden, zur Erfassung jeder einzelnen zuverlässige Maße zu entwickeln und die Beziehung zwischen ihnen zu untersuchen. Zur gleichen Zeit wäre es sinnvoll, zuverlässige Meßmethoden solcher Variablen zu entwickeln, denen die epidemiologische Forschung bisher nur sekundäre Beachtung geschenkt hat, z.B. des Grades der Behinderung in den verschiedenen wichtigen sozialen Rollen [64]. Ein dritter möglicher Weg wäre die Entwicklung objektiver Meßmethoden des für pathologisch gehaltenen subjektiven Zustandes (z.B. Angst, Entfremdung, Selbsterniedrigung). Diese Dimensionen können getrennt erfaßt und dann empirisch miteinander und mit dem klinischen Befund in Beziehung gesetzt werden.

Egal, ob diese Vorschläge sinnvoll sind oder nicht, ich glaube, die Zeit für umfangreiche methodologische Experimente ist zweifellos gekommen.

c) Ein drittes Problem bei Feldstudien betrifft die Schwierigkeit, Daten über die Inzidenzrate psychischer Erkrankungen zu bekommen; in den meisten Untersuchungen gibt man sich mit Prävalenzdaten zufrieden [65]. Das heißt, anstatt die Anzahl der neuen Krankheitsfälle während eines bestimmten Zeitraumes in den verschiedenen Populationsgruppen zu ermitteln, wird die Anzahl der zur Zeit der Untersuchung erkrankten Personen erfaßt. Dieses letzte Maß — die Prävalenzrate — ist inadäquat, da es nicht nur die Häufigkeit, sondern auch die Dauer der Erkrankung wiederspiegelt. Wie Hollingshead u. Redlich gezeigt haben, korreliert die Dauer der Erkrankung, sofern sie zur Behinderung führt, in hohem Grade mit der sozialen Klasse [66].

Zur Lösung dieses Problems sind verschiedene Annäherungsmaße zur Abschätzung der Inzidenzrate ausprobiert und verschiedene neue, mitunter phantastisch anmutende statistische Kunstgriffe erfunden worden, jedoch ohne wirklichen Erfolg. Eindeutig notwendig ist die wiederholte Untersuchung einer Population, um die jeweils anfallenden Neuerkrankungen zu erfassen und auf diese Weise wahre Inzidenzwerte zu erhalten (Hagnell ist so vorgegangen und seine Untersuchung stellt eine bemerkenswerte Leistung dar). Das entscheidende Problem bleibt natürlich die Entwicklung zuverlässiger Meßmethoden zur Erfassung psychischer Störungen, denn ohne diese werden in unseren Untersuchungen lediglich die Fehler unserer Meßinstrumente erfaßt. Währenddessen müssen wir im Auge behalten, daß mit Prävalenzraten ein inadäquates Maß benutzt wird, durch das die Beziehung zwischen sozio-ökonomischem Status und psychischer Störung übertrieben wird.

Zusammenfassend betrachtet sind die Ergebnisse der Untersuchungen über die Beziehung zwischen sozialer Klasse und Schizophrenie nicht eindeutig. Sie mögen sich sogar als bedeutungslos erweisen und wären dann ein Beispiel mehr dafür, daß inadäquate Methoden zu voreiligen, falschen Schlüssen führen. Ich kann das Gegenteil nicht beweisen. Dennoch halte ich es für die vernünftigste Interpretation all dieser Ergebnisse, daß sie auf etwas wirklich Vorhandenes hinweisen. Zugegeben, daß es unter den vielen Untersuchungen keine einzige mit eindeutigen Ergebnissen gibt, so wird doch die Schwäche der einen durch die Qualität einer anderen kompensiert, so daß das ganze Gebäude möglicherweise wesentlich solider ist, als man allein aufgrund der Kenntnis der einzelnen schwachen Bestandteile annehmen würde. Eine große Anzahl sich ergänzender Untersuchungen legt anscheinend den gleichen Schluß nahe: die Raten psychischer Störungen, besonders der Schizophrenie, sind in den untersten sozio-ökonomischen Schichten am höchsten, zumindest in ziemlich großen Städten, und dies ist wahrscheinlich nicht allein auf "drift" oder inadäquate Indizes oder einen anderen Methodenartefakt zurückzuführen. Aller Wahrscheinlichkeit nach führen die Bedingungen der untersten sozio-ökonomischen Schichten zu einer erhöhten Schizophrenierate. Auf jeden Fall wollen wir dies als Arbeitshypothese für die weitere Erforschung der Frage wählen. Angenommen es entstehen mehr schizophrene Erkrankungen in den untersten sozio-ökonomischen Schichten — was ist der Grund?

4. Alternative Interpretationen

Ist es wirklich die sozio-ökonomische Schicht, oder ist es eine korrelierende Variable, die hier wirksam wird? Faris u. Dunham haben den sozio-ökonomischen Status bei der Interpretation ihrer Daten nicht sehr beachtet. Unter der Fülle von Variablen, die für die Bezirke mit hohen Schizophrenieraten in Chicago charakteristisch sind, konzentrierten sie sich auf solche wie Mobilität der Population und ethnische Vermischung und stellten die Hypothese auf, daß die wirklich kritische Variable der hohe Grad der in diesen Bezirken entstehenden sozialen Isolation sei. Zwei spätere Untersuchungen von Jaco in Texas [67] und Hare in Bristol (England) [68] sind mit dieser Hypothese vereinbar, sie zeigen eine Korrelation zwischen Schizophrenieraten und verschiedenen ökologischen Indizes für soziale Isolation. Die einzige Untersuchung, die sich direkt mit der Bedeutung der sozialen Isolation im Leben Schizophrener befaßt, scheint jedoch zu zeigen, daß soziale Isolation ein typisches Merkmal im Verlauf der Erkrankung ist, daß sie jedoch ätiologisch keine bedeutsame Rolle spielt [69].

Eine Reihe anderer Interpretationen der epidemiologischen Befunde sind vorgeschlagen worden, einige davon sind fesselnd, ihre Beweiskraft jedoch fraglich: z. B. die Ansicht, daß es nicht eine Frage des sozio-ökonomischen Status sondern der sozialen Integration sei. Die Leightons [70] haben plausible Hinweise für diese Interpretation erbracht. Die Schwierigkeiten, soziale Integration zu definieren und zu messen, machen eine definitive Überprüfung der Hypothese jedoch außerordentlich schwer, selbst bei der vornehmlich ländlichen Bevölkerung, mit der sie gearbeitet haben.

Eine andere Möglichkeit wäre, daß in unteren Schichten Mitglieder bestimmter ethnischer Gruppen, die in von anderen Gruppen dominierten Bezirken wohnen, besonders hohe Schizophrenieraten aufweisen. In ihrer neueren Boston-Studie zeigen Schwartz u. Mintz [71] z. B., daß Italo-Amerikaner, deren Nachbarschaft vorwiegend aus Nicht-Italienern besteht, eine sehr hohe Schizophrenierate aufweisen im Gegensatz zu solchen, die in vorwiegend von Italienern bewohnten Bezirken leben. Der Anteil der ersten Gruppe an der totalen Schizophrenierate ihrer Bezirke war unverhältnismäßig hoch. (Die Autoren versuchen hiermit zu erklären, warum in kleinen Städten die Anzahl der Erkrankungen in den unteren sozialen Schichten nicht so hoch ist: hier fehle die ethnische Vielfalt, die zu diesem Phänomen führe.)

Wechsler u. Pugh dehnen dieses Interpretationsmodell noch weiter aus durch die Annahme, daß alle Leute, die in Gemeinschaften leben, in denen sie selbst wie auch Personen mit ähnlichen sozialen Eigenschaften eine Minorität darstellen, höhere Erkrankungsraten aufweisen müßten [72]. Ihre Analyse der Städte von Massachusetts liefert Daten, die diese Annahme überraschend gut stützen.

Andere Möglichkeiten befassen sich direkter mit dem beruflichen Aspekt des sozio-ökonomischen Status. Vor langer Zeit schon konnte Ødegard zeigen, daß die Schizophrenieraten bei Leuten, die aussterbende Berufe ausübten, höher waren und niedriger bei Leuten mit expandierenden Berufen. Seine Beobachtung war richtig, sie erklärt jedoch lediglich einen kleinen Teil der unterschiedlichen Raten in den Berufsgruppen. Andere Forscher haben sich auf die angebliche Diskrepanz zwischen dem beruflichen Ehrgeiz und den beruflichen Erfolgen bei Schizophrenen konzentriert [74]; sie argumentieren: der entscheidende Punkt sei nicht, daß Schizophrene so wenig erreichen, sondern daß sie so viel mehr erreichen wollten. Hinweise für die Richtigkeit dieser Theorie gibt es nur wenige.

Man könnte auch die Ansicht vertreten — und meiner Meinung nach besteht kein Grund, dieses Argument leichtfertig abzutun —, daß genetische Faktoren eine ziemlich hinreichende Erklärung liefern. Wenn eine mäßig starke genetische Komponente bei den Entstehungen der Schizophrenie eine Rolle spielt, könnte man bei Vätern und Großvätern von Schizophrenen eine überdurchschnittlich hohe Schizophrenierate erwarten. Da die Schizophrenie eine behindernde Störung ist, müßte sich das in den Berufen und Wohnorten der Väter und Großväter wiederspiegeln. Damit erhielten wir eine ziemlich komplexe Version der Drift-Hypothese. Das einzige, was gegen sie spricht, ist das Fehlen wirklich überzeugender Beweise. Man kann an diese Theorie glauben oder sie im Auge behalten, während man nach Alternativen forscht. Klugheit legt letzteres nahe.

Wir könnten noch andere Erklärungsmöglichkeiten untersuchen, was jedoch nicht sinnvoll wäre, da es allen an Beweiskraft fehlt. Man muß die Möglichkeit berücksichtigen, daß eine korrelierende Variable sich möglicherweise bei der Erklärung der Befunde als entscheidend herausstellt. Vielleicht ist gar nicht die soziale Klasse die entscheidende Variable. Bis das jedoch nachgewiesen werden kann, ist es am vernünftigsten, die Ergebnisse vorläufig als gültig zu betrachten und weitergehend zu untersuchen, welche Merkmale der sozialen Klasse zum Verständnis der Schizophrenie beitragen.

5. Klasse und Ätiologie

Welche Kräfte werden innerhalb der sozialen Klasse wirksam, die zu einer Erhöhung der Erkrankungswahrscheinlichkeit führen? Wie wirkt sich die soziale Klasse hier aus; welches sind die intervenierenden Prozesse?

Der Möglichkeiten gibt es viele, fast zu viele, denn die soziale Klasse korreliert mit derartig vielen Phänomenen, die für die Ätiologie der Schizophrenie relevant sein könnten. Mit der sozialen Klasse wird der Status erfaßt, der zu einem großen Teil bestimmt, wie ein Individuum von anderen behandelt wird, respektvoll oder herablassend. Soziale Klasse beinhaltet den beruflichen Rang, der viel aussagt über die Bedingungen, unter denen ein Mensch täglich arbeitet, wie streng er überwacht wird, ob er vorwiegend mit Dingen, Daten oder Menschen zu tun hat. Da die soziale Klasse die Ausbildung eines Menschen wiederspiegelt, sagt sie viel über seinen Denkstil aus, ob er abstrakt oder konkret denkt; sogar über seine Wahrnehmung der physikalischen und ganz sicher auch der sozialen Realität. Außerdem beeinflußt die soziale Stellung eines Menschen seine sozialen Werte und damit die Beurteilung seiner Umwelt; sie beeinflußt die familiären Erfahrungen, die er wahrscheinlich in seiner Kindheit gemacht hat, und die Erziehungsmethoden, die er bei seinen eigenen Kindern anwenden wird; und sie ist sicherlich von entscheidender Bedeutung für Art und Ausmaß der Belastungen, die ein Mensch im Laufe seines Lebens zu ertragen haben wird. Um es kurz zu machen, die soziale Klasse durchdringt so viele Lebensbereiche, daß es schwer fällt abzuschätzen, welche Korrelate für das Verständnis der Schizophrenie am relevantesten sind. Außerdem korreliert keines dieser Phänomene so hoch mit der sozialen Klasse (noch korreliert die soziale Klasse so hoch mit Schizophrenie), daß irgendeiner dieser Faktoren eindeutig vielversprechender wäre als andere.

Aus diesem Grund haben die Forscher Untersuchungen durchgeführt, die jeweils ihren theoretischen Vorstellungen entsprachen und haben andere Richtungen ignoriert. Praktisch bedeutet das, daß die Beziehung zwischen Klasse, Familie und Schizophrenie untersucht wurde, sowie neuerdings die Beziehung zwischen sozialer Klasse, Streß und Schizophrenie, während die anderen Möglichkeiten weitgehend unerforscht blieben. Das ist schon erstaunlich, wenn man die tatsächliche Bedeutung einiger dieser Möglichkeiten in Betracht zieht, z.B. haben Klassenunterschiede in den Denkmustern offensichtlich eine Beziehung zur Schizophrenie.

Aber kehren wir zurück zu dem, was bisher untersucht worden ist. Die Hypothese, Streß sei der wesentliche Faktor in der Beziehung soziale Klasse/Schizophrenie ist in gewisser Hinsicht besonders reizvoll; zum Teil aufgrund ihrer Direktheit. Es ist nicht nur unsere eigene Beobachtung als Menschen, die ein gewisses Mitleid denen gegenüber empfinden, die es weniger günstiger getroffen haben, sondern auch eindrucksvolles wissenschaftliches Material, was uns zeigt, daß das Leben härter wird je niedriger die soziale Stellung ist. Die Streß-Theorie erscheint besonders plausibel in Anwendung auf die untersten sozialen Schichten, wo die Schizophrenieraten am höchsten sind.

Meines Wissens nach gibt es lediglich zwei Untersuchungen über die Beziehung von sozialer Klasse und Streß zu psychischen Störungen. Die erste wurde von Langner u. Michael in New York als Teil der Midtown-Studie [76] durchgeführt. Wie alle bisher diskutierten Untersuchungen hat auch diese ihre methodischen Schwächen — es ist eine Prävalenzstudie und viele der benutzten Indizes sind zumindest fragwürdig — sie behandelt jedoch die wesentlichsten Fragen direkt und kommt zu eindrucksvollen und interessanten Ergebnissen. Es wurde eine enge, lineare Beziehung zwischen Belastung und psychischer Störung gefunden; je mehr Belastungen auftreten desto höher ist die Wahrscheinlichkeit für das Auftreten psychischer Störungen. Es zeigt sich ebenfalls die erwartete positive Beziehung zwischen sozialer Klasse und Streß. Die Streß-Hypothese hat also ihre Vorzüge. Jedoch ist Belastung nicht der einzige Faktor in der Beziehung zwischen sozialer Klasse und psychischer Störung. Die Korrelation zwischen sozialer Klasse und der Wahrscheinlichkeit psychischer Erkrankung ist unabhängig von dem Ausmaß der Belastung, je stärker jedoch die Belastungen desto höher ist auch die Korrelation [77]. Die Auswirkungen der sozialen Klasse auf die Häufigkeit psychischer Störungen scheint daher nicht nur oder auch nur prinzipiell eine Funktion verschiedener Grade von Streß in den unterschiedlichen sozialen Schichten zu sein.

In einer neueren Untersuchung in San Juan (Puerto Rico) messen Rogler u. Hollingshead dem Streß eine stärkere Bedeutung zu [78]. Sie untersuchten die Lebensgeschichten einer Stichprobe schizophrener Patienten aus den unteren Schichten ausführlich und verglichen sie mit denen einer gut vergleichbaren Stichprobe Nicht-Schizophrener. In den frühen Lebenserfahrungen unterschieden sich die Schizophrenen nur unwesentlich von der Kontrollgruppe; in dem Jahr vor Ausbruch der Symptomatik waren erstere jedoch unerträglichen Belastungen ausgesetzt gewesen. Tatsächlich leiden alle Slumbewohner der unteren sozialen Schicht in

San Juan andauernd unter schrecklichem Streß; zusätzlich zu diesem „normalen“ Maß waren die Schizophrenen jedoch noch weiteren unerträglichen Belastungen ausgesetzt, die sie in der einen oder anderen zentralen Rolle völlig behinderten, was dann auch zur Unfähigkeit führte, andere Rollen auszuüben.

Das von Rogler u. Hollingshead beschriebene Bild ist plausibel und eindrucksvoll. Es ist jedoch zumindest jetzt noch nicht möglich, so weite Schlußfolgerungen zu ziehen wie man vielleicht möchte. Ihre Stichprobe ist auf verheiratete Schizophrene oder solche, die in stabilen Beziehungen leben, beschränkt. Man könnte annehmen, daß es sich hier vorwiegend um den „reaktiven“ Typ der Schizophrenie handele, genau die Gruppe von Menschen also, von denen man nach den Ergebnissen früherer Untersuchungen erwarten würde, daß sie normale Kindheitserfahrungen gemacht haben, sozial gut angepaßt gewesen sind und extremen auslösenden Umweltfaktoren ausgesetzt waren. So mögen ihre Ergebnisse für „reaktive Schizophrenie“ Gültigkeit haben, nicht jedoch für „Prozeß-Schizophrenie“. Zudem sind die Daten trotz eindrucksvoller Hinweise nicht eindeutig. Ihre Interviews waren nicht ausführlich genug um auszuschließen, daß sich die Kindheitserfahrungen der Schizophrenen möglicherweise doch von denen der Kontrollgruppe unterscheiden lassen. Außerdem ist der Hinweis, daß die an Schizophrenie Erkrankten signifikant stärkerem Streß ausgesetzt gewesen sind, nicht so zwingend wie man vielleicht wünscht. Ein absoluter Beweis ist nicht erbracht. Nichtsdestoweniger haben Rogler und Hollingshead demonstriert, daß Streß möglicherweise eine wichtige Rolle in der Genese der Schizophrenie spielt. Diese Untersuchung macht die weitere intensive Erforschung der Beziehung zwischen sozialer Klasse, Streß und Schizophrenie notwendig. Zur gleichen Zeit sollten wir einige eng damit in Beziehung stehenden Möglichkeiten, die meines Wissens nach noch nicht empirisch erforscht wurden, untersuchen. Nicht nur Streß, sondern auch Erfolge und günstige Möglichkeiten sind in den sozialen Schichten unterschiedlich verteilt. Die oberen Schichten sind nicht nur weniger Belastungen ausgesetzt, sondern sie können wahrscheinlich auch die Belastungen, denen sie ausgesetzt sind, besser ertragen, da sie viel mehr belohnende Erfahrungen machen. Es stehen ihnen außerdem im Notfall sehr viel mehr Alternativen offen. Könnte dies ein zusätzlicher Hinweis zum Verständnis des Zusammenhangs zwischen Schizophrenie und sozialer Klasse sein?

Allgemeiner lautet die Frage: was an den Lebensumständen in den untersten sozialen Schichten macht es ihren Mitgliedern besonders schwer, mit Belastungen fertig zu werden? Interessante Möglichkeiten sind denkbar. Ihre Arbeitsbedingungen und ihre beschränkte Ausbildung lenken ihre Denkprozesse auf das Konkrete und Gewohnheitsmäßige; ihre Unerfahrenheit im Umgang mit abstrakten Denkinhalten mag dazu beitragen, daß sie mit zweideutigen, unsicheren und unvorhersagbaren Situationen schwer fertig werden; ihre Denkprozesse sind wahrscheinlich zu rigide und grob, wenn Flexibilität und Differenziertheit notwendig wären. Oder, eine hiermit zusammenhängende Hypothese: die große Bedeutung, die Unterordnung gegenüber äußerer Autorität für die unteren Schichten besitzt, und ihre negative Einstellung zur Eigenverantwortlichkeit könnte sie unfähig machen, Situationen zu meistern, in denen sie sich plötzlich auf sich selbst verlassen müssen und nicht auf die Leitung anderer vertrauen können.

Diese Hypothesen sind leider noch nicht geprüft worden; vielleicht ist jetzt die Zeit dafür gekommen. Die einzige Hypothese, die in diesem Zusammenhang untersucht wurde, und zwar auch nur teilweise, ist, daß durch den Erziehungsstil der Arbeiterklasse die Kinder nicht angemessen darauf vorbereitet werden, mit den Zwischenfällen des Lebens fertig zu werden. Hiermit betreten wir das vielleicht für unsere Fragestellung komplizierteste und sicherlich am wenigsten adäquat untersuchte Forschungsgebiet.

Es gibt eine umfangreiche Literatur über Familienbeziehungen und Schizophrenie [79]; die meisten Studien sind methodisch unzureichend. Man kann auf eine Diskussion der meisten Untersuchungen wegen der einen oder anderen grundsätzlichen Mängel verzichten. Häufig läßt sich von der ausgewählten Patientengruppe nicht auf die Gesamtheit der Schizophrenen schließen. Entweder bestanden die Stichproben aus chronischen Patienten, bei denen man langwierige und schwere Krankheitsverläufe sowie die größten intrafamiliären Spannungen erwarten darf, oder die Stichproben wurden auf seltsame Weise ausgewählt, weniger um eine Hypothese zu prüfen, als eine bestimmte Vorstellung bestätigt zu finden. In anderen Untersuchungen waren die Kontrollgruppen inadäquat, oder fehlten ganz. Einer der schwerwiegensten methodischen Fehler lag im Vergleich der Familienbeziehungen von Patienten der unteren Schichten mit einer Kontrollgruppe von gesunden Personen der Mittel- und oberen Mittelschicht. Hier wird das komplexe Bild, das wir entwirren möchten, vollends verwirrt. In noch einer weiteren Gruppe von Untersuchungen erfolgten zwar Stichprobenerhebung und Auswahl der Kontrollgruppen mit adäquaten Methoden, die Datenerhebung weist jedoch schwerwiegende systematische Verzerrungen auf. Dies gilt z.B. für Untersuchungen, in denen Patienten und ihre Familien belastenden Situationen ausgesetzt wurden, die natürlich dazu angetan sind, Schwierigkeiten in den zwischenmenschlichen Beziehungen zu verstärken, besonders bei Leuten, die aufgrund ihrer geringeren Ausbildung und weniger entwickelten verbalen Fähigkeiten schlechter darauf vorbereitet sind, mit neuen und verwirrenden Situationen fertig zu werden [80].

Trotzdem haben einige neuere Untersuchungen auf theoretisch interessante und ungewöhnliche Aspekte in den Familienbeziehungen Schizophrener hingewiesen, d.h. Aspekte, die bei der Entwicklung der schizophrenen Persönlichkeit bedeutsam sein könnten. Die Arbeiten von Bateson u. Jackson über Kommunikationsprozesse in Familien Schizophrener [81] und die Untersuchungen von Wynne u. Mitarb. über kognitive und emotionale Prozesse in solchen Familien [82] sind sehr interessant.

Aber, und hier muß ich wieder die soziale Klasse ins Feld führen, es gibt keine einzige gut kontrollierte Untersuchung, die irgendwelche entscheidenden Unterschiede zwischen den Familienbeziehungen Schizophrener und den Familienbeziehungen gesunder Menschen aus den unteren sozialen Schichten demonstriert. Es mag sein, daß in den gut kontrollierten Untersuchungen einfach nicht mit den Variablen gearbeitet wurde, die zwischen Familienbeziehungen Schizophrener und Gesunder aus den unteren Schichten differenzierten. Die am besten im Hinblick auf die soziale Klasse kontrollierten Untersuchungen, Clausens und meine Studie in Hagerstown (Maryland) [83] und Roglers u. Hollingsheads in San Juan [84], behandeln nur einige wenige Aspekte der Familienbeziehungen, insbesondere beschäftigen sie sich nicht mit den Prozessen, die nach den neuesten klinischen Untersuchungen vielleicht die bedeutensten sind. Es ist möglich, daß zukünftige Untersuchungen klar und überzeugend nachweisen werden, daß sich die Familienbeziehungen Schizophrener in bestimmten wichtigen Aspekten wirklich unterscheiden von denen normaler Familien desselben sozialen Hintergrundes.

Falls nicht, bedeutet das nicht, daß Familienbeziehungen für die Entstehung der Schizophrenie unbedeutend sind oder daß die soziale Klasse nicht eine ihrer wesentlichen Wirkungen auf dem Wege über die Familie durchsetzt. Man kann den gleichen Sachverhalt auch so ausdrücken: es bestehen zunehmend Hinweise für bedeutsame Parallelen zwischen den Familienprozessen, die zur Schizophrenie führen können, und den Familienprozessen der unteren Klasse im Allgemeinen [85]. Dies mag darauf hinweisen, daß die in den unteren Schichten

üblichen Muster familiärer Beziehungen ganz global die Entwicklung der Schizophrenie begünstigen.
Diese Muster liefern natürlich keine hinreichende Erklärung für die Entstehung der Schizophrenie. Wir brauchen immer noch ein fehlendes X oder eine Reihe von Xen, die uns die notwendigen und hinreichenden Bedingungen ihrer Entstehung liefern. Möglicherweise ist dieses X ein noch unbekannter Aspekt der Familienbeziehungen. Vielleicht führen die typischen Familienbeziehungen der unteren Klassen bei Personen, die genetisch prädisponiert sind zur Erkrankung und bei anderen nicht. Oder sie führen ganz allgemein zur Schizophrenie, die Erkrankung tritt jedoch erst dann auf, wenn das Individuum einer bestimmten Art oder einem bestimmten Ausmaß an Streß ausgesetzt wird. Wir wissen es nicht. Diese spekulativen Betrachtungen weisen darauf hin, daß es Zeit ist, alle diese Variablen — soziale Klasse, Familienbeziehungen, Genetik, Streß — in einer einzigen Untersuchung zu erforschen, um ihre interagierenden Effekte zu prüfen. Derweil muß ich den traurigen Schluß ziehen, daß wir bis jetzt die Beziehung zwischen sozialer Klasse und Schizophrenie noch nicht geklärt haben, noch etwas darüber wissen, was für eine Rolle die soziale Klasse in der Ätiologie der Erkrankung spielt.

6. Schlußfolgerung

Nachdem wir uns derartig in Einzelheiten verloren haben, erscheint eine Gesamtbeurteilung angebracht. Eine wirklich erstaunliche Zahl an Untersuchungen zeigt eine besonders hohe Schizophrenierate (bei Benutzung verschiedener diagnostischer Indizes) in den untersten sozialen Schichten (bei Benutzung verschiedener Klassenindizes) in mittelgroßen bis großen Städten in einem Großteil der westlichen Welt. Die kausale Richtung dieser Beziehung ist durchaus nicht klar — ob die Lebensbedingungen der untersten sozialen Schichten die Entwicklung der Schizophrenie begünstigen oder Schizophrenie zu einem sozialen Abstieg führt — gegenwärtige Forschungsergebnisse machen es jedoch wahrscheinlich, daß die Erkrankung beträchtlich durch die Lebensumstände der unteren sozialen Schichten begünstigt wird. Es ist nicht einmal sicher, ob man sich auf die in diesen Untersuchungen benutzten diagnostischen Kriterien verlassen kann, obwohl ein gewisser Trost darin besteht, daß Untersuchungen unter Anwendung verschiedenster Kriterien zum gleichen Schluß gekommen sind. Vielleicht ist es lediglich eine Sache des Glaubens, die mich zu der Schlußfolgerung einer echten Beziehung zwischen sozialer Klasse und Schizophrenie veranlaßt, ein Glaubensbekenntnis, das nur dürftig dadurch verschleiert wird, daß man es eine Arbeitshypothese nennt.
Diese Arbeitshypothese muß gegenüber einer Anzahl alternativer Interpretationen der Daten abgewogen werden. Viele von ihnen sind plausibel, einige werden nur durch ein, zwei, wenn auch attraktive Hinweise gestützt, aber keine ist zwingender als die auf der Hand liegende, nämlich: daß die soziale Klasse bedeutsam für die Schizophrenie ist, einfach weil es so ist. Geht man weiter und fragt sich, welche Implikationen diese Tatsache für die Ätiologie der Schizophrenie hat, findet man wesentlich mehr interessante Möglichkeiten als methodisch einwandfreie Untersuchungen. Es gibt einige Hinweise dafür, daß der größere Streß, dem Menschen der unteren Schicht ausgesetzt sind, von Bedeutung ist, und vielleicht, daß die Familienbeziehungen der unteren Schicht ganz allgemein die Entwicklung einer Schizophrenie begünstigen, obwohl letzteres mehr eine Vermutung als eine Schlußfolgerung darstellt. Schließlich ist klar, daß wir genetische Prädisposition und soziale Klasse mit all ihren begleitenden Erfahrungen zum Gegenstand derselben Untersuchung machen müssen. Dies ist allerdings nicht die einzige Art von Untersuchungen, die notwendig ist. Wir haben eine Reihe von

Hypothesen, mehrere grundsätzliche Interpretationsprobleme und viele Fingerzeige und Hinweise diskutiert, die alle danach drängen, bearbeitet zu werden. Ein Hoffnungsschimmer sind einige neuere Untersuchungen, die weit darüber hinausgegangen sind nachzuprüfen, ob der übliche Satz an demographischen Charakteristika mit den Schizophrenieraten korreliert, und versucht haben, einigen der wirklich aufregenden Fragen nachzugehen.

Literatur und Anmerkungen

1. Die „raison d'être" dieser Übersicht ist, abgesehen davon, daß dieses Thema jetzt modern ist, der Versuch, das Für und Wider bestimmter Hypothesen mit Hilfe einer möglichst umfassenden Literaturbetrachtung zu erörtern. Es gibt keine definitiven Studien auf diesem Gebiet, doch die meisten tragen irgendwie zu einer Wissensvermehrung bei, wenn sie im Kontext der restlichen Untersuchungen betrachtet werden. Einen anderen Weg, nämlich die Beschränkung auf solche Studien, die höchsten methodischen Ansprüchen genügen, gingen Mishler, Scotch, N. A. und E. G.: Sociocultural factors in the epidemiology of schizophrenia: a review, Psychiatry **26**, 315—51 (1963). Dunham hat sich vor kurzem für eine radikalere Alternative eingesetzt; er bestreitet die Legitimität epidemiologische Daten für solche sozialpsychologischen Schlußfolgerungen heranzuziehen, wie ich es hier versuche und besteht darauf, daß epidemiologische Untersuchungen lediglich für das Studium der Funktionsweise sozialer Systeme relevant seien. Dies scheint mir eine willkürliche Beschränkung zu sein. Siehe jedoch Dunham, H. W.: Community and Schizophrenia: An Epidemiological Analysis. Detroit: Wayne State University Press 1965, und Epidemiology of psychiatric disorders as a contribution to medical ecology, Arch. of General Psychiatry **14**, 1—19 (1966). Weitere nützliche Übersichten und Diskussionen über dieses Gebiet bringen: Dunham, H. W.: Current status of ecological research in mental disorder, Social Forces **25**, 321—6 (1947), Felix, R. H., Bowers, R. V.: Mental hygiene and socio-environmental factors. Milbank mem. Fd. Quart. **26**, 125—47 (1948); Dunham, H. W.: Social Psychiatry. Amer. Sociol. Rev. **13**, 183—97 (1948); Clausen, J. A.: Sociology and the Field of Mental Health. New York: Russel Sage Foundation 1956; Clausen, J. A.: The ecology of mental illness, Symposium on Social and Preventive Psychiatry, 97—108. Washington, D. C.: Walter Reed Army Medical Center 1957; Clausen, J. A.: The sociology of mental illness. In: Merton, R. K., et al. (ed): Sociology Today, Problems and Prospects. New York: Basic Books 1959; Hollingshead, A. B.: Some issues in the epidemiology of schizophrenia. Amer. Sociol. Rev. **26**, 1—13 (1961); Dunham, H. W.: Some persistent problems in the epidemiology of mental disorders. Amer. J. Psychiat. **109**, 567—75 (1963); und Sanua, V. D.: The etiology and epidemiology of mental illness and problems of methodology: with special emphasis on schizophrenia, Ment. Hyg. **47**, 607—21 (1963). Die vorliegende Arbeit basiert wesentlich auf meiner früheren Arbeit: On the social epidemiology of schizophrenia, Acta Sociol. **9**, 209—21 (1966), ist jedoch umfassender und stellt, bei aller Ähnlichkeit mit der früheren, eine gründliche neue Beurteilung des Problemkreises dar.
2. William, R. M. Jr.: American Society: A Sociological Interpretation 89. New York: Knopf 1951.
3. Lin, T.-Y.: A Study of the incidence of mental disorder in Chinese and other cultures. Psychiatry **16**, 313—36 (1953).
4. Diese Studie ist in drei Büchern beschrieben worden: Leighton, A. H.: My Name is Legion: Foundations for a Theory of Man in Relation to Culture. New York: Basic-Books 1959; Hughes, C. C., mit Tremblay, M.—A., Rapaport, R. N., Leighton, A. H.: People of Cove and Woodlot: Communities from the Viewpoint of Social Psychiatry. New York: Basic Books 1960; Leighton, D. C. mit Harding, J. S., Macklin, D. B., MacMillan, A. M., Leighton, A. H.: The Character of Danger: Psychiatric Symptoms in Selected Communities, New York: Basic Books 1963.
5. Leighton, A. H., Lambo, T. A., Hughes, C. C., Leighton, D. C., Murphy, J. M., Macklin, D. B.: Psychiatric Disorder among the Yoruba. Ithaca: Cornell University Press 1963; Psychiatric disorder in West Africa, Amer. J. Psychiat. **120**, 521—5 (1963).
6. Eaton, J. W. in Zusammenarbeit mit Weil, R. J.: Culture and Mental Disorders: A Comparative Study of the Hutterites and Other Populations. Glencoe Illinois: Free Press 1955. Dieser Band enthält wertvolle Vergleiche der Psychoseraten in verschiedenen unterschiedlichen Kulturen: einem Fischerdorf in Norwegen, Baltimore (Maryland), Thüringen, Formosa, Williamson County (Tennessee). Man muß beachten, daß die von Eaton und Weil unter den Hutteriten gefundene

Rate für funktionelle Psychosen zwar ungefähr gleich ist wie in anderen Gesellschaften, die Schizophrenierate jedoch niedrig ist (und die für manisch-depressive Psychosen entsprechend hoch). Es bestehen allerdings Gründe, die Validität ihrer Differentialdiagnose zwischen schizophrenen und manisch-depressiven Psychosen anzuzweifeln.

7. Goldhamer, H., Marshall, A. W.: Psychosis and Civilization. Glencoe Illinois: Free Press 1953.
8. Weitere Ausführungen über diesen Punkt siehe auch Mishler und Scotch, op.cit., Dunham, Community and Schizophrenia, loc.cit., Demerath, N. J.: Schizophrenia among primitives. In: Arnold, M. Rose (ed.), Mental Health and Mental Disorder. New York: W. W. Norton 1955.
9. Einige neuere Untersuchungen, die diesen Punkt behandeln sind: Rosenthal, D.: Problems of sampling and diagnosis in the major twin studies of schizophrenia, J. psychiat. Res. **1**, 116—34 (1962); Tienari, P.: Psychiatric illnesses in identical twins. Acta psychiat. scand. **39**, Suppl. 171 (1963); Kringlen, E.: Discordance with respect to schizophrenia in monozygotic twins: some genetic aspects, J. nerv. ment. Dis. **138**, 26—31 (1964); Schizophrenia in Male Monozygotic Twins, 76. Oslo: Universitetsforlaget 1964; Schizophrenia in twins: an epidemiological-clinical study. Psychiatry **29**, 172—84 (1966).
10. Kety, S. S.: Recent biochemical theories of schizophrenia. In: Jackson, D. D. (ed): The Etiology of Schizophrenia. New York: Basic Books 1960.
11. Faris, R. E. L., Dunham, H. W.: Mental Disorders in Urban Areas: An Ecological Study of Schizophrenia and Other Psychoses. Chicago: University Press 1939.
12. Clark, R. E.: The relationship of schizophrenia to occupational income and occupational prestige. Amer. Sociol. Rev. **13**, 325—30 (1948); Psychoses, income, and occupational prestige. Amer. J. Sociol. **54**, 433—40 (1949).
13. Dies gilt besonders für paranoide Formen der Schizophrenie, weniger für katatone Formen, die häufiger in den von Einwanderern bewohnten Slumgebieten vorkommen. (Faris u. Dunham, op.cit., 82—108.) Leider ist die Anzahl der Fälle in den späteren Untersuchungen zu klein, um die Verteilung bestimmter Schizophrenieformen so sorgfältig zu untersuchen, wie Faris u. Dunham es getan haben.
14. Es gibt einige besonders schwierige Probleme bei der Interpretation ökologischer Ergebnisse, auf die ich hier nicht eingehen werde, da die meisten späteren und entscheidenden Hinweise von anderen Forschungsbereichen kamen. Die Probleme bei der Interpretation ökologischer Unterschungen werden bei Robinson, W. S., diskutiert: Ecological correlations and the behavior of individuals, Amer. Sociol. Rev. **15**, 351—7 (1950) und in Clausen, J. A., Kohn, M. L.: The ecological approach in social psychiatry. Amer. J. Sociol. **60**, 140—51 (1954).
15. Faris u. Dunham, op.cit. 143—50.
16. Schroeder, C. W.: Mental disorders in cities. Amer. J. Sociol. **48**, 40—8 (1942).
17. Ibid.
18. Dee, W. L. J.: An ecological study of mental disorders in metropolitan St. Louis, unveröffentlichte M. A. Thesis, Washington University 1939; Schroeder, op.cit.; Queen, S. A.: The ecological study of mental disorders, Amer. Sociol. Rev. **5**, 201—9 (1940).
19. Schroeder, op.cit.
20. Ibid.
21. Gerard, D. L., Houston, L. G.: Family setting and the social ecology of schizophrenia, Psychiat. Quart. **27**, 90—101 (1953).
22. Gardner, E. A., Babigian, H. M.: A longitudinal comparison of psychiatric service to selected socioeconomic areas of Monroe County. New York: Amer. J. Orthopsychiat. **36**, 818—28 (1966).
23. Klee, G. D., with Spiro, E., Bahn, A. K., Gorwitz, K.: An ecological analysis of diagnosed mental illness in Baltimore. In: Monroe, R. R., et al. (eds.): Psychiatric Epidemiology and Mental Health Planning, Psychiatric Research Report No. **22**, the American Psychiatric Association (April 1967).
24. Sundby, P., Nyhus, P.: Major and minor psychiatric disorders in males in Oslo: an epidemiological study. Acta psychiat. scand. **39**, 519—47 (1963).
25. Hare, E. H.: Mental illness and social conditions in Bristol. J. Ment. Sci. **102**, 349—57 (1956).
26. Hollingshead, A. B., Redlich, F. C.: Social Class and Mental Illness. New York: John Wiley 1957.
27. Srole, L., Langner, T. S., Michael, S. T., Opler, M. K., Rennie, T. A. C.: Mental Health in the Metropolis: The Midtwon Manhattan Study, Vol. 1. New York: McGraw-Hill 1962.
28. Locke, Z. B., Ben, Z., Kramer, M., Timberlake, C. E., Pasamanick, B., Smeltzer, D.: Problems of interpretation of patterns of first admissions to Ohio State public mental hospitals for patients with schizophrenic reactions. In: Pasamanick, B., Knapp, P. H. (eds.): Social Aspects of Psychiatry, the

American Psychiatric Association (Psychiat. Res. Rep. **10**), 1958; Frumkin, R. M.: Occupation and major mental disorders. In: Rose, A. (ed): Mental Health and Mental Disorders. New York: W. W. Norton 1955; Dunham: Community and Schizophrenia, loc.cit.; Lemkau, P., Tietze, C., Cooper, M.: Mental hygiene problems in an urban district: 2. Heft, Ment. Hyg. **26**, (N.Y.) 1—20 (1942); Fuson, W. M.: Research note: occupations of functional psychotics. Amer. J. Sociol. **48**, 612—13 (1943); Turner, R. J., Wagonfeld, M. O.: Occupational mobility and schizophrenia, an assessment of the social causation and social selection hypotheses. Amer. Sociol. Rev. **32**, 104—13 (1967). Ebenfalls relevant sind einige Untersuchungen, deren volle Bedeutung erst später erkannt wurde. Z. B. William, Nolan, J.: Occupation and dementia praecox, (New York) State Hospitals Quart. **3**, 127—54 (1917); Ødegard, Ø.: Emigration and insanity: a study of mental disease among the Norwegianborn population of Minnesota. Acta psychiatr. (Kbh.) **4**, bes. 182—4 (1932); Green, H. W.: Persons Admitted to the Cleveland State Hospital, 1928—37, Cleveland Health Council, 1939. Eine zum Teil überraschende Ausnahme darstellende Arbeit stammt von Jaco. Er fand in Texas die höchste Inzidenzrate für Schizophrenie, unter den Unbeschäftigten auf der anderen Seite jedoch eine seltsame, möglicherweise kurvenlineare Beziehung zwischen beruflichem Status und Inzidenz. Vielleicht liegt das lediglich daran, daß so viele seiner Patienten als unbeschäftigt klassifiziert wurden (und nicht nach ihrem beruflichen Status vor der Erkrankung), wodurch das Gesamtbild verzerrt wird. Siehe Jaco, E. G.: Incidence of psychoses in Texas. Tex. St. J. Med. **53**, 1—6 (1957), und The Social Epidemiology of Mental Disorders. New York: Russel Sage Foundation 1960.

29. Svalastoga, K.: Social Differentiation, 100—101. New York: David McKay 1965.
30. Leighton, et al.: The Character of Danger, loc.cit., 279—94.
31. Ødegard, Ø.: The incidence of psychoses in various occupations. Int. J. Soc. Psychiat. **2**, 85—104 (1956); Psychiatric epidemiology, Proc. roy. Soc. Med. **55**, 831—7 (1962); Occupational incidence of mental disease in single women. Living Conditions and Health **1**, 169—80 (1957).
32. Wie bei Morris, J. N., berichtet: Health and social class, The Lancet, 303—305, **7. Febr. 1959**
33. Stein, L.: "Social class" gradient in schizophrenia. Brit. J. prev. Soc. Med. **11**, 181—95 (1957).
34. Lin, op.cit. und Lin, T.-Y.: Mental disorders in Taiwan, fifteen years later: a preliminary report, vorgetragen auf der Conference on Mental Health in Asia and the Pacific, Honolulu, März 1966.
35. Stenbäck, A., Achtê, K. A.: Hospital first admission and social class. Acta psychiat. scand. **42**, 113—24 (1966).
36. Clausen, J. A., Kohn, M. L.: Relation of schizophrenia to the social structure of a small city. In: Pasamanick, B. (ed.): Epidemiology of Mental Disorder, Washington, D. C., American Association for the Advancement of Science, 1959. Die in dieser Arbeit wiedergegebenen Raten über den beruflichen Status sind unvollständig. Obwohl wir die Bevölkerung entsprechend den US Zensus Kategorien in vier Beschäftigungsklassen eingeteilt hatten, wurden lediglich die Raten der obersten und untersten Klassen wiedergegeben, was bei einigen Lesern zu der falschen Annahme führte, die Bevölkerung sei nur in zwei Kategorien eingeteilt worden. Tatsächlich betrugen die jährlichen Durchschnittsraten für Ersteinweisungen schizophren Erkrankter pro 100000 Menschen im Alter von 15—64 Jahren: a) Akademiker, Techniker, Manager, Offiziere, Selbständige 21,3; b) Angestellte und Vertreter 23,8; c) Handwerker, Vorarbeiter und ähnliche Tätigkeiten 10,7; d) Dienstleistungsberufe, Arbeiter 21,7; Unsere Maße für die berufliche Mobilität, die später diskutiert werden, basieren auf denselben 4 Kategorien.
37. Sundby und Nyhus, op.cit.
38. Hollingshead, Redlich: Social Class and Mental Illness, loc.cit., 236.
39. Leighton, D. C., mit Harding, J. S., Macklin, D. B., Hughes, C. C., Leighton, A. H.: Psychiatric findings of the Stirling County study, Amer. J. Psychiat. **119**, 1021—6 (1963); Leighton et al.: The Character of Danger, loc.cit., 308—21.
40. Buck, C., Wanklin, J. M., Hobbs, G. E.: An Analysis of regional differences in mental illness. J. nerv. ment. Dis. **122**, 73—9 (1955).
41. Hagnell, O.: A Prospective Study of the Incidence of Mental Disorder, Stockholm: Svenska Bökforlaget 1966.
42. Ødegard, Ø.: Emigration and insanity, loc.cit.; Psychiatric epidemiology, loc.cit.: Occupational incidence of mental disease in single woman, loc.cit.
43. Dunham: Community and Schizophrenia, loc.cit.
44. Hinweise dafür, daß Schizophrene in ihrem beruflichen Status absinken gibt Schwartz, M. S.: The economic and spatial mobility of paranoid schizophrenics and manic depressives, unveröffent-

lichte Thesis, University of Chicago 1946; Lystad, M. H.: Social mobility among selected groups ot schizophrenic patients. Amer. Sociol. Rev. **22**, 288—92 (1957); Turner, Wagonfeld, ap.cit. Zusätzlich zeigten sich einige umstrittene Hinweise dafür, daß die Häufung schizophrener Erkrankungen durch die Abwanderung alleinstehender Männer in die Stadtbezirke mit den hohen Raten zustande kommt. Siehe Gerard, D. L., Houston, L. G.: Family setting and the social ecology of schizophrenia, loc.cit.; Hare, E. H.: Family setting and the urban distribution of schizophrenia. J. ment. Sci. **102**, 753—60 (1956); Dunham: Community and Schizophrenia, loc.cit. (Dunham's Daten zeigen allerdings, daß bei richtiger Berechnung der Raten die Unterschiede zwischen Bezirken mit hohen und niedrigen Raten in Detroit für die alteingesessene Bevölkerung ebenso groß sind wir für Einwanderer).

45. Hinweise dafür, daß Schizophrene keinen beruflichen Abstieg erleiden, geben: Hollingshead, A. B., Redlich, F. C.: Social stratification and schizophrenia, Amer. Sociol. Rev. **19**, 302—6 (1954), und Social Class and Mental Illness, loc. cit., 244—8; Clausen, Kohn: Relation of schizophrenia to the social structure of a small city, loc.cit.; Dunham: Community and Schizophrenia, loc.cit.; Social class and schizophrenia. Amer. J. Ortopsychiat. **34**, 634—42 (1964). Hinweise dafür, daß die ökologische Konzentration der Schizophrenie nicht durch Einwanderung oder beruflichen Abstieg begründet ist, geben: Lapouse, R., Monk, M. A., Terris, M.: The drift hypothesis and socioeconomic differentials in schizophrenia. Amer. J. publ. Hth. **46**, 978—86 (1956); Hollingshead, Redlich: Social stratification and schizophrenia, loc. cit.: und wie schon ober erwähnt Dunham, op. cit.
46. Srole, et al.: Mental Health in the Metropolis, loc.cit, 212—22.
47. Goldberg, E. M., Morrison, S. L.: Schizophrenia and social class, Brit. J. Psychiat. **109**, 785—802 (1963).
48. Dunham: Social Class and Schizophrenia, loc.cit.; Dunham, Warren, H.: Patricia Philips und Barbara Srinivasan, A Research note on diagnosed mental illness and social class, Amer. Sociol. Rev. **31**, 223—7 (1966). Siehe auch James W. Rinehart's Communication, Amer. Sociol. Rev. **31**, 545—6 (1966).
49. Turner, Wagonfeld, op.cit.
50. Ødegard, Ø.: Emigration and mental health, Ment. Hyg. N.Y. **20**, 546—53 (1936). Siehe auch Astrup, C., Ødegard, Ø.: Internal migration and disease in Norway, Psychiat. Quart. Suppl. **34**, 116—30 (1960).
51. Siehe Tietze, C., Lemkau, P., Cooper, M.: Personality disorder and spatial mobility, Amer. J. Sociol. **48**, 29—39 (1942); Leacock, E.: Three social variables and the occurence of mental disorder, In: Leighton, A. H., Clausen, J. A., Wilson, R. N. (eds): Explorations in Social Psychiatry, New York: Basic Books 1957; Mishler und Scotch, op.cit.
52. Kleiner, R. J., Parker, S.: Goal striving, social status, and mental disorder: a research review, Amer. Sociol. Rev. **28**, 189—203 (1963), Siehe auch Myers, J. K., Roberts, B. H.: Family and Class Dynamics in Mental Illness, New York: Wiley 1959; Parker, S., Kleiner, R. J.: Mental Illness in the Urban Negro Community. New York: Free Press 1966.
53. Siehe z. B. Kaplan, B., Reed, R. B., Richardson, W.: A comparison of the incidence of hospitalized and non-hospitalized cases of psychosis in two communities. Amer. Sociol. Rev. **21**, 472—9 (1956); siehe auch alle wichtigen Community-Untersuchungen psychischer Erkrankungen.
54. Hollingshead, Redlich: Social Class and Mental Illness, loc.cit.
55. Jaco: The Social Epidemiology of Mental Disorders, loc.cit.
56. Srole et al.: Mental Health in the Metropolis, loc.cit, 240—251.
57. Essen-Möller, E.: Individual traits and morbidity in a Swedish rural population. Acta psychiat. (Kbh.) Suppl. **100**, 1—160 (1956); Essen-Möller, E.: A current field study in the mental disorders in Sweden, In: Hoch, P. H., Zubin, J. (eds.): Comparative Epidemiology of the Mental Disorders. New York: Grune and Stratton 1961; Hagnell, op. cit.
58. Srole et al.: Mental Health in the Metropolis, loc.cit.
59. Leighton et al.: The Character of Danger, loc.cit.
60. Siehe Dohrenwend, B. P., Snell-Dohrenwend, B.: The problem of validity in field studies of psychological disorder, J. abnorm. Psychol. **70**, 52—69 (1965).
61. Leighton et al.: Psychiatric findings of the Stirling County study, loc.cit., 1026.
62. Srole et al.: Mental Health in the Metropolis, loc.cit., 138.

63. Star, S.: The screening of psychoneurotics in the army, in Stouffer, S. A., mit Guttman, L., Suchman, E. A., Lazarsfeld, P. F., Star, S. A., Clausen, J. A. (eds.): Measurement and Prediction. Princeton, N. J.: Princeton University Press 1950.
64. Siehe John A. Clausens Analyse: Values, norms and the health called "mental": purposes and feasibility of assessment, Paper presented to the Symposium on Definition and Measurement of Mental Health, Washington, D. C. (16. Mai 1966), mimeographiert.
65. Siehe Kramer, M.: A discussion of the concepts of incidence and prevalence as related to epidemiologic studies of mental disorders. Amer. J. publ. Hlth. **47**, 826—40 (1957).
66. Hollingshead, Redlich: Social Class and Mental Illness, loc.cit.
67. Jaco, E. G.: The social isolation hypothesis and schizophrenia, Amer. Sociol. Rev. **19**, 567—77 (1954).
68. Hare: Mental illness and social conditions in Bristol, loc.cit.
69. Kohn, M. L., Clausen, J. A.: Social isolation and schizophrenia. Amer. Sociol. Rev. **20**, 265—73 (1955); siehe auch Clausen und Kohn: The ecological approach in social psychiatry, loc.cit.
70. Leighton, D. C., et al.: The Character of Danger, loc.cit.; Psychiatric findings of the Stirling County study, loc.cit.
71. Schwartz, D. T., Mintz, N. L.: Ecology and psychosis among Italians in 27 Boston coummunities, Social Problems **10**, 371—374 (1963); siehe auch ihre ausführlichere Diskussion in: Urban ecology and psychosis: community factors in the incidence of schizophrenia and manic-depression among Italians in Greater Boston, mimeographiert 1963.
72. Wechsler, H., Pugh, T. F.: Fit of individual and community characteristics and rates of psychiatric hospitalization. Vorgetragen auf dem 6. Weltkongress für Soziologie, Evian, Sept. 1966.
73. Ødegard: The incidence of psychosis in various occupations, loc.cit.
74. Kleiner und Parker, op.cit.; Myers und Roberts, op.cit.
75. Dohrenwend, B. S., Dohrenwend, B. P.: Class and Race as status-related sources of stress. In: Levine, S., Scotch, N. A. (eds.): The study of stress. Chicago: Aldine (im Druck).
76. Langner, T. S., Stanley, T. M.: Life Stress and Mental Health. New York: The Free Press of Glencoe 1963.
77. Das letzte Ergebnis ist teilweise ein Artefakt der ungewöhnlichen Indizes, die in dieser Untersuchung benutzt wurden und spiegelt nicht die Unterschiede in der Inzidenz der Erkrankung wieder sondern in der Form und dem Schwergrad der Erkrankung in verschiedenen sozialen Klassen und bei unterschiedlichem Grad an Belastungen. Bei stärkeren Belastungen tendieren Leute aus unteren sozialen Schichten dazu, an behindernden Psychosen zu erkranken und Leute der Mittelklasse an weniger behindernden Neurosen.
78. Rogler, L. H., Hollingshead, A. B.: Trapped: Families and Schizophrenia. New York: John Wiley 1965.
79. Siehe die Literatur in Kohn, M., Clausen, J. A.: Parental authority behavior and schizophrenia. Amer. J. Ortopsychiat. **26**, 297—313 (1956). In: Clausen, J. A., Kohn, M. L.: Social relations and Schizophrenia: a research report and a perspective. In: Jackson, D. D. (ed.): The Etiology of Schizophrenia. New York: Basic Books 1960, und in: Sanua, V. D.: Sociocultural factors in families of schizophrenics: a review of the literature. Psychiatry **24**, 246—65 (1961).
80. Eine ausführliche Diskussion siehe in Clausen und Kohn: Social relations and schizophrenia, loc.cit. 309—16.
81. Bateson, G., Jackson, D., Haley, J., Weakland, J.: Toward a theory of schizophrenia, Behav. Sci. **1**, 251—64 (1956). Siehe auch Mishler, G., Waxler, N. E.: Family interaction processes and schizophrenia: a review of current theories, Merrill-Palmer Quart. Behav. Development **11**, 269—315 (1965).
82. Wynne, L. C., Ryckhoff, I. M., Day, J., Hirsch, S. I.: Pseudo-mutuality in the family relations of schizophrenics, Psychiatry **22**, 205—20 (1958); Ryckoff, I., Day, J., Wynne, L. C.: Maintenance of stereotyped roles in the families of schizophrenics, AMA Arch. Psychiat. **1**, 93—8 (1959). Siehe auch Mishler, Waxler op.cit.
83. Kohn, Clausen: Parental authority behavior and schizophrenia loc.cit.
84. Rogler, Hollingshead, op.cit.
85. Kohn, M. L.: Social class and parent-child relationships: an interpretation. Amer. J. Sociol. **68**, 471—80 (1963); Pearlin, L., Kohn, M. L.: Social class, occupation and parental values: a cross-national study. Amer. Sociol. Rev. **31**, 466—79 (1966).

Die Familie des schizophrenen Patienten

Von George W. Brown

Einführung

In zunehmendem Maße wird die Familie des schizophrenen Patienten zum Forschungsobjekt und Gegenstand theoretischer Spekulationen. Zwei Richtungen sind für unseren Überblick von besonderer Relevanz. Die erste faßt Schizophrenie als eine verstehbare Reaktion auf ungewöhnliche Familienerfahrungen auf, was impliziert, daß jeder, der unter nämlichen Umständen aufwächst, erkranken müßte. Eine Menge neuerer Untersuchungen vor allem in den USA bleibt unverständlich, wenn dieses „reaktive Modell" der Erkrankung nicht berücksichtigt wird. Im Gegensatz dazu wird von anderen vertreten, daß der Schizophrenie eine körperliche Störung zugrunde liegt; sie vermuten, daß die Erkrankung nicht ohne vorhandene Disposition erlernt oder erworben werden kann.

Innerhalb jener Richtung, die in der Schizophrenie eine rein reaktive Erkrankung auf Umwelteinflüsse sieht, sind zwei Hauptaspekte zu unterscheiden: Lidz und Fleck gaben folgende Beschreibung [55]: „... die Schizophrenie ist ein Zustand, in dem der Patient sein inneres Bild von der Realität verändert, um seinen unlösbaren Konflikten zu entrinnen ... indem er die Welt in autistischer Weise umgestaltet, sich selbst und andere verändert wahrnimmt und die Gesetze seiner Kultur aufgibt, findet er einen gewissen Lebensraum und so etwas wie Selbstwertgefühl" (S.325/326). Hinzu kommt häufig die Annahme, daß die Psychose eine Verarbeitung der Denkformen darstelle, die in der Familie erlernt worden sind. Dieser Auffassung nach schafft die Familie nicht nur die nicht tolerierbare Situation, sondern liefert gleichzeitig die Mittel, eben diesen Konflikten zu entgehen. Es wird von solchen Familien gesagt, daß „Tatsachen ständig verändert werden, um von Emotionen geleiteten Bedürfnissen zu entsprechen. Die Kinder lernen, daß Begriffe nicht primär dazu da sind, die Realität zu testen ... Das Akzeptieren sich gegenseitig ausschließender Erfahrungen führt zu paralogischem Denken. Eine solche Umgebung fördert das Entstehen irrationalen Denkens" ([51], S. 96). — Das Modell der unerträglichen Familiensituation und das des Erlernens schizophrenieähnlicher Denkformen in der Familie werden in der modernen Literatur häufig vertreten, wobei die Ansichten über die spezifischen Formen des nicht tolerierbaren Familienlebens und der erlernten Denkformen beträchtlich von Autor zu Autor variieren. Mishler u. Waxler [63] haben vor kurzem ein ausgezeichnetes und vollständiges Sammelreferat über diese Theorien veröffentlicht. Nur eine der vielen von ihnen zitierten Arbeiten ist vor 1956 erschienen.

Die zweite Richtung, die von einer gewissen körperlichen Grundstörung ausgeht, hat eine längere Geschichte. Buss u. Lang [16, 50] haben einen ausführlichen Überblick über die Untersuchungen von psychischen Störungen bei schizophrenen Patienten veröffentlicht: vermutlich bevorzugen die meisten der zitierten Autoren die Vorstellung einer gewissen genetischen oder konstitutionellen Anomalie und nehmen an, daß die Störung sich nicht ohne diese

Anlage entwickeln würde, ganz gleichgültig, wie die Umwelterfahrungen auch sein mögen. Natürlich steht die Annahme solch einer zugrunde liegenden Disposition durchaus mit der Ansicht in Einklang, daß Umwelteinflüsse von Bedeutung sind, und zwar entweder als auslösende oder als verlaufsbestimmende Faktoren der Psychose.

Es ist nicht möglich, aufgrund vorliegender Forschungsergebnisse, eine dieser beiden sehr globalen ätiologischen Vorstellungen zu verwerfen, und in der näheren Zukunft ist eine Lösung dieses Problems kaum zu erwarten. Im Augenblick bedarf es wenigen Scharfsinns, um dieselben Forschungsergebnisse auf sehr verschiedene Weise zu interpretieren; z.B. kann das gleichzeitige Vorhandensein gewisser Sprachstörungen bei Patienten und Eltern sowohl als Vererbung gedeutet werden, als auch als Einfluß des elterlichen Verhaltens auf das Kind, des kindlichen Verhaltens auf die Eltern oder einer Kombination dieser Faktoren. Die Position, die jemand zu diesen grundsätzlichen Fragen einnimmt, hängt möglicherweise in gleichem Maße von persönlichen Einstellungen wie von vorhandenem Wissen ab. Allerdings wird es immer schwieriger, eine extrem umweltorientierte Theorie zu vertreten.

Es gibt eindrucksvolle Hinweise für das Vorhandensein genetischer Faktoren. Heston [42] untersuchte eine Reihe von Kindern, die von Geburt an von ihren schizophrenen Müttern getrennt worden waren, sowie eine unter ähnlichen Umweltbedingungen aufgewachsene Kontrollgruppe. Er konnte nachweisen, daß in einem Durchschnittsalter von 36 Jahren 5 der 47 Kinder der Patientengruppe als schizophren diagnostiziert wurden, während in der Kontrollgruppe kein einziger derartiger Fall vorlag. Es ist wahrscheinlich, daß unabhängig davon, welche Theorie oder Theorienkombination sich einmal als richtig erweisen wird, ein volles Verständnis der Krankheit von adäquaten Beschreibungen der Familie des schizophrenen Patienten abhängen wird, und auf diese werde ich mich im Folgenden konzentrieren. Es ist wichtig, daran zu erinnern, daß deskriptive Studien völlig unabhängig von den ätiologischen Vorstellungen des Autors bewertet werden können. Der Nachweis bestimmter Sprachmuster bei Eltern schizophrener Patienten kann völlig unabhängig davon betrachtet werden, inwieweit dieses Sprachverhalten für die Entwicklung der Schizophrenie der Kinder verantwortlich gemacht wird. Die Arbeiten bestimmter Autoren dürfen also nicht ignoriert werden, nur weil die zugrundeliegenden Annahmen weit hergeholt und extrem erscheinen. Beobachtungen, die von einer bestimmten Position aus gemacht worden sind, können für völlig verschiedene Positionen von Bedeutung sein. Allerdings ist diese Form des Austausches von deskriptivem Material selten, da verschiedene Theorien zur Berücksichtigung verschiedener Probleme und zur Erhebung recht unterschiedlichen Materials führen.

Diejenigen, die in der Schizophrenie eine normale Reaktion auf bestimmte ungünstige Familienverhältnisse sehen, suchen natürlich nach einem möglichst vollständigen Bild der Vergangenheit der Familie. Die Vertreter des Alternativstandpunktes einer individuellen Prädisposition werden nicht das gleiche Interesse an einer vollständigen Familiengeschichte zeigen; da sie den Störungen der elterlichen Beziehungen keine zentrale ätiologische Bedeutung zuschreiben, richtet sich ihre Aufmerksamkeit wahrscheinlich eher auf Ereignisse, die im zeitlichen Zusammenhang mit dem Ausbruch der Erkrankung stehen, z.B. auf Familienkrisen als mögliche Auslösefaktoren, auf den Einfluß, den die Erkrankung des Patienten auf das Verhalten der Eltern hat etc. Weiterhin macht die Annahme einer grundsätzlichen Störung die Zukunft des Patienten ebenso interessant wie seine Vergangenheit. Sofern die Familiensituation für die Psychose als Auslösemoment bedeutsam gewesen ist, kann sie auch erneut diese Funktion übernehmen, andernfalls kann sie gleichwohl für die zukünftige Entwicklung von Bedeutung sein. In jedem Fall ist es wichtig zu wissen, ob soziale Faktoren den Verlauf der Erkrankung beeinflussen können.

Zwei weitere Konsequenzen dieser kontrastierenden Standpunkte sollten erwähnt werden: 1. Da die „reaktive“ Richtung (die in der Schizophrenie eine normale Entwicklung sieht) die Familie als den wesentlichen ätiologischen Faktor für die Erkrankung des Patienten ansieht, neigt sie unweigerlich dazu, in jeder Familie Störungen aufzudecken. 2. Da sich die meisten Familienstudien mit Fragen der Ätiologie befaßt haben, besonders mit frühen Eltern-Kind-Beziehungen und Erziehungspraktiken, hat man sich nahezu ausschließlich mit der elterlichen Familie beschäftigt. Das Familienleben verheirateter Patienten, die einen beträchtlichen Anteil der als schizophren diagnostizierten Patienten darstellen, wurde weitgehend ignoriert.

Übersicht über die neuere Literatur

Versucht man die Untersuchungen auf diesem Gebiet zusammenfassend darzustellen, so erscheint es sinnvoll, sich zunächst drei Fragen zu stellen: Gibt es erstens überhaupt Anhaltspunkte, die die Schlußfolgerungen des Autors bestätigen können? Diese Frage mag vielleicht überraschen, aber wie Inkeles [45] betont, „tendieren Sozialwissenschaftler in einem alarmierenden Ausmaß dazu, unbewiesene Behauptungen direkt von ihren Modellen abzuleiten, anstatt Fakten durch mehr oder weniger unabhängige Beobachtungen aufzudecken“. Bateson u. Mitarb. [3], bekannt für ihre „double bind“-Theorie, nehmen an, daß Aspekte schizophrenen Verhaltens aufgrund besonderer Kommunikationsstile mit einem Elternteil erlernt werden. Dieses Konzept ist offensichtlich für die allgemeine Familienforschung von Bedeutung. Es kommt wahrscheinlich ziemlich häufig vor, daß Eltern die Versuche eines Kindes, irgendetwas zu tun, verbal unterstützen, während sie zur gleichen Zeit gefühlsmäßig diesen Versuch blockieren (in Batesons Begriffen: das Kind in eine „double bind“-Situation bringen). Allerdings ist der im allgemeinen überzeugte Ton dieser Publikationen dazu angetan, den Leser von der Einsicht abzulenken, daß keinerlei Beweise für eine Beziehung, geschweige denn für einen ätiologischen Zusammenhang, zwischen der Schizophrenie und dieser Form der Kommunikation bestehen. Die Gruppe hat nichts über die Häufigkeit von „double binds“ in verschiedenartigen Familien veröffentlicht. Das Risiko, solche Mängel zu übersehen, ist besonders groß, wenn, wie in diesem Fall, die zugrunde liegenden Ideen originell und offensichtlich auch außerhalb der Schizophrenieforschung relevant sind.
Eine sinnvolle zweite Frage betrifft die Zuverlässigkeit der Meßmethoden. So wurden z.B. noch keine Angaben über den Grad der Genauigkeit gemacht, mit dem „double bind“-Situationen von den Autoren erkannt werden können. Es gibt eindeutige Hinweise dafür, daß Psychiater bei der klinischen Beurteilung von Persönlichkeitsfaktoren extrem niedrige Übereinstimmungen aufweisen können [28, 77, 78, 96]. Auch sollte man nicht unbedingt voraussetzen, daß weniger komplexe Maße notwendigerweise zu einem hohen Grad an Genauigkeit führen. Solomon u. Zlotowski [93] berichten über die häufig verwendete Phillipsskala zur Messung der prämorbiden Angepaßtheit, welche die prämorbide sexuelle und soziale Angepaßtheit des Patienten erfaßt: die durchschnittliche Übereinstimmung zwischen verschiedenen Beurteilern in den einzelnen Unterskalen betrug bei ausgewählten Krankengeschichten eines psychiatrischen Krankenhauses nur 0.65. Entscheidend daran ist nicht, daß „Gefühlskälte“, „Fürsorge“ und ähnliches nicht zuverlässig gemessen werden könnten. Man darf annehmen, daß bei fortschreitender Entwicklung der Skalen und gleichzeitigem Training der Beurteiler ein befriedigender Grad an Übereinstimmung erzielt werden kann [15, 82]. Der

entscheidende Punkt ist, daß ein Autor verpflichtet ist, einen hinreichenden Grad an Genauigkeit nachzuweisen.
Eine letzte Frage betrifft die untersuchte psychische Erkrankung. Da viele Untersuchungen aus den USA kommen, ist ein kürzlich durchgeführter Vergleich zwischen amerikanischen und englischen Statistiken aufschlußreich [49]. Der Vergleich zeigte, daß die Erstaufnahmerate für Schizophrenie in öffentlichen und privaten psychiatrischen Krankenhäusern in den USA 1956 um 56% höher lag als in England und Wales (40% mehr Männer und 73% mehr Frauen) und daß es in den USA entsprechend weniger manisch-depressive Patienten gibt. Eine große Anzahl der amerikanischen Untersuchungen ist in privaten Krankenhäusern durchgeführt worden. Öffentliche Gesundheitsstatistiken in den USA zeigen auf, daß in diesen privaten Anstalten ein größerer Anteil der sogenannten „psychotischen Zustandsbilder" als schizophren diagnostiziert wird als in den öffentlichen Kliniken [99, 100]. Man muß sich darüber im klaren sein, daß die häufig widersprüchlichen Ergebnisse in der Schizophrenieforschung möglicherweise einfach durch die Untersuchung unterschiedlicher klinischer Zustandsbilder zustande kommen.

1. Strukturelle Aspekte der Familie

Ein ungewöhnlich hoher Prozentsatz schizophrener Patienten ist unverheiratet, das gilt noch mehr für die männlichen als für die weiblichen Patienten [25]. Da derartige Unterschiede in der Heiratshäufigkeit bei jeder Altersgruppe zu beobachten sind, selbst wenn man lediglich die Zeit vor Ausbruch der Psychose in Betracht zieht, ist man allgemein der Ansicht, daß hier zum größten Teil bestimmte Persönlichkeitsmerkmale eine Rolle spielen (z.B. [66, 67, 68]). Weibliche Patienten sind derartigen Einflüssen möglicherweise aufgrund ihrer vorwiegend passiven Rolle bei der Kontaktaufnahme weniger ausgesetzt.
Es wird inzwischen auch allgemein akzeptiert, daß das Risiko, an einer Schizophrenie zu erkranken, bei den Eltern, Geschwistern und Kindern schizophrener Patienten größer ist als in der Durchschnitts-Bevölkerung. Der Prozentsatz variiert von Untersuchung zu Untersuchung. Die Häufigkeit des Auftretens eindeutig schizophrener Erkrankungen, die gewöhnlich mit einer Krankenhausaufnahme verbunden ist, liegt bei den Eltern wahrscheinlich in der Größenordnung zwischen 4—10%. Es gibt ebenfalls Hinweise dafür, daß das Risiko für die Geschwister etwas größer ist als für die Eltern, für beide jedoch offensichtlich kleiner als für die Kinder.
Zwei weitere Ergebnisse sind erwähnenswert: Alanen [1] und Penrose [71] haben darauf hingewiesen, daß Mütter viel wahrscheinlicher als schizophren diagnostiziert werden als Väter. In einem Überblicksreferat über genetische Studien konnte Rosenthal [81] die eindeutige Tendenz feststellen, daß in Familiengruppen ersten Grades die Schizophrenierate für gleichgeschlechtliche Familienmitglieder höher liegt als für nicht gleichgeschlechtliche, was jedoch nicht für entferntere Verwandte gilt.
Die meisten Autoren, die sich mit der Familienstruktur beschäftigt haben, waren vorwiegend an direkt ätiologischen Fragestellungen interessiert. Es ist häufig behauptet worden, daß die Trennung von einem oder von beiden Elternteilen einen bedeutenden ätiologischen Faktor darstelle (z.B. [101, 102]). Gregory [37] hat 1958 Einwände gegen diese Arbeiten formuliert: Die Stichproben seien klein und schlecht definiert, die Kontrollgruppen unzulänglich. Zwei neuere Untersuchungen, die diese Schwächen zu vermeiden versuchten, führten zu negativen

Resultaten. In der ersten befaßten sich Hilgard und Newman [43, 44] mit dem Einfluß des Todes der Eltern und fanden, was die Häufigkeit einer todesbedingten Trennung von einem oder beiden Elternteilen betraf, nur bei den zum Zeitpunkt der Krankenhausaufnahme 20—39jährigen Patienten einen Unterschied gegenüber der Durchschnitts-Bevölkerung, — von diesen Patienten hatten bis zum Alter von 19 Jahren 7% mehr einen Elternteil verloren als von den Probanden der Kontrollgruppe. Dieses Resultat rechtfertigt kaum die Behauptung, daß „solch ein Ereignis in der Kindheit einen nachweisbaren Einfluß auf eine so ernsthafte Erkrankung wie die Schizophrenie haben kann“. Oltman u. Friedman [69] fanden in einer neueren umfassenden Untersuchung keinen Unterschied in bezug auf die Häufigkeit der Trennungen von den Eltern, sei diese verursacht durch den Tod der Eltern oder durch Verlust des Kontaktes mit den Eltern aufgrund von Scheidung, längerer Abwesenheit eines Elternteils wegen einer psychischen Erkrankung u. a. 35% der Patienten hatten vor ihrem 19. Lebensjahr auf solche Weise ein oder beide Elternteile verloren. Ein nahezu gleicher Prozentsatz wurde bei einer Gruppe organisch erkrankter Patienten festgestellt. Im Gegensatz dazu kamen Brill u. Liston [8] in einer Untersuchung von Patienten einer bestimmten psychiatrischen Klinik zu dem Schluß, daß elterliche Scheidungen und Trennungen bei Psychotikern wesentlich häufiger seien. Sie sprachen die Vermutung aus, daß das gleiche auch auf eine rein schizophrene Gruppe zutreffen würde. Ihre Untersuchung hat jedoch zu viele Schwächen, um die negativen Ergebnisse von Oltman und Friedman ernsthaft in Frage stellen zu können. Möglicherweise besteht eine hohe Scheidungs- und Trennungsrate bei den Eltern schizophrener Patienten, im Augenblick sind die Beweise jedoch für eine solche Behauptung außerordentlich schwach.

Ähnliche Meinungsverschiedenheiten bestanden in bezug auf den Einfluß der Stellung des Patienten in der Geschwisterreihe. 1961 berichtete Schooler [87] über eine generelle Häufung von Letztgeborenen gegenüber Erstgeborenen unter schizophrenen Patienten, schränkte diese Vermutung später allerdings auf weibliche Patienten ein [88]. Solomon u. Nuttall [92] stellten für Männer die gegenteilige Behauptung auf: den Erstgeborenen käme eine höhere Wahrscheinlichkeit der Erkrankug zu. Ihre Resultate sind jedoch zum größten Teil darauf zurückzuführen, daß eine Gruppe von Privatpatienten der oberen sozialen Klassen einbezogen wurde; andere Untersuchungen haben lediglich geringe oder überhaupt keine Unterschiede gezeigt (s. [22, 25, 26]). Die Ergebnisse zweier englischer Untersuchungen unterstützen besagte Hypothesen nicht [27 [1], 28].

Die Londoner Untersuchung von Goodman [36] wirft ein gewisses Licht auf die Zusammenhänge. In ihr wurde festgestellt, daß schizophrene Patienten signifikant häufiger von 30jährigen oder älteren Müttern geboren werden. Wenn sich dies als richtig erweisen sollte, könnten die unterschiedlichen Ergebnisse auf die Tatsache zurückzuführen sein, daß das Alter der Mutter nur unvollkommen mit der Stellung in der Geburtsreihe korreliert, da diese Beziehung durch soziale Faktoren wie z. B. die soziale Klasse und Familiengröße beeinflußt wird.

Wir haben gesehen, daß trotz des Vorteils relativ einfach zu messender Variablen die Untersuchungen, in denen strukturelle Aspekte der Familie mit ätiologischen Fragestellungen in Beziehung gesetzt werden, zu keinen übereinstimmenden und im wesentlichen nur negativen Resultaten geführt haben. Die Bereitwilligkeit, mit der viele Autoren ausgeklügelte theoretische Systeme auf solche Ergebnisse stützen, und der verbreitete Fehler, von gefundenen Beziehungen auf Kausalität zu schließen, darf nicht übersehen werden.

1 Von dieser Untersuchung wurde unveröffentlichtes Material benutzt. 46 weibliche und 32 männliche waren Erstgeborene und 33 weibliche und 36 männliche Letztgeborene.

2. Qualitative Aspekte der intrafamiliären Beziehungen

Ein zweites Forschungsgebiet beschäftigt sich mit der allgemeinen Beschreibung der intrafamiliären Beziehungen und der Persönlichkeiten der einzelnen Familienmitglieder, insbesondere vor der Zeit des Ausbruchs der Psychose bei einem der Mitglieder. Über dieses Gebiet ist von Spiegel u. Bell [94], Sanua [86] sowie Mishler u. Waxler [63] zusammenfassend referiert worden. Rabkin [76] hat eine interessante Kritik der Untersuchungsmethoden veröffentlicht.

Wahrscheinlich wird niemand, der direkte Erfahrungen mit solchen Familien gemacht hat, leugnen, daß die Beziehungen mitunter beträchtlich gestört und die Persönlichkeiten der Eltern und Geschwister höchst ungewöhnlich sein können. Man sollte allerdings nicht vergessen, daß 4—10% der Eltern schizophrener Patienten selber eindeutig schizophren sind. Daß sich die Familien im Ganzen statistisch von anderen Familien unterscheiden, wird nicht bezweifelt. Die Frage ist vielmehr: in welcher Weise, in welchem Ausmaß unterscheiden sie sich, und bis zu welchem Grad sind diese Unterschiede schon vor Ausbruch der Psychose des Patienten vorhanden? Diese Fragestellungen werfen schwierige methodische Probleme auf und machen adäquate Stichproben und Meßtechniken erforderlich. Da die meisten Forscher sich jedoch wenig um derartige Dinge gekümmert haben, ist bei der Bewertung diesbezüglicher Ergebnisse ausgesprochene Vorsicht angebracht. Es ist außerordentlich schwierig, exakte retrospektive Darstellungen des Familienlebens zu bekommen [38, 108], und es ist nur allzu bekannt, wie leicht subjektive Urteile, wie sie diese Art von Untersuchungen erfaßt, durch die Einstellung des Untersuchers beeinflußt werden können.

Die überwiegende Zahl solcher Untersuchungen versucht, die Häufigkeit von Elterneigenschaften, wie z. B. übertriebener Fürsorge („overprotectiveness"), abzuschätzen. Die meisten Beschreibungen beziehen sich auf Mütter, und die Autoren scheinen im Allgemeinen die untersuchten Eigenschaften als dauerhafte Aspekte der elterlichen Persönlichkeit zu betrachten. Eine verwirrende Vielzahl von Eigenschaften ist beschrieben worden, die häufigsten sind jedoch wahrscheinlich übertriebene Fürsorge und Ablehnung („rejection") z. B. [47].

Bemerkenswert an den Arbeiten auf diesem Gebiet ist der große Prozentsatz an Eltern, denen jene ungünstigen Eigenschaften zugeschrieben werden. Häufig zitiert worden ist Gerards u. Siegels [32] Untersuchung, in der die Eltern von Patienten und die einer Kontrollgruppe interviewt wurden. Bei 91% der schizophrenen Gruppe (und bei keinem Fall in der Kontrollgruppe) konnte eine übertriebene Beziehung zur Mutter festgestellt werden. Derartige Beziehungen wurden von den Autoren folgendermaßen charakterisiert: übertriebener mütterlicher Kontakt, Ausdehnung der gewöhnlich auf die Kindheit beschränkten mütterlichen Funktionen, eine übertriebene und oft ausschließliche Anhänglichkeit zwischen Mutter und Sohn oder eine Beziehung, die andere Erwachsene oder unabhängige soziale Kontakte ausschließt. Abgesehen von einem Beispiel einer für derartige Beziehungen typischen mütterlichen Äußerung, wurde nichts genau definiert. Von den typischen Müttern wurde behauptet, daß sie zutiefst unsichere Persönlichkeiten seien, die ihre Konflikte und Abwehrhaltungen unter einer Oberfläche von Effizienz, Aggression, Verantwortlichkeit und übertriebener Mütterlichkeit verbergen. Diese Beschreibung traf in fast allen Fällen zu. 1958, 10 Jahre später, kam Alanen [1] nach einer ziemlich ausführlichen Untersuchung über Mütter schizophrener Patienten in Finnland zu nahezu dem gleichen Ergebnis. Er beschreibt jene als Frauen, die häufig Angst und innere Unsicherheit zeigten, sowie unrealistische Verhaltensweisen und Vorstellungen, außerdem seien sie aggressiv, gefühlsarm und -kalt und neigten in ihren zwischenmenschlichen Beziehungen eher dazu zu dominieren als sich unterzuordnen. 84% der Mütter wurden als ernsthaft gestört beurteilt und nicht eine soll normale Beziehungen zu ihren Kindern gehabt haben.

Neuerdings ist man von dem Studium bestimmter Elternteile zu sogenannten Untersuchungen der ganzen Familie übergegangen [40]. Das angestrebte Ziel ist die Beschreibung der gesamten Familieninteraktionen. Es ist zweifellos ein Verdienst dieser Richtung, wenn sie betont, daß Kinder ebenso fähig sind, ihre Eltern zu beeinflussen, wie umgekehrt, praktisch haben sich die Untersuchungen jedoch fast ausschließlich mit dem Einfluß der Eltern auf das Kind befaßt.

Die Arbeiten von Lidz u. Mitarb. stellen ein gutes Beispiel für diesen Ansatz dar [29, 30, 51—57]. Das Material wurde aus Interviews mit 16 jungen schizophrenen Patienten und deren Familien aus der höheren sozialen Schicht gewonnen. Das einzige, was über die Auswahl der Patienten bekannt wurde, ist, daß alle Eltern in der Lage waren, für eine lang andauernde private Krankenhausbehandlung aufzukommen. Die meisten Familien wurden über mehrere Jahre hin beobachtet, und die Autoren behaupten, daß man wahrscheinlich mehr über diese Familien weiß als über irgendeine andere Reihe von Familien, die je für irgendeinen Zweck untersucht worden sind. Bei den meisten Familien füllt das Material mehrere Bände. Alle Familien wurden als ernsthaft gestört charakterisiert, keine habe so funktioniert, daß man sie als normal bezeichnen könnte [29]. In einer 1958 veröffentlichten Arbeit [57] wurde bei 9 von 15 Familien angenommen, daß zumindest ein Elternteil „mehr oder weniger schizophren“ sei. Lassen wir die Frage nach der Angemessenheit dieses diagnostischen Etiketts außer acht, so überzeugen die in verschiedenen Arbeiten gegebenen Beschreibungen der Persönlichkeiten davon, daß zumindest eines der beiden Elternteile seltsam und gestört gewesen ist. Die Autoren nehmen an, daß die grundlegende Störung dadurch verursacht wird, daß zumindest ein Elternpaar psychische Probleme mit in die Ehe bringt. Zwei Ehetypen werden unterschieden: der erste Typ, die sogenannte „skewed family“, besteht aus einer pathologischen Person, meistens handelt es sich um die Mutter, und dem Ehepartner, der auf ihr gestörtes Verhalten eingeht. Die Ehe selbst kann durchaus harmonisch und wechselseitig befriedigend sein. Im zweiten, dem sogenannten „schismatischen Typ“ sind die Beziehungen charakterisiert durch dauernde Feindseligkeit, Spannung und oft dadurch, daß der Wert des einen Ehepartners durch den anderen in Gegenwart der Kinder herabgesetzt wird. Im Verlauf der Untersuchungen sind viele Aspekte des Familienlebens beschrieben und eine Vielzahl von Hypothesen über ihre Bedeutsamkeit entwickelt worden. Eine grundlegende Annahme scheint zu sein, daß die Patienten unangepaßtes Verhalten lernen (bzw. versäumen, angepaßte Verhaltensweisen zu erlernen); und es wird im besonderen angenommen, daß die sexuelle Identität des Kindes gestört ist, was es ihm erschwert, sich seinem Alter und Geschlecht entsprechend zu verhalten. Diese Störung wird teilweise durch das Versagen der Eltern verursacht, die grundlegenden Alters- und Geschlechtsunterschiede in ihrem Verhalten gegenüber den Kindern zu beachten. Kinder können z.B. von einem Elternteil als Rivalen behandelt werden, um die Aufmerksamkeit des andern auf sich zu ziehen, oder der Vater bzw. die Mutter können in eine gewisse sexuelle Beziehung zu dem Kind verwickelt sein. — Die Autoren glauben, daß bei Eltern und Patienten Ängste vor inzestiösen Beziehungen häufig sind. Es wird ebenfalls vermutet, daß Kinder oft in die Konflikte ihrer Eltern verwickelt werden, wobei jeder Elternteil beim Kind Unterstützung sucht. Interessant ist der Hinweis, daß in den sogenannten „skewed“-Familien öfter die Söhne, in den sogenannten „schismatischen“-Familien öfter die Töchter erkranken [30]; ebenso von Interesse ist die Diskussion darüber warum nur einige der Kinder solcher Ehen eine Schizophrenie entwickeln [56].

Welche Bedeutung soll man diesen Untersuchungen beimessen? Sie befassen sich selten mit Meßproblemen, die Begriffe werden gewöhnlich nicht definiert und an den Falldarstellungen wird deutlich, welche Bedeutung den unbestätigten Urteilen der Untersucher zukommt[2]. Eine derartige Kritik läuft allerdings Gefahr, die offensichtlichen Schwächen überzubewerten. Es wäre unverantwortlich, die oft wertvollen Einsichten solcher Arbeiten zu ignorieren. Obwohl es unmöglich ist zu beurteilen, inwieweit die von Lidz und seinen Mitarbeitern untersuchten Familien repräsentativ sind, ist wohl kaum zu leugnen, daß ihre Familienbeschreibungen wahrscheinlich in vieler Hinsicht zutreffend sind und ihre Ergebnisse gewisse Eheformen illustrieren, wie sie bei Eltern schizophrener Patienten zu finden sind.
Allerdings läßt sich wenig zu den zahlreichen und oft widersprüchlichen ätiologischen Schlußfolgerungen sagen, die im Rahmen der Familienforschung gezogen wurden. Die Vielzahl der beschriebenen Verhaltensweisen weist keineswegs eindeutig gemeinsame Züge auf. Es besteht ein bemerkenswertes Widerstreben, ernsthafte Alternativerklärungen in Betracht zu ziehen — insbesondere die Möglichkeit, daß ein Teil der elterlichen Verhaltensweisen als Reaktion auf die veränderte Persönlichkeit des Kindes zu verstehen ist [74] — oder Untersuchungen zur Überprüfung von Alternativhypothesen zu planen. In einer hervorragenden Studie interviewten Bower u. Shellhamer [7] Schullehrer, denen ein Patient ungefähr fünf Jahre vor der Krankenhausaufnahme bekannt gewesen ist. Die Lehrer waren über das Ziel der Untersuchung nicht unterrichtet, und die Interviewer wußten bei der Befragung ebenfalls nicht, ob es sich um einen Patienten oder ein Kind aus der Kontrollgruppe handelte. Die Lehrer hatten bei den meisten Patienten mehrere Jahre vor Ausbruch der akuten Psychose Charaktereigentümlichkeiten bemerkt. Die auffälligsten Wesensmerkmale der präpsychotischen Kinder waren Scheu und soziale Zurückgezogenheit, nur wenige von ihnen wurden als wirklich psychisch krank angesehen. Becker u. Krug [6] weisen darauf hin, daß Mütter, deren Kinder eine Reihe körperlicher und emotionaler Störungen aufweisen, eine Haltung übertriebener Fürsorge (overprotectiveness) einnehmen. Wie Donnelly [24] zu berichten weiß, verhalten sich Eltern psychisch gestörten Kindern gegenüber wesentlich anders als zu deren Geschwistern. Es gibt eine Tendenz, behinderte Kinder weniger zu akzeptieren, ihnen weniger Zuneigung zu schenken und ihnen mehr zu verbieten. Schulman, Shoemaker u. Moelis [89], die ebenso wie Donnelly von direkten Verhaltensbeobachtungen ausgingen, kamen in einer Untersuchung über verhaltensgestörte Kinder zu ähnlichen Ergebnissen. Diese Resultate weisen alle darauf hin, daß Reaktionen auf Änderungen im Verhalten des Kindes für die Erklärung einiger der in der Literatur dargestellten Diskrepanzen von Bedeutung sein können. Man sollte sich auch vergegenwärtigen, daß die meisten Eltern bis zum Zeitpunkt der Krankenhausaufnahme eine Zeit schwerster Krisen durchgemacht haben [12]; der Einfluß solcher Erfahrungen auf die von ihnen zum Ausdruck gebrachte Angst kann von beträchtlicher Bedeutung sein. Natürlich sind auch ebensogut andere Erklärungsmöglichkeiten denk-

---

2 Als Beispiel habe ich eine von Alanens vollständigen Fallstudien zufällig herausgegriffen und alles, was über die Mutter gesagt wird, notiert: „Sie verbreitet einen Hauch von Kälte um sich ... entschlossen, reserviert, dauernd in Verteidigungsbereitschaft und wachsam. Sie ist ziemlich ängstlich, aber versucht, dies zu verbergen. Ihre Haltung dem Patienten gegenüber ist übertrieben besitzergreifend. Oberflächlich gesehen scheint die eheliche Beziehung gut zu sein. Die Mutter ist der dominierende Partner, der Vater scheint abhängig von ihr zu sein, aber es ergaben sich keine ernsthaften Konflikte oder Streitigkeiten. Die Mutter mußte den Patienten immer zum Essen zwingen, ihr Verhalten bei der Kinderpflege war perfektionistisch, — während der Säuglingszeit des Patienten ging alles bis auf die Minute pünktlich vonstatten. Die Mutter befürchtete sogleich, sobald sie das Kind aus den Augen verlor, ein Unglück. Trotz ihrer besitzergreifenden Haltung läßt einiges ihrer Einstellung gegenüber dem Patienten auf eine beträchtliche Kälte schließen (1. Fall [97], S. 289—290).

bar. Vielleicht ist es von Bedeutung, daß jene Untersuchungen, in denen am ausgiebigsten auf Störungen der Eltern hingewiesen wird, an jungen schizophrenen Patienten gemacht wurden. Es ist möglich, daß der frühe Ausbruch der Psychose bei diesen Patienten durch die gestörten Familienbeziehungen direkt beschleunigt wurde und daß die Eltern von Patienten, die später, z.B. ungefähr im Alter von 30 Jahren, erkrankten, weniger Störungen erkennen lassen. In der Tat berichtete Johanson [46] über eine positive Beziehung zwischen dem Alter zur Zeit des Krankheitsausbruchs und dem Ausmaß der psychischen Störungen der Eltern. Die Art der Familienbeziehungen, wie sie von Lidz und seinen Mitarbeitern beschrieben worden sind, mögen durchaus dazu angetan sein, akute psychotische Symptome bei genetisch prädisponierten Persönlichkeiten hervorzurufen. Mednicks [61, 62] prospektive Untersuchungen in Dänemark schließen die Beobachtung von Kindern schizophrener Mütter über einen Zeitraum von ca. 20 Jahren ein und versprechen wichtige Einblicke in derartige Prozesse. Da mit den Untersuchungen jedoch erst vor kurzem begonnen wurde, sind vor Ablauf einer gewissen Zeit keine Ergebnisse zu erwarten, auch wird das Arbeitsteam in der laufenden Untersuchung außerordentlich schwierige Probleme bei der Messung der Familienbeziehungen zu lösen haben.

Es ist daher nicht möglich, den Anteil an sichtlich gestörten Personen unter den Familienangehörigen schizophrener Patienten zu ermitteln. Es können praktisch alle betroffen sein, wie Alanen und Lidz vermuten, oder auch nur ein wesentlich geringerer Anteil. Wir haben allerdings eine gewisse Vorstellung von dem Verhaltensspektrum, das in solchen Familien zu beobachten ist; im Augenblick sind Untersuchungen erforderlich, die sich speziell mit den Reaktionen der Eltern auf Persönlichkeitsveränderungen ihrer Kinder, sowie mit den Familienbeziehungen im Zusammenhang mit der sich entwickelnden Störung befassen.

Ein anderer Ansatz beim Studium von Familienbeziehungen ist die Anwendung der in der Kleingruppenforschung entwickelten Techniken: direkte Beobachtung von Familiendiskussionen, Kontrollgruppen und zuverlässige Meßmethoden [64]. In zwei wichtigen Untersuchungen von Farina [26, 27] konnten männliche schizophrene Patienten mit guter prämorbider sozialer Angepaßtheit von solchen mit schlechter unterschieden werden. Die sozial gut angepaßten waren meist verheiratet und hatten zahlreiche Freunde, während alle anderen allein lebten und charakteristischerweise nur wenige oder gar keine Freunde besaßen. Diese Unterscheidung entspricht in gewisser Weise den älteren Versuchen einer klassifikatorischen Trennung zwischen Prozeß- und reaktiver Schizophrenie. Rodnick u. Garmezy vermuteten 1957 [80], daß die Autoritätsrollen der Mütter und Väter von Patienten mit „guter" und „schlechter" sozialer Angepaßtheit vertauscht seien. Farina berichtet über ähnliche Ergebnisse bei einer Untersuchung, in der Eltern bei der Diskussion gewisser Standardfragen direkt beobachtet wurden. Die Dominanz der Mütter in den Diskussionen war am deutlichsten bei der „schlecht" angepaßten Gruppe, während die Väter in der „gut" angepaßten dominierten. Derartige Beziehungen konnten bei den Eltern einer Kontrollgruppe von Krankenhauspatienten mit Tuberkulose nicht beobachtet werden. Der Unterschied zwischen der „schlecht" angepaßten Gruppe und der Gruppe der Kontrollfamilien war allerdings statistisch nicht signifikant, und zwei spätere Untersuchungen von anderen Autoren konnten, was die elterliche Dominanz anbetraf, keinerlei Unterschiede zwischen Familien Schizophrener und Kontrollfamilien finden [18, 20].

In beiden Untersuchungen Farinas fanden sich auch ziemlich große Unterschiede im Ausmaß der elterlichen Konflikte, und zwar überwogen diese bei Eltern von Patienten mit „schlechter" prämorbider Angepaßtheit. Baxter u. Arthur [4] konnten jedoch in einer neueren Untersuchung keine solchen Unterschiede feststellen und äußerten die Vermutung, daß Farinas

Ergebnisse zum Teil durch die Bevorzugung bestimmter sozialer Klassen bei der Auswahl der Patienten zustande gekommen seien. Andere Untersuchungen legen nahe, daß der Grad der prämorbiden Angepaßtheit durch den sozialen Hintergrund des Patienten beeinflußt wird, und zwar unabhängig vom Typ und Schweregrad der schizophrenen Störung [19, 75]. Schon einige Jahre zuvor haben Kohn u. Clausen [48] darauf hingewiesen, wie wichtig es sei, den Faktor der sozialen Klasse in dieser Art von Untersuchungen zu kontrollieren.

In diesen unter kontrollierten Bedingungen durchgeführten Untersuchungen fand eine sehr starke Selektion der Familien statt. Nicht nur, daß natürlich beide Elternteile zusammenleben mußten, auch ein großer Teil der ausgewählten Familien verweigerten die Mitarbeit. In einer der Untersuchungen betrug die Rate der Verweigerer zwei Drittel [21]. Außerdem gibt es die Tendenz, kleinen Unterschieden zu viel Gewicht beizumessen. So stellt Cheek [20] z. B. fest: „Im allgemeinen unterstützen unsere Befunde die ursprüngliche Ansicht von Frieda Fromm-Reichmann, denn in unseren Interaktionsprofilen fanden sich in der Tat Anzeichen für Kälte und Verschlossenheit (der Mütter)“. Wenn überhaupt, deuten die Ergebnisse jedoch auf das Gegenteil hin — die kleinen Unterschiede, die in der Arbeit angegeben werden, sind statistisch nicht signifikant.

Die bescheidenen Ergebnisse dieser systematischen Studien sind erstaunlich, wenn man sie vergleicht mit den massiven Differenzen, die in den meisten Untersuchungen klinischen Typs gefunden werden. Auf keinen Fall widerlegen die Resultate frühere Behauptungen, und es kann darüber diskutiert werden, ob sie jene nicht sogar bis zu einem gewissen Grad unterstützen. Man kann eine ganze Anzahl von möglichen Ursachen für die unterschiedlichen Ergebnisse beider Arten von Untersuchungen nennen. Diese mögen z. B. auf eine strenge Selektion der unter kontrollierten Bedingungen untersuchten Familien zurückzuführen sein, die dadurch entstehen kann, daß weniger gestörte Familien sich möglicherweise eher bereit erklären, an derartigen Untersuchungen teilzunehmen.

Diese Art der Beobachtung des Patienten und seiner Angehörigen unter standardisierten Bedingungen ist vielversprechend und kann beträchtlich an Bedeutung gewinnen, allerdings muß die Methodik weiter entwickelt werden, um genauere Schlußfolgerungen zuzulassen.

3. Kommunikationsstile

Es besteht ein wachsendes Interesse an einem dritten Forschungsgebiet: dem Sprachverhalten von Eltern und Geschwistern schizophrener Patienten. Hinweise auf ungewöhnliches Sprachverhalten naher Verwandter haben sich bisher weitgehend auf die Veröffentlichung ausgesuchter Protokolle klinischer Interviews beschränkt. Diese unbefriedigende Situation hat sich neuerdings geändert.

In zwei Untersuchungen sind von Wynne u. Mitarb. am National Institute of Mental Health zwei Reihen von systematischen Meßmethoden entwickelt worden [90, 91, 106, 107]. Die erste befaßt sich mit verschiedenen Aspekten der Sprache des Patienten. Mit „amorpher Sprache“ wird z. B. eine verschwommene Unbestimmtheit bezeichnet, während die „fragmentierte Sprache“ gekennzeichnet ist durch Äußerungen, bei denen der Patient häufig dagegen anzukämpfen scheint, ihm sich aufdrängende Gedanken und Gefühle zu kontrollieren.

Die zweite Reihe von Meßmethoden ist für die Untersuchung aller übrigen Familienmitglieder konzipiert worden. Es wurde besonders darauf geachtet, wie jene ihre Aufmerksamkeit beim Sprechen zentrieren. Obwohl komplizierter, hat dieses Schema eine gewisse Ähnlichkeit mit jenem, das für den Patienten entwickelt wurde. Es ist unmöglich, hier eine genauere Beschreibung von der außergewöhnlichen Komplexität der Maße und den zugrundeliegenden Vorstellungen zu geben. Was mit den komplizierten Skalen geleistet wurde, ist in vieler Hinsicht bemerkenswert.

Die Äußerungen von Familienmitgliedern schizophrener und nicht schizophrener Patienten bei der Durchführung verschiedener psychologischer Tests wurde wortgetreu protokolliert [90, 91]. Die Manusskripte übergab man einem klinischen Psychologen, der zwar über die theoretischen Vorstellungen der Gruppe informiert war, jedoch lediglich das Geschlecht der einzelnen Patienten kannte und vom Vorhandensein nicht schizophrener Patienten in der Serie wußte. Diagnose und weitere Charakteristika des Patienten wurden vorher, völlig unabhängig von der Beurteilung des Sprachverhaltens der Familienmitglieder, erstellt. Der Psychologe benutzte die umfangreichen Protokolle von den Äußerungen der Angehörigen zu verschiedenen Voraussagen über den Patienten. Letztere erwiesen sich als sehr erfolgreich — so konnte z.B. in 25 von 35 Fällen die Art der Sprachstörungen des Patienten (gemessen anhand einer 4 Punkte-Skala) aus den Protokollen des Sprachverhaltens der Angehörigen erfolgreich vorausgesagt werden. In einer zweiten Untersuchung, in der Auszüge von auf Band gesprochenen Interviews mit Eltern verwendet wurden, erzielte man einen noch höheren Grad an Übereinstimmung [65]. Beavers u. Mitarb. [5] haben vor kurzem Ergebnisse einer interessanten, im Konzept ähnlichen Untersuchung veröffentlicht.

Man kann die Untersuchungen des National Institute of Mental Health bis zu einem gewissen Grad kritisieren. So ist z.B. weder klar, wieviel die Beurteiler der „Denkstörungen" über die Familien der Patienten wußten, noch wird etwas über die Zuverlässigkeit der komplexen Beurteilungen gesagt. Wenn man den Untersuchungen bislang auch nur provisorischen Charakter zusprechen kann, so wurde damit doch ein für die zukünftige Forschung auf diesem Gebiet wichtiger Ansatz gemacht, zumal die erzielten Ergebnisse mit Arbeiten übereinstimmen, bei denen orthodoxere Techniken angewendet worden sind. 1959 fand Mc.Conaghy [59] in einem Test zur Erfassung der Konzeptbildung, daß 60% der Eltern einer ausgewählten Gruppe schizophrener Patienten, gegenüber 9% in der Kontrollgruppe, pathologische Werte aufwiesen. Lidz u. Mitarb. [58] bestätigten unter Verwendung desselben Tests eine geringer ausgeprägte Tendenz. Später konnte eine andere Gruppe von Forschern anhand einer Vielzahl psychologischer Tests zeigen, daß bei der Mehrzahl der Eltern von Patienten, im Gegensatz zur Kontrollgruppe pathologische Züge in den Denkkonzepten auftraten [72]. Es gibt Hinweise dafür, daß bei einigen Kindern schizophrener Mütter schon im Alter von 13 Jahren auffällige Antworten in einem Wort-Assoziationstest sichtbar werden [62]. Eine Studie über die Eltern von fünf schizophrenen Patienten, fünf Straffälligen und fünf Studenten ist dazu angetan, vor der Komplexität dieses Forschungsgebietes zu warnen. In einem „object sorting test" ergaben sich keine unterschiedlichen Ergebnisse für die Eltern von schizophrenen Patienten und die von Straffälligen [95]. Wie im Falle der „schizophrenogenen Mutter" sind die Autoren den Nachweis schuldig, daß das untersuchte Merkmal spezifisch ist für Schizophrenie und nicht an eine Reihe anderer Zustandsbilder gekoppelt sein kann. Auf einem ganz anderen Gebiet hat Hamilton [39] die entsprechende Forderung klar zum Ausdruck gebracht: „Es ist ein offenkundiges methodisches Problem, daß trotz der wiederholten Behauptung, es gäbe einen spezifischen Persönlichkeitstypus für jede einzelne psychosomatische Störung, sich die Beschreibungen der verschiedenen Typen tatsächlich einförmig gleichen. Die Beschreibung eines bestimmten Persönlichkeitstypus ermöglicht fast niemals die direkte Zuordnung zu der entsprechenden psychosomatischen Störung. Die Empirie lehrt uns, daß die dynamischen Mechanismen immer dieselben sind und die Interaktionen von Libido, Aggression, Abhängigkeit etc. sich von einem Zustandsbild zum anderen weitgehend gleichen. Die in der Literatur beschriebenen Unterschiede in der dynamischen Struktur hängen wesentlich stärker von den unterschiedlichen Schulrichtungen oder Therapeuten ab als von den verschiedenen Störungen“ (S. 209).

Es erübrigt sich zu sagen, daß die Ergebnisse dieser Untersuchungen über Sprach- und Denkstile bei Angehörigen schizophrener Patienten sehr unterschiedlich interpretiert werden können. Die häufig vertretene Behauptung eines genetischen Zusammenhanges steht diametral im Gegensatz zu der Ansicht, daß die abnorme Sprache des Patienten auf irgendeine Weise von den Eltern erlernt worden sei.

4. Die Familie und der Verlauf der Erkrankung

Wir müssen noch zwei weitere Problemkreise diskutieren, die sich nicht direkt auf die Ätiologie der Erkrankung beziehen. Die erste betrifft mehr den Verlauf als die Ursache der Störung. Schizophrene Verläufe sind gewöhnlich durch eine Fluktuation in der Ausprägung der klinischen Symptomatik gekennzeichnet. Während einige Patienten nach ihrem ersten Schub offensichtlich nahezu frei von Symptomen bleiben, kommt es bei anderen zu häufigen Rückschlägen mit florider Symptomatik und wiederum andere weisen chronische Symptome auf, die bei aller Dauerhaftigkeit oft allerdings auch deutliche Fluktuationen in ihrem Schweregrad zeigen [12]. In Anbetracht des Wandels, der sich in der Betreuung der schizophrenen Patienten angebahnt hat, gewinnt die Frage an Bedeutung, ob das Familienmilieu einen Einfluß auf den Verlauf der Störung haben kann.

Dieses Problem ist leichter anzugehen als das der Rolle der Familie in der Ätiologie, da die Rekonstruktion der weiter zurückliegenden Vergangenheit der Familie nicht mehr notwendig ist, während das gegenwärtige Verhalten verständlicherweise an Relevanz gewinnt. Es wäre allerdings irreführend, die methodischen Schwierigkeiten zu unterschätzen. Der Unterschied zwischen den beiden Arten von Untersuchungen ist mehr gradueller als grundsätzlicher Natur. In keiner von beiden lassen sich die Familienprozesse in ein Modell pressen, in dem A geschieht, weil B geschehen ist. Die Prozesse sind wahrscheinlich wechselseitig voneinander abhängig, wobei sich die Störung des Patienten und das Verhalten der Familie gegenseitig beeinflussen, oder, um mich der gebräuchlichen Terminologie zu bedienen: „unabhängige“ und „abhängige“ Variable interagieren miteinander. Z.B. könnte eine Mutter als Reaktion auf die sich verändernde Persönlichkeit ihres Kindes zunehmend „overprotective“ werden, ohne daß dieses Verhalten ursächlich an der Störung beteiligt sein müßte. Gleichzeitig kann dieses mütterliche Verhalten, falls es zu Spannungen zwischen Mutter und Patient führt, einen echten Einfluß auf den Verlauf der Störung haben. Mit anderen Worten: in einem bestimmten Stadium mag das übertrieben fürsorgliche Verhalten lediglich eine Reaktion auf die sich entwickelnde Psychose darstellen, es kann jedoch später für einen Rückfall verantwortlich sein. Ich brauche nicht weiter auf die Schwierigkeiten einzugehen, die das Entwirren solcher Prozesse mit sich bringt, auch wenn die Familie intensiv und kontinuierlich untersucht wird. In der näheren Zukunft können wir wahrscheinlich nicht mehr leisten, als die Bedeutsamkeit bestimmter Umweltfaktoren für den Verlauf der Erkrankung plausibel hervorzuheben: ein gewisser Anfang in dieser Richtung ist von der MRC Social Psychiatry Research Unit gemacht worden.

In einer katamnestischen Untersuchung von Patienten, die nach längerem Aufenthalt in einer psychiatrischen Klinik entlassen wurden, ergaben sich Hinweise dafür, daß es für den schizophrenen Patienten nicht immer das Günstigste ist, in die engen gefühlsbetonten Bindungen, wie sie oft zu Eltern und Ehepartnern bestehen, zurückzukehren [9, 13]. In einer anderen

Studie, die speziell der Erhellung dieser Frage dienen sollte, besuchte man die Patienten und ihre Angehörigen vor der Entlassung und ein weiteres Mal unmittelbar nach der Entlassung zusammen daheim. Anhand von Beurteilungen des Verhaltens der Angehörigen während des gemeinsamen Interviews konnten diejenigen Patienten, die im darauffolgenden Jahr eine deutliche Verschlechterung ihres Zustandsbildes aufwiesen, wie auch diejenigen, die ins Krankenhaus zurückkehrten, sehr genau identifiziert werden. Patienten, die in ein sogenanntes „gefühlsgeladenes" Zuhause zurückkehrten, zeigten einen wesentlich ungünstigeren Krankheitsverlauf, auch wenn man den Schweregrad der Erkrankung zum Zeitpunkt der Entlassung berücksichtigte; damit lieferte die Untersuchung einen deutlichen Hinweis darauf, daß die häusliche Umgebung einen Einfluß auf den Verlauf einer schizophrenen Erkrankung ausüben kann [14].

Nichtsdestoweniger darf man eine direkt kausale Erklärung nur mit Vorsicht annehmen. Eine Anzahl von Alternativen ist denkbar, und weitere Untersuchungen sind notwendig. Experimentelle Untersuchungen, bei denen die Patienten dazu angehalten werden, nach ihrer Entlassung in ganz bestimmte Lebensbedingungen zurückzukehren, hätten die meiste Aussicht auf eine Lösung des Problems; die ethische und praktische Problematik eines solchen Vorgehens liegt jedoch auf der Hand. Als Alternative bietet sich die wiederholte Untersuchung einzelner Patienten über einen längeren Zeitraum an, um möglicherweise eintretende Veränderungen des Zustandsbildes in zeitlichem Zusammenhang mit Änderungen der Umweltbedingungen zu erkennen. Campbell [17] vertrat die Meinung, daß dieser Ansatz unter gewissen Umständen mindestens ebenso erfolgversprechend sei wie ein Experiment, in dem Patienten willkürlich unterschiedlichen Bedingungen ausgesetzt werden.

Es wird angenommen, daß die Störungen eines Patienten in ihrem Verlauf durch die Umgebung beeinflußt werden, und zwar sowohl Verhaltensstörungen wie z.B. Gewalttätigkeit und Zerstörungswut, als auch Symptome wie z.B. Halluzinationen. In der schon erwähnten Untersuchung wurde festgestellt, daß sich nicht nur der psychiatrische Zustand eines Patienten in sogenannten „gefühlsgeladenen Familien" häufiger verschlechterte, sondern daß auch Affektausbrüche von Seiten des Patienten in solchen Familien wesentlich häufiger vorkamen als in emotional stabileren Familien.

Die Untersuchung nimmt ferner an, daß schizophrene Patienten besonders anfällig auf zwei Arten von Umweltreizen reagieren — die einen sind mehr dauerhafter, die anderen mehr unmittelbarer Natur.

Dauerhafte Umweltfaktoren sind solche, die sich über lange Zeiträume erstrecken, wie z.B. eine schwierige eheliche Beziehung. Es wird angenommen, daß jede lang anhaltende soziale Situation, die besonders starke positive oder negative Gefühle im Patienten erzeugt, zu einer Verschlechterung seines klinischen Zustandes führen kann. In der Familiensituation sind emotionale Erfahrungen dieser Art unglücklicherweise eher negativ als positiv; die wissenschaftliche Erfassung der häuslichen Spannungen ist daher von zentraler Bedeutung. Es muß daran erinnert werden, daß die Reaktion des Patienten auf die Situation das Entscheidende ist und daß nicht jeder auf die gleiche Situation in gleicher Weise reagiert. Einige Patienten scheinen durch übertrieben fürsorgliches Verhalten ihrer Eltern nicht beeinträchtigt zu werden, während andere mit Gereiztheit und Aggression antworten.

Unmittelbar beeinflussende soziale Faktoren sind im Gegensatz dazu eindeutig zeitlich begrenzt. Sie beinhalten z.B. einen Arbeitsplatzwechsel oder die Heirat eines Kindes, die mit dem Auszug aus dem Elternhaus verbunden ist. In der Literatur herrschen beträchtliche Meinungsverschiedenheiten über den Einfluß solcher Ereignisse und darüber, ob sie in der Tat überhaupt Einfluß auf die Erkrankung ausüben (z.B. [60], S.242). Zubin u. Mitarb. [111]

stellen in ihrem Übersichtsreferat über prognostische Studien fest, daß zwar weitgehend behauptet wird, das Vorhandensein auslösender Faktoren korreliere mit einem günstigen Ausgang schizophrener Erkrankungen, daß es hierzu aber ausgesprochen wenig systematische Untersuchungen gibt. Stone u. Eldred [97] beobachteten das Auftreten von Wahnvorstellungen bei zwei von sieben Patienten, die jahrelang frei von floriden Symptomen gewesen waren, kurz nachdem sie auf eine therapeutische Intensivstation verlegt worden waren. Wing, Bennett u. Denham [105] berichten, daß sich bei 6 von 45 langfristig hospitalisierten Patienten der Zustand verschlechterte kurz nach Aufnahme in eine Rehabilitationsabteilung für Industriearbeit einige Meilen vom Krankenhaus entfernt. In einer unveröffentlichten Voruntersuchung konnten solche plötzlichen sozialen Ereignisse bei der Hälfte einer kleinen Gruppe schizophrener Patienten mit eindeutig festlegbarem Zeitpunkt des Auftretens floride Symptomatik kurz vor dem Ausbruch gefunden werden [11]. Die meisten dieser Ereignisse betrafen Bereiche des Familienlebens. Als Ereignisse wurden nur solche einbezogen, bei denen es unwahrscheinlich schien, daß sie durch die möglicherweise schon latent vorhandene Psychose verursacht worden waren. Um ein eindeutiges Beispiel anzuführen: der Verlust des Arbeitsplatzes wurde im allgemeinen nicht berücksichtigt, da dieser mit einer krankhaften Veränderung des Zustandes des Patienten, wie z.B. zunehmender Verlangsamung, zusammenhängen könnte. Andererseits wurde der Verlust des Arbeitsplatzes dann berücksichtigt, wenn die Firma wegen Bankrotts alle ihre Arbeiter entließ.

Da angenommen wird, daß jede intensive emotionale Erfahrung sich ungünstig auf einen schizophrenen Patienten auswirken kann, ist das „Streß-Konzept", das die Krankheit als Antwort auf eine bedrohliche Situation auffaßt, zu eng. Emotionale Erregung als solche ist wichtig und nicht, ob negative oder positive Gefühle beteiligt sind. Man braucht daher von dem Einfluß z.B. einer Verlobung auf die Erkrankung nicht notwendig auf irgendeine der neuen Situation inhärenten Bedrohlichkeit zu schließen, jener mag einfach mit der allgemeinen Aufregung über dieses Ereignis zusammenhängen.

Wenn der Patient empfänglich ist für das, was um ihn vorgeht, kann er dann irgendwelche vorbeugenden Maßnahmen treffen? In gewisser Weise scheint das möglich. In der schon erwähnten Untersuchung gelang es einigen Patienten, die in ein „gefühlsmäßig stark geladenes" Zuhause zurückkehrten, ihr Rückfallrisiko zu verringern, indem sie weniger Zeit mit den Angehörigen zusammen verbrachten [14].

Es erübrigt sich, nochmals auf die äußerst tentative Natur dieser Vorstellungen hinzuweisen. Wesentlich mehr Untersuchungen sind notwendig, und zwar Arbeiten, die ihre Aufmerksamkeit auch diagnostischen Fragen widmen. Wenn sich die Relevanz der dargelegten Prozesse nachweisen lassen sollte, wird sich ihr Einfluß auf bestimmte Patientengruppen mit ziemlicher Sicherheit stärker auswirken als auf andere.

5. Die Bürde der Erkrankung für die Familie

Eine letzte Fragestellung betrifft die Konsequenzen, die das Zusammenleben mit einem schizophrenen Patienten auf die Lebensweise und die Gesundheit der Familienmitglieder hat. Schizophrenie kann zu fundamentalen Veränderungen der Persönlichkeit, zu schmerzlichen sozialen Krisen und zu langanhaltenden Behinderungen führen. Um herauszufinden, wie die Familienmitglieder auf diese Veränderungen reagieren, müssen wir ihre Belastungsfähigkeit sowie die Versorgungsmöglichkeiten unserer Familienorganisation untersuchen. Einige der Merkmale der sogenannten „schizophrenogenen Mutter" werden auch bei Eltern gefunden, deren Kinder an anderen Behinderungen leiden. Untersuchungen auf diesem Gebiet werden nur dann erfolgreich sein, wenn sie als Teil einbezogen werden in großangelegte Studien darüber, wie Familienmitglieder mit Mißgeschicken fertig werden.

Allerdings zeigen sich bei schizophrenen Patienten gewisse spezifische Probleme, die ihrerseits einer Definition bedürfen. Neuerdings sind einige detaillierte, deskriptive Studien erschienen. Sampson u. Mitarb. [83, 84, 85 und 98] berichten über eine kleine Gruppe von verheirateten Frauen und Goldberg über Patienten, die hauptsächlich mit ihren Eltern zusammengelebt haben [33, 34, 35]. Eine katamnestische Untersuchung über Patienten, die im Jahre 1956 in drei englischen Krankenhäusern aufgenommen wurden, gibt eine vorläufige Vorstellung davon, mit was für Problemen die Verwandten einer großen repräsentativen Stichprobe von Patienten konfrontiert sind; nahezu alle Patienten waren innerhalb von zwei Jahren nach ihrer Aufnahme entlassen worden [12].

Es ist unmöglich, im Rahmen dieses Überblickreferats die deskriptiven Ergebnisse solcher Untersuchungen darzustellen. Es besteht gleichermaßen Anlaß zu Optimismus und Skepsis. Die Prognosen der Hälfte der erstmals aufgenommenen Patienten für die fünf Jahre nach der Erstaufnahme ist günstig, bei einer gewissen Anzahl treten erwartungsgemäß geringfügige Persönlichkeitsstörungen auf [12]. Dagegen sind ernsthafte Störungen und Behinderungen bei den übrigen schizophrenen Patienten häufig genug, um eine echte Herausforderung an unsere in Entwicklung begriffenen Gemeindedienste darzustellen; und eine ebenso große Herausforderung für diejenigen, die sich mit der Untersuchung der Effizienz solcher Dienste befassen. Ich bin skeptisch, wenn man glaubt, die Effizienz der neueren Institutionen der Gemeindefürsorge dadurch abschätzen zu können, daß man Standardfragen über Veränderungen an Verwandte richtet, besonders wenn man die Familien nur zu einem bestimmten Zeitpunkt aufsucht. Eltern, Ehemänner und Ehefrauen ertragen oft schmerzliche Erfahrungen, ohne sich viel oder überhaupt zu beklagen, und diese Art des Interviews ignoriert unvermeidlich die komplexen Prozesse der Anpassung, die über eine Reihe von Jahren stattgefunden haben mögen. Es ist möglich, daß viele, die mit behinderten Patienten zusammenleben, allmählich ihre Erwartungen verändern, so daß sie nach einer gewissen Zeit nicht mehr im Sinne ihrer früheren Erwartungen reagieren und unwillig oder auch unfähig sind, über diese zu sprechen.

Es gibt schon einige wenige erwähnenswerte Untersuchungen über andere Behinderungen. Davis [23] hat eine kleine Gruppe von Eltern über zwei Jahre untersucht, deren Kinder an Poliomyelitis erkrankt waren. Die verschiedenen Wahrnehmungsverzerrungen, die mit den ersten Krankheitszeichen und der vollen Bewußtwerdung der endgültigen Behinderung auftreten, lassen sich vergleichen mit Beobachtungen von Yarrow u. Mitarb. [109, 110] an Frauen schizophrener Patienten nach Krankenhausaufnahme der Ehemänner. Einige von Davis' Bemerkungen illustrieren die gemeinsamen methodischen Probleme. Er stellt z. B. fest, „wie wenig, trotz der offensichtlichen und manchmal abrupten, durch die Behinderung des Kindes hervorgerufenen Veränderungen im Ablauf des Familienlebens, die Familien geneigt sind zu zeigen, daß sie sich dieser Veränderungen bewußt sind und sie als solche erkennen. Bei jedem Interview wurde ein Elternteil gefragt, ob irgendjemand in der Familie dem behinderten Kind gegenüber anders empfinde oder handele, ob das Kind sich selbst gegenüber anders eingestellt sei. Nahezu immer, manchmal nach betretenem Schweigen, kam die Antwort, daß sich nichts geändert habe". Davis fährt fort: „Hätten die Eltern nicht zufällige Bemerkungen fallen lassen und unüberlegte Berichte über bestimmte Ereignisse und Situationen gegeben, hätte man nicht vermutet, daß überhaupt irgendeine wesentliche Veränderung in ihrem Leben stattgefunden hat". Es ist entscheidend, nochmals darauf hinzuweisen, daß eine Beurteilung der Veränderungen in der Familie mehr erfordert, als zu einem bestimmten Zeitpunkt eine Serie von Standardfragen zu stellen.

Seit früheren Untersuchungen in den 30er Jahren über die Anpassung von Familien an die Arbeitslosigkeit sind einige interessante Arbeiten erschienen, jedoch ist das Studium von Familienreaktionen auf Krisen oder chronische Schwierigkeiten noch nicht weit fortgeschritten (z.B. [41, 70]). Es ist nicht schwierig, in den gegenwärtigen Arbeiten Unzulänglichkeiten zu finden. Z.B. besteht die unglückliche Tendenz, sich auf offensichtlich negative Aspekte des Familienlebens zu konzentrieren. Nicht nur Sozialwissenschaftler begehen diesen Fehler. Es war ein Schriftsteller, der feststellte, daß „alle glücklichen Familien sich gleichen, eine unglückliche Familie jedoch auf ihre eigene Weise unglücklich ist"; und seit Tolstoy beschäftigt sich die westliche Literatur wesentlich mehr mit unglücklichen als mit glücklichen Ehen. Die Bereitwilligkeit von Familienmitgliedern, nahezu ohne zu klagen mit offensichtlich schwersten Belastungen fertigzuwerden, könnte vielleicht weniger überraschend sein, wenn man den positiven Aspekten der häuslichen Betreuung eines Patienten mehr Aufmerksamkeit schenken würde. Eine Untersuchung über die Reaktionen der Familienmitglieder gegenüber dem Patienten müßte idealerweise die Gesamtheit der Leistungen wie auch Belohnungen, die mit der Beziehung verbunden sind, in Betracht ziehen, insbesondere auch die starken, gefühlsmäßigen Bindungen. Es ist z.B. klar, daß unter gewissen Umständen die bloße Gegenwart einer anderen Person in höchstem Maße belohnend sein kann. Man muß nicht davon ausgehen, daß Familienangehörige viele Gespräche, Äußerungen der Zuneigung und dergleichen vom Patienten erwarten.

Aber auch damit ist nicht genüge getan. Man kann Familienbeziehungen nicht anhand einer Liste von Leistungen und Gegenleistungen verstehen. Hinzu kommen einflußreiche soziale Normen, die dazu dienen, die Kontinuität der Familie aufrecht zu erhalten und die aufgrund ihrer Selbstverständlichkeit häufig übersehen werden. Starke Gefühle der Treue und Verpflichtung können andere Überlegungen völlig verdrängen. Asch [2] hat darauf hingewiesen, daß die Sozialpsychologie das Studium von Faktoren, die es dem Menschen ermöglichen, für andere zu denken, zu sorgen und zu arbeiten, völlig vernachläßigt hat; und er glaubt weiter, daß es „notwendig ist, einen Begriff von der Fähigkeit des Menschen zu entwickeln, sich so mit den Erfordernissen einer Situation zu identifizieren, daß diese zu den eigenen Bedürfnissen werden" (S.372). Es ist außerordentlich zweifelhaft, ob das Verhalten von Verwandten behinderter schizophrener Patienten lediglich im Hinblick auf die Befriedigung egozentrischer Bedürfnisse verstanden werden kann.

Die Ehe ist ein öffentlich sanktionierter Vertrag, der nicht leichtfertig gebrochen wird; noch werden die Verpflichtungen der Eltern, für ihre Kinder zu sorgen, ohne weiteres vernachläßigt. Die verpflichtende Natur dieser Bindungen übt zweifellos den größten Einfluß auf die Anpassungsprozesse aus. Derartige Gefühle der Verpflichtung werden gewiß auch durch die Einstellungen der Psychiater bestärkt oder geschwächt. Ein Psychiater sollte die Autorität seiner Stellung nicht unterschätzen. Solange er seine Entscheidungen zum Wohl des Patienten mit Überzeugung zum Ausdruck bringt, werden die Angehörigen seine Vorschläge ohne viel Klagen befolgen. In der Psychiatrie gab es beträchtliche Meinungsverschiedenheiten darüber, ob sich die Familie für die Betreuung behinderter schizophrener Patienten eigne. Entscheidend ist, daß diesbezügliche Ansichten so weit wie möglich auf einer vollständigen und realistischen Erfassung des Zustandsbildes beruhen, wobei die möglichen Belastungen für die Gesundheit und den weiteren Lebensweg der Familienangehörigen berücksichtigt werden müssen.

An diesem Punkt stoßen wir auf eine Reihe weiterer Probleme, z. B. was für ein Anpassungsverhalten die Familienmitglieder entwickeln. Eine Frau, die nur noch wenig Aufmerksamkeit von ihrem Ehemann erhält, mag um so mehr Zuneigung bei ihren Kindern suchen. Einige Angehörige werden außerordentlich sensitiv und können z. B. aus der Entschlossenheit, mit der der Patient seine Schlafzimmertür schließt, ersehen, ob er allein gelassen werden möchte oder nicht. Wie häufig ist solch ein Verhalten und wie wirkt es sich auf die Symptomatologie aus? Ein anderes Problem ist die Frage, inwieweit die Einstellungen der Verwandten zur Störung des Patienten das Verhalten desselben beeinflussen und unter welchen Bedingungen ein Versuch gemacht werden sollte, diese Einstellungen zu ändern. Die Ansicht eines Vaters, die Arbeitslosigkeit seines Sohnes beruhe auf Trägheit, kann den Sohn dazu anspornen, nach Arbeit zu suchen, oder im Gegenteil eine gespannte häusliche Situation schaffen, in der ein Rückfall wahrscheinlicher wird [31]. Dies sind nur einige der auf der Hand liegenden Fragen: es gibt auch eine Reihe weniger zentrale Probleme, z. B. die Frage, inwieweit die auffällige Toleranz vieler Ehemänner und -frauen schizophrener Patienten eine Funktion von Auslesefaktoren ist. Neigen schizophrene Patienten dazu, einen bestimmten Persönlichkeitstyp zu heiraten?

Schlußfolgerungen

Die Diskrepanz zwischen der Komplexität der Fragen auf den genannten fünf Gebieten auf der einen und der Begrenztheit unserer gegenwärtigen technischen Möglichkeiten auf der anderen Seite ist hinreichend demonstriert worden. Die Entwicklung adäquater Meßinstrumente zur Erfassung des Familienlebens ist eine der wichtigsten gegenwärtigen Aufgaben. Intensive Forschungsarbeit mit einzelnen Familien ist notwendig. Man wird von Fragebögen teilweise abgehen und zu flexibleren und sensibleren Methoden übergehen müssen, um Material über emotionale und verhaltensmäßige Veränderungen im Familienleben zu sammeln. Es geht hier nicht darum, eine Rückkehr zum klinischen Interview zu verfechten. Vielmehr müssen Formen des Interviews entwickelt werden, die die Flexibilität des klinischen Interviews mit der Genauigkeit des Fragebogens verbinden (siehe [15, 82]). Ätiologische Theorien sind in diesem Zusammenhang größtenteils irrelevant. In einem anderen Zusammenhang sind sie allerdings von Bedeutung. Nicht zuletzt haben sie eine motivationale Funktion, indem sie die Forschung in gewisse Richtungen lenken. Viele von uns würden die Mühen der Datenerhebung nicht auf sich nehmen, ohne den Glauben, damit einen Beitrag zu einer umfassenden Theorie zu leisten. Dagegen ist nichts einzuwenden, solange noch erkannt wird, wie dürftig die Beziehung zwischen den Ergebnissen und der zugrundeliegenden Theorie sein kann und daß letztere, besonders wenn sie starr verfochten wird ohne entsprechende Vorsichtsmaßregeln zur Verzerrung der Beobachtungen beitragen kann.

Dogmatische Behauptungen auf diesem Gebiet, ob sie nun genetisch oder umweltorientiert sind, behindern den Fortschritt. Uns fehlt einfach das nötige Wissen, das allein zuverlässige Aussagen über die Ätiologie rechtfertigen würde; und wenn in derartigen Behauptungen öffentlich die Familie für die Störungen direkt verantwortlich gemacht wird, so kann damit denen, die ohnehin viel zu ertragen hatten, zusätzliches Leid zugefügt werden. Man muß die besondere Schwierigkeit, zuverlässiges Material über soziale Prozesse zu erhalten, im Auge behalten. Wie Cohen u. Nagel schreiben: „Die Naturwissenschaften können deshalb freizügiger vorgehen, weil man sich darauf verlassen kann, daß falsche Ansichten schnell durch die Eindeutigkeit der Fakten widerlegt werden. In den Sozialwissenschaften dagegen kann niemand voraussehen, welches Leid durch falsche Theorien entstehen mag, bis die Falschheit schließlich, wenn überhaupt, erkannt wird" ([22], S. 402).

Eine Schwierigkeit ist natürlich die Beziehung, in der ein Großteil der Forschung auf diesem Gebiet zu Behandlungsprogrammen steht. Der Forscher arbeitet häufig als Kliniker. Ein gewisses Maß an Dogmatismus mag bei der klinischen Arbeit nützlich sein. Ein Psychotherapeut, der nicht an die Wirksamkeit seiner bestimmten Technik glaubt, wird wahrscheinlich nicht erfolgreich sein. Die Kombination von Therapie und Forschung, gleichzeitig auf die gleiche Störung angewandt, kann aber zu Schwierigkeiten führen. Wir sind nicht der Annahme, daß eine solche Kombination gänzlich vermieden werden sollte, aber man darf nicht vergessen, daß diese beiden Tätigkeiten im Idealfall relativ gegensätzliche Einstellungen zu gleichen Phänomen erfordern.

Im Bereich der Wissenschaft spielt die Theorie eine bedeutende Rolle, und zwar bei der Zusammenfassung dessen, was bereits bekannt ist, sowie bei der Entwicklung neuer Ideen. Allzu oft werden in der Sozialpsychiatrie aus recht unzureichenden Belegen ungerechtfertigte Schlußfolgerungen gezogen und dann reihum unkritisch zitiert. Auf diese Weise vermengen sich Spekulation und Wissen. Im Vergleich zu bestimmten theoretischen Behauptungen über die Familie des schizophrenen Patienten sind die tatsächlichen Erkenntnisse gering; zieht man allerdings die hier vorhandenen beträchtlichen Schwierigkeiten in Betracht, so ist in den letzten Jahren immerhin ein gewisser Fortschritt erzielt worden. Das Forschungsniveau ist sicher gestiegen und einige Fragestellungen sind klarer geworden. Dennoch ist derartig wenig eindeutig bewiesen, daß weiterhin Raum für die unorthodoxesten Ideen bleibt, solange diese zu testbaren Hypothesen führen. Ihre Beurteilung nimmt jedoch Zeit in Anspruch und der Prozeß wird durch voreilige Ansprüche auf Wissen keineswegs beschleunigt.

Literatur

1. Alanen, Y. O.: The mothers of schizophrenic patients. Acta psychiat. neurol. scand., Suppl. 124 (1958).
2. Asch, S. E.: A perspective on social psychology. In: Koch, S. (Ed.:) Psychology: a Study of a Science, Vol. 3. New York: McGraw Hill 1959.
3. Bateson, G., Jackson, D., Haley, J., Weakland, J.: Toward a theory of schizophrenia. Behav. Sci. **I**, 251 (1956).
4. Baxter, J. C., Arthur, S. C.: Conflict in families of schizophrenics as a function of premorbid adjustment and social class. Family Process **3**, 273 (1964).
5. Beavers, W. R., Blumberg, S., Timken, K. R., Weiner, M. F.: Communication patterns in mothers of schizophrenics. Family Process **4**, 95 (1965).
6. Becker, W. C., Krug, R. S.: The parent attitude research instrument — a research review. Child Develop. **36**, 329 (1965).
7. Bower, E. M., Shellhamer, T. A., Daily, J. M.: School characteristics of male adolescents who later became schizophrenic. Amer. J. Orthopsychiat. **30**, 712 (1960).
8. Brill, N. Q., Liston, E. H.: Parental loss in adults with emotional disorders. Arch. gen. Psychiat. **14**, 307 (1966).
9. Brown, G. W.: Experiences of discharged chronic schizophrenic patients in various types of living group. Milbank Mem. Fd. Quart. **37**, 105 (1959).
10. — Length of hospital stay and schizophrenia: a review of statistical studies. Acta psychiat. neurol. scand. **35**, 414 (1960).
11. — Precipitating factors and schizophrenia — results of a pilot study. Unpublished ms. 1960.
12. — Bone, M., Dalison, B., Wing, J. K.: Schizophrenia and Social Care. Maudsley Monogr. No. 17. Oxford: Univ. Press. 1966.
13. — Carstairs, G. M., Topping, G.: Post-hospital adjustment of chronic mental patients. Lancet **1958 II**, 685.

14. — Monck, E. M., Carstairs, G. M., Wing, J. K.: Influence of family life on the course of schizophrenic illness. Brit. J. prev. soc. Med. **16**, 55 (1962).
15. — Rutter, M.: The measurement of family activities and relationships: a methodological study. Hum. Relat. **19**, 241 (1966).
16. Buss, A. H., Lang, P. J.: Psychological deficit in schizophrenia. I: Affect reinforcement and concept attainment. J. abnorm. soc. Psychol. **70**, 2 (1965).
17. Campbell, D. T.: From descriptions to experimentation: interpreting trends in quasi-experiments. In: Harris, C. W. (Ed.) Problems in Measuring Change, Madison Univ.: Wisconsin Press 1963.
18. Caputo, D.: The parents of the schizophrenic. Family Process **2**, 339 (1963).
19. Chapman, L. J., Baxter, J. C.: The process-reactive distinction and patient's subculture. J. nerv. ment. Dis. **136**, 352 (1963).
20. Cheek, F. E.: The 'schizophrenogenic mother' in word and deed. Family Process **3**, 155 (1964).
21. — The father of the schizophrenic. Arch. gen. Psychiat. **13**, 336 (1965).
22. Cohen, M. R., Nagel, E.: An Introduction to Logic and Scientific Method. London: Routledge 1949.
23. Davis, J.: Passage through crisis. Advanced Studies in Sociology. Indiana: Bobbs-Merrill Co. 1963.
24. Donnelly, E. M.: The quantitative analysis of parent behaviour toward psychotic children and their siblings. Genetic. Psychol. Monogr. **62**, 331 (1960).
25. Essen-Möller, E.: Mating and fertility patterns in families with schizophrenia. Eugenics Quart. **6**, 142 (1959).
26. Farina, A.: Patterns of role dominance and conflict in parents of schizophrenic patients J. abnorm. soc. Psychol. **61**, 31 (1960).
27. — Dunham, R. M.: Measurement of family relationships and their effects. Arch. gen. Psychiat. **9**, 64 (1963).
28. Feldman, P. E.: The personal element in psychiatric research. Amer. J. Psychiat. **113**, 52 (1956).
29. Fleck, S.: Family dynamics and the origin of schizophrenia. Psychosom. Med. **22**, 333 (1960).
30. — Lidz, T., Cornelison, A.: Comparison of the parent-child relationships of male and female schizophrenic patients. Arch. gen. Psychiat. **8**, 1 (1963).
31. Freemann, H. E., Simmons, O. G.: The Mental Patient Comes Home. New York: John Wiley and Sons, Inc. 1963.
32. Gerard, D. L., Siegal, J.: The family background of schizophrenia. Psychiat. Quart. **24**, 47 (1950).
33. Goldberg, E. M.: Parents and psychotic sons. Brit. J. psychiat. social Work **5**, 2 (1960).
34. — Hospital work and the family: a four year study of young mental hospital patients. Brit. J. Psychiat. **122**, 177 (1966).
35. — The family environment of schizophrenic patients. In: Freeman, H. L., Farndale, W. A. J. (Eds.): New Aspects of the Mental Health Services. Oxford: Pergamon Press 1967.
36. Goodman, N.: Relation between maternal age at parturition and incidence of mental disorder in the offspring. Brit. J. prev. soc. Med. **11**, 203 (1957).
37. Gregory, I.: Studies in parental deprivation in psychiatric patients. Amer. J. Psychiat. **115**, 432 (1958).
38. Haggard, E. A., Brekstad, A., Skard, A. G.: On the reliability of the anamnestic interview. J. abnorm. soc. Psychol. **61**, 311 (1960).
39. Hamilton, M.: Psychosomatics. New York: John Wiley and Sons, Inc. 1955.
40. Handel, G.: Psychological study of whole families. Psychol. Bull. **63**, 19 (1965).
41. Hansen, D. A., Hill, R.: Families under stress. In: Cristensen, H. T. (Ed.): Handbook of Marriage and the Family. Chicago: Rand McNally 1964.
42. Heston, L. L.: Psychiatric disorders in foster home reared children of schizophrenic mothers. Brit. J. Psychiat. **112** 119 (1966).
43. Hilgard, J. R., Newman, M. F. Early parental deprivation in schizophrenia and alcoholism. Amer. J. Orthopsychiat. **33**, 409 (1963).
44. — Newman, M. F.: Parental loss by death in childhood as an etiological factor among schizophrenic and alcoholic patients compared with a non-patient community sample. J. nerv. ment. Dis. **137**, 14 (1963).
45. Inkeles, A.: What is Sociology? New Jersey: Prentice-Hall, Inc. 1965.
46. Johanson, E.: A study of schizophrenia in the male. Acta. psychiat. scand., Suppl. 125 (1958).

47. Kasanin, J., Knight, E., Sage, P.: The parent-child relationship in schizophrenia. I: Over-protection—rejection. J. nerv. ment. Dis. **72**, 249 (1934).
48. Kohn, M. L., Clausen, J. A.: Parental behaviour and schizophrenia. Amer. J. Orthopsychiat. **26**, 297 (1956).
49. Kramer, M.: Some problems for international research suggested by observations on differences in first admission rates to mental hospitals of England and Wales and of the United States. Proceedings of the 3rd. Wld. Cong. Psychiat. **3**, Montreal: McGill Univ. Press 1963.
50. Lang, P. J., Buss, A. H.: Psychological deficit in schizophrenia. II: Interference and actuation. J. abnorm. soc. Psychol. **70**, 77 (1965).
51. Lidz, T.: The Family and Human Adaptation. The International Psycho-Analytical Library, No. 60. London: The Hogarth Press 1964.
52. — Cornelison, A., Fleck, S., Terry, D.: The intrafamilial environment of the schizophrenic patient. I: The father. Psychiat. **20**, 329 (1957).
53. — — — — The intrafamilial environment of the schizophrenic patient. II: Marital schism and marital skew. Amer. J. Psychiat. **114**, 241 (1957).
54. Lidz, T., Cornelison, A., Terry, D., Flecks, S.: The intrafamilial environment of the schizophrenic patient. VI: The transmission of irrationality. Arch. neurol. Psychiat. **79**, 305 (1958).
55. — Fleck, S.: Human integration and the role of the family. In: Jackson, D. D. (Ed.): The Etiology of Schizophrenia. New York: Basic Books 1960.
56. — — Alanen, Y. O., Cornelison, A.: Schizophrenic patients and their siblings. Psychiatry **26**, 1 (1963).
57. — — Cornelison, A., Terry, D.: The intrafamilial environment of the schizophrenic patient. IV: Parental personalities and family interaction. Amer. J. Orthopsychiat. **28**, 764 (1958).
58. — Wild, C., Schafer, B., Rosman, B., Flecks, S.: Thought disorders in the parents of schizophrenic patients: a study utilizing the object sorting test. Psychiat. Res. **1**, 193 (1962).
59. McConaghy, N.: The use of an object-sorting test in elucidation of the heredity factor in schizophrenia. J. Neurol. Psychiat. **22**, 243 (1959).
60. Mayer-Gross, W., Slater, E., Roth, M.: Clinical Psychiatry. London: Cassell and Co. Ltd. (2nd edition) 1960.
61. Mednick, S. A., Schulsinger, F.: A pre-schizophrenic sample. Acta psychiat. scand. Suppl. **180**, 135 (1964).
62. — — A longitudinal study of children with a high risk of schizophrenia: a preliminary report. In: Vandenberg, S. G. (Ed.): Methods and Goals in Human Behavior Genetics. New York: Academic Press 1965.
63. Mishler, E. G., Waxler, N. E.: Family interaction processes and schizophrenia: a review of current theories. Merill-Palmer Quart., **1965 II** 269.
64. — — An approach to the experimental study of family interaction and schizophrenia. Arch. gen. Psychiat. **15**, 164 (1966).
65. Morris, G. O., Wynne, L. C.: Schizophrenic offspring and parental styles of communication. Psychiatry **28**, 19 (1965).
66. Norris, V.: A statistical study of the influence of marriage in the hospital care of the mentally sick. J. ment. Sci. **102**, 467 (1956).
67. Ødegard, Ø.: Marriage and mental disease. J. ment. Sci. **92**, 35 (1946).
68. Ødegard, Ø.: New data on marriage and mental disease. J. ment. Sci. **99**, 778 (1953).
69. Oltman, J. E., Friedman, S.: Report on parental deprivation in psychiatric disorders. I: In schizophrenia. Arch. gen. Psychiat. **12**, 46 (1965).
70. Parad, H. J. (ed.): Crisis Intervention: Selected Readings. Family Service Association of America. New York: 1965.
71. Penrose, L. S.: Survey of cases of familial mental illness. Dig. Neurol. Psychiat. **13**, 644 and mimeographed ms. 1945.
72. Phillips, J. E., Jacobson, N., Turner, W. J.: Conceptual thinking in schizophrenics and their relatives. Brit. J. Psychiat. **111**, 823 (1965).
73. Phillips, L.: Case history data and prognosis in schizophrenia. J. nerv. ment. Dis. **117**, 515 (1953).
74. Prout, C. T., White, M. A.: The schizophrenic's sibling. J. nerv. ment. Dis. **123**, 162 (1956).
75. Query, J. M. N.: Pre-morbid adjustment and family structure: a comparison of selected rural and urban schizophrenic men. J. nerv. ment. Dis. **133**, 333 (1961).
76. Rabkin, L. Y.: The patient's family: research methods. Family Process **4**, 105 (1965).

77. Raines, G. N., Rohrer, J. H.: The operational matrix of psychiatric practice. I: Consistency and variability in interview impressions of different psychiatrists. Amer. J. Psychiat. **111**, 721 (1955).
78. — — The operational matrix of psychiatric practice. II: Variability in psychiatric impressions and the projection hypothesis. Amer. J. Psychiat. **117**, 133 (1960).
79. Rao, S.: Birth order and schizophrenia. J. nerv. ment. Dis. **138**, 87 (1964).
80. Rodnick, E. H., Garmezy, N.: An experimental approach to the study of motivation in schizophrenia. In: Jones, M. R. (Ed.): Symposium on Motivation, Univ. Nebraska Press 1957.
81. Rosenthal, D.: Familial concordance by sex with respect to schizophrenia. Psychol. Bull. **59**, 401 (1962).
82. Rutter, M., Brown, G. W.: The reliability and validity of measures of family relationships in families containing a psychiatric patient. Soc. Psychiat. **1** 38 (1966).
83. Sampson, H., Messinger, S. L., Towne, R. D.: The mental hospital and marital ties. Social Problems **9**, 141 (1961).
84. — — — Two types of schizophrenic crises in women. Bull. Menninger Clinic **25**, 296 (1961).
85. — — — Family processes and becoming a mental patient. Amer. J. Soc. **68**, 88 (1962).
86. Sanua, V. D.: Sociocultural factors in families of schizophrenics. Psychiatry **24**, 246 (1961).
87. Schooler, C.: Birth order in schizophrenia. Arch. gen. Psychiat. **4** 91 (1961).
88. — Birth order and hospitalization for schizophrenia. J. abnorm. soc. Psychol. **69**, 574 (1964).
89. Schulman, R. E., Schoemaker, D. J., Moelis, I.: Laboratory measurement of parental behaviour. J. consult. Psychol. **26**, 109 (1962).
90. Singer, M. T., Wynne, L. C.: Thought disorder and family relations of schizophrenics. III: Methodology using projective techniques. Arch. gen. Psychiat. **12**, 187 (1965).
91. — — Thought disorders and family relations of schizophrenics. IV: Results and implications. Arch. gen. Psychiat. **12**, 201 (1965).
92. Solomon, L. F., Nuttall, R. L.: Sibling order, pre-morbid adjustment and remission in schizophrenia. (Unpublished MS.) 1965.
93. — Zlotowski, M.: The relationship between the Elgin and Phillips measures of process-reactive schizophrenia. J. nerv. ment. Dis. **138**, 32 (1964).
94. Spiegel, J. P., Bele, N.: The family of the psychiatric patient. In: Aricti, S. (Ed.): American Handbook of Psychiatry, vol. 1. New York: Basic Books 1959.
95. Stabenau, J. R., Tupin, J., Werner, M., Pollin, W.: A comparative study of families of schizophrenics, deliquents and normals. Psychiatry **28**, 45 (1965).
96. Stoller, R. J., Geertsma, R. H.: The consistency of psychiatrists' clinical judgments. J. nerv. ment. Dis. **137**, 58 (1963).
97. Stone, A. A., Eldred, S. H.: Delusion formation during the activation of chronic schizophrenic patients. Arch. gen. Psychiat. **1**, 177 (1959).
98. Towne, R. D., Sampson, H., Messinger, S. L.: Schizophrenia and the marital family: identification crises. J. nerv. ment. Dis. **133**, 423 (1961).
99. U. S. Department of Health, Education and Welfare.: Public Health Service. Patients in Mental Institutions 1961. II: State and county mental hospitals. Washington 1963.
100. — Public Health Service. Patients in Mental Institutions 1961. III: Private mental hospitals, Washington 1964.
101. Wahl, C. W.: Some antecedent factors in the family histories of 392 schizophrenics. Amer. J. Psychiat. **110** 668 (1954).
102 Wahl, C. W.: Some antecedent factors in the family histories of 568 male schizophrenics of the U.S. Navy. Amer. J. Psychiat. **113**, 201 (1956).
103. Watslawick, P.: A review of the doublebind theory. Family Process **2**, 132 (1963).
104. Waxler, N. E., Mishler, E. G.: Scoring and reliability problems in interaction process analysis: A methodological note. Sociometry **29**, 28 (1966).
105. Wing, J. K., Bennett, D. H., Denham, J.: The industrial rehabilitation of long-stay schizophrenic patients. Med. Res. Coun. Memorandum, No. 42. London: H.M.S.O. 1964.
106. Wynne, L. C., Singer, M. T.: Thought disorder and family relations of schizophrenics I: A research strategy. Arch. gen. Psychiat. **9**, 191 (1963).
107. Wynne, L. C., Singer, M. T.: Thought disorder and family relations of schizophrenics. II: A classification of forms of thinking. Arch. gen. Psychiat. **9**, 199 (1963).

108. Yarrow, M. R., Campbell, J. D., Burton, R. V.: Reliability of maternal retrospection: A preliminary report. Family Process **3**, 207 (1964).
109. — Clausen, J. A., Robbins, P. R.: The social meaning of mental illness. J. soc. Issues. **11**, 33 (1955).
110. — Schwartz, C. G., Murphy, H. S., Deasy, L. C.: The psychological meaning of mental illness in the family. J. soc. Issues. **11**, 12 (1955).
111. Zubin, J., Sutton, S., Salzinger, K., Salzinger, S., Burdock, E. I., Peretz, D.: A biometric approach to prognosis in schizophrenia. In: Hoch, P. H., Zubin, J. (Eds.): Comparative Epidemiology of the Mental Disorders. New York: Grune and Stratton 1961.

Die Bedeutung von Krisen und Lebensveränderungen für den Ausbruch von Schizophrenie

Von George W. Brown und J. L. T. Birley[1]

Diese Arbeit berichtet über eine weitere Untersuchung innerhalb eines Projektes über die Bedeutung von Umweltfaktoren für den Verlauf schizophrener Erkrankungen. Brown (1967) und Wing (1967) haben kürzlich Übersichtsreferate zu diesem Thema veröffentlicht. Bisherige Untersuchungen legten die Vermutung nahe, daß die Art der häuslichen Beziehungen den Verlauf der Erkrankung beeinflussen kann (Brown, 1959; Brown et al., 1962). Seitdem sind genauere Meßinstrumente zur Erfassung der Familienbeziehungen entwickelt worden, die eine weitergehende Untersuchung dieser Ergebnisse ermöglichen (Brown u. Rutter, 1966; Rutter u. Brown, 1966).

Eine 1960 durchgeführte Voruntersuchung weist darauf hin, daß sowohl der erste wie auch nachfolgende akute schizophrene Schübe manchmal durch eindeutige Krisen und Lebensveränderungen, meist innerhalb von drei Wochen vor Beginn der Erkrankung ausgelöst werden (Brown, 1960). Die vorliegende Arbeit soll diesen Befund prüfen, indem die Häufigkeit solcher Ereignisse in vier dreiwöchigen Zeitabschnitten vor Ausbruch der Störung ermittelt wird.

Methode

Definition und Messung der Ereignisse

Bei Untersuchungen dieser Art besteht die Gefahr, daß die Befragten in dem Versuch, ihre Krankheit zu erklären, die mit den Ereignissen verbundene Belastung übertreiben. Sie werden, wie Bartlett (1932) es ausdrückte, nach einem Bedeutungszusammenhang („an effort after meaning") suchen.

Um dieses Risiko zu vermeiden, fragten wir die Leute nicht, wie sie auf Ereignisse reagierten oder was sie belastend oder aufregend fanden, sondern gingen einfach mit ihnen eine Liste von Ereignissen durch, die nach „gesundem Menschenverstand" bei vielen Leuten eine Störung des emotionalen Gleichgewichts hervorrufen. Harmlose Ereignisse, die möglicherweise auf einige wenige, besonders empfindliche Menschen in hohem Maße beunruhigend wirken könnten, wurden also nicht berücksichtigt. Basowitz u. Mitarb. (1955) haben ein ähnliches Verfahren zur Messung von „Streß" beschrieben. Es wurden genau datierbare Ereignisse berücksichtigt, die gewöhnlich entweder Gefahr beinhalteten — entscheidende Veränderun-

1 Die Autoren danken dem Personal der Krankenhäuser: Bethlem Royal, Bexley, Cane Hill, Maudsley, St. Francis, St. Olave und St. Thomas für die Erlaubnis, diese Arbeit durchführen zu können und für ihre großzügige Mitarbeit.

gen im Bereich der Gesundheit, des sozialen Status oder der Lebensbedingungen, sowie die Ankündigung solcher Veränderungen — oder aber die Erfüllung langgehegter Wünsche sowie Enttäuschungen. Da wir annahmen, daß zumindest für schizophrene Patienten die emotionale Spannung als solche auslösende Wirkung besitzt, haben wir Veränderungen und Krisen miteinbezogen, die bei vielen Menschen zu deutlich negativen oder positiven Gefühlen führen.

Es wurden eingeschlossen:

1. Rollenwechsel der Probanden[2] — z. B. Schulabgang, Stellenwechsel. (Bei Unverheirateten wurde nach Partnerwechsel gefragt und getrennt behandelt. Siehe die Diskussion über „Unabhängigkeit".)

2. Rollenwechsel von engen Angehörigen[3] oder Mitgliedern des Haushaltes[4] — z. B. streikbedingte Arbeitslosigkeit des Ehepartners, Heirat des Sohnes.

3. Ernsthaftere gesundheitliche Veränderungen des Probanden, einschließlich Krankenhauseinweisungen oder Ausbruch einer für ernst gehaltenen Erkrankung.

4. Ähnliche Veränderungen[5] bei engen Verwandten oder Mitgliedern des Haushaltes, einschließlich Todesfall. (Der Verlust bestimmter Haustiere wurde ebenfalls berücksichtigt.)

5. Wohnungswechsel des Probanden und jede deutliche Veränderung in der Häufigkeit des Kontaktes zu Angehörigen oder Haushaltsmitgliedern.

6. Ankündigung von Veränderungen für den Probanden — z. B. die Nachricht, daß seine Firma in eine andere Stadt zieht.

7. Erfüllung langgehegter Wünsche oder Enttäuschungen für den Probanden — z. B. Angebot einer Wohnung zu erschwinglichem Mietpreis.

8. Andere dramatische Vorfälle — „Krisen" genannt —, bei denen entweder der Proband im Zentrum der Ereignisse stand oder Mitglieder des Haushaltes oder enge Verwandte in einen ernsteren Zwischenfall verwickelt waren, oder bei denen der Proband miterlebte, wie einem entfernteren Verwandten oder einem Fremden etwas besonders Beunruhigendes zustieß, — z. B. wurden Ereignisse wie ein unerwarteter Kontakt mit der Polizei, die Nachricht von der Inhaftierung eines Bruders, die Anwesenheit bei einem schweren Verkehrsunfall usw. als Krisen klassifiziert.

Die Ereignisse betreffen demnach gewöhnlich den Probanden oder seine Angehörigen; u. U. werden jedoch auch bestimmte dramatische Vorfälle eingeschlossen, an denen nur entferntere Verwandte oder Fremde beteiligt waren, solange der Proband seinerseits anwesend war. Gelegentlich werden komplexe Ereignisse (wie z. B. das Verlassen der Schule und das Antreten der ersten Stelle) in ihre einzelnen Stadien zerlegt und jedes Stadium getrennt berücksichtigt; es kommt jedoch nicht vor, daß ein Ereignis häufiger als einmal gezählt wird, weil es mehr als nur einer der acht Kategorien zugeordnet werden kann.

---

2 Ein Proband ist eine Person, über die Informationen gesammelt wurden; ein Befragter, jeder, der in diesem Zusammenhang befragt wird.

3 Eltern, Geschwister, Kinder, Verlobte(r) des Probanden.

4 Personen, mit denen der Proband zu Hause ißt.

5 Für einige Ereignisse gelten verschiedene „Schweregrade" für Proband und Angehörige (so sind z. B. alle Klinikaufnahmen des Probanden gezählt worden, Krankenhausaufenthalte harmloser Natur von nahen Verwandten jedoch nicht). Diese Unterschiede sind klar definiert, in der vorliegenden Arbeit jedoch nicht wiedergegeben.

Unabhängigkeit der Ereignisse

Eine Hauptschwierigkeit bei dieser Art von Untersuchungen liegt darin, daß viele der als auslösend betrachteten Ereignisse durch den unbemerkten Ausbruch der Krankheit selbst hervorgerufen worden sein könnten. Die vorliegende Arbeit geht von der grundsätzlichen Annahme aus, daß bestimmte Ereignisse mit großer Wahrscheinlichkeit nicht auf diese Weise zustande gekommen sind, da sie logisch *unabhängig* von der Erkrankung sind.
Die meisten in der vorliegenden Untersuchung als unabhängig betrachteten Ereignisse (91%) wurden dem Probanden offensichtlich aufgezwungen und lagen praktisch außerhalb seiner Kontrolle, — z. B. die Nachricht von der schweren Erkrankung des Bruders oder die Entdekkung eines Diebstahls. Gelegentlich werden jedoch einige Ereignisse als unabhängig von der Erkrankung klassifiziert, obwohl sie vom Probanden selbst herbeigeführt wurden. Die meisten derartigen Ereignisse sind mindestens drei Monate vorher für einen bestimmten Tag geplant gewesen (z. B. Heirat) oder ergaben sich aus mindestens drei Monate zurückliegenden Vereinbarungen, wobei das genaue Datum nicht feststand (z. B. Krankenhausaufnahme wegen einer Routineoperation). In solchen Fällen ist es sehr unwahrscheinlich, daß das tatsächliche Datum der Ereignisse von der schon latent vorhandenen Erkrankung beeinflußt worden ist. In einigen wenigen Fällen handelte es sich um Krankenhausnotaufnahmen, z. B. die Aufnahme eines Patienten, der wegen einer Augeninfektion zu erblinden drohte. Bei nahezu jedem der zuletzt erwähnten Ereignisse wurde mehr als drei Monate vorher eine ausdrückliche Vereinbarung getroffen, und weder die Vereinbarung noch ihre Konsequenzen schienen in irgendeiner Weise ungewöhnlich oder Folge einer psychischen Störung zu sein.
Die Isolierung solcher unabhängigen Ereignisse erlaubt eine Überprüfung der Haupthypothese; da hiermit jedoch eine Reihe von möglichen anderen auslösenden Ereignissen ausgeschlossen wird, kann die Rolle solcher Faktoren nur zu einem minimalen Ausmaß abgeschätzt werden. Wir registrierten zusätzlich eine Reihe von ähnlichen Ereignissen, die möglicherweise von der Störung unabhängig sind: auf sie treffen nicht die gleichen logischen Kriterien der Unabhängigkeit zu, jedoch liegt nicht der geringste Hinweis auf eine Beziehung zum ungewöhnlichen Verhalten des Probanden vor. Sie beinhalten meist Beginn oder Ende einer Beziehung oder einen Stellenwechsel (der Verlust der Arbeitsstelle wurde unter bestimmten Umständen als unabhängig beurteilt, z. B. wenn eine ganze Firma geschlossen worden ist).

Die erfaßte Zeitspanne

Die erfaßte Zeitspanne vor Ausbruch der Erkrankung betrug 13 Wochen, die zwischen Ausbruch und Interview wurde auf ein Maximum von 9 Wochen beschränkt. Da aber alle Patienten innerhalb von 9 Wochen nach Krankheitsausbruch Aufnahme fanden (Median = 1 Woche), betrug die Gesamtperiode, auf die sich die Erinnerung bezog, gewöhnlich weniger als 4 Monate. Frühere Arbeiten legen nahe, daß Erinnerungsfehler nach 3 Monaten zunehmen.

Auswahl der Patienten und Festlegung des Krankheitsbeginns[6]

Für die Schizophreniediagnose wurden die konventionellen Kriterien von Kraepelin gewählt. Die Diagnose stützt sich im wesentlichen auf die Untersuchung des psychischen Zustandes

6 Klinische Fragen besonders in Bezug auf Ausbruch und Symptomatologie werden an anderer Stelle ausführlich diskutiert. Diese ausführlichere Analyse ändert jedoch die Schlußfolgerungen der vorliegenden Arbeit in keiner Weise.

kurz nach der Aufnahme, wobei ein standardisiertes Interview mit bekannter Reliabilität von einem der beiden Psychiater durchgeführt wurde (Wing et al., 1967). Affektverlust und bizarres Verhalten allein wurden nicht schon als Beweis für eine Schizophrenie angesehen. Es wurden 50 Fälle untersucht: bei 45 lautete die Krankenhausdiagnose „Schizophrenie", die restlichen wurden als „schizoaffektive Psychose" (4 Fälle) und „Mischpsychose mit paranoiden Ideen" (1 Fall) diagnostiziert.

Zwei Formen des Krankheitsausbruchs wurden unterschieden:

1. Der Übergang vom Zustand der „Normalität" oder von nicht-schizophrenen Symptomen zu schizophrenen Symptomen: 37 Patienten.
2. Der von leichten zu schweren schizophrenen Symptomen: 13 Patienten.

Der entscheidende Faktor für die Datierung des Ausbruchs waren plötzliche auffällige Veränderungen im Verhalten des Patienten, die von äußerlich schizophrenen Symptomen begleitet waren. Wir rechneten mit der Schwierigkeit, daß Patienten über plötzliche Schübe mit ausschließlich subjektiven Symptomen berichten würden. Dieser Fall trat jedoch gar nicht ein: die subjektiven Symptome waren immer von Verhaltensstörungen begleitet oder hatten solche zur Folge.

Die Patienten wurden aus einer größeren Untersuchung ausgewählt. Die Krankengeschichte aller Patienten, die in Krankenhäuser mit einer Versorgungspopulation von 1000000 aufgenommen worden waren, wurden kurz nach Aufnahme durchgesehen, und diejenigen mit Verdacht auf Schizophrenie persönlich untersucht. In diese Untersuchung wurden nur solche Patienten aufgenommen, deren Krankheitsausbruch zum Zeitpunkt der Aufnahme nicht mehr als 13 Wochen zurücklag und der nach Bericht des Patienten und der Beschreibung seines Verhaltens durch andere maximal innerhalb einer Woche eindeutig erkennbar war. Dieses Kriterium wurde unserer Ansicht nach von 40% aller schizophrenen Patienten erfüllt. Die ersten 50 von diesen stellen unsere Stichprobe dar.

Die Kontrollgruppe

Unsere Haupthypothese, die sich auf einen Vergleich der Zahl der Ereignisse drei Wochen vor Krankheitsausbruch mit der in den neun davorliegenden Wochen bezieht, kann mit der Patientengruppe allein überprüft werden. Es ist jedoch möglich, daß auch die Zahl der Ereignisse in diesen neun Wochen höher als zu erwarten ist; um dies zu prüfen, ist ein Vergleich mit einer Gruppe aus der allgemeinen Bevölkerung notwendig. Andere Krankenhauspatienten wurden nicht als Kontrollgruppe verwendet, da die uns interessierenden Ereignisse auch den Ausbruch anderer Erkrankungen und Krankenhausaufnahme bewirkt haben könnten.

Einer Zufallsstichprobe von Angestellten aus sechs lokalen Firmen wurde ein Standardbrief geschickt. 377 bzw. 95% der angeschriebenen Personen erschienen zu einem Interview an ihrem Arbeitsplatz. Unter ihnen waren 115 Büroangestellte, 60 Facharbeiter, 148 angelernte oder ungelernte Fabrikarbeiter und 54 Bauarbeiter. Alle wurden einzeln interviewt. Man teilte ihnen mit, daß das Interview Teil eines medizinischen Forschungsprojektes sei und versicherte ihnen, daß alle Äußerungen vertraulich behandelt würden.

Das Interview

Beiden Gruppen wurde das gleiche, auf bestimmte Ereignisse ausgerichtete Interview gegeben, und die Unabhängigkeit dieser Ereignisse wurde nach den gleichen Kriterien beurteilt.

Für die Kontrollgruppe bezog sich die Befragung auf die drei vor dem Datum des Interviews liegenden Monate. Wir erklärten, daß wir daran interessiert seien zu erfahren, was sich für den Befragten und seine Familie in den vergangenen drei Monaten ereignet habe, erkundigten uns dann nach seinen allgemeinen Lebensumständen und erstellten eine Liste der Angehörigen, an denen wir besonders interessiert waren. Beim Durchgehen durch die Liste der Ereignisse erinnerten wir die Befragten von Zeit zu Zeit an diese Verwandten. Häufig berichtete man über Vorfälle von entfernteren Angehörigen oder Freunden, die nur dann berücksichtigt wurden, wenn sie die oben angeführten Kriterien erfüllten. Es wurde versucht, den Zeitpunkt der Ereignisse innerhalb einer der 13 Wochen zu lokalisieren. Ein Ereignis, das in Abwesenheit des Probanden stattgefunden hatte, wurde auf den Tag datiert, an dem er davon erfuhr. Die Probanden wurden gebeten, in Zweifelsfällen das genaue Datum des Ereignisses zu überprüfen und uns schriftlich mitzuteilen, was auch ausgezeichnet befolgt wurde. Wir prüften Zweifelsfälle auch durch Erkundigungen bei anderen Stellen, z.B. Krankenhäusern oder der Polizei.

Das Interview beinhaltete mehr als lediglich ein Abfragen der Liste möglicher Ereignisse. Wenn die Beantwortung einer der Standardfragen in irgendeiner Form darauf hinwies, daß etwas geschehen sein könnte, fuhr der Interviewer fort zu fragen, bis er das Datum des Ereignisses so genau wie möglich ermittelt hatte und genügende Informationen besaß, um die Unabhängigkeit zu beurteilen. Wenn der Befragte nicht mit Gewißheit ein genaues Datum angeben konnte, wurde versucht, die Ereignisse auf „Ankerdaten" zu beziehen, z.B. Feiertage, den Geburtstag oder einen Betriebsausflug. Wenn dies nichts nützte, wurden schon datierte Ereignisse zur Überprüfung der anderen Daten benützt.

Tabelle 16. Charakteristika der Kontrollgruppe und der Patientengruppe

Merkmal	Kontrollgruppe ($N = 325$)	Patientengruppe ($N = 50$)	P
Geschlecht: weiblich	60%	52%	*ns*[a]
Alter: Mittelwert	32,72	33,80	*ns*
Standardabweichung	13,67	13,02	
Nationalität: Irisch	12,6%	10%	*ns*
Alter d. Schulentlassung: 16 Jahre und darüber	25%	38%	*ns*
Ehelicher Status: verheiratet	54%	38%	$p < 0{,}01$ (df 1)
gegenwärtiger Haushalt: Ehegatte	54%	30%	
Eltern	30%	44%	
Geschwister 7% lebt allein 8%	16%	12% 14% 26%	$p < 0{,}01$ (df 2)
Haushaltsgröße: Mittelwert	2,40	2,24	*ns*
Lebende nahe Verwandte:			
insgesamt –Mittelwert	6,05	5,48	*ns*
Kinder –Mittelwert	0,99	0,68	*ns*
Geschwister–Mittelwert	3,15	3,20	*ns*
Gatte (in) –Mittelwert	0,55	0,32	$p < 0{,}01$ (df 1)
Eltern –Mittelwert	1,37	1,28	*ns*
Gesamtzahl der Verwandten, die außerhalb des Haushaltes leben und im vergangenen Jahr gesehen wurden	4,86	3,30	$p < 0{,}01$ (df 2)

[a] $ns = p < 0{,}05$. Es wurden zweiseitig χ^2-Tests angewendet mit Korrektion

[b] Eltern zählten getrennt

Die Interviews mit der Patientengruppe waren Teil einer längeren Untersuchungsserie, in der der Patient und ein ihm besonders nahestehender Angehöriger einzeln untersucht wurden. Da wir erwarteten, daß die Patienten zeitweilig zu gestört seien, um klare Auskunft zu geben, hielten wir es für nötig, auch noch einen Angehörigen zu interviewen. Beide wurden einzeln von einem der beiden Psychiater gesehen und die Interviews unabhängig voneinander beurteilt. Bei den verschiedenen Einstufungen (z. B. der Unabhängigkeit) herrschte meistens Übereinstimmung[7], und auch die Berichte der Patienten und Verwandten entsprachen sich weitgehend. Die Ergebnisse ändern sich nicht wesentlich, wenn nur ein Bericht ausgewertet wird[8]. Eine Reihe von Ergebnissen weist darauf hin, daß unser Vorgehen Vertrauen verdient[9].

Ergebnisse

Charakteristika der beiden Gruppen

Die Selektion der Gruppe aus der allgemeinen Bevölkerung geschah lediglich im Hinblick auf ein ungefähr vergleichbares Alter (in einer Firma wurden nur Personen unter 30 Jahren ausgewählt)[10].

Tab. 16 zeigt, daß die Gruppen tatsächlich in bezug auf Alter und Nationalität vergleichbar sind: die Patientengruppe enthielt etwas weniger Frauen und etwas mehr Personen, die über das 16. Lebensjahr hinaus eine Ausbildung erhalten hatten.

Wie wir aufgrund unserer Kenntnis schizophrener Patienten erwartet haben, waren die Personen der Patientengruppe seltener verheiratet, und ein größerer Prozentsatz von ihnen lebte noch bei den Eltern (Brown, 1967). Die durchschnittliche Zahl der Haushaltsmitglieder war ungefähr gleich, da jedoch weniger Patienten verheiratet waren, hatten sie etwas weniger nahe Angehörige. Darüber hinaus hatten sie im vergangenen Jahr um ein Drittel weniger Kontakt zu Verwandten, die außerhalb des Haushaltes lebten (basierend auf Haushaltseinheiten — siehe Anmerkung zu Tab. 16).

Die meisten dieser Unterschiede sind geringfügig, sie müssen allerdings im Auge behalten werden.

Wichtigste Ergebnisse

Die Zahl der Ereignisse in der Patientengruppe pro Person ist ungefähr doppelt so hoch wie die in der Kontrollgruppe — durchschnittlich 1,74 bzw. 0,96 pro Person in 13 Wochen

---

7 Instruktionen und Beispiele für die Einstufungen waren vorhanden und können auf Anfrage zugeschickt werden.

8 In den Fällen, in denen auch ein Verwandter befragt worden ist, bestand in 15 von 21 Fällen vollständige Übereinstimmung über das Vorkommen eines unabhängigen Ereignisses während der dreiwöchigen Periode vor Ausbruch der Erkrankung. In drei Fällen konnte das Ereignis, über das der Patient berichtete, vom Interviewer nicht zuverlässig datiert werden. Die hohe Übereinstimmung wurde erzielt, obwohl der Zustand einiger Patienten außerordentlich gestört und ihr Gedächtnis in einigen Fällen durch die Behandlung beeinträchtigt war (Heilkrampfbehandlung).

9 Zum Beispiel a) Die beiden Interviewer erhielten in der Kontrollgruppe sehr ähnliche Zahlenangaben über stattgefundene Ereignisse (0,92 und 0,85 für die drei Wochen). b) Die Anzahl der Ereignisse bleibt in der Kontrollgruppe die gleiche, auch wenn man sich vom Datum des Interviews weiter entfernt (siehe Tab. 2), ein Hinweis darauf, daß die Gefahr, für die vom Datum des Interviews weiter entfernten Wochen weniger Ereignisse zu erfassen, vermieden worden ist.

10 52 Personen der Kontrollgruppe waren Ausländer oder stammten von den Westindischen Inseln, sie wurden, wie auch entsprechende Fälle der Patientengruppe, ausgeschlossen. Die Ergebnisse für sie gleichen denen der übrigen 325, ihr Ausscheiden hat die Ergebnisse also nicht beeinflußt.

($p<0{,}001$,2 Freiheitsgrade). Der größte Unterschied betrifft die „möglicherweise unabhängigen“ Ereignisse (0,72 bzw. 0,25); der Unterschied für die „unabhängigen“ Ereignisse erreicht nicht ganz statistische Signifikanz (1,02 bzw. 0,71).

Die Haupthypothese konnte bestätigt werden (Tab. 17): bei 46% der Patienten fand sich mindestens ein „unabhängiges“ Ereignis innerhalb der dem Krankheitsausbruch vorausgehenden drei Wochen, während durchschnittlich bei nur 12% ein Ereignis in den davorliegenden Wochen nachgewiesen werden konnte ($p<0{,}001$). Diese Ergebnisse entsprechen ungefähr denen der Voruntersuchung von 1960.

In der Kontrollgruppe bleibt der Prozentsatz an „unabhängigen“ Ereignissen in jeder der vier dreiwöchigen Perioden vor dem Interview der gleiche: durchschnittlich 14,2%. Diese Rate entspricht ungefähr der der Patientengruppe mit Ausnahme der dem Krankheitsausbruch vorausgehenden drei Wochen.

Betrachtet man alle Ereignisse zusammen, kommt man zu ähnlichen Ergebnissen. 60% der Patienten wiesen mindestens ein „unabhängiges“ oder „möglicherweise unabhängiges“ Ereignis in den drei Wochen vor Krankheitsausbruch auf, verglichen mit durchschnittlich 22,7%, die in jeder der vier dreiwöchigen Zeitperioden Ereignisse erlebten ($p<0{,}001$). In der Patientengruppe kamen in den drei Wochen vor Krankheitsausbruch sogar mehr Ereignisse vor (44) als in den restlichen neun Wochen zusammen (37). Der Prozentsatz an Ereignissen in der Kontrollgruppe blieb in allen vier Zeitperioden ungefähr gleich, durchschnittlich 19,5%. Für verschiedene Formen des Krankheitsausbruchs wurden keine Unterschiede festgestellt. Ereignisse in den drei Wochen vor Krankheitsausbruch trafen mit gleicher Häufigkeit auf alle Arten des Ausbruchs zu; dasselbe gilt auch für Ersterkrankungen (19) sowie für Wiederaufnahmen (31).

Eine von den Autoren durchgeführte allgemeine Schätzung der Erwartung unabhängiger Krisen und Lebensveränderungen zeigte, daß beide Gruppen einen ziemlich ähnlichen Prozentsatz an „unerwarteten“ Ereignissen aufwiesen, 45% die Patienten- und 53% die Kontrollgruppe. In der Patientengruppe war jedoch ein wesentlich höherer Prozentsatz an Ereignissen, die unmittelbar vor Krankheitsausbruch stattfanden, „unerwartet“ (59%) als von den weiter zurückliegenden (27%) ($p<0{,}05$, 1 Freiheitsgrad). Da in der Kontrollgruppe ein solcher Unterschied nicht bestand, darf man vielleicht annehmen, daß Patienten auf unerwartete Ereignisse empfindlicher reagieren. Im Anhang [11] wird eine kurze Beschreibung aller Ereignisse, die in der Patientengruppe auftraten gegeben.

Unterschiede zwischen den Gruppen

In der Kontrollgruppe zeigten Haushaltsgröße und Alter die engste Beziehung zu den „unabhängigen“ Ereignissen: die Zahl der Ereignisse nahm mit der Größe der Haushalte zu ($r=0{,}22$, $p<0{,}05$) und mit dem Alter ab ($r=-0{,}19$, $p<0{,}05$). Die Rate der „unabhängigen“ Ereignisse war für Männer etwas niedriger als für Frauen (der Unterschied ist signifikant). Ehelicher Status, Ausbildung, Anzahl der Verwandten, die außerhalb des Haushaltes leben und während des vergangenen Jahres gesehen wurden, sowie Nationalität wiesen jedoch nur eine geringe bzw. gar keine Beziehung zu der Zahl der „unabhängigen“ Ereignisse auf[12]. In

11 Der Anhang konnte aus Raumgründen nicht wiedergegeben werden (Anm. d. Übers.).

12 Frauen haben in 13 Wochen durchschnittlich 0,66, Männer 0,53 „unabhängige“ Ereignisse aufzuweisen. Die Raten für bestimmte Altersgruppen sind: 0,88 (15—24 J.), 0,74 (25—34 J.), 0,62 (35—44 J.), 0,47 (45—65 J.). Raten für Haushaltsgröße: 0,50 (0—1 Person), 0,68 (2 Personen), 0,78 (3 Personen) und 1,03 (4 Personen und mehr).

Tabelle 17. Prozentsatz der Personen, die mindestens ein Ereignis in den vier dreiwöchigen Perioden vor Ausbruch der Erkrankung (Patienten, $N = 50$) und Interview (Kontrollgruppe, $N = 325$) aufwiesen.

	Dreiwöchige Perioden vor Krankheitsausbruch bzw. Interview (entfernteste) vierte Periode[b] (in %)	dritte[b] (in %)	zweite[b] (in %)	(nächste) erste[a] (in %)
1. Unabhängige Ereignisse				
Patienten	14	8	14	46
Kontrollgruppe	15	15	14	14
2. Möglicherweise unabhängige Ereignisse				
Patienten	16	10	6	22
Kontrollgruppe	6	5	5	5
3. Alle Ereignisse				
Patienten	30	18	20	60
Kontrollgruppe	21	20	18	19

[a] Für die erste dreiwöchige Periode in allen drei Gruppen $p < 0{,}001$ (1 Freiheitsgrad) (zweiseitiger χ^2-Test).
[b] Alle neun Vergleiche sind nicht signifikant ($p < 0{,}05$).

der Patientengruppe bestand keine signifikante Beziehung zwischen diesen Variablen und der Anzahl der Ereignisse; Alter und Haushaltsgröße zeigten allerdings einen leichten Trend in die gleiche Richtung wie in der Kontrollgruppe.

Wenn man die Patientengruppe in bezug auf Alter und Haushaltsgröße an der größeren Kontrollgruppe standardisiert, reduziert sich die Gesamtrate an „unabhängigen" Ereignissen um lediglich 9%. Eine ähnliche Kontrolle für das Geschlecht bringt keine Unterschiede. Die Ergebnisse für „möglicherweise unabhängige" Ereignisse weichen etwas davon ab: es zeigte sich keine Beziehung zwischen der Haushaltsgröße und der Häufigkeit dieser Ereignisse, während Alter, Geschlecht und ehelicher Status signifikant mit der Ereignisrate korrelierten. „Möglicherweise unabhängige" Ereignisse traten bei jungen, unverheirateten männlichen Personen häufiger auf. Die Rate für ledige Männer betrug in den 13 Wochen 0,65, für ledige Frauen 0,30, für verheiratete Männer 0,15 und für verheiratete Frauen 0,10, wobei die Ereignisse zum größten Teil Stellenwechsel (22%) und Wechsel des Partners (49%) betrafen. In der Patientengruppe war der gleiche Trend zu beobachten, sie enthielt jedoch proportional mehr unverheiratete Männer als die Kontrollgruppe. Wenn die Patientengruppe in bezug auf ehelichen Status und Geschlecht an der größeren Gruppe standardisiert wird, reduziert sich die Gesamtrate an „möglicherweise unabhängigen" Ereignissen auf 13%. Dies reicht nicht aus, um die höhere Rate an „möglicherweise unabhängigen" Ereignissen in der Patientengruppe in den drei Wochen vor Krankheitsausbruch zu erklären.

Es bestehen daher keine Anhaltspunkte dafür, daß die Hauptergebnisse durch Unterschiede innerhalb der beiden Gruppen signifikant beeinflußt worden sind.

Die Interpretation der Ergebnisse bezüglich Alter und Haushaltsgröße ist ziemlich eindeutig. Nur solche Ereignisse, in deren Zentrum die Probanden standen, nahmen mit dem Alter ab (einschließlich der, an denen sie wesentlich beteiligt waren). Ein Proband stand nur dann im Zentrum eines Unfalls, wenn dieser ihm selbst zustieß. Knapp die Hälfte der Ereignisse fällt in

Tabelle 18. Durchschnittliche Anzahl unabhängiger Ereignisse pro Person und 13 Wochen in der Kontrollgruppe bezogen auf Alter und Haushaltsgröße

Alter	Haushaltsgröße									
	0 bis 1		2		3		4+		Total	
	Mittelw.	(*N*)	Mittelw.	(*N*)	Mittelw.	(*N*)	Mittelw.	(*N*)	Mittelw.	(*N*)
15–34	0,62	58	0,85	46	0,87	54	1,00	43	0,83	201
35–65	0,37	52	0,36	25	0,59	27	1,10	20	0,53	124
Total	0,50	110	0,68	71	0,78	81	1,03	63	0,71	325

Zwei-Weg Varianzanalyse (unter Verwendung einer Quadratwurzel-Transformation wegen der Heterogenität der Varianz).
Alter ($df = 1{,}317$) $F = 8{,}91$, $p < 0{,}01$
Haushaltsgröße ($df = 3{,}317$) $F = 4{,}29$, $p < 0{,}01$
Alter × Größe, *ns*.

diese Kategorie. Die Abnahme der Ereignisse mit zunehmendem Alter ist am deutlichsten für Partnerwechsel, gilt jedoch für alle Arten von Ereignissen, an denen der Proband zentral beteiligt war: die Durchschnittswerte für die 13 Wochen betrugen: 0,54 (15—24 J.), 0,49 (25—34 J.), 0,21 (35—44 J.) und 0,12 (45—65 J.). Es bestand jedoch keine Beziehung zwischen diesen Variablen und Ereignissen, an denen die Probanden nicht zentral beteiligt waren. Die Gründe für diese Ergebnisse sind zweifellos komplex und könnten zum Teil in der Tatsache liegen, daß junge Leute Abwechslung suchen, sich in Situationen bringen, in denen sich mehr ereignen kann, und daß ihnen aufgrund ihrer besonderen sozialen Rollen, eben auch mehr zustößt. Es ist unwahrscheinlich, daß systematische Fehler zu diesem Unterschied geführt haben, da die Anzahl der Ereignisse, in denen die Probanden nicht im Zentrum standen, ähnlich hoch ist.

Der Grund für die Zunahme „unabhängiger" Ereignisse mit der Größe des Haushaltes liegt in der größeren Anzahl von Personen, denen etwas zustoßen kann. Wie zu erwarten, nahm die Zahl der Ereignisse, in denen der Proband Mittelpunkt ist, nicht mit der Haushaltsgröße zu. „Möglicherweise unabhängige" Ereignisse, in deren Mittelpunkt nahezu immer der Proband stand, zeigten ebenfalls keine Beziehung zur Haushaltsgröße.

Alter und Haushaltsgröße beziehen sich daher unabhängig voneinander auf die Anzahl „unabhängiger" Ereignisse; Ereignisse, in denen der Proband im Mittelpunkt steht, nehmen mit dem Alter ab und Ereignisse, in denen andere Mittelpunkt sind, nehmen mit der Haushaltsgröße zu. In Tab. 18 wird dies demonstriert. Alter und Haushaltsgröße zeigen auch dann weiterhin eine Beziehung zu „unabhängigen" Ereignissen, wenn beide Variablen kontrolliert werden.

Additive Effekte

Patienten, die in den letzten drei Wochen ein Ereignis durchlebt hatten, berichteten auch häufiger über weiter zurückliegende Ereignisse, 70% gegenüber 35% ($p < 0{,}02$, 1 Freiheitsgrad). Dieser Unterschied wurde in der Kontrollgruppe nicht gefunden und weist daher darauf hin, daß Ereignisse additiv wirken können. Dies kann allerdings ein Artefakt sein. Bei einem Drittel der Personen, die mehrere Ereignisse erlebt hatten, stand das letzte direkt mit einem der früheren in Beziehung (z. B. Bestehen des Staatsexamens und Beginn der Arbeit), und der Unterschied ist statistisch nicht mehr signifikant, wenn die Fälle von zusammenhän-

Tabelle 19. Grad an chronischer Spannung im häuslichen Milieu 13 Wochen vor Krankenhausaufnahme sowie Ereignisrate in der dreiwöchigen Periode unmittelbar vor Krankheitsausbruch (Patientengruppe allein)

Spannung[a]	Ereignis drei Wochen vor Krankheitsausbruch Ja: unabhängiges Ereignis	Ja: nur möglicherweise unabhängige Ereignisse	Kein Ereignis	Total
Ja	17	5	7	29
Nein	2	1	12	15
Total	19	6	19	44[b]

$p < 0{,}01$, $df = 2$, χ^2-Test (zweiseitig).
[a] Die Ergebnisse für die verschiedenen Spannungsgrade sind ähnlich.
[b] 6 Patienten, die allein lebten, wurden ausgeschlossen.

genden Ereignissen ausgeschlossen werden. Besagtes Ergebnis findet also dann seine Erklärung, wenn aus irgendeinem Grund die Wahrscheinlichkeit, derart zusammenhängende Ereignisse zu erleben, für Patienten größer ist. Das könnte vielleicht dadurch zustande kommen, daß diese häufiger „ernstere" Ereignisse erleben und daß die Ernsthaftigkeit eines Ereignisses das Auftreten nachfolgender, damit zusammenhängender Ereignisse begünstigt. Dies ist zwar nicht sehr wahrscheinlich, größere Stichproben wären jedoch notwendig, diese Frage zu überprüfen.

Es bestehen allerdings eindeutigere Hinweise auf die additive Wirkung eines anderen Faktors. Auf der Grundlage eines ca. vierstündigen Interviews[13] mit den Angehörigen wurde der durchschnittliche Grad an „allgemeiner Spannung" in der häuslichen Situation während der letzten drei Monate vor Aufnahme in das Krankenhaus beurteilt. Patienten, die in den drei Wochen vor Krankheitsausbruch ein Ereignis durchlebt hatten, kamen eher aus einem häuslichen Milieu mit gespannten intrafamiliären Beziehungen: 76% der positiven Fälle verglichen mit nur 20% der negativen Fälle kamen aus einem solchen häuslichen Milieu (Tab. 19). In den meisten Fällen war die Spannung geringfügig. Sie wurde zeitweilig durch die Erkrankung des Patienten beeinflußt, und es besteht eine gewisse Gefahr, daß diese beiden Faktoren miteinander kontaminieren. Die Ergebnisse bleiben jedoch die gleichen, wenn lediglich die Patienten betrachtet werden, die innerhalb einer Woche nach Krankheitsausbruch aufgenommen wurden und bei denen es sehr unwahrscheinlich ist, daß die Beurteilung des Spannungsgrades in den vorausgegangenen drei Monaten vom Verhalten des Patienten nach seiner Erkrankung beeinflußt wurde ($p < 0{,}01$, $N = 22$). Es bleibt die Möglichkeit, daß häusliche Spannungen auf irgendeine Weise mehr „unabhängige" Ereignisse herbeiführen. Von der Qualität der „unabhängigen" Ereignisse her scheint dies nicht besonders wahrscheinlich; im übrigen ist damit nicht notwendig die Existenz eines weiteren additiven Effektes ausgeschlossen.

Diskussion

Methodische Unzulänglichkeiten beeinträchtigen die Erforschung des Zusammenhanges zwischen Belastung und Krankheit. Besonders interessant ist die Untersuchung von Stott (1958), die auf die Bedeutung psychosomatischer Faktoren bei der Entstehung des Mongolismus hinweist, während spätere Befunde über chromosomale Anomalien (Polani et al., 1960) nach-

13 In früheren Arbeiten wurde eine Inter-Rater-Reliabilität von 0,86 für diese 4 Punkte-Skala erreicht (Brown u. Rutter, 1966).

weisen, daß diese Ergebnisse nahezu mit Sicherheit falsch sind. Die Mütter mongoloider Kinder berichteten nicht nur über häufige „Schocks" während der Schwangerschaft, sondern behaupteten auch, daß sie mehr „Schocks" in den frühen Schwangerschaftsmonaten erlebt hatten. Die wahrscheinlichste Erklärung hierfür scheint die, daß die Mütter nach einem Grund für die Geburt ihres behinderten Kindes suchten und sich daher beim Interview an mehr „Schocks" erinnerten; die Häufung der Ereignisse in den ersten Schwangerschaftsmonaten ist entweder zufällig oder die Interviewer gaben ihre Erwartungen in bezug auf den Zeitpunkt des Auftritts beim Befragen der Mütter irgendwie zu erkennen. Wir wissen inzwischen mehr darüber, wie bei psychologischen Experimenten den Versuchspersonen Erwartungen vermittelt werden können. Derselbe Vorgang findet mit Sicherheit auch in der Interview-Situation statt (Orne, 1962; Rosenthal, 1963; Friedman, 1967).

In der vorliegenden Arbeit wurde versucht, einige dieser methodischen Fallen zu vermeiden. Wir haben uns bemüht, die Suche des Befragten nach Zusammenhängen zu unterwandern, indem wir lediglich Standardfragen über vorher genau definierte Ereignisse und Personen fragten und jede Diskussion über das vermieden, was als besonders belastend oder aufregend empfunden worden ist. Die Ergebnisse bestärken uns. Die Ereignisse waren im großen und ganzen ziemlich schwerwiegend und konnten gewöhnlich leicht und sicher datiert werden. Weiterhin entspricht die Anzahl dieser Ereignisse außer in den letzten drei Wochen vor Krankheitsausbruch der der Kontrollgruppe, und es gibt keinen Grund dafür, warum mögliche Verzerrungen nur auf diese drei Wochen beschränkt sein sollten.

Eine mögliche Unzulänglichkeit bleibt bestehen: da wir eine Zunahme der Ereignisse in den drei Wochen vor Krankheitsausbruch vorhergesagt hatten, könnten wir die Antwort der Befragten unbeabsichtigt beeinflußt und die zeitliche Einordnung der Ereignisse und des Krankheitsausbruchs im Sinne unserer Erwartungen unwissentlich modifiziert haben. Wir waren uns dieser Gefahr bewußt und haben Kontrollen in unseren Untersuchungsplan eingebaut, um derartige Verzerrungen soweit es geht zu vermeiden. Die Mehrzahl der Ereignisse und Krankheitsausbrüche war schwerwiegend und konnte leicht datiert werden; wo Zweifel bestanden, wurde das Datum mit Hilfe anderer Informationen, z. B. von seiten des Krankenhauses, kontrolliert. Außerdem stimmten die getrennten Berichte der Patienten und Verwandten sehr gut überein. Die Ergebnisse blieben die gleichen, wenn wir nur die Berichte der Patienten oder nur die der Verwandten verwendet hätten.

Eine andere Möglichkeit ist die, daß die Ereignisse eher die Krankenhausaufnahme als den Krankheitsausbruch beeinflußt haben. Der Versuchsplan war jedoch darauf angelegt, gerade solch eine Verwechslung zu vermeiden. Außerdem fanden wir, daß Ereignisse in den drei Wochen vor Krankheitsausbruch ebenso häufig den Patienten zustießen, deren Aufnahme sich aus irgendeinem Grunde um einige Wochen verzögerte, wie denen, die innerhalb einer Woche nach Ausbruch ins Krankenhaus kamen.

Alles in allem bestehen unserer Ansicht nach genügend ernst zu nehmende Hinweise dafür, daß Umweltfaktoren eine schizophrene Episode auslösen können, und daß in Frage kommende Ereignisse die Tendenz aufweisen, in den drei Wochen vor Krankheitsausbruch gehäuft vorzukommen. Wir betrachten diese Ergebnisse nicht als hinreichende Ursache. Wir glauben, daß eine Anzahl Faktoren beteiligt ist und vielleicht zusammentreffen muß, um die Bedingungen für den Ausbruch einer akuten schizophrenen Erkrankung zu schaffen, und wir glauben, einen dieser Faktoren, nämlich Krisen und Änderungen der Lebensumstände, aufgezeigt zu haben. Da bestimmte möglicherweise bedeutsame Ereignisse nicht berücksichtigt wurden, stellen unsere Hauptergebnisse eine Minimalschätzung der Bedeutung von Umweltfaktoren dar. Auf dieser Basis werden auch die weniger eindeutigen Hinweise in Gestalt der „möglicherweise unabhängigen" Ereignisse glaubhafter.

Wir haben wenig Hinweise auf die Bedeutung anderer Vorkommnisse gefunden; zwei an sich relativ triviale Ereignisse innerhalb der drei Wochen vor Krankheitsausbruch schienen eine bestimmte symbolische Bedeutung für den jeweiligen Patienten gehabt zu haben. Eine Patientin erlitt z.B. einen Rückfall, zwei Wochen nachdem sie von dem erfolgreichen Schulexamen ihrer Tochter erfahren hatte. Diese aus der Mittelklasse stammende Patientin hatte selbst außergewöhnliche Schulschwierigkeiten gehabt und ihre beiden Töchter auf eine Privatschule geschickt, obwohl ihr Ehemann Arbeiter war. Unsere Interviews wurden natürlich nicht für die Aufdeckung solcher Zusammenhänge entworfen; da jedoch die Interviews mit Patienten und Verwandten insgesamt durchschnittlich 8—10 Std. dauerten, ist es immerhin bemerkenswert, wie wenig derartige Vorkommnisse erwähnt wurden.

Die meisten Untersuchungen zur Frage „Umweltfaktoren und psychische Erkrankung" basieren auf einer kleinen Zahl ausgewählter Fälle; wir konnten lediglich zwei systematische Untersuchungen über auslösende Faktoren und psychische Erkrankung ausfindig machen (Adamson u. Schmale, 1965; Hudgens et al., 1967). Die erste Untersuchung, in der die Patienten in bezug auf die Diagnose nicht selegiert waren, erbrachte positive Hinweise auf die Rolle von auslösenden Faktoren. Es handelte sich häufig um Ereignisse, „die für sich genommen im Augenblick wenig Bedeutung besaßen, jedoch wirkliche oder eingebildete vergangene Enttäuschungen in Erinnerung riefen". Die Ergebnisse der zweiten Untersuchung bestätigten die Annahme von Auslösesituationen bei affektiven Störungen nicht, weder für den Zeitraum seit dem 15. Lebensjahr noch für die 12 Monate vor Krankenhausaufnahme. Die methodischen Ansätze der beiden Untersuchungen waren völlig verschieden von denen der vorliegenden Studie und werden in einer Arbeit behandelt, die sich mit den psychiatrischen Aspekten derartiger Untersuchungen beschäftigt (Birley u. Brown, in Vorbereitung).

Andere Fragen, die sich aufgrund unserer Ergebnisse stellen, können erst in weiterer Zukunft geklärt werden. Wir gingen z.B. von der Annahme aus, daß schizophrene Patienten auf positive und negative emotionale Erregung gleich empfindlich reagieren. Es ist natürlich schwierig, in der Praxis solche Unterscheidungen zu treffen. Da jedoch sechs von den 23 „unabhängigen" Ereignissen üblicherweise als positiv angesehen würden, konnte deutlich demonstriert werden, wie wichtig es ist, nach allen Arten von Krisen und Änderungen in den Lebensumständen zu fragen.

Die Rolle additiver Faktoren muß weiter erforscht werden, besonders der Einfluß häuslicher Spannungen. Bei Patienten, die einer langanhaltenden familiären Spannung, wie leicht diese auch immer gewesen sein mag, ausgesetzt waren, bestand eine wesentlich höhere Wahrscheinlichkeit für ein Ereignis in den drei Wochen vor Krankheitsausbruch. Dies kann möglicherweise die Ergebnisse einer früheren prospektiven Untersuchung erklären, die eine deutliche Beziehung zwischen „hoher emotionaler Engagiertheit" für das Familiengeschehen zur Zeit der Entlassung und der Rückfallquote im darauffolgenden Jahr bei schizophrenen Patienten nachwies (Brown et al., 1962). Es ist interessant, daß Meyer u. Haggerty (1962) in ihrer Langzeitstudie über Streptokokken-Infektionen im Rachenraum nicht nur eine Beziehung zu dem Auftreten von Ereignissen zwei Wochen vor der ärztlichen Untersuchung feststellten, sondern auch zu „familiärem Streß". Sie untersuchten allerdings nicht die mögliche Interaktion zwischen diesen Faktoren.

Es besteht ein eindeutiges Bedürfnis nach mehr Untersuchungen über Krisen und Änderungen der Lebensumstände in den verschiedenen Bevölkerungsgruppen und ihre mögliche Beziehung sowohl zu körperlichen wie auch psychischen Erkrankungen (Haberman, 1965;

Dohrenwend, 1967). Murphy u. Mitarb. (1962a und b) untersuchten das Auftreten von Streß-Situationen in den 12 Monaten vor einer konfliktlosen Entbindung bei 101 jungen Frauen. Wie wir, fanden sie eine erstaunlich geringe Beziehung zwischen sozialer Klasse, ethnischer Gruppenzugehörigkeit und dem Auftreten von ähnlichen Ereignissen wie den unsrigen. In unserer Untersuchung erwiesen sich Alter, Haushaltsgröße und ehelicher Status als wichtige korrelierende Variablen. Wir wissen, daß eine ganze Reihe langanhaltender Probleme in ärmeren sozialen Gruppen häufiger vorkommen, wir kennen jedoch nur wenig andere Untersuchungen, die diese Krisen oder Lebensänderungen erhellen bzw. die Bedingungen aufdekken, die dazu führen, daß diese zu lang anhaltenden Streß-Situationen werden.

Zusammenfassung

Um die Häufigkeit von Krisen und Veränderungen der Lebensumstände innerhalb von 13 Wochen vor Ausbruch der Erkrankung festzustellen, wurden akut an Schizophrenie erkrankte Patienten und ihre Verwandten getrennt untersucht. Eine Stichprobe aus der allgemeinen Bevölkerung diente als Kontrollgruppe. Der Prozentsatz an Personen, die solche Veränderungen innerhalb von drei Wochen vor Krankheitsausbruch bzw. Interview erfahren hatten, war in beiden Gruppen wesentlich verschieden. Lang anhaltende Spannungen in der häuslichen Atmosphäre erhöhen wahrscheinlich das Risiko der Patienten, nach solchen Veränderungen zu erkranken.

Literatur

Adamson, J. D., Schmale, A. H.: Object Loss, giving up, and the onset of psychiatric disease. Psychosom. Med. **27,** 557—576 (1965).

Bartlett, F. C.: Remembering: A Study in Experimental and Social Psychology. Cambridge: University Press 1932.

Basowitz, H., Persky, H., Korchin, S. J., Grinker, R. R.: Anxiety and Stress. New York: McGraw-Hill 1955.

Brown, G. W.: Experiences of discharged chronic schizophrenic patients in various types of living group. Milbank mem. Fd. Quart. **37,** 105—131 (1959).

Brown, G. W.: Precipitating factors and schizophrenia — results of a pilot study. Unpublished manuscript 1960.

Brown, G. W.: The family of the schizophrenic patient. In Recent Developments in Schizophrenia: A Symposium. London: Coppen, A. J. and Walk, A. (Eds.), Royal Medico-Psychological Association 1967.

Brown, G. W., Monck, E. M., Carstairs, G. M., Wing, J. K.: Influence of family life on the course of schizophrenic illness. Brit. J. Prev. Soc. Med. **16,** 55—68 (1962).

Brown, G. W., Rutter, M.: The measurement of family activities and relationships: a methodological study. Hum. Relat. **19,** 241—263 (1966).

Dohrenwend, B. P.: Social status, stress and psychological symptoms. Amer. J. Pub. Hth. **57,** 625—632 (1967).

Friedman, N.: The Social Nature of Psychological Research: The Psychological Experiment as a Social Interaction. New York: Basic Books 1967.

Haberman, P. W.: An analysis of retest scores for an index of psycho-physiological disturbance. Journal of Health and Human Behavior **6,** 257—260 (1965).

Hudgens, R. W., Morrison, J. R., Barchla, R. G.: Life events and onset of primary affective symptoms. Arch. Gen. Psychiat. **16,** 134—145 (1967).

Meyer, R. J., Haggerty, R. J.: Streptococcal infections in families. Pediatrics **29,** 539—549 (1962).

Murphy, G. E., Kuhn, N. O., Christensen, R. F., Robins, E.: 'Life stress' in a normal population: a study of 101 women hospitalized for normal delivery. Journal of Nervous and Mental Diseases **134,** 150—161 (1962a).

Murphy, G. E., Robins, E., Kuhn, N. O., Christensen, R. F.: Stress, sickness, and psychiatric disorder in a 'normal' population: a study of 101 young women. J. nerv. men. Dis. **134,** 228—236 (1962 b).

Orne, M. T.: On the social psychology of the psychological experiment: with particular reference to demand characteristics and their implications. Amer. Psychologist **17,** 776—783 (1962).

Polani, P. E., Briggs, J. N., Ford, C. E., Clarke, C. M., Berg, J. M.: A mongol girl with 46 chromosomes. Lancet **1960 I** 721—724.

Rosenthal, R.: Experimenter modeling effects as determinants of subject's responses. J. project. Techn. **27,** 467—471 (1963).

Rutter, M., Brown, G. W.: The reliability and validity of measures of family life and relationships in families containing a psychiatric patient. Social Psychiatry **1,** 38—53 (1966).

Stott, D. H.: Some psychosomatic aspects of casualty in reproduction. J. psychosom. Res. **3,** 42—55 (1958).

Wing, J. K.: Social treatment, rehabilitation and management of schizophrenia. In Recent Developments in Schizophrenia: A Symposium. London: Coppen, A. J., and Walk, A. (Eds.), Royal Medico-Psychological Association 1967.

Wing, J. K., Birley, J. L. T., Cooper, J. E., Graham, P., Isaacs, A.: Reliability of a procedure for measuring and classifying Present Psychiatric State. Brit. J. Psychiat. **113,** 499—515 (1967).

Epidemiologie und Depression

Besondere methodische Probleme bei der Untersuchung depressiver Syndrome führten dazu, daß die Epidemiologie die Erforschung depressiver Erkrankungen weitgehend zugunsten neurotischer oder schizophrener Störungen vernachlässigte. Die Verschiedenartigkeit des Erscheinungsbildes depressiver Syndrome erschwert ihre diagnostisch-klassifikatorische Zuordnung. Hinzu kommt, daß es außerordentlich schwierig ist, die Häufigkeit eines Syndroms zu ermitteln, das sich sporadisch und oft nur kurzfristig bei einem Individuum manifestiert. Und schließlich weisen bestimmte Erscheinungsformen fließende Übergänge zu „normalen" Zuständen auf. Es überrascht daher nicht, daß die ermittelten Raten um ein Vielfaches variieren, je nachdem, ob nur Krankenhauspopulationen oder auch Stichproben aus der Bevölkerung untersucht wurden. So schwankt z. B. die errechnete durchschnittliche Krankheitserwartung der weiblichen Bevölkerung zwischen 0,6% (Ødegard, 1961) und 2,8% (Essen-Möller, 1961), je nachdem, wie streng und gründlich die Bevölkerung untersucht wurde, und welche diagnostischen Kriterien Anwendung fanden. Ein Überblick darüber findet sich bei Rawnsley (1968). In der vorliegenden Arbeit gibt Kendell, der sich besonders intensiv mit methodischen Problemen der Klassifikation depressiver Erkrankungen befaßt hat (Kendell, 1968), in einem für Epidemiologen ungewöhnlichen Rahmen einen Überblick über die Epidemiologie affektiver Störungen und der mit ihnen verbundenen Verhaltensabweichungen.

Literatur

Essen-Möller, E., Hagnell, O.: The frequency and risk of depression within a rural population group in Scania. Acta psychiat. scand. Suppl. **162**, (1961).

Kendell, R. E.: The classification of depressive illnesses. London: Oxford University Press 1968.

Ødegard, Ø.: In Depression, Acta psychiat. scand. Suppl. **162** (1961).

Rawnsley, K.: Epidemiology of affective disorders in Coppen and Walk (eds.) Recent developments in affective disorders. Brit. J. Psychiat. Special Publication No. 2, 1968.

Aggression und Depression

Epidemiologische Implikationen einer Hypothese

Von ROBERT E. KENDELL

Die Vorstellung, Aggression spiele eine wesentliche Rolle bei der Entstehung von Depressionen, hat einen festen Platz im psychiatrischen Denken. Es ist jetzt ein halbes Jahrhundert her, seit Abraham [1] und Freud [2] zum ersten Mal den Gedanken äußerten, daß Depressionen durch Introjektion ursprünglich nach außen gerichteter aggressiver Impulse entstünden, und trotz abweichender Ansichten Balints [3], Bibrings [4] und anderer werden ihre Vorstellungen immer noch weitgehend akzeptiert. Abrahams und Freuds Hypothese hat jedoch einen schwerwiegenden Nachteil: sie ist wie die gesamte psychoanalytische Theorie in intrapsychischen Termini formuliert. Beobachtbare Stimmungs- oder Verhaltensänderungen des Patienten werden intrapsychischen Ereignissen zugeschrieben, die selbst nicht beobachtbar sind, auf die lediglich geschlossen werden kann aus den gleichen Verhaltensänderungen, zu deren Erklärung sie herangezogen werden. Aus diesem Grund ist es unmöglich, die Theorie zu bestätigen oder zurückzuweisen: nach 50 Jahren besteht immer noch kein Beweis für oder gegen sie.

Dieser unbefriedigenden Situation kann nur dadurch abgeholfen werden, daß wir die Hypothese so umformulieren, daß eine Falsifikation möglich wird. Das macht den Austausch der unzugänglichen intrapsychischen Variablen durch beobachtbare Variablen des Probanden oder seiner Umgebung erforderlich. Man mag einwenden, daß damit die ursprüngliche Hypothese radikal verändert werde, es ist jedoch möglich, an der entscheidenden Annahme festzuhalten, daß Depressionen dann auftreten, wenn normale Aggressionsäußerungen verhindert werden. Im übrigen muß schließlich akzeptiert werden, daß eine nicht testbare Hypothese wertlos ist. Es ist das Anliegen dieser Arbeit, eine testbare Hypothese zu formulieren, eine Reihe von Voraussagen aus ihr abzuleiten und dann zu untersuchen, bis zu welchem Grad diese Voraussagen durch vorhandene Daten bestätigt werden.

Die Hypothese

Die aufgestellte Hypothese lautet folgendermaßen: Depression, sowohl als Gemütszustand wie als Syndrom, wird verursacht durch Hemmung aggressiver Reaktionen auf Frustration. Das impliziert, daß Depressionen dort häufiger sind, wo Aggressionen erzeugt, ihre offene Äußerung jedoch verhindert wird, dagegen seltener in Situationen, die relativ uneingeschränkte Aggressionsäußerungen erlauben oder aber wenig Frustrationen erzeugen. (Es ist nicht notwendig anzunehmen, daß alle Depressionen auf diese Weise zustande kommen, es ist jedoch wichtig zu fordern, daß dies für die Mehrzahl gilt; sonst wird die Hypothese wiederum unüberprüfbar.)

Die Hypothese enthält gleichermaßen Annahmen über Depression und Aggression; denn die Vorstellung, daß Aggression im wesentlichen eine Antwort auf Frustration darstelle, ist ihrerseits lediglich eine Hypothese. Zuerst von Dollard et al. [5] aufgestellt und später von Berkowitz [6] modifiziert, wird dieses Aggressionsmodell wahrscheinlich von der Mehrzahl der Wissenschaftler, die sich mit Verhalten befassen, akzeptiert, obwohl es nicht unwidersprochen ist. Bandura u. Walters [7] behaupten, daß jedes aggressive Verhalten erlernt sei und zwar entweder durch Nachahmung oder durch Belohnung aggressiver Impulse, und Lorenz [8] hält wie Freud [9] und Menninger [10] Aggression für eine dem Menschen inhärente Verhaltensweise. Ich bin in dieser Frage nicht kompetent, auch ist dies nicht der Ort, die relativen Vorzüge dieser verschiedenen Standpunkte zu diskutieren. Es muß jedoch bedacht werden, daß oben erwähnte Hypothese über das Wesen der Depression die Annahme der Dollardschen Frustrationstheorie oder gewisser Modifikationen derselben enthält. Man könnte sie so modifizieren, daß sie mit einer Theorie der Aggression als angeborenem Trieb in Einklang zu bringen wäre, sie ist jedoch unvereinbar mit Banduras und Walters' These.

Aus der Hypothese abgeleitete Voraussagen

Bevor wir die relative Häufigkeit von Depression in verschiedenen Kulturen vorhersagen können, müssen wir wissen, inwieweit diese Kulturen in ihrer Toleranz gegenüber offen aggressivem Verhalten voneinander abweichen. Unglücklicherweise ist unser gegenwärtiges Wissen darüber zum größten Teil impressionistisch. Obwohl die Anthropologen sich intensiv mit den Formen und Umständen beschäftigt haben, unter denen verschiedene Kulturen Aggressionsäußerungen zulassen, haben sie doch selten versucht, die generelle Aggressionstoleranz einer Kultur zu messen oder quantitative Vergleiche zwischen zwei Kulturen zu ziehen. Im Augenblick ist es daher nur möglich, sichere Vorhersagen über solche Situationen oder Kulturen zu machen, deren Haltung gegenüber aggressivem Verhalten stark von den gegenwärtigen amerikanischen und europäischen Maßstäben abweicht.

Einige Anabaptisten-Sekten, wie z.B. die Hutteriten und Amish, haben strenge Tabus gegenüber jeder Form physischer Gewalt; man würde bei ihnen eine außergewöhnlich hohe Depressionsrate erwarten. Umgekehrt würde man bei primitiven Kulturen, für die Gewalt selbstverständlicher Bestandteil des täglichen Lebens ist, eine ungewöhnlich niedrige Rate vermuten. Und innerhalb der gegenwärtigen westlichen Gesellschaftssysteme gibt es Situationen mit stark von der Norm abweichenden Möglichkeiten aggressiver Verhaltensäußerungen. Kampftruppen haben meistens unbegrenzte Möglichkeiten, ihre mörderischen Impulse auszuagieren und sollten daher eine niedrige Depressionsrate aufweisen; Gefangene dagegen haben nur sehr beschränkte Möglichkeiten, ihrer Aggression Ausdruck zu verleihen, und zugleich reichlichen Anlaß zur Frustration; man würde daher eine hohe Depressionsrate erwarten.

Verlassen wir diese extremen Fälle, dann wird das Feld noch unsicherer, aber mit gewissen Vorbehalten lassen sich immer noch eine Reihe von Voraussagen machen. In den letzten 300 Jahren haben in den westlichen Ländern Änderungen stattgefunden in bezug auf die Form des Austragens persönlicher Streitigkeiten sowie der Bestrafung von Kindern und Kriminellen, die nahelegen, daß unsere Toleranz gegenüber physischer Aggression während dieser Zeit gesunken ist. Dementsprechend würde man erwarten, daß Depressionen während dieses Zeitraums kontinuierlich zugenommen haben. Ein hiermit zusammenhängender, aber allgemeinerer Gesichtspunkt wäre der, daß eine komplexer werdende Gesellschaft mit zunehmender Bevölkerungsdichte gezwungen ist, ihre Sanktionen gegenüber offen aggressivem Verhalten kontinuierlich zu verschärfen. Dies akzeptiert, müßten Depressionen häufiger in den differenzierten westlichen Gesellschaften auftreten als in voralphabetischen und häufiger in Stadtgebieten mit ihrer hohen Bevölkerungsdichte als in dünn besiedelten ländlichen Gemeinden. Ähnlich könnte man argumentieren, daß ethnische Gruppen, die als Minorität inmitten einer mächtigeren und potentiell feindlichen Kultur leben, wie die jüdischen Gemeinden in Osteuropa, ihren Aggressionen nur wenig offen Ausdruck verleihen können und daher anfälliger für Depressionen sind als die sie umgebenden dominanten Gruppen.

In den gegenwärtigen westlichen Gesellschaftssystemen scheint physische Gewalt ein Vorrecht junger Männer zu sein. So sind z. B. Männer unter 35 für die meisten Gewaltverbrechen, Schlägereien und Ausschreitungen verantwortlich. Daher müßten Depressionen bei Männern seltener sein als bei Frauen und bei jungen Männern seltener als bei alten. Und da die eben angeführten aggressiven Verhaltensweisen charakteristisch für die unteren sozialen Schichten sind, müßten Depressionen in den höheren Schichten vorherrschen.

Weiterhin läßt sich aus der Hypothese ein reziprokes Verhältnis zwischen Mord- und Selbstmordrate ableiten. Mord ist nach außen gerichtete Aggression in ihrer einfachsten und extremsten Form, und es ist nicht abwegig, die Mordrate als geeigneten generellen Index für offen aggressives Verhalten anzusehen. Oberflächlich gesehen ist Selbstmord ein ähnlich aggressiver Akt, in dem der Angreifer zugleich das Opfer ist; ein hoher Prozentsatz an Selbstmördern leidet an Depressionen [11, 12]. Der Wert dieser Vorhersage liegt darin, daß sie im Gegensatz zu Vorhersagen bezüglich der Inzidenzraten von Depressionen leicht zu überprüfen ist. Mord- und Selbstmordraten sind in vielen Ländern für lange Zeiträume erfaßbar, und es gelten für sie nicht die schwer zu überwindenden Klassifizierungs- und Definitionsprobleme, die andere epidemiologische Vergleiche erschweren.

Mord und Selbstmord

Die Beziehung zwischen Mord und Selbstmord ist besonders in Europa schon Gegenstand vieler Untersuchungen und Spekulationen gewesen. Vor mehr als einem Jahrhundert wiesen Guerry [13] und Maury [14] darauf hin, daß eine hohe Inzidenzrate des einen in der Regel mit einer niedrigen des anderen einhergeht, und der italienische Kriminologe Morselli behauptete, daß beide konstant in reziprokem Verhältnis zueinander stehen, und zwar in bezug auf ihre geographische Verteilung wie auch ihre zeitliche Entwicklung [15]. Später konnte Durkheim [16] leicht nachweisen, daß Morselli übertrieben hatte, doch gleichzeitig zeigte er auf, daß immerhin gewichtige Gründe für diese Behauptung bestehen. Er führte an, daß in Frankreich die Selbstmordrate zwischen 1826 und 1880 ständig anstieg, während die Zahl der Anklagen wegen ungeplanten Mordes zurückging. Im wesentlichen ähnliche Veränderungen fanden in Preußen, England, Italien und Österreich statt. Noch eindrucksvoller ist sein Nachweis, daß in Italien, Frankreich und Österreich eine eindeutig gegenläufige Beziehung zwischen Mord- und Selbstmordrate in den verschiedenen Provinzen bestand. Er lenkte die Aufmerksamkeit auch auf die Tatsache, daß die drei Länder mit der niedrigsten Selbstmordrate, nämlich Spanien, Irland und Italien, zugleich diejenigen mit der höchsten Mordrate sind, und daß sowohl Frankreichs wie Preußens Statistiken in Kriegszeiten eine fallende Selbstmordrate und eine steigende Mordrate aufweisen.

Durkheims Statistiken sind natürlich in ihrer Gültigkeit auf das Europa des 19. Jahrhunderts beschränkt. Wir müssen herausfinden, ob die von ihm beobachtete Beziehung heute noch gilt und ob auch für andere Teile der Welt. Eine Analyse der von den Vereinten Nationen herausgegebenen Sterblichkeitstabellen zeigt, daß in 48 Nationen und anderen Gebieten, deren Statistiken als zuverlässig gelten, eine negative Korrelation zwischen Mord- und Selbstmordraten besteht, obwohl diese Beziehung nicht ganz statistisches Signifikanzniveau erreicht ($r = -0{,}27$, $P < 0{,}1$). Die höchsten Mordraten finden sich in Mexiko, Südafrika und Guatemala; die niedrigsten Selbstmordraten in Mexiko, Guatemala und Guayana. (Dies gilt für das letzte erfaßte Jahr, in den meisten Fällen 1966. Morde schließen „Kriegsoperationen" ein.) Die niedrigsten Mord- und höchsten Selbstmordraten finden sich alle in West- oder Zentraleuropa.

Henry u. Short [18] analysierten 1940 die Mord- und Selbstmordraten der einzelnen Staaten der USA und fanden, wie Durkheim im 19. Jahrhundert in Frankreich und Italien, eine gegenläufige Beziehung. Während die Neuengland- und mittelatlantischen Staaten die höchsten Selbstmord- und niedrigsten Mordraten aufweisen, waren in den südatlantischen und Südoststaaten die höchsten Mord- und niedrigsten Selbstmordraten zu finden. Mit der Nivellierung der ethnischen und kulturellen Unterschiede zwischen den einzelnen Gebieten verwischen sich diese Beziehungen, so daß die entsprechenden Raten für 1964 lediglich eine unbedeutende Korrelation zeigen ($r = -0{,}22$, $P > 0{,}2$). Eine analoge Entwicklung ist in Europa zu beobachten. Wie Verkko [19] gezeigt hat, galt die von Morselli und Durkheim im 19. Jahrhundert gefundene Beziehung 1920 lediglich noch für die Mittelmeer- und Balkanländer. Es bestehen allerdings eine Anzahl gegenläufiger Beziehungen zwischen Mord- und Selbstmordrate einerseits und Alter, sozialer Klasse, ethnischer Gruppenzugehörigkeit oder gar der Konjunkturlage andererseits, die Durkheim nicht diskutiert hat. Sowohl in den Vereinigten Staaten wie in Europa steigen die Selbstmordraten kontinuierlich mit dem Alter, sogar bis ins 9. Jahrzehnt hinein [20]. Die Mordrate dagegen erreicht ihren Höhepunkt im 3. Jahrzehnt, weniger als 10% der Mörder sind 50 Jahre alt [21]. Selbstmord ist in England und den USA in den oberen Schichten häufiger als in den unteren [22, 23], Mord ist ganz eindeutig eine Erscheinung der unteren sozialen Schichten [21]. Im Vergleich zur weißen Bevölkerung haben Neger eine hohe Mord- und eine ungewöhnlich niedrige Selbstmordrate. In den USA ist die Mordrate der nichtweißen Bevölkerung neun Mal so hoch wie die der weißen; die Selbstmordrate erreicht jedoch kaum die halbe Höhe. Die Mordrate der schwarzen Bevölkerung in Südafrika übertrifft die der weißen um ein vielfaches, während die Selbstmordrate der weißen Bevölkerung viermal so hoch ist, wie die der schwarzen. Diese Statistiken beziehen sich meist auf die Opfer und nicht auf die Täter [17, 24, 25]; in über 90% der Fälle gehören jedoch Opfer und Täter derselben ethnischen Gruppe an. Schließlich haben Henry u. Short [18] behauptet, daß eine direkte Beziehung zwischen Mordrate und ökonomischem Wohlstand der Gesellschaft sowie eine entsprechend gegenläufige zwischen Selbstmordrate und Wohlstand besteht. Ihre Hypothese, daß Selbstmord und Mord alternative aggressive Reaktionen auf durch wirtschaftlichen Kreislauf erzeugte Frustrationen darstellen, wird durch eine detaillierte Analyse der Daten der USA für einen Zeitraum von 20 Jahren von 1929—1949 unterstützt; es ist allerdings noch nicht nachgewiesen, ob ihre Folgerungen auch außerhalb dieses Kontextes Gültigkeit besitzen.

Insgesamt betrachtet stellen die Daten eindrucksvolles Beweismaterial dar, jedoch ist die reziproke Beziehung zwischen Mord- und Selbstmordrate, die nahegelegt wird, nicht konstant nachzuweisen. Die große Mehrheit aller Mörder sind Männer und zwar zu allen Zeiten und in allen Ländern; das gleiche gilt für die Mehrzahl der Selbstmörder. Selbstmordraten sinken in Kriegszeiten beständig, die Mordrate weist jedoch keine entsprechend steigende Tendenz auf. Außerdem scheint in diesem Jahrhundert keine eindeutige Beziehung zwischen

Mord- und Selbstmordraten der einzelnen Ländern über eine längere Zeitperiode zu bestehen. So zeigen z.B. in den USA sowohl die Mord- wie auch die Selbstmordraten einen Höhepunkt im Depressionsjahr 1930, auf der anderen Seite scheinen beide zumindest im Zeitraum von 1900—1964 unabhängig voneinander zu variieren [24, 25].

Kulturelle Unterschiede in den Inzidenzraten für Depression

Sobald wir Vorhersagen über die Häufigkeit des Auftretens von Depressionen machen wollen, entstehen zahlreiche methodologische Probleme. Viele relevante Daten stammen aus Krankenhausstatistiken oder aus klinischen Untersuchungen an Krankenhauspopulationen und können einen äußerst irreführenden Eindruck von der wirklichen Morbidität in der Gemeinde geben. Einstellungen gegenüber Krankenhäusern und psychischen Erkrankungen, die Qualität der psychiatrischen Einrichtungen und das Vorhandensein alternativer Behandlungsformen variieren äußerst stark von Ort zu Ort, und alle diese Faktoren können stark selektive Einflüsse auf die Wahrscheinlichkeit, mit der verschiedene Patientengruppen hospitalisiert werden, ausüben. Ein weiteres, sogar noch schwerer zu lösendes Problem betrifft die Definition der depressiven Erkrankungen. Die Grenze zwischen Krankheit und Gesundheit ist eine willkürliche und verschiedene Forscher haben sie unterschiedlich gezogen. Es ist außerdem nachgewiesen worden, daß zwischen amerikanischen und europäischen Psychiatern schwerwiegende Unterschiede im Gebrauch von Begriffen wie „depressive Erkrankung“ und „manisch-depressive Psychose“ bestehen; erstere neigen zu einer engeren Anwendung dieser Begriffe und einem entsprechend weiteren Konzept der Schizophrenie [26, 27]. In den Berichten vieler Autoren über manisch-depressive Patienten bleibt der Anteil an manischen Patienten unbekannt, was wiederum zu Ungenauigkeiten führt. Schließlich basieren die meisten Untersuchungen über Inzidenz oder Prävalenz depressiver Erkrankungen auf nordamerikanischen bzw. westeuropäischen Populationen. Für die verschiedenen Kulturen in anderen Teilen der Welt gibt es meist keine Daten oder nur solche, die lediglich auf Krankenhauspopulationen basieren.

Unsere wichtigste Vorhersage war, daß Gesellschaften mit ungewöhnlich niedriger Toleranz gegenüber aggressivem Verhalten eine hohe Inzidenzrat für Depressionen aufweisen müßten und umgekehrt solche, die offen zum Ausdruck gebrachten Aggressionen wenig Sanktionen entgegensetzen, eine niedrige. Die Hutteriten (eine Anabaptisten-Sekte mit ca. 9000 Mitgliedern, die in kleinen bäuerlichen Gemeinden in Montana, Dakota und den kanadischen Prärieprovinzen leben) haben ein sehr strenges Tabu gegenüber jeder Form von physischer Gewalt. Den Kinder wird von früher Kindheit an beigebracht, niemals miteinander zu kämpfen, und bei Streitigkeiten zwischen Erwachsenen ist so gut wie nie Gewalt im Spiel. Mord, tätliche Angriffe und Vergewaltigung sind praktisch unbekannt. 1950 untersuchten Eaton u. Weil [28] ausführlich die Inzidenzrate psychischer Erkrankungen in mehreren Hutteriten-Gemeinden. Sie fanden, daß obwohl Alkoholismus, Suchterkrankungen und schwere Persönlichkeitsstörungen selten waren, die „Standarderwartung“, psychisch zu erkranken (Inzidenz für die Gesamtlebensspanne, korrigiert nach Alter und Geschlecht), höher war als in den meisten europäischen oder amerikanischen Populationen und daß depressive Erkrankungen sowohl psychotischen wie neurotischen Typs außergewöhnlich häufig waren. Insgesamt waren 74% aller Psychotiker manisch-depressiv, die Prävalenzrate für manisch-depressive Psychosen war 9,3/1000 für die Bevölkerung vom 15. Lebensjahr ab. Die depressiven Erkrankungen waren im Verhältnis zu den manischen ebenfalls ungewöhnlich häufig: 85% waren rein

depressiv, nur 3% manisch. Im gleichen Ausmaß herrschten depressive Symptome unter Neurotikern und sogar unter Kindern mit Verhaltensstörungen vor.
Unglücklicherweise, jedoch kaum überraschend, haben wir bis jetzt keinerlei Daten über Inzidenzraten von Depressionen in Kulturen, in denen Gewalt und Tätlichkeiten etwas Alltägliches sind. Es sind allerdings eine Anzahl von Untersuchungen in Agrarkulturen Asiens und Afrikas durchgeführt worden, die wegen ihrer relativ einfachen und nicht-kompetitiven Struktur und niedrigen Bevölkerungsdichte möglicherweise weniger Frustrationen als die moderne westliche Gesellschaft hervorrufen und auch aggressives Verhalten besser tolerieren können.
Lin [29] untersuchte die Inzidenzrate psychischer Erkrankungen in Formosa um 1940 bevor die Kultur der Insel durch die Ankunft der Flüchtlinge vom Festland beeinflußt wurde. Er fand eine ähnliche Prävalenzrate für Schizophrenie wie in Europa und Nordamerika, jedoch eine niedrigere für manisch-depressive Psychosen. Darüber hinaus waren 69% der Manisch-Depressiven ausschließlich manisch, Depression allein kam wenig vor. Eine neuere Untersuchung über die ähnliche Kultur Südkoreas stammt von Yoo [30]. Alle 12000 Einwohner von 6 ländlichen Gemeinden wurden interviewt, 1,38% wurden als psychisch krank diagnostiziert, ein ähnlicher Prozentsatz wie in den meisten europäischen und amerikanischen Populationen. Aber wiederum wurden sehr wenig manisch-depressive Psychosen gefunden; die nach Alter korrigierte Inzidenzrate betrug lediglich 0,11/1000, verglichen mit 0,23 in Lins Untersuchung in Formosa, 0,38 in Bremers [31] Untersuchung in Norwegen und 0,64 in Strömgrens [32] Untersuchung in Bornholm.
Anderswo in Asien und Afrika ist die Situation weniger klar. Als Stainbrook 1954 die Literatur zusammenfaßte, konnte er eine nahezu vollständige Übereinstimmung darin feststellen, daß depressive Reaktionen in analphabetischen Gesellschaften ungewöhnlich sind [33], Carothers [34] und Gordon [35] in Kenia, Laubscher [36] in Südafrika, van Wulfften-Palthe [37] in Java, und Stainbrook selbst in Brasilien berichteten alle über die Seltenheit von depressiven Erkrankungen und Selbstmord bei ihren nicht-europäischen Patienten. Die Eindrücke dieser Autoren bezogen sich allerdings lediglich auf Krankenhauspopulationen, jüngere Untersuchungen werfen Zweifel auf ihre Schlußfolgerungen. Nach einer langwierigen Untersuchung über das Dorfleben in NW-Ashanti (Ghana) folgerte Field [38], daß die Depression die häufigste psychische Erkrankung bei Frauen auf dem Land ist, sie weist allerdings darauf hin, daß diese Frauen nie mit dem Arzt in Berührung kamen, statt dessen ihre Kultstätten aufsuchten und sich dabei häufig spontan der Hexerei anklagten. In einer neueren Untersuchung haben Leighton u. Mitarb. [39] die Prävalenzrate psychiatrischer Störungen unter den Yorubas in West-Nigeria untersucht. Sie fanden ebenfalls häufig depressive Symptome (andere als Schuldgefühle und Selbstvorwürfe), obwohl es in der Yoruba-Sprache keinen Ausdruck für Depression gibt. Über die Häufigkeit von Depressionen bei Afrikanern sind in den letzten 10 Jahren so viele sich widersprechende Meinungen geäußert worden, daß man diese Frage als ungelöst betrachten muß. Die meisten Berichte hoher Depressionsraten stammen aus Westafrika, und es gibt gewisse Hinweise dafür, daß die Westafrikaner relativ strenge Tabus gegenüber aggressiven Verhaltensweisen aufgerichtet haben. Leighton sagt von den Yorubas: „Seinen Ärger unterdrücken, sich nur um die eigenen Angelegenheiten kümmern, sich von Spannungen fern halten und sich vor allem diplomatisch verhalten — dies sind die zwischenmenschlichen Verhaltensweisen, die von den Leuten kultiviert werden".

Die Mehrzahl der Untersuchungen über die Prävalenzrate depressiver Erkrankungen ist in Europa und Nordamerika durchgeführt worden. Innerhalb dieses begrenzten Raumes sind die Unterschiede in der Toleranz gegenüber Aggressionen wahrscheinlich relativ gering. Es wird jedoch allgemein angenommen, daß Gewaltätigkeiten in den USA häufiger vorkommen als im westlichen Europa, und die erreichbaren Statistiken über Mordtaten, Ausschreitungen und Gewaltverbrechen bestätigen diese Auffassung. Depressionen sollten daher in den USA seltener sein als, sagen wir, in Skandinavien oder England. Obwohl in den letzten 20 Jahren zahlreiche Morbiditätsstudien durchgeführt wurden, gibt es leider nur wenige, die wirklich miteinander vergleichbar sind, und die Befunde innerhalb oberflächlich ähnlicher Gemeinden variieren stark. Allerdings wurde in keiner amerikanischen Untersuchung eine annähernd so hohe Stichtagprävalenzrate für depressive Störungen gefunden wie die von 38,2/1000, die Helgason [40] in Island, oder 34,4/1000, die Sørensen und Strömgren [41] auf der dänischen Insel Samso festgestellt haben. Roth u. Luton [42] fanden z.B. nur 2,1/1000 in Williamson County (Tennessee), Wing u. Mitarb. [43] verglichen die diagnostische Verteilung der Patienten aus den "case registers" von Aberdeen (Schottland), Camberwell (London) und Baltimore, Md (USA) und fanden, daß depressive Erkrankungen in den beiden britischen Städten wesentlich häufiger waren. Diese Befunde passen zu unseren Vorhersagen, die Unterschiede können jedoch mindestens teilweise auf unterschiedliche diagnostische Kriterien zurückgeführt werden. Nur wenn vergleichbare amerikanische und europäische Gemeinden von einem einzigen Team mit denselben diagnostischen Kriterien untersucht werden, sind zuverlässige Aussagen über unterschiedliche Prävalenzraten möglich.

Bööks [44] Untersuchung eines spärlich besiedelten Gebietes im arktischen Schweden muß gesondert betrachtet werden, da die sehr niedrige Prävalenzrate für manisch-depressive Erkrankungen im Gegensatz steht zu den hohen Raten, die in anderen skandinavischen Untersuchungen gefunden wurden. Auf den ersten Blick sind diese Daten schwer mit unserer Hypothese zu vereinbaren. Doch das Leben der Einwohner dieses Gebietes, Bauern und Holzfäller, die auf kleinen, abgeschiedenen Höfen im Wald leben, hat möglicherweise mehr mit primitiven Kulturen als mit der städtischen westlichen Gesellschaft gemein. In solchen Gebieten werden die meisten Frustrationen durch die leblose Umgebung geschaffen, strenge Schranken gegenüber aggressivem Verhalten sind nicht notwendig. Es ist möglicherweise von Bedeutung, daß die meisten von Bööks Schizophrenen aggressiv waren und gewalttätige Angriffe auf andere verübten.

Es gibt keine Anhaltspunkte, die die Vorhersage einer erhöhten Inzidenzrate für Depressionen während der vergangenen 300 Jahre im westlichen Europa bestätigen. Es wäre ein Leichtes, Krankenhausstatistiken und andere Daten anzuführen, die zeigen, daß die Inzidenzrate für Depressionen seit dem frühen 19. Jahrhundert in den westlichen Ländern andauernd gestiegen ist. Solche Zahlen sind jedoch in Wirklichkeit bedeutungslos, sie geben nicht viel mehr wieder als die ständige Zunahme der psychiatrischen Versorgung und die fortlaufende Erweiterung der psychiatrischen Konzepte in den Augen der Laien und der Psychiater selbst.

Einfluß von Alter, Geschlecht und sozialem Status

Aus Gründen, die oben dargelegt worden sind, sollten Depressionen bei Frauen im Vergleich zu Männern, bei alten im Vergleich zu jungen Männern und in den unteren sozialen Schichten häufiger vorkommen. Die stärkere Anfälligkeit der Frauen für Depressionen ist eine der wenigen eindeutig feststehenden Tatsachen. Sowohl Statistiken der Krankenhauserstseinweisungen, "case registers" sowie Prävalenzstudien in Nordamerika und Europa zeigen ein Überwiegen der Frauen im Verhältnis 2:1. Dieses Überwiegen ist bei jungen Frauen jedoch wesentlich stärker ausgeprägt als bei alten. Die Daten des dänischen "case registers" in Aarhus [45], des Camberwell-"case registers" (L. Wing, schriftliche Mitteilung, 1969) und die der Karteien einer ländlichen allgemeinen Praxis [46] zeigen alle, daß nach dem Alter von 65 Jahren depressive Erkrankungen bei Männern nahezu ebenso häufig sind wie bei Frauen. Bei Frauen ist die Inzidenzrate am höchsten im vierten Lebensjahrzehnt und fällt danach ständig, während bei Männern der Höhepunkt nicht vor dem 60. Lebensjahr erreicht ist. Einen solchen Unterschied der Altersverteilung beider Geschlechter gibt es bei keiner anderen psychiatrischen Störung, er beruht zum größten Teil auf der niedrigen Inzidenzrate für Depressionen bei Männern unter 40 Jahren, und dies sind genau diejenigen, die am ehesten Zuflucht zu körperlicher Gewaltanwendung nehmen. Es ist auch bemerkenswert, daß, obwohl junge Männer eine niedrige Depressionsrate haben, die Inzidenzrate für Manien bei ihnen relativ hoch ist. Sowohl in den westlichen wie auch in primitiven Gesellschaften sind die Mehrzahl der manischen Patienten junge Männer.

Die Beziehung zwischen der Inzidenzrate für Depressionen und sozialem Status ist weniger klar; Untersuchungen, die auf Krankenhauseinweisungsraten basieren haben widersprüchliche Ergebnisse gebracht und nur wenige der oben erwähnten "case registers" — und Prävalenzstudien haben Daten über den sozialen Status miteinbezogen. Ødegard [47] fand, daß in Norwegen Akademiker und höhere Staatsbeamte eine höhere Einweisungsrate für manisch-depressive Psychosen aufwiesen als jede andere Berufsgruppe, in England und Wales jedoch fand Brooke [48] die höchste Einweisungsrate unter der sozialen Klasse V (ungelernte Arbeiter). Anderen wiederum gelang es nicht, irgendeine Beziehung zwischen depressiven Erkrankungen und sozialem Status zu finden [49-51]. Diese widersprüchlichen Befunde kommen hauptsächlich daher, daß soziale Faktoren, die von Fall zu Fall beträchtlich variieren, eine wichtige Rolle bei der Entscheidung spielen, ob Patienten in eine Klinik eingewiesen oder anderswo behandelt werden. Hollingshead u. Redlich [52] fanden in ihrer New-Haven-Studie, die alle psychiatrisch behandelten Patienten, sei es in Kliniken oder nicht, umfaßt, daß zwar „depressive Reaktionen" am häufigsten in den sozialen Klassen I und II vorkamen, affektive Psychosen jedoch am anderen Ende der Skala, nämlich in der sozialen Klasse V. In einer ähnlichen Untersuchung in Texas jedoch fand Jaco [53] gerade das Gegenteil: höhere und mittlere Berufe wiesen die höchste Rate für affektive Psychosen auf, Landarbeiter die niedrigste. Angesichts dieser widersprüchlichen Ergebnisse kann man lediglich feststellen, daß, falls es eine konsistente Beziehung zwischen Depression und sozialer Schicht gibt, diese wahrscheinlich nur schwach ist.

Depressionen bei Soldaten und Gefangenen

Depressionen sollten in Kampftruppen selten vorkommen wegen der einzigartigen Gelegenheit, aggressive Impulse offen auszuleben. In Friedenszeiten sind Soldaten dagegen diesbezüglich möglicherweise in stärkerem Maß eingeschränkt als andere. Lediglich in Kriegszeiten können offen gewalttätige, mörderische Impulse ausgelebt werden, wobei die Umstände eine sorgfältige Statistik kaum erlauben. Es gibt allerdings Hinweise dafür, daß Depressionen in aktiven Einheiten relativ selten sind. Nach dem Burma Feldzug 1943-1945 berichtete Williams [54], daß depressive Erkrankungen häufiger als manische bei nicht kämpfenden Truppen auftraten, Depressionen jedoch selten bei kämpfenden vorkamen und hier manische Erkrankungen vorherrschten. Ähnliches wird von amerikanischen Soldaten berichtet [55, 56]. (Andere Autoren haben über weit verbreitete depressive Symptome bei Frontlinientruppen berichtet, es scheint jedoch klar zu sein, daß die in diesen Berichten beschriebenen Männer ihre Symptome nur in einem Zustand physischer und emotionaler Erschöpfung nach 6 oder mehr an der Frontlinie verbrachten Monaten entwickelt hatten [57, 58].)

In vielen Kulturen scheinen manische über depressive Psychosen vorzuherrschen, ähnlich wie bei Kampftruppen. Lin [29] hat in Formosa, Beaglehole in Hawai [59], Lambo [60] und Diop [61] in Westafrika und Carothers [34] in Ostafrika über die relative Häufigkeit manischer Erkrankungen berichtet, Foster [62] fand das gleiche bei Neuseelands Maoris. Es mag daher sein, daß das in der westlichen Welt übliche Vorherrschen depressiver Psychosen in Wirklichkeit auf Lebensumstände beschränkt ist, in denen strenge Tabus gegenüber offenen Aggressionen bestehen.

Die Situation von Gefangenen stellt das entgegengesetzte Extrem dar. Ihre Möglichkeiten, aggressives Verhalten zu zeigen, sind minimal, sie sollten daher besonders anfällig für Depressionen sein. Tatsächlich betonen die meisten Berichte über psychische Erkrankungen bei Zivilgefangenen das Vorherrschen akuter Formen der Schizophrenie mit paranoiden oder wunscherfüllenden Wahninhalten; klassische Depressionen werden selten erwähnt. Es ist jedoch möglich, daß die leichteren Depressionen übersehen werden, entweder weil Symptome wie Mattigkeit und Mutlosigkeit für selbstverständlich gehalten werden oder weil depressive Gefangene die Routine des Gefängnisses nicht stören; hinzu kommt natürlich, daß die Persönlichkeiten und sozialen Einstellungen Krimineller in vieler Hinsicht atypisch sind. Dies trifft jedoch nicht für Kriegsgefangene zu, es ist jedoch überraschend wenig über psychiatrische Symptome in dieser Situation berichtet worden. Eine der wenigen detaillierten Beschreibungen stammt von Gibbens; er gründete seinen Bericht auf persönliche und berufliche Erfahrungen in einem großen Gefangenenlager während des zweiten Weltkrieges [63]. Er stellt fest, daß „Depression kein häufiges Symptom war“, möglicherweise weil der Patient seinen depressiven Zustand für zu selbstverständlich hielt, um ihn als krankhaft zu empfinden. Dasselbe galt für Anorexia, Reizbarkeit und Konzentrationsstörungen. Dies waren nahezu universelle „Stacheldraht-Symptome“. Unter den 116 psychotisch erkrankten Personen dieses Lagers, wiesen 31 typische depressive Erkrankungen auf und 17 hatten Haftpsychosen mit vorherrschenden depressiven Zügen. Obwohl dies immer noch einen kleinen Teil aller Psychosen darstellt, ist der Anteil jedoch wesentlich höher als unter psychotischen Soldaten, die sich nicht in Gefangenschaft befinden [55].

Es gibt einige andere Lebensumstände, die ähnlich schwerwiegende Beschränkungen beinhalten wie das Leben von Gefangenen. Die Mannschaften von Feuerschiffen und Wetterstationen z.B. leben während langer Zeit in engen Quartieren, wo niemand der Gesellschaft des anderen entkommen kann. Unter solchen Umständen entstehen aggressive Gefühle, die jedoch nicht offen geäußert werden können. Depressionen sollten daher gehäuft vorkommen. Palmai [64] untersuchte das Verhalten von 14 Männern auf einem isolierten Stützpunkt in der Antarktis und berichtete, daß „depressive Symptome wie psychomotorische Verlangsamung, geringe Konzentrationsfähigkeit und Reizbarkeit das ganze Jahr über in verschiedenen Ausprägungsgraden vorhanden waren und während der Wintermonate geradezu epidemieartige Ausmaße annehmen“, wenn jeder gezwungen war, in der Hütte zu bleiben. In einer neueren Studie untersuchte Earls [65] die psychologischen Reaktionen der Mannschaften von Polaris-Unterseebooten während ihrer 60tägigen Unterwasseraufenthalte. Obwohl das gesamte Personal vorher einer rigorosen Auslese hinsichtlich ihrer emotionalen Stabilität unterzogen worden war, fand er nahezu bei der gesamten Besatzung depressive Symptome um den 30. Tag herum:

Ein Gefühl der Depression unterschiedlicher Intensität scheint von allen Mannschaftsmitgliedern während dieser Phase erlebt zu werden ... die Mehrzahl der Mannschaft berichtet von Veränderungen des Appetits und der Darmtätigkeit, Kopf- und Muskelschmerzen, Konzentrationsschwierigkeiten und Schlafstörungen.

Depressionen bei ethnischen Minderheiten

Depressionen sollten bei ethnischen Minderheitsgruppen, die in einer ihr feindlich gesinnten Umgebung wohnen, häufig vorkommen. Die Juden Zentral- und Osteuropas lebten mehrere Jahrhunderte lang in einer solchen Umgebung; um zu überleben, mußten sie offen aggressives Verhalten gegenüber ihren Nachbarn unterdrücken. Wir wissen jedoch nicht ob sie besonders zu Depressionen neigten. Deutsche Psychiater haben manisch-depressive Erkrankungen als eine typisch jüdische Psychose betrachtet, es wurde jedoch nie eine adäquate vergleichende Untersuchung zur Bestätigung dieses Eindrucks unternommen, und jetzt ist die Gelegenheit vorbei. Malzberg [66] hat gezeigt, daß die Ersteinweisungsrate für manisch-depressive Psychosen in New York City für Juden wesentlich höher ist als für Katholiken und Protestanten; die Juden New Yorks stellen jedoch kaum eine unterprivilegierte Minorität dar. In Israel, wo Juden die dominante ethnische Gruppe ausmachen, ist die Situation umgekehrt, Depressionen sollten daher relativ selten vorkommen. Sowohl Halpern [67] im Vorkriegspalästina wie Hes [68] im modernen Israel haben über das vergleichsweise seltene Vorkommen manisch-depressiver Erkrankungen berichtet, eine neuere Analyse der Krankenhauseinweisungen von Halevi [69] hat dies jedoch nicht bestätigen können. Halevi fand für Juden, die in Ost- oder Zentraleuropa geboren waren, eine höhere Einweisungsrate als für diejenigen, die aus Israel oder Nordafrika stammten. Dies würde mit den Erwartungen übereinstimmen, da die Stichproben jedoch nicht im Hinblick auf Alter und sozialen Status kontrolliert worden sind, ist die Aussagekraft dieses Befundes zweifelhaft.

Amerikanische Neger werden ebenfalls ökonomisch und sozial diskriminiert, ein Großteil der weißen Majorität verhält sich feindselig ihnen gegenüber, man müßte also auch bei ihnen eine hohe Inzidenzrate für Depressionen erwarten. Es gibt jedoch bedeutende Unterschiede zwischen Negern und Juden. Amerikanische Neger hatten immer eine wesentlich höhere Mordrate als Weiße und verübten im allgemeinen mehr gewalttätige Verbrechen. Das weist darauf hin, daß ihre aggressiven Impulse relativ ungehemmt geblieben sind. Hinzu kommt, daß in den letzten Jahren besonders in den nördlichen Industriestaaten die Einstellung der Neger gegenüber der weißen Majorität in zunehmendem Maße die Form eines herausfordernden Selbstbewußtseins angenommen hat. Neuere Untersuchungen ganzer psychiatrischer Populationen wie die von Jaco [53] in Texas und Bahn u. Mitarb. [43] in Baltimore legen nahe, daß Neger weniger zu Depressionen neigen als Weiße. Untersuchungen, die im Süden zu einer Zeit gemacht worden sind, als die Neger ihre nach außen hin unterwürfige Rolle noch nicht abgelegt hatten, weisen ebenfalls darauf hin, daß Depressionen seltener waren als in der weißen Bevölkerung. Diese Studien basieren jedoch auf Krankenhausstatistiken, der Anteil der Negerpatienten mit depressiven Erkrankungen steigt steil an, erreicht oder übertrifft sogar den der weißen Patienten, wenn, wie Mc. Gough et al. [70] zeigen konnten, bessere Behandlungsmöglichkeiten bereitgestellt werden.

Schlußfolgerungen

Inwieweit haben sich unsere Vorhersagen bestätigt? Es ist klar, daß wir trotz der zunächst einfach erscheinenden Hypothese noch zu wenig wissen, um zu einem definitiven Schluß zu kommen. Wir wissen weder, wie in den verschiedenen Kulturen mit aggressiven Impulsen umgegangen wird, noch kennen wir die wahre Inzidenzrate depressiver Symptome in verschiedenen Umwelten. Alles was man im Augenblick sagen kann, ist, daß keine offenkundige Diskrepanz zwischen den vorhandenen Daten und der Hypothese besteht. Die unterschiedlichen Inzidenzraten depressiver Erkrankungen zwischen verschiedenen europäischen, nordamerikanischen und asiatischen Ländern — besonders die hohe Inzidenzrate bei den Hutteriten, die allgemein hohe Inzidenzrate Skandinaviens und die niedrige Inzidenzrate Koreas und Formosas sind mit der Hypothese vereinbar. Das gleiche gilt für die unterschiedliche Depressionsrate je nach Alter und Geschlecht, den hohen Anteil manischer gegenüber depressiven Erkrankungen bei unterentwickelten Kulturen und die reziproke Beziehung zwischen Mord- und Selbstmordrate. Die Daten, die sich auf die soziale Klasse und die Depressionsrate von Kampftruppen, Gefangenen und Gruppen ethnischer Minoritäten beziehen, sind wesentlich fragwürdiger. Die Ergebnisse von Gibbens, Palmai und Earls scheinen nahezulegen, daß Menschen unter Umweltbedingungen die aggressivem Verhalten starke Beschränkungen auferlegen, häufig depressive Symptome entwickeln, es ist jedoch nicht klar, ob auch ihre Anfälligkeit gegenüber echten depressiven Erkrankungen erhöht ist.

Das vielleicht stärkste Argument zugunsten der Hypothese von der „gehemmten Aggression" ist, daß sie das meiste von dem, was wir über die Epidemiologie der Depression wissen, erklärt, und zwar aufgrund einer einzigen Annahme. Es gibt jedoch auch andere ebenso plausible Erklärungen für die meisten dieser Befunde, sei es entweder im Sinne genetischer Faktoren und selektiver Auswanderung oder einfach im Sinne methodischer Unterschiede und Variationen in den diagnostischen Kriterien. Unglücklicherweise fordert die Hypothese, daß Depressionen am häufigsten in Gesellschaften mit hochentwickelten psychiatrischen Einrichtungen auftreten, und es kann durchaus sein, daß einige der zur Bestätigung der Hypothese herangezogenen Unterschiede, besonders die zwischen industrialisierten und primitiven Kulturen, einfach auf diese Situation zurückzuführen sind.

Der einzige frühere Versuch, Variationen in der Inzidenzrate von Depressionen mit einer soziologischen Variable in Beziehung zu bringen, stammt von Eaton u. Weil in Form eines Kommentars zu ihrer Hutteriten Studie [28]. Beeindruckt durch den Unterschied zwischen den Hutteriten und der von Böök untersuchten schwedischen Bevölkerung, vermuteten sie, daß die „soziale Kohäsion" einer Kultur die entscheidende Variable darstellt, die bestimmt, welche psychische Erkrankung in der Kultur relativ gehäuft auftritt. Wo eine hohe „soziale Kohäsion" herrscht würden manisch-depressive Erkrankungen vorherrschen, wo sie gering ist, müßten Schizophrenien dominieren. Obwohl sie diese Theorie nicht vollständig entwickelt haben, sind ihre Implikationen doch ähnlich der hier vorgestellten Hypothese der „gehemmten Aggression", und sie ist wahrscheinlich in gleicher Weise mit den bisher vorhandenen Daten vereinbar. Es ist klar, daß eine Kultur mit hoher „sozialer Kohäsion" strenge Schranken gegenüber aggressivem Verhalten aufrichten muß, um diese Kohäsion aufrechtzuerhalten. Solche Schranken wären in Kulturen mit geringer Kohäsion nicht notwendig. Die Hypothese der „sozialen Kohäsion" und der „gehemmten Aggression" müssen daher nicht als rivalisierend oder alternativ betrachtet werden, da die letztere die erste miteinschließt oder zumindest den Teil, der sich auf die Inzidenzrate von Depressionen bezieht.

Zusammenfassung

Es wird die Hypothese aufgestellt, daß Depression (sowohl als Stimmungszustand als auch als psychiatrisches Syndrom) durch Hemmung aggressiver Reaktionen auf Frustration verursacht wird. Die bisher verfügbaren Daten über die Epidemiologie der Depression und des

Suicid werden in bezug auf ihre Implikationen für diese Hypothese untersucht. Bei den notwendigen Vergleichen ist man von methodischen Fußangeln umgeben, nur wenige der relevanten Befunde sind einigermaßen gesichert; im allgemeinen scheinen jedoch die Variationen in der Inzidenzrate für Depressionen von einer Situation zur anderen und von einer Kultur zur anderen mit den Forderungen der Hypothese übereinzustimmen.

Literatur

1. Abraham, K.: Notes on the psychoanalytic investigation and treatment of manic depressive insanity and allied conditions, in Selected Papers on Psychoanalysis, pp. 137—156. New York: Basic Books Inc. 1960.
2. Freud, S.: Mourning and melancholia, in Complete Psychologic Works of Sigmund Freud, Standard edition, Vol. 14, pp. 243—258. London: Hogarth Press 1955.
3. Balint, M.: New beginning and the paranoid and the depressive syndromes. Int. J. Psychoanal. **33,** 214—224 (1952).
4. Bibring, E.: The mechanism of depression. In: Greenacre, P. (Ed.): Affective Disorders, pp. 13—48. New York: International University Press 1953.
5. Dollard, J., Doob, L., Miller, N. et al: Frustration and Aggression. New Haven, Conn.: Yale University Press 1939.
6. Berkowitz, L.: Aggression: A Social Psychological Analysis. New York: McGraw Hill Book Co. Inc. 1962.
7. Bandura, A., Walters, R. H.: Social Learning and Personality Development. New York: Holt Rinehart & Winston Inc. 1963.
8. Lorenz, K.: On Aggression. New York: Harcourt Brace & World Inc. 1966.
9. Freud, S.: Beyond the pleasure principle, in Complete Psychological Works of Sigmund Freud, standard edition, Vol. 18, pp. 7—64. London: Hogarth Press 1955.
10. Menninger, K.: Love Against Hate. New York: Harcourt Brace & World Inc. 1942.
11. Robins, E., Murphy, G. E., Wilkinson, R. H. et al.: Some clinical considerations in the prevention of suicide based on a study of 134 successful suicides. Amer. J. publ. Hlth **49,** 888—898 (1959).
12. Seager, G. P., Flood, R. A.: Suicide in Bristol. Brit. J. Psychiat. **111,** 919—932 (1965).
13. Guerry, A. M.: Essai sur la statistique morale de la France. Paris 1833.
14. Maury, A.: Du mouvement moral des société d'après les derniers resultats de la statistique. Rev. Deux Mondes **29,** 468, 1860.
15. Morselli, E.: Il suicidio, saggio di statistica morale comparata, 1879.
16. Durkheim, E.: Suicide, J. A. Spaulding, G. Simpson (transl.). London: Routledge & Paul Kegan 1952.
17. United Nations: Demographic Yearbook, 1967. New York: United Nations 1968.
18. Henry, A. F., Short, J. F.: Suicide and Homicide. New York: Free Press of Glencoe Inc. 1954.
19. Verkko, V.: Homicides and Suicides in Finland and Their Dependence on National Character. Copenhagen: Gades Forlag 1951.
20. Sainsbury, P.: Suicide and depression. In: Coppen, A., Walk, A. (Eds.): Recent Developments in Affective Disorders. British Journal of Psychiatry, special publications No. 2. Ashford, Kent: Headley Brothers Ltd. 1968.
21. Wolfgang, M. E.: Patterns in Criminal Homicide. Philadelphia: University of Philadelphia Press 1958.
22. Dublin, L. I., Bunzel, B.: To Be or Not To Be. New York: Smith and Haas 1933.
23. Sainsbury, P.: Suicide in London, Maudsley Monographs No. 1. London: Chapman and Hall 1955.
24. Homicide in the United States, 1950—1964, US Department of Health, Education and Welfare, publication No. 1000, series 20, No. 6, Public Health Service. US Government Printing Office 1967.
25. Suicide in the United States, US Department of Health, Education and Welfare, publication No. 1000, series 20, No. 5, Public Health Service. US Government Printing Office 1967.
26. Sandifer, M. G., Hordern, A., Timbury, G. C. et al.: Psychiatric Diagnosis: A comparative study in North Carolina, London and Glasgow. Brit. J. Psychiat. **114,** 1—9 (1968).

27. Cooper, J. E., Kendell, R. E., Gurland, B. J. et al: Cross-national study of diagnosis of the mental disorders: Some results from the first comparative investigation. Amer. J. Psychiat. **125,** (Suppl.), 21—29 (1969).
28. Eaton, J. W., Weil, R.J.: Culture and Mental Disorders. New York: Free Press of Glencoe Inc. 1955.
29. Lin, T.: A study of the incidence of mental disorder in Chinese and other cultures. Psychiatry **16,** 313—336 (1953).
30. Yoo, P. S.: Mental disorder in Korean rural communities. In the Procedings of the Third World Congress of Psychiatry, Vol. 2, pp. 1305—1309. Montreal: McGill University Press 1961.
31. Bremer, J.: A social psychiatric investigation of a small community in northern Norway. Acta Psychiat. Neurol. **62** (Suppl.) 43 (1951).
32. Strömgren, E.: Beiträge zur psychiatrischen Erblehre. Acta psychiat. (Kbh.) **19** (Suppl.) (1938).
33. Stainbrook, E.: A cross-cultural evaluation of depressive reactions in Hoch, P., Zubin, J.: Depression, pp. 39—50. New York: Grune & Stratton Inc. 1954.
34. Carothers, J. C.: The African Mind in Health and Disease. Geneva: World Health Organization 1953.
35. Gordon, H. L.: Psychiatry in Kenya colony. J. ment. Sci. **80,** 167—170 (1934).
36. Laubscher, B. J. F.: Sex, Custom, and Psychopathology in a Bantu Tribe. London: Routledge & Son 1937.
37. van Wulfften-Palthe, P. M.: In de Langem, C. H., Lichtenstein, A. (Eds.): Clinical Textbook of Tropical Medicine. Batavia: Kolff 1936.
38. Field, M. J.: Mental disorder in rural Ghana. J. ment. Sci. **104,** 1043—1051 (1958).
39. Leighton, A. H., Lambo, T. A., Hughes, C. C., et al: Psychiatric Disorder Among the Yoruba. New York: Cornell University Press 1963.
40. Helgason, T.: Frequency of depressive states within geographically delimited population groups.: IV. The frequency of depressive states in Iceland as compared with the other scandinavian countries. Acta Psychiat. **162** (Suppl.), 81—90 (1961).
41. Sorensen, A., Strömgren, E.: Frequency of the depressive states within geographically delimited population groups: II Prevalence (the Samso investigation). Acta Psychiat. (Kbh.) **162** (Suppl.), 62—68 (1961).
42. Roth, W. F., Luton, F. H.: Mental health program in Tennessee. Amer. J. Psychiat. **99,** 662—675 (1943).
43. Wing, L., Wing, J. K., Hailey, A., et al: The use of psychiatric services in the three urban areas: An international case register study. Soc. Psychiat. **2,** 158—167 (1967).
44. Böök, J. A.: A genetic and neuropsychiatric investigation of a north Swedish population. Acta Genet. **4,** 1—100, 133—139, 345—394 (1953).
45. Juel-Nielson, N., Bille, M., Flygenring, J., et al.: Frequency of depressive states within geographically delimited population groups: III. Incidence (the Aarhus county investigation). Acta Psychiat. (Kbh.) **162** (Suppl.), 69—80 (1961).
46. Watts, C. A. H.: Depressive Disorders in the Community. Bristol, Engl.: John Wright 1966.
47. Ødegaard, Ø.: The incidence of Psychoses in various occupations. Int. J. Soc. Psychiat. **2,** 85—104 (1956).
48. Brooke, E. M.: National statistics in the epidemiology of mental illness. J. ment. Sci. **105,** 893—908 (1959).
49. Clark, R. E.: Psychoses, income, and occupational prestige. Amer. J. Sociol. **54,** 433—440 (1949).
50. Hare, E. H.: Mental illness and social class in Bristol. Brit. J. Pre. Soc. Med. **9,** 191—195 (1955).
51. Munro, A.: Some familial and social factors in depressive illness. Brit. J. Psychiat. **112,** 429—441 (1966).
52. Hollingshead, A. B., Redlich, F. C.: Social Class and Mentall Illness. New York: John Wiley & Sons. Inc. 1958.
53. Jaco, E. G.: The Social Edidemiology of Mental Disorders. New York: Russell Sage Foundation 1960.
54. Williams, A. H.: A psychiatric study of Indian soldiers in the Arakan. Brit. J. med. Psychol. **23,** 130—181 (pt. 3) (1951).
55. Paster, S.: Psychotic reactions among soldiers in World War II. J. nerv. ment. Dis. **108,** 54—66 (1948).
56. Stelle, E. H.: Psychiatric causalities. US Naval Med. Bull **42,** 1089—1091 (1944).

57. Ludwig, A. O.: Neuroses occuring in soldiers after prolonged combat exposure. Bull. Menninger Clin. **11,** 15—23 (1947).
58. Sobel, R.: The old sergeant syndrome. Psychiatry **10,** 315—321 (1947).
59. Beaglehole, E.: Some Modern Hawaiinans: Culture and Psychosis in Hawaii. Honolulu, University of Hawaii research publication 19, 1939, appendix B.
60. Lambo, T. A.: Further neuropsychiatric observations in Nigeria. Brit. med. J. **1960 II,** 1696—1704.
61. Diop, M.: La Depression chez le noir Africain. Psychopath. Africaine **3,** 184—194 (1967).
62. Foster, F. H.: Maori Patients in Mental Hospitals, special report 8, New Zealand Department of Health. Wellington, N. Z.: R. E. Owen 1962.
63. Gibbens, T. C. N.: The Psychology and Psychopathology of the Prisoner of War, doctoral thesis. University of Cambridge, Cambridge England, 1947.
64. Palmai, G.: Psychological observations on an isolated group in Antarctica, Brit. J. Psychiat. **109,** 364—370 (1963).
65. Earls, J. H.: Human adjustment to an exotic environment: The nuclear submarine. Arch. gen. Psychiat. **20,** 117—123 (1969).
66. Malzberg, B.: The distribution of mental disease according to religious affiliation in New York State, 1949—51. Ment. Hyg. **46,** 510—522 (1962).
67. Halpern, L.: Some data of the psychic morbidity of Jews and Arabs in Palestine. Amer. J. Psychiat. **94,** 1215—1222 (1938).
68. Hes, J. P.: Manic depressive illness in Israel. Amer. J. Psychiat. **116,** 1082—1086 (1960).
69. Halevi, H. S.: Frequency of mental illness among Jews in Israel. Int. J. Soc. Psychiat. **9,** 268—282 (1963).
70. McGough, W. E., Williams, E., Blackley, J.: Changing patterns of psychiatric illness among Negroes of the southern United States, in the Proceedings of the Fourth World Congress of Psychiatry. Amsterdam, Excerpta Medica Foundation, 1967, vol. 3, pp. 1465—1467.

Beiträge der Epidemiologie zur Planung und Therapiekontrolle

Abschließend zwei Beiträge, die zeigen, welche Bedeutung der Epidemiologie bei der Planung von psychiatrischen Einrichtungen und bei der Kontrolle der Wirksamkeit therapeutischer Methoden zukommt.

Keine Gruppe psychisch Kranker wird, unseres Wissens nach fast überall, so benachteiligt, wie die geistig Behinderten. Kushlicks Untersuchung zeigt die Ausmaße des Problems, das bis jetzt in der überwiegenden Zahl der Fälle von völlig überforderten Familienangehörigen oder überfüllten, mangelhaft ausgestatteten Bewahrungsanstalten getragen wird. Kushlick entwirft auf der Grundlage seiner Erhebung einen Plan zur adäquaten Versorgung derartiger Patienten. Seine Untersuchung ist ein Beispiel dafür, daß nur sinnvoll geplant werden kann, wenn die Verteilung der Störung in der Bevölkerung und ihre Abhängigkeit von sozialen Faktoren bekannt ist. Es ist ein weiteres Verdienst Kushlicks, die Studie so angelegt zu haben, daß auch grundlegende Erkenntnisse über die Verteilung der Intelligenz und deren soziale Beeinflußbarkeit zutage kommen.

Eng umschriebene experimentelle Untersuchungen zur Prüfung der Wirksamkeit eines therapeutischen Verfahrens, z. B. Doppelblindstudien in der Psychopharmakologie, zeigen lediglich den therapeutischen Einfluß des geprüften Verfahrens unter den gegebenen experimentellen Bedingungen. Die Wirksamkeit mag eine andere sein, wenn die standardisierten Versuchsbedingungen wegfallen und die Streuung der im Versuch konstant gehaltenen oder eliminierten Variablen ihren Einfluß ausübt.

Untersuchungen an größeren Populationen über größere Zeiträume hinweg lassen dagegen erkennen, wie sich ein therapeutisches Verfahren tatsächlich, außerhalb des kontrollierten Experiments, hinsichtlich seiner Wirksamkeit bewährt hat und welche Faktoren die Wirksamkeit beeinflußten. Auf diese Weise ist die Effektivität mancher Therapieformen mittels epidemiologischer Untersuchungen relativiert worden. Daß die 1954 eingeführten Psychopharmaka eine wesentliche Rolle in dem Veränderungsprozeß, den die Psychiatrie in den letzten 30 Jahren durchmachte, spielten, ist unbestritten. Ødegards Beitrag zeigt jedoch, daß sich z. B. die Zunahme der Entlassungen und die Abnahme der Hospitalisierungsdauer bei Schizophrenen, gemeinhin als Erfolg der Psychopharmakatherapie angesehen, schon Jahre vor der Einführung der Neuroleptika als Trend bemerkbar gemacht hat, es müssen also andere, Ødegard vermutet soziale Faktoren, die Entwicklung mitbestimmt haben.

Gemeindenahe Einrichtungen zur Betreuung geistig Behinderter

Von ALBERT KUSHLICK

1. Teil: Die Epidemiologie des Schwachsinns

Kommunale Einrichtungen zur Betreuung geistig Behinderter befinden sich augenblicklich in England in einem Stadium wachsender Ausdehnung und Entwicklung. Alle Arten von Institutionen sind daran beteiligt: Polikliniken und Krankenhäuser, Sonderschulen für Lernbehinderte und Tagesstätten für geistig schwer Behinderte [1], Heime für Schwachsinnige, die aus irgendwelchen Gründen nicht in ihrer Familie leben können, jedoch nicht notwendigerweise in einer Anstalt untergebracht sein müßten, sowie soziale Betreuungsstätten zur Beratung und Betreuung der Familien mit schwachsinnigen Kindern. In England werden diese Einrichtungen entweder von den Kommunalverwaltungen durch den Gesundheitsdienst (medical officer of health) oder von regionalen Krankenhausverwaltungen geführt. Es ist entscheidend, daß diese beiden Institutionen und die praktischen Ärzte zusammenarbeiten, um eine wirklich umfassende und wirkungsvolle Betreuung zu gewährleisten, die den Bedürfnissen der geistig schwer Behinderten (Idioten und Imbezille) während ihres ganzen Lebens und denen der geistig leicht Behinderten mindestens bis zum verspäteten Abschluß ihrer Adoleszenz entgegenkommt.

Diese Ausdehnung und Veränderung stellt eine einmalige Gelegenheit für rationale Planung dar. Die vorhandenen und die neu zu entwickelnden Einrichtungen müssen so objektiv wie möglich überprüft werden, um festzustellen, ob sie den definierten Bedürfnissen der Klienten und Familien genügen. In der vorliegenden Arbeit werden zunächst einige relevante epidemiologische Daten dargestellt und in einem zweiten Teil die Probleme der psychiatrischen Auswertbarkeit dieser Daten behandelt.

Terminologie

Der Begriff „Schwachsinn“ [2] dient als Oberbegriff für alle Grade des Schwachsinns. Die Begriffe „Idiotie“, „Imbezillität“ und „Schwachsinn schweren Grades“ beziehen sich auf Personen, deren IQs unter 50 liegen. Die Bezeichnung „leichter Schwachsinn“ kennzeichnet Individuen mit IQs über 50.

1 Die Begriffe „geistige Behinderung“ und „Schwachsinn“ werden synonym verwendet (Anm. d. Übers.).

2 Schwachsinn = geistige Behinderung; schwere Form des Schwachsinns bzw. hochgradiger Schwachsinn = schwere geistige Behinderung; leichte Form des Schwachsinns bzw. leichter Schwachsinn = - leichte geistige Behinderung (Anm. d. Übers.).

Prävalenz und Prognose schwerer Schwachsinnsformen

In England und Wales können wahrscheinlich 3,7/1000 der Bevölkerung, die das 15.—19. Lebensjahr erreichen, als geistig schwer behindert bezeichnet werden. In drei neueren Untersuchungen — Kushlicks (1961) in der Industriestadt Salford, Goodmans u. Tizards (1962) in der Grafschaft Middlesex und Kushlicks (1964) in Southhampton, Bournemouth, Portmouth, Hampshire, Dorset und Isle of Wight (also Wessex) — konnten sehr ähnliche Prävalenzraten gefunden werden. Tab. 20 zeigt die Prävalenz schwerer Schwachsinnsformen in den drei Bezirken für die verschiedenen Altersgruppen, wobei wahrscheinlich alle Betroffenen erfaßt worden sind. Die Raten für Mongolismus sind getrennt angegeben.

Tabelle 20. Prävalenz hochgradigen Schwachsinns in drei Bezirken

	Altersgruppe	Gesamtrate hochgradigen Schwachsinns/1000	Mongolismusrate/1000
Grafschaft Middlesex (1960)	7–14	3,45	1,14
Salford (1961)	10–14	3,61	unbekannt
Wessex (1964)	15–19	3,62	0,90
städtisch	15–19	3,54	1,15
ländlich	15–19	3,84	1,18

Die Raten sind in ländlichen und städtischen Gebieten ziemlich gleich hoch; in allen drei Untersuchungen wurde eine ähnliche Häufigkeit für Mongolismus gefunden. Etwas über 10% der Mongoloiden aus der Wessex-Studie hatten einen IQ über 50; das bedeutet, daß Mongolismus im Augenblick ungefähr ein Viertel aller Fälle schweren Schwachsinns in der Altersgruppe von 15—19 Jahren ausmacht.

Die Häufigkeitsraten für schwere geistige Behinderungen sind in den USA ähnlich wie in England. In einer Untersuchung des Onondaga-Gebietes (1955) wurde eine Rate von 3,6/1000 für die Altersgruppe 5—17 Jahre ermittelt und Lemkau u. Mitarb. (1943) fanden in Baltimore 3,3/1000 für die Altersgruppe 10—14 Jahre. Åkesson (1961) fand 5,8/1000 (in allen Altersstufen) in einer sehr sorgfältigen Untersuchung eines ländlichen Bezirkes in Schweden. Unterschiedliche Untersuchungsmethoden machen einen detaillierten Vergleich mit den englischen Daten schwierig.

In den meisten Industrieländern werden hochgradig Schwachsinnige von Lehrern, Schulpsychologen und Schulärzten identifiziert, weil sie für die Erziehung in einer normalen Schule „ungeeignet" sind. In England sind nahezu alle geistig schwer Behinderten, die das 15.—19. Lebensjahr erreicht haben, den lokalen Gesundheitsämtern bekannt. Kushlick (1961) fand, daß lediglich ein sehr geringer Prozentsatz dieser Personen zum ersten Mal nach ihrem 19. Lebensjahr der Gesundheitsbehörde gemeldet wurde. Die Gründe hierfür liegen wahrscheinlich in der Prognose dieser schweren Schwachsinnsformen. Nur ungefähr 10% dieser Menschen können eine Arbeitsstelle in der freien Industrie auf die Dauer halten (Tizard, 1958). Die restlichen 90% scheinen in dauernder finanzieller Abhängigkeit zu leben und werden daher den zuständigen Institutionen bekannt.

Die Altersverteilung für hochgradig Schwachsinnige bleibt zwischen Adoleszenz und mittlerem Alter ziemlich konstant im Gegensatz zu den leichten Schwachsinnsformen, deren Häufigkeit nach der Adoleszenz rapide absinkt (siehe Tab. 21). Nahezu alle hochgradig Schwach-

Tabelle 21. Prävalenz des Schwachsinns in bezug auf Alter und Schweregrad

	Hochgradiger Schwachsinn		Leichter Schwachsinn		Alle Formen	
	Salford 1961	England[a] 1926–29	Salford 1961	England[a] 1926–29	Salford 1961	England[a] 1926–29
0– 4	0,89	0,69	0,15	0,51	1,13	1,2
5– 9	1,62	3,09	0,36	11,41	1,98	15,5
10–14	2,55	4,35	0,29	21,25	2,84	25,6
15–19	3,62	2,84	8,63	7,96	12,27	10,8
20–29	3,44	2,07	4,16	6,33	7,66	8,4
30–39	3,77	1,49	1,83	4,21	5,59	5,7
40–49	2,47	1,22	2,56	4,18	5,04	5,4
50–59	1,70	0,90	1,04	4,00	2,83	4,9
60 +	0,52	0,48	0,60	2,42	1,13	2,9
Alle Altersgruppen	2,24	1,87	2,06	6,73	4,38	8,6

[a] Errechnet aus Lewis (1929) und Penrose (1963).

sinnigen, die die Kindheit überleben, werden schließlich in eine Anstalt für geistig Behinderte aufgenommen. Auf den Aufnahmewartelisten dieser Anstalten stehen hauptsächlich hochgradig Schwachsinnige, die, einmal aufgenommen, selten, wenn überhaupt wieder, entlassen werden.

Prävalenz und Prognose leichter Schwachsinnformen

Als Kriterium für die Kategorie „leichter Schwachsinn" wurde ein IQ-Bereich von 50—70 bzw. 75 vorgeschlagen; dies hat sich jedoch weder klinisch noch praktisch als sinnvoll erwiesen. Viele Menschen in diesem IQ-Bereich sind niemals als schwachsinnig eingestuft worden und scheinen keine Probleme wegen ihrer niedrigen Intelligenz zu haben. Auf der anderen Seite gibt es Menschen, deren IQ über 70 liegt und die dennoch von den Einrichtungen für geistig Behinderte betreut werden. In England hat es nie eine obere psychometrische Grenze für diese Form der geistigen Behinderung gegeben und auch jetzt gibt es keine. In einem Test mit einem Mittelwert von 100 und einer Standardabweichung von 15 würde der Prozentsatz der Bevölkerung, der einen IQ Wert von 50—70 erreicht, ungefähr bei 20/1000 liegen. In der Salford-Studie wurde die höchste administrative Prävalenzrate für leichte Schwachsinnsformen unter den 15—19jährigen gefunden; sie betrug 8,6/1000 bzw. weniger als die Hälfte der Rate, die man bei Benutzung des IQs als einzigem Kriteriums erwarten würde (s. Tab. 21). Der IQ ist auch nicht der einzige Faktor, der darüber entscheidet, wer geistig behindert ist und eine spezielle Ausbildung innerhalb des Schulsystems erhalten muß. Die Gesamtzahl der Kinder, die Sonderschulen besuchen, übersteigt selten die Hälfte von den 2%, die man erwarten müßte, wenn alle Kinder mit einem IQ von 50—70 diese Schulen besuchen würden. Darüber hinaus zeigt der Bericht des Chief Medical Officer (Ministry of Education, 1962), daß ungefähr 40% der Kinder in Sonderschulen einen IQ über 70 haben.

Anders als bei den hochgradig geistig Behinderten, von denen die meisten vom regulären Schulbesuch ausgeschlossen sind, wird die Mehrheit der geistig leicht Behinderten in England zum ersten Mal beim Schulabgang erfaßt, wenn die Erziehungsbehörde dem Gesundheitsministerium mitteilt, wer weiterhin betreut werden müßte. So waren 90% der an das Salford

Mental Health Department überwiesenen geistig leicht Behinderten im Alter von 15—19 Jahren (Kushlick, 1961). Das erklärt auch, warum in den Akten des Mental Health Department sehr wenig geistig leicht Behinderte unter 15 Jahren erfaßt sind, während ihre Zahl in der Altersgruppe von 15—19 Jahren steil ansteigt (s. Tab. 21).
Es gibt viele Hinweise dafür, daß im Gegensatz zu hochgradigen Schwachsinnsformen die leichten Formen des Schwachsinns eine temporäre Behinderung darstellen, die zum größten Teil mit Schulschwierigkeiten zusammenhängt. Nach Verlassen der Schule wird die Mehrzahl der Betroffenen sozial und ökonomisch unabhängig und ist von der übrigen Bevölkerung der Gemeinde nicht zu unterscheiden. Außerdem wird nur eine Minderheit der geistig leicht Behinderten jemals in ein Krankenhaus aufgenommen im Gegensatz zu den hochgradig geistig Behinderten, von denen nahezu alle schließlich in eine Anstalt kommen, es sei denn, sie sterben frühzeitig.

Die Veränderlichkeit des IQ

Es konnte ebenfalls nachgewiesen werden, daß viele geistig leicht Behinderte oder lernbehinderte Personen ihre IQ-Werte über ein Alter hinaus verbessern, in dem man gewöhnlich die intellektuelle Entwicklung für abgeschlossen hält (Clarke u. Clarke, 1954; Stein u. Susser, 1960a). Die Beobachtung zeigt erstens, daß ein angeblich konstanter IQ nicht zur Beurteilung der „potentiellen Intelligenz" leicht Schwachsinniger herangezogen werden kann. Zweitens wird dadurch jeder Versuch, die Prävalenz geistiger Behinderung anhand des Kriteriums „IQ" zu messen, erschwert. Drittens scheint sich die Intelligenz gerade bei den leicht Schwachsinnigen ohne Hirnschaden zu verbessern, was die gute Prognose für diese Personen nach Verlassen der Schule teilweise erklären könnte. Und viertens weist dieses Ergebnis darauf hin, daß gerade im Alter des Schulabgangs die geistig leicht Behinderten von weiterer Ausbildung profitieren könnten, die dann auch unbedingt erforderlich ist.
Mit der Feststellung, daß die meisten geistig schwer Behinderten, die nicht frühzeitig sterben, schließlich in einer Anstalt landen, sollte nicht gesagt werden, daß dies der einzige und beste Weg sei, für sie und ihre Familie zu sorgen. Es zeigt lediglich, daß jene einen Grad der Behinderung aufweisen, der eine bestimmte Art von Betreuung das ganze Leben hindurch erforderlich macht, im Gegensatz zu den geistig leicht Behinderten, deren Behinderungen sowie Betreuungsbedürftigkeit größtenteils temporär sind. Auf jeden Fall gelten die Prognosen für diese beiden Formen geistiger Behinderung nur für eine große Anzahl von Fällen; bei der Prognose in Einzelfällen müssen sehr viele Faktoren außer dem IQ sorgfältig in Betracht gezogen werden. Außerdem überlappt sich der mittlere IQ-Bereich für Schwachsinn (20—49) mit dem unteren Ende der leichten Schwachsinnsform, die ihrerseits unmerklich in den Bereich der „normalen" Bevölkerung übergehen.

Die Ursachen geistiger Behinderung

Die primären Ursachen schwerer geistiger Behinderung scheinen biologisch zu sein, während die Ursachen leichter geistiger Behinderung wahrscheinlich sozialer und kultureller Natur sind. Crome (1960) untersuchte die Gehirne von 272 hospitalisierten Imbezillen und Idioten. In 267 Fällen wurden definitive Abnormitäten festgestellt.
Die Gründe für die Hirnschädigung sind allerdings häufig unbekannt. Berg u. Kirman (1959) untersuchten die Krankengeschichten aller Imbezillen und Idioten des Fountain Hospital und fanden nur bei 9,5% eine eindeutige Ursache (z.B. Meningitis, Kernikterus oder Phenylketonurie). Wahrscheinliche Ursachen fanden sich bei 4%, 23% waren mongoloid und bei 33%

gab es mögliche kausale Faktoren. Es verblieben also 31%, bei denen nicht einmal ein möglicher kausaler Faktor genannt werden konnte.
Es gibt keine Untersuchungen, in denen klinische und neuropathologische Anomalien vergleichbar ausführlich untersucht wurden, jedoch scheint lediglich ein Viertel der Kinder, die Schulen für geistig Behinderte besuchen, klinische Symptome einer Hirnschädigung aufzuweisen (Stein u. Susser, 1960a).

Soziale Klasse und geistige Behinderung

Es ist seit langem bekannt, daß sich in Industriestaaten die Eltern geistig schwer behinderter Kinder gleichmäßig über alle sozialen Schichten verteilen, während die Eltern geistig leicht behinderter Kinder vorwiegend den unteren sozialen Schichten angehören. Neuere Untersuchungen zeigen, daß leichte geistige Behinderung ohne abnorme neurologische Symptome, Epilepsie, elektroencephalographische Anomalien, chromosomale Anomalien oder sensorische Defekte tatsächlich auf die Angehörigen der unteren sozialen Schichten beschränkt ist. So gut wie kein Kind, dessen Eltern den oberen sozialen Schichten angehören, hat einen IQ unter 80, es sei denn das Kind leidet an den oben erwähnten pathologischen Prozessen. Dieses Ergebnis stützt sich auf Kinder, die Schulen für geistig Behinderte besuchen, zu Schulpsychologen geschickt wurden oder sich zum „11+"-Examen[3] angemeldet hatten (Saenger, 1960; Stein u. Susser, 1963).
Eine schottische Untersuchung von 1947 brachte ähnliche Ergebnisse. Kein Kind mit einem IQ unter 86 hatte einen Vater mit akademischem Beruf, während nicht weniger als 26% der Kinder von ungelernten Arbeitern IQ-Äquivalentwerte unter 86 erhielten (Scottish Council for Research in Education, 1953).
Zu Beginn dieses Jahrhunderts nahm man an, daß die zwischen den verschiedenen sozialen Klassen bestehenden Intelligenzunterschiede auf angeborene genetische Faktoren zurückzuführen seien, und man sagte voraus, daß die höhere Geburtenrate der unteren sozialen Schichten zu einem Sinken des nationalen Intelligenzniveaus führen würde. Die Scottish Mental Survey zeigte jedoch keinen derartigen Abfall im IQ von 11jährigen zwischen 1932 und 1947. Außerdem gibt es jetzt viele Hinweise dafür, daß die Klassenunterschiede im IQ sowohl die kulturellen Unterschiede zwischen den sozialen Klassen wiederspiegeln (Werte, Einstellungen, Praktiken in der Kindererziehung), als auch die sozialen und materiellen Benachteiligungen der niedrigen sozialen Klassen, die aus ihren relativ geringen Möglichkeiten, ärztliche Hilfe und Erziehungseinrichtungen in Anspruch zu nehmen, resultieren (Baird, 1962; Butler, 1963; Douglas u. Blomfield, 1958; Ministry of Education and Bonham, 1963; Douglas, 1963).
Praktisch alle Leute mit einem IQ unter 50 werden also während ihres ganzen Lebens auf spezielle Einrichtungen und schließlich stationäre Betreuung angewiesen sein, während lediglich ein kleiner Prozentsatz derjenigen, deren IQ zwischen 50 und 70 liegt (wobei einige mit einem noch höheren IQ hinzukommen) unter eine Form leichteren Schwachsinns subsummiert und entsprechend behandelt wird.
Die Hauptschwierigkeiten, die bei den schweren Schwachsinnsformen zur Aufnahme in eine Anstalt führen, werden von deren Familienangehörigen erfahren; bei den leichten Schwachsinnsformen kommt es meistens aufgrund von Verhaltensstörungen, die außerhalb der Familie zu Schwierigkeiten führen, zur Aufnahme (Saenger, 1960). Ein großer Prozentsatz dieser Verhaltensstörungen scheint durch unzulängliche Erziehung in gestörten Elternhäusern und

3 Übergang von der Grundschule zur Oberschule (Anm. d. Übers.).

häufigen Aufenthalten in Heimen oder bei Pflegeeltern verursacht zu sein (Stein u. Susser, 1960b).

Diese Ergebnisse legen nahe, daß die soziale Unangepaßtheit der Personen, die in die Hände der Sozialfürsorge fallen und als schwachsinnig klassifiziert werden, auf einem Mangel an sozialen Fähigkeiten beruht, die normalerweise von Kindern in der eigenen Familie erlernt werden (Parsons u. Bales, 1956). Ihre Schwierigkeiten können auch dadurch entstehen, daß sie soziale Fähigkeiten erlernt haben, die großen autoritär geführten Institutionen adäquat sind, sich jedoch als unzureichend erweisen, wo das Individuum sich an die Komplexität sozialer Beziehungen außerhalb von Institutionen adaptieren muß (Goffman, 1957; Coser, 1962).

Prävalenztrends schwerer Schwachsinnsformen

Ein Vergleich zwischen Lewis' klassischer Untersuchung (1929) und neueren Schätzungen der Prävalenzrate scheint anzuzeigen, daß die Häufigkeit schwerer geistiger Behinderungen bei Kindern zwischen 5 und 14 Jahren gesunken ist (s. Tab. 21). Goodman u. Tizard (1962) wiesen z.B. nach, daß die Häufigkeit schwerer Schwachsinnsformen in Stadtbezirken zwischen 1926 und 1929 3,71/1000 betrug, in Middlesex 1960 hingegen lediglich 3,45/1000 trotz ständiger Zunahme der Mongolismusrate (wegen Zunahme der Überlebenschancen) von 0,34 auf 1,14/1000. Die Häufigkeitsrate schwerer geistiger Behinderungen, die nicht auf Mongolismus zurückzuführen ist, scheint also zu fallen, möglicherweise wegen Verbesserungen in der Geburtshilfe und Abnahme der Infektionskrankheiten. Kushlick (1964) fand in Landbezirken ein noch stärkeres Absinken der Raten. Lewis wies eine Häufigkeitsrate für ländliche Bezirke von 5,61/1000 in der Altersgruppe von 7—14 Jahren nach, verglichen mit einer Rate von 3,84/1000 für Wessex in der Altersgruppe von 15—19 Jahren trotz Ansteigen der Mongolismusrate.

Es gibt allerdings auch Hinweise für ein Ansteigen der Häufigkeit schwerer Schwachsinnsformen. Tab. 21 zeigt, daß die Gesamthäufigkeit schwerer geistiger Behinderung insbesondere bei den über 15jährigen in Salford 1961 höher war als in einer 1929 durchgeführten Untersuchung. Kushlick (1961) fand, daß in Salford die Gesamtrate an Idioten zwischen 1948 und 1960 um 83% und die an Imbezillen um 38% zugenommen hatte. Mögliche Ursachen für diese Zunahme sind das häufigere Überleben von hydrocephalen Kindern und Mongoloiden sowie das Überleben von Frühgeburten mit sehr niedrigem Geburtsgewicht und Kindern mit tuberkulöser Meningitis, der im Augenblick nach Mongolismus häufigsten bekannten Ursache für schwere geistige Behinderungen.

Es erscheint möglich, daß sich unter den hochgradig schwachsinnigen Kindern der Altersgruppe von 7—14 Jahren in Lewis' Stichprobe ein beträchtlicher Anteil an nicht Hirngeschädigten befand, deren Behinderungen temporär waren und durch ähnliche Faktoren verursacht wurden wie diejenigen, von denen man inzwischen weiß, daß sie die Ursache für mildere Schwachsinnsformen darstellen. Die meisten Kinder der neueren Untersuchungen mit einem IQ unter 50 haben jedoch eine schwere und irreversible Hirnschädigung. Die Altersverteilung in Tab. 21 entspricht einer solchen Erklärung. Die Raten für 1926—29 sind in der Altersgruppe von 15—19 Jahren niedriger als während der Jahre der Schulzeit und sinken mit fortschreitendem Alter weiter, was darauf hinweist, daß einige Probanden, die während ihrer Kindheit für hochgradig schwachsinnig gehalten wurden, in der Adoleszenz und später diese Diagnose nicht erhielten. Andererseits bleiben die Salford-Raten für hochgradigen Schwachsinn ziemlich konstant bis zum 40. Lebensjahr, womit deutlich wird, daß diese Personen bis

zum Ende ihres Lebens fortlaufend beaufsichtigt werden müssen, ob sie nun in einer Anstalt sind oder nicht.
Wenn sich diese Erklärung als richtig erweist, wird die Zahl der hochgradig geistig Behinderten ansteigen, bis die Überlebensraten ein Maximum erreicht haben; die ohnehin schon überfüllten Institutionen, die sich um diese Menschen kümmern, müssen noch weiter ausgedehnt werden.

Prävalenztrends leichter Schwachsinnsformen

Die Ergebnisse der schottischen Untersuchung über die Intelligenz der 88000 11jährigen Kinder im Jahre 1932 und der 71 000 Kinder 1947 zeigen, daß der Mittelwert in den angewandten Tests von 34,5 auf 36,7 anstieg, was auf ein Absinken des Prozentsatzes an Kindern mit niedrigen Testwerten zurückzuführen ist (Scottish Council for Research in Education, 1949).
Trenderhebungen beziehen sich auf Änderungen in der Anzahl von Personen, die Hilfeleistungen erhalten. Diese Methode ist unbefriedigend, da immer ein Mangel an entsprechenden Einrichtungen bestanden hat und daher jede Zunahme eher eine Verbesserung dieser Einrichtungen wiederspiegelt als eine Veränderung der wahren Prävalenz.
Der Prozentsatz der leicht Schwachsinnigen in den Anstalten für geistig Behinderte hat seit 1938 abgenommen, und es bestehen Hinweise dafür, daß die absolute Anzahl ebenfalls seit 1951 gesunken ist. Die Entlassungsrate für schwachsinnige Patienten verdoppelte sich 1956 und ist seitdem gleich geblieben. Die Aufenthaltsdauer der entlassenen Patienten hat ebenfalls abgenommen (Registrar General's Supplement on Mental Health, 1960 to 1961). Falls die Wiederaufnahmerate nicht wächst, müßte die Anzahl der hospitalisierten geistig Behinderten weiterhin sinken.
Früher kam es häufig zu Zwangseinweisungen in Anstalten aufgrund eines weit gefaßten Begriffs des geistigen Defekts und eines weiten Bereiches von Verhaltensstörungen, die dazu ausreichten, daß geistig Defekte zu Personen abgestempelt wurden, mit denen im Sinn der „Mental Deficiency Act" umgegangen werden mußte. Heutzutage beschäftigen sich soziale Institutionen, die sich nicht speziell um geistig Behinderte kümmern, mit solchen Problemen. Maßnahmen zur sozialen Rehabilitation mögen ebenfalls verantwortlich sein (Clarke u. Clarke, 1958; Gunzberg, 1960; O'Connor u. Tizard, 1956).
Der Anteil der gesetzlich untergebrachten Patienten ist heute vergleichsweise gering. Am 31.12.1963 waren in England und Wales 5323 (8,2%) der 65000 geistig Behinderten in den psychiatrischen Anstalten gesetzlich untergebracht, und 1112 (1,7%) befanden sich in den speziellen Sicherheitskrankenhäusern Rampton und Moss Side für Patienten mit „gefährlichen, gewalttätigen und kriminellen Neigungen" (Ministry of Health, 1964). Es gibt sehr wenige systematische Untersuchungen zu diesem Problem. Wenn auch die Anstalten für geistig Behinderte die neueren Liberalisierungstendenzen in der bisher kustodialen Behandlung psychisch Kranker übernehmen, werden wahrscheinlich die Probleme, die aus den Bedürfnissen einer Minderheit von aufsichtsbedürftigen Personen entstehen, doch an die Sicherheitseinrichtungen des Staates weitergeleitet werden. Wir brauchen dringend epidemiologische Untersuchungen über die Gründe, die zur gesetzlichen Unterbringung von Schwachsinnigen führen, sowie die Auswirkungen dieser Unterbringungsform.
Im Augenblick profitieren in England Menschen mit begrenzten Fähigkeiten wie jedermann von der annähernden Vollbeschäftigung. Wenn allerdings durch Einführung der Automation wie in den USA Massenarbeitslosigkeit entstehen sollte, ist klar, daß die geistig leicht Behin-

derten, die Leute ihrer sozialen Schicht und andere ungeschützte oder unterpriviligierte Menschen die ersten sein werden, die darunter zu leiden haben.

Die Anwendung epidemiologischer Daten

Beim Hinzuziehen epidemiologischer Daten zur Planung von Institutionen sollten folgende wichtigen Punkte berücksichtigt werden:

1. Häufigkeit und Prognose des Schwachsinns werden ihrerseits bis zu einem gewissen Grad durch die vorhandenen Einrichtungen bestimmt. Man wird das Ausmaß des Problems erst dann abschätzen können, wenn es genügend gute Einrichtungen gibt, die sich um die Bedürfnisse der betroffenen Personen und ihrer Familien kümmern. Dann erst wird es möglich sein, die verschiedenen Faktoren, die bei der Prognose eine Rolle spielen, zu trennen und zu entscheiden, welche primär oder sekundär durch Deprivation oder Mißwirtschaft bedingt sind.

2. Einige dieser sekundären Schwierigkeiten sind vermeidbar. Ein eindeutiges Beispiel ist die retardierende Wirkung, die ein Leben in großen Anstalten auf die emotionale Entwicklung, Sprache und verbale Intelligenz hat (Shotwell u. Shipe, 1964; Lyle, 1959, 1960a, 1960b). Es gibt auch Beispiele für ähnliche Schwierigkeiten außerhalb solcher Institutionen, so kann z.B. das Versäumnis, für eine frühzeitige Beratung und Entlastung der Eltern eines behinderten Kindes zu sorgen, zu gefährlichen Spannungen in der Familie führen, die das Kind noch weiter in seiner Entwicklung behindern. Auf ähnliche Weise führt die Politik Englands und Wales', die hochgradig schwachsinnige Kinder vom Erziehungssystem ausschließt, sowie das Widerstreben vieler "child guidance clinics", die Verantwortung für deren langwierige Betreuung zu übernehmen, zu Schäden der Kinder und ihrer Familien. Das Lernpotential dieser Kinder bei einer Unterrichtung durch speziell ausgebildete Lehrer oder mit Hilfe von Lernmaschinen ist noch immer weitgehend unbekannt.

3. Obwohl die Gesamtprognose für die hochgradig Schwachsinnigen relativ schlecht ist, weist ihre mögliche soziale und intellektuelle Entwicklung im Erwachsenenalter, auch gegenwärtig, eine große Variationsbreite auf, die von infantilem Verhalten bis zur Fähigkeit, in einer geschützten oder offenen Werkstatt arbeiten zu können, reicht. Dies gilt besonders für den Mongolismus. So fanden Dunsdon u. Mitarb. (1963), daß 6—7% der Mongoloiden einen IQ von über 45 und 1—2% einen von 55 oder darüber haben. In Wessex haben etwas über 10% der Mongoloiden im Alter von 15—19 Jahren einen IQ über 50. Es gibt auch immer mehr Hinweise dafür, daß ein Prozentsatz der Kinder mit Phenylketonurie (auch unbehandelte) eine normale oder nahezu normale Intelligenz aufweisen (Farquar u. Mitarb., 1963). Es ist außerdem unter besten Bedingungen möglich, in der frühen Kindheit mit einer Genauigkeit von 60% abzuschätzen, welches nicht-mongoloide Kind nur einen IQ unter 50 erreichen wird, die restlichen 40% werden sich sehr viel besser entwickeln, und es ist nahezu unmöglich, die endgültige Entwicklung der einzelnen Kinder im IQ-Bereich unter 50 vorherzusagen (Illingsworth, 1961).

Mit diesen Vorbehalten ist es legitim, epidemiologische Daten als Grundlage zur Beurteilung der bestehenden und zur Planung zukünftiger Einrichtungen zu benutzen. Dies wird in Teil II getan.

2. Teil: Beurteilung und Planung

Der epidemiologische Ansatz ermöglicht die Entwicklung von Einrichtungen, die in der Lage sind, Probleme aufzudecken und anzugehen, die den bestehenden Institutionen häufig so lange unbekannt bleiben, bis sie nahezu unlösbar geworden sind (Morris, 1957). Die Ergebnisse einiger neuerer Untersuchungen legen nahe, daß ein Großteil des therapeutischen und sozialen Pessimismus, von dem das Thema „Schwachsinn“ umgeben ist, auf Ignoranz und den Mangel an adäquaten Einrichtungen zurückzuführen ist. Diese Ergebnisse haben deutlich gezeigt, in welchem Ausmaß unsere hochentwickelten Einrichtungen für Diagnostik, genetische Beratung und Sozialarbeit daran scheitern, die Bedürfnisse zu befriedigen und die Gründe für dieses Scheitern aufgedeckt (Deisher u. Mitarb., 1962; Holt, 1958; Hudson, 1963; Rutter, 1964; Tizard u. Grad, 1961). Einer der fruchtbarsten Ansätze für den Fortschritt in der modernen medizinischen Betreuung besteht in der Verbindung bestehenden Wissens mit der Planung und Entwicklung von Einrichtungen für die chronisch Kranken generell und speziell die geistig Behinderten.

Soziologische Untersuchungen über die sich verändernde Struktur und Funktion der „normalen“ Familie in Industriegesellschaften (Parsons u. Bales, 1955; Young u. Wilmott, 1957) haben wichtige Mechanismen aufgedeckt, die bei der Belastung durch ein chronisch behindertes oder auffälliges Familienmitglied wirksam werden (Susser u. Watson, 1961). Andere Untersuchungen (Hollingshead u. Redlich, 1958; Bernstein, 1964) haben sich mit den unbekannten Schwierigkeiten beschäftigt, die bei der Kommunikation zwischen Ärzten und Klienten aufgrund ihrer Zugehörigkeit zu unterschiedlichen sozialen Klassen entstehen. Die Ergebnisse dieser Untersuchungen haben zum systematischen Studium der Probleme der Familien Schwachsinniger geführt (Holt, 1958; Leeson, 1960; Tizard u. Grad, 1961; Susser u. Watson, 1961), über die man inzwischen viel weiß. Katz (1961) hat die Entwicklung und Arbeit einer freiwilligen, von den Eltern geistig behinderter Kinder geführten Organisation beschrieben. Es ist jetzt durch Hinzuziehen spezieller Einrichtungen möglich, mit vielen familiären Schwierigkeiten fertig zu werden, die noch vor nicht allzu langer Zeit als unlösbar galten oder nur durch Unterbringung in Anstalten behebbar schienen. Ähnlich hervorragende Fortschritte sind im Bereich der Erziehung und Ausbildung hochgradig Schwachsinniger erzielt worden (Clarke u. Clarke, 1958; Gunzburg, 1960; Ministry of Health, 1962; Neale u. Campbell, 1963; Tizard, 1964).

Erhebliche administrative Probleme sind noch zu bewältigen, bevor die vorhandenen fachlichen Kenntnisse in einer umfassenden und integrierten Institution adäquat eingesetzt werden können, um eine ständige Betreuung der Behinderten und ihrer Familien zu ermöglichen. Bei einer hinreichenden Anzahl von nötigen Grundeinrichtungen werden jedoch einige dieser Probleme allmählich behoben werden können.

Die Probleme der Eltern

Das Kind muß diagnostisch umfassend untersucht, Behinderungen, so weit es geht, behandelt und korrigiert werden, und es ist notwendig, ein Programm aufzustellen, das dem Kind hilft, seine potentiellen Fähigkeiten zu entdecken. Während dieser Kindheitsperiode muß das Kind betreut und sozialisiert werden, eine Aufgabe, die der Familie zufällt, sei es der eigenen oder einer Pflegefamilie.

Einer der Mythen über den Schwachsinn ist die Ansicht, daß die Probleme der geistig Behinderten erst im Schulalter beginnen. Im Gegenteil, alle diese Kinder und ihre Familien bedürfen der bestmöglichen Unterstützung von Seiten eines Teams, das aus einem Arzt, einem Psychologen und einem Sozialarbeiter besteht und nötigenfalls auch noch die Hilfe anderer Spezialisten in Anspruch nehmen kann. Diese Betreuung muß kontinuierlich stattfinden, solange das Kind oder die Eltern noch Probleme haben, im Fall von hochgradigem Schwachsinn gegebenen Falls das ganze Leben hindurch.

Die Schwierigkeiten der Eltern eines möglicherweise geistig behinderten Kindes beginnen mit dem ersten Bewußtwerden des Problems. Zunächst müssen sie sich mit den Implikationen der Diagnose auseinandersetzen, was für sie immer mit einem gewaltigen Schock verbunden ist. Es gibt allerdings Hinweise dafür (Tizard u. Grad, 1961), daß die Form, in der den Eltern die Verdachtsdiagnose mitgeteilt wird, und die Art der gegebenen Ratschläge nur zu häufig in jeder Beziehung inadäquat sind. Dies kann bei den Eltern zu Ängstlichkeit und Entrüstung den offiziellen Einrichtungen gegenüber führen mit dem Ergebnis, daß sie sich auf die Suche nach Wunderheilungen begeben und dabei sehr wenig Verständnis für die tatsächlichen Probleme ihres Kindes zeigen. Die Frage, was den Eltern bei einer Verdachtsdiagnose mitgeteilt werden sollte ist eindeutig mit dem Hinweis beantwortet, daß Eltern frühzeitig unterrichtet sein wollen (Tizard u. Grad, 1961; Leeson, 1960); die Ansichten der Ärzte und ihr praktisches Vorgehen differieren jedoch stark in bezug auf diese Frage. Es wurde ebenfalls darauf hingewiesen, daß die elterliche Depression, die einer solchen Diagnose folgen mag, häufig unerkannt und unbehandelt bleibt, obwohl psychiatrische Betreuung notwendig wäre.

Eltern befürchten oft eine genetische Ursache für den kindlichen Defekt, bringen jedoch dieses Problem ihrem Arzt gegenüber nicht zur Sprache; der sollte daher immer von sich aus beginnen, diese Frage zu klären. Viele Eltern treffen unnötig die Entscheidung, keine weiteren Kinder mehr haben zu wollen, aus Furcht davor, noch ein behindertes Kind zur Welt zu bringen (Tizard u. Grad, 1961; Holt, 1958); andererseits fand Deisher u. Mitarb. (1962), daß die Eltern von Kindern mit Phenylketonurie sich häufig des hohen Risikos für weitere Kinder nicht bewußt sind. Tizard u. Grad (1961) sowie Leeson (1960) konnten zeigen, daß sich Eltern schon zum Zeitpunkt einer Verdachtsdiagnose Sorgen über die Zukunft ihres Kindes machen, was so weit gehen kann, daß sie darüber nachdenken, was aus ihrem Kind im Falle ihres Todes werden soll.

Allein diese Probleme machen das Bedürfnis nach speziellen diagnostischen, Kind und Eltern ständig betreuenden Einrichtungen deutlich. Die Dringlichkeit eines Teams, das speziell in der Diagnose und Beurteilung des Kindes sowie der Behandlung der elterlichen Probleme ausgebildet ist, ergibt sich aus der unterschiedlichen Natur der Probleme und aus der dauernden Gefahr, daß die Familien sonst bei der Beratung durch die verschiedenen Fachleute widersprüchlich unterrichtet werden (Tizard u. Grad, 1961). Außerdem sollte mindestens ein Mitglied des Teams genauestens über die bestehenden Erziehungs-, Ausbildungs- und Pflegestätten unterrichtet sein, ebenso über Einrichtungen, die von anderen sozialen Institutionen bereitgestellt werden und von der Familie möglicherweise in Anspruch genommen werden müssen. Diese Funktion könnte der Sozialarbeiter des Teams gut übernehmen.

Eine zweite Gruppe von Problemen entsteht für die Familien durch die ungeheuren Anforderungen, die durch die lange Abhängigkeit und das atypische Verhalten des Kindes an sie gestellt werden. So muß sich die Mutter z.B. mit einem Kind befassen, das später sprechen und laufen lernt und später sauber wird als normale Kinder. Wegen der Inkontinenz braucht sie vielleicht von Anfang an die Hilfe eines Windeldienstes, und wenn das Kind drei oder vier Jahr alt wird, ist möglicherweise ein Kleinkindergarten notwendig, damit die Mutter Zeit für soziale Kontakte hat, vielleicht etwas Geld verdienen oder ganz allgemein ihre körperliche und psychische Gesundheit soweit erhalten kann, daß sie den extremen Anforderungen des Kindes gewachsen ist. Diese Aufgaben könnten auch von einem „Baby-sitting-Dienst" übernommen werden.

Die Anzahl der notwendigen Tagesstättenplätze

Um grob abzuschätzen ob die bestehenden Einrichtungen für die Bedürfnisse der geistig Behinderten ausreichen, nehmen wir eine willkürliche Population von 100000 Menschen mit einer jährlichen Geburtenrate von 16/1000 (die Durchschnittsrate während der letzten 16 Jahre in England und Wales) und einer Prävalenzrate schwerer Schwachsinnsformen von 3,6/1000 als Richtlinie (die Anzahl der Schwachsinnigen in größeren oder kleineren Populationen kann leicht durch Multiplikation oder Division dieser Zahlen ermittelt werden).
In dieser Population gibt es 1600 Geburten im Jahr. Bei einer Rate von 3,6/1000 ergeben sich jährlich sechs neue Fälle von hochgradigem Schwachsinn. Was bedeutet, daß es immer ungefähr 30 geistig schwer behinderte Kinder im Alter von 0—4 Jahren geben wird. Alle diese Kinder werden mindestens bis zu ihrem 16. Lebensjahr leben. Eine ähnliche Rechnung ergibt mindestens 66 hochgradig schwachsinnige Kinder im Alter von 5—15 Jahren. Ungefähr ein Sechstel dieser Kinder werden Idioten sein, d. h. ihr IQ wird unter 20 liegen (Kushlick, 1961). Tab. 22 gibt eine Zusammenfassung dieser Daten.

Tabelle 22. Geschätzte Prävalenz hochgradiger Schwachsinnsformen in einer Standardpopulation von 100000

Altersgruppe	Gesamtzahl der Kinder	Mindestzahl hochgradig Schwachsinniger	Mongoloide	Idioten
0– 4	8000	30	8	5
5–15	17600	66	17	11
0–15	25600	96[a]	25	16

[a] Unter diesen befinden sich wahrscheinlich 3 Kinder mit tuberkulöser Meningitis, eins mit Phenylketonurie, eins, bei dem die geistige Behinderung durch Rhesusinkompatibilität verursacht ist, und eins mit einer Rötelanamnese.

Nur ungefähr ein Viertel der jährlich anfallenden neuen Fälle wird bei der Geburt oder kurz danach diagnostiziert, von den übrigen zeigt jedoch ein überwiegender Teil klinische Symptome einer Störung des Zentralnervensystems, die frühzeitig entdeckt und deshalb gleich untersucht und behandelt werden könnte. Um jedoch frühzeitig jeden einzelnen Fall schwerer geistiger Behinderung aufzudecken, müssen alle Kinder mit Epilepsie, spastischer Hemiplegie, Hör- und Sehstörungen sowie verzögerter Entwicklung in einer diagnostischen Klinik, die für Entwicklungsstörungen zuständig ist, identifiziert und untersucht werden. Das heißt, daß die Anzahl der Kinder und Familien, die eine solche Institution in Anspruch nehmen werden, wesentlich höher sein wird als jährlich 6.

Die Zahl der vorhandenen Tagesstättenplätze

Wir vergleichen jetzt die erwarteten Zahlen für die Standardpopulation von 100000 mit den in der Wessex-Untersuchung tatsächlich festgestellten Zahlen pro 100000 (Kushlick, 1964). Von den 30 Kindern, die wir in der Altersgruppe von 0—4 Jahren erwarteten, waren dem Mental Health Department lediglich 4 bekannt. Ein Kind lebt in einer Tagesstätte (day training center), eins in einer Anstalt, und zwei leben zuhause und werden von einem lokalen Sozialarbeiter (mental welfare officer) besucht. Von den beiden letzteren steht ein Kind auf

der Warteliste einer Anstalt. Wir sind sicher, daß wenigstens einige der restlichen 26 Kinder den praktischen Ärzten, Kinderärzten oder "health visitors" bekannt sind.
Angenommen, die Drei- und Vierjährigen profitieren vom täglichen Besuch eines Kindergartens, so wären 12 Plätze nötig, während im Augenblick nur einer vorhanden ist.
Von den in der Altersgruppe von 5—15 Jahren erwarteten 66 hochgradig schwachsinnigen Kindern waren 47 dem Mental Health Department bekannt. Von diesen besuchten 22 täglich eine Tagesstätte (day training center), 16 lebten in Anstalten, 7 waren zuhause und wurden von Sozialarbeitern besucht (mental welfare officers) (zwei von den letzteren warteten auf die Aufnahme in eine Anstalt). 19 Kinder waren also den zuständigen Einrichtungen unbekannt und besuchten wahrscheinlich eine normale oder Sonderschule. Bis vor kurzem, als für Kinder unter 7 Jahren kleine diagnostische Einheiten und Sonderklassen zugänglich zu werden begannen, verbrachten einige geistig schwer behinderte Kinder die ersten beiden Schuljahre in gewöhnlichen Klassen von 20—40 Schülern. Eine Zusammenfassung dieser Daten gibt Tab. 23.

Tabelle 23. Beobachtete Prävalenz hochgradiger Schwachsinnsformen pro 100000 in Wessex (Die Kinder sind dem Mental Health Department bekannt)

Altersgruppe	Betreuung zuhause	Betreuung zuhause und Ausbildungszentrum	Krankenhaus oder Heim	Andere Betreuung	Gesamt-beobachtet	Gesamt-erwartet	lokalen Ämtern nicht bekannt
0– 4	2	1	1	–	4	30	26
5–15	7	22	16	2	47	66	19
0–15	9	23	17	2	51	96	45

Zusätzlich zu den hochgradig Schwachsinnigen, waren dem lokalen Gesundheitsdienst in Wessex 13 leicht schwachsinnige Kinder im Alter von 0—15 Jahren bekannt. 6 von ihnen befanden sich in Ausbildungsstätten, 3 in Anstalten und 4 zuhause.
Es besuchten also 29 der 0—15 jährigen (23 hochgradig schwachsinnige und 6 leicht schwachsinnige Kinder) Tagesausbildungsstätten und 13 weitere (9 hochgradig schwachsinnige und 4 leicht schwachsinnige) lebten zuhause ohne besondere Betreuung. Wenn man annimmt, daß die letzteren ebenfalls Plätze in Tagesausbildungsstätten brauchten, würde man insgesamt 42 Plätze für eine Population von 100 000 benötigen. Hinzu kommen ca. 20 Plätze für Kinder, die jetzt in Anstalten, weit von ihrem Heimatort entfernt, leben und die bei sinnvoller Planung in den unten beschriebenen Familieneinheiten leben würden. Das bedeutet, daß mindestens 63 Plätze für 100000 Menschen gebraucht werden. Dies ist eine Minimalschätzung, da sie auf der Zahl der den öffentlichen Stellen bekannten Fällen basiert. Tatsächlich waren dem Mental Health Department 26 der erwarteten 30 hochgradig schwachsinnigen Kinder im Alter von 0—4 Jahren nicht bekannt. Wenn es Kindertagesstätten für die 3- und 4jährigen geben soll, sind weitere 12 Plätze erforderlich. Die Probleme des leichten Schwachsinns werden hier nicht ausführlich behandelt, aber Plätze in Kindertagesstätten werden sicherlich ebenfalls für die sich langsam entwickelnden, geistig leicht behinderten Kinder aus gestörten Familienverhältnissen der unteren sozialen Schichten benötigt. Es konnte eindeutig nachgewiesen werden, daß die Kinder außerordentlich von einem Vorschulprogramm profitieren können (Kirk, 1958).

Der Bedarf an stationärer Betreuung

Bedarf an stationärer Betreuung entsteht dann, wenn ein geistig schwer behindertes Kind außerordentliche Ansprüche an eine intakte Familie stellt oder diese wegen Krankheit, Tod oder Geburt eines weiteren Kindes nicht in der Lage ist, das behinderte Kind zu versorgen. In der Wessex-Untersuchung wurde festgestellt, daß bei einer Bevölkerung von 100000 Menschen 17 hochgradig schwachsinnige Kinder im Alter von 0—15 Jahren in Heimen oder Anstalten lebten und 3 weitere auf Wartelisten standen. Außerdem befanden sich drei leicht schwachsinnige Kinder in Anstalten. Wenn Familieneinheiten zu je 10 Kindern errichtet würden, die für die Betreuung sorgen, müßte jede Einheit ein Vorschulkind, drei 5—9jährige, fünf 10—14jährige und ein 15jähriges Kind enthalten.

Die Wessex-Studie enthält eine Untersuchung der sozialen und körperlichen Behinderungen und Verhaltensstörungen der stationär betreuten Kinder, ermittelt durch Standardfragebögen, die vom Pflegepersonal der Anstalten oder entsprechenden Personen der Privatheime ausgefüllt wurden. Danach würde eine „Familie" von 10 Kindern durchschnittlich drei inkontinente, bettgebundene Kinder enthalten. Von den restlichen sieben würden drei sauber sein und keine schwerwiegenden Verhaltensstörungen zeigen, zwei wären lediglich inkontinent, und zwei würden mindestens zwei schwere Verhaltensprobleme wie Aggressivität, Zerstörungswut, Hyperaktivität, Selbstverstümmelungstendenzen oder extreme Aufmerksamkeitssuche zeigen; eins dieser Kinder wäre zusätzlich noch inkontinent.

Wenn gegenwärtig solche Probleme auftreten, wird das Kind gewöhnlich zur Dauerbetreuung in die zuständigen Institutionen eingewiesen, häufig nachdem es über ein Jahr auf einer Warteliste gestanden hat. Aus historischen Gründen liegen diese Institutionen meist außerhalb des Bezirks, in dem die Eltern wohnen. Häufig befinden sie sich sehr weit von der nächsten Stadt entfernt und sind gewöhnlich zu groß, um den sozialen Bedürfnissen des Kindes gerecht zu werden. Wegen ihrer isolierten Lage müssen diese Heime für ihre eigene medizinische und pflegerische Betreuung, für psychologische Untersuchungen (im Augenblick nur bei den wenigsten vorhanden), Erziehung und Ausbildung sorgen. Nur ein kleiner Prozentsatz der Kinder, die eine Ersatzfamilie brauchen, werden in Pflegefamilien gegeben.

Die Ergebnisse der Wessex-Untersuchung bezüglich Umfang und Natur des Problems der stationären Betreuung geistig behinderter Kinder legen nahe, daß die oben erwähnte Art der Betreuung in kleinen Familieneinheiten innerhalb von Bezirken mit einer Bevölkerung von 100000 Menschen, in denen auch die Eltern leben, möglich und auch vorteilhaft ist. Diese Familieneinheiten würden von Pflegerinnen, Hausmüttern und Teilzeithelfern, die die Funktion von Ersatzeltern hätten, besetzt sein. Tagsüber gingen die Kinder in die lokalen öffentlichen Ausbildungsstätten und Sonderinstitutionen. Sie erhielten ihre ärztliche Versorgung vom lokalen Praktiker oder, falls spezielle Behandlung notwendig ist, von den lokalen Krankenhäusern oder Gesundheitsämtern. Die Verantwortung für ihre Betreuung würde das gleiche Team tragen, das schon für die Betreuung aller Kinder mit Entwicklungsproblemen vorgeschlagen wurde. Auf diese Weise wäre die Kontinuität der Betreuung zwischen Familie und stationärer Institution gesichert.

Zur Unterbringung reicht ein normales Haus mit geringfügigen Veränderungen, z.B. Toilette und Bad in Parterre, aus. Die Teilzeithilfen können in der Nachbarschaft außerhalb des Hauses wohnen. Der ideale Ort für solche Einheiten und für die Wohnungen des Pflegepersonals wäre ein Wohngebäude in der Nähe des Ausbildungszentrums. In ländlichen Gebieten befänden sich die Einheiten in der Bezirksstadt bzw. der Stadt, in der auch das Ausbildungszentrum lokalisiert ist.

Es ist beabsichtigt, die relativen Vor- und Nachteile dieses neuen Typs stationärer Betreuung mit den traditionellen Einrichtungen zu vergleichen. Es ist geplant, die Entwicklung geistig schwer behinderter Kinder, die Probleme ihrer Familien, administrative Schwierigkeiten und die Kosten dieser beiden Betreuungsformen in zwei demographisch vergleichbaren Bezirken zu untersuchen, wobei in einem Bezirk die traditionelle Form, im anderen die Betreuung durch Familieneinheiten angewendet wird.

Die Prävalenz schwachsinniger Erwachsener

Aus den Ergebnissen der Wessex-Untersuchung geht hervor, daß ein Gebiet von 100000 Menschen für die stationäre Betreuung aller seiner geistig schwer behinderten erwachsenen Einwohner 77 Plätze benötigte (74 waren im Krankenhaus, 3 standen auf der Warteliste): z.B. in 8 Einheiten zu 10 Betten oder 16 Einheiten zu 5 Betten.

Die Ergebnisse weisen ferner auf einen beträchtlichen Mangel an Ausbildungsstätten für hochgradig schwachsinnige Erwachsene, die zuhause leben, hin. 29 schwachsinnige Erwachsene pro 100000 Personen besuchten eine Tagesausbildungsstätte (19 davon waren hochgradig schwachsinnig): diese Rate liegt etwas über der von England und Wales für 1963, die 24/100000 betrug (Ministry of Health, 1964). Zusätzlich lebten 32 hochgradig schwachsinnige Erwachsene zuhause, ohne eine Tagesstätte zu besuchen.

Die körperlichen und sozialen Behinderungen und Verhaltensstörungen dieser Erwachsenen sind in der Studie bis jetzt noch nicht untersucht worden, andere Nachuntersuchungen zeigen jedoch, daß Erwachsene mit einem IQ unter 50 meistens auf dem freien Arbeitsmarkt versagen (Ferguson u. Kerr, 1955; Kushlick, 1961). Daher brauchen viele von ihnen geschützte Werkstätten.

Wenn die jetzt institutionalisierten Erwachsenen in kleinen Wohngemeinschaften innerhalb ihres Wohnbezirkes wohnten, müßten sie Tagesstätten für Industriearbeit oder Beschäftigungszentren besuchen. Einige von ihnen könnten in der freien Industrie arbeiten. Ihre Betreuung ginge weiterhin von dem oben erwähnten Team aus, und sie könnten die vorhandenen Ausbildungs- und Erholungseinrichtungen des Bezirks in Anspruch nehmen.

Administrative Schwierigkeiten

Der vorgelegte Plan beabsichtigt nicht, die bestehenden Einrichtungen für geistig Behinderte durch etwas völlig anderes zu ersetzen, sondern sie so auszuweiten und umzuorganisieren, daß sie Bedürfnisse befriedigen können, die gegenwärtig nicht erfüllt werden. In Wessex sind neue Einrichtungen erforderlich, um Überfüllungen zu vermeiden, Leute auf Wartelisten aufzunehmen und denjenigen lokale Pflegeplätze zu verschaffen, die im Augenblick in weit von ihrer Familie entfernten Anstalten leben. Die Tatsache, daß die zwei verschiedenen Formen stationärer Betreuung Seite an Seite bestehen, macht ihre Beurteilung möglich. Es ist schwer, die Kosten abzuschätzen, die die Entwicklung der „Familieneinheiten" mit sich bringen würde. Sicherlich würden die Kosten für das Personal und die Erhaltung der Familieneinheiten zu Anfang größer sein als in den traditionellen Anstalten. Die Kosten für die Errichtung von Familieneinheiten würden jedoch wesentlich geringer sein als die für den Bau neuer oder die Erweiterung der alten Anstalten; der Unterschied in den laufenden Kosten könnte in Zukunft durchaus geringer werden.

In den traditionellen Institutionen muß zukünftig die Möglichkeit für eine bessere Betreuung geschaffen werden zur Beseitigung der bestehenden Überfüllung und zur Schaffung von Erziehungs- und Rehabilitationseinrichtungen. Viel Geld wird notwendig sein, um die Unterbringungsmöglichkeiten zu verbessern, ein günstigerer Pflegepersonalschlüssel wird die laufenden Kosten erhöhen. Beträchtliche zusätzliche Kosten entstehen für die traditionellen Anstalten auch da, wo die Schaffung zusätzlicher Unterkünfte für Patienten die bestehenden Hilfseinrichtungen noch weiter belastet: Personalwohnungen, Heizungs- und Küchenanlagen müssen z.B. erweitert werden. Wie hoch diese Kosten sein werden verglichen mit denen, die unser hier dargelegtes Programm mit sich bringen würde, ist schwer abzuschätzen, es ist jedoch unwahrscheinlich, daß erstere wesentlich niedriger liegen werden.
Eine Wohlstandsgesellschaft kann es sich leisten, eine beträchtliche Summe für die Betreuung Behinderter auszugeben. Es liegt im Verantwortungsbereich des in Sozialmedizin und Psychiatrie spezialisierten Arztes, die Größe der hilfsbedürftigen Bevölkerung abzuschätzen, ihre Bedürfnisse zu ermitteln und Pläne zu deren Befriedigung auszuarbeiten. Im Augenblick herrscht in England Vollbeschäftigung und eine Atmosphäre der Toleranz gegenüber geistig Behinderten. Radikale Verbesserungen in den Einrichtungen für geistig Behinderte scheinen durchaus möglich, sofern fähige und gut informierte Fachleute sich zu gemeinsamen Aktionen entschließen können.

Zusammenfassung

Das schnelle Anwachsen der Einrichtungen zur Betreuung geistig Behinderter in England ermöglicht langfristige Planungen, die auf einer genauen Bestimmung der Anzahl Behinderter, ihrer Bedürfnisse und Familienprobleme beruhen. Aus verschiedenen britischen Untersuchungen geht hervor, daß die Häufigkeit schwerer Schwachsinnsformen (IQ unter 50) bei 3,7/1000 für die Altersgruppe von 10—19 Jahren liegt. Bei der Mehrzahl der Betroffenen bestehen irreversible Hirnschäden; sie bleiben wahrscheinlich während ihres ganzen Lebens sozial und ökonomisch hilfsbedürftig. Die Familien dieser Patienten bedürfen während der gesamten Zeit entsprechender Hilfen. — Rechnet man bei einer Standardpopulation von 100000 mit einer Geburtenrate von 16/1000/Jahr, so sind 96 hochgradig schwachsinnige Kinder in der Altersgruppe von 0—15 Jahren zu erwarten. Eine Untersuchung im südenglischen Bezirk Wessex zeigt die Anzahl der Kinder, die den Einrichtungen für Schwachsinnige tatsächlich bekannt sind, zugleich auch die ihnen zur Verfügung stehende Hilfe. Beide Datenreihen ergeben Schätzwerte der erforderlichen Tagesstätten und Heime. Es läßt sich zeigen, daß 17 hochgradig schwachsinnige Kinder unter 100000 Menschen der Bevölkerung heimbedürftig sind. Man sollte sie nicht in großen abgelegenen Institutionen mit dürftigen Hilfsmöglichkeiten unterbringen, sondern in kleinen Familieneinheiten innerhalb der Bevölkerungszentren, damit ihnen dieselbe soziale, pädagogische und medizinische Betreuung zuteil werden kann wie schwachsinnigen Kindern im Elternhaus. Ähnliche Berechnungen werden für geistig behinderte Erwachsene angestellt. Mögliche administrative und finanzielle Probleme werden angeschnitten. — Die geistig leicht Behinderten zeigen häufig vorübergehende Störungen. Von ihnen bedarf nur eine Minderzahl der Heimunterbringung, und zwar meistens diejenigen, die aus einer gestörten sozialen Umgebung kommen. Die Verhaltensstörungen dieser Gruppe hängen wahrscheinlich mehr mit sozialen Faktoren zusammen als mit dem intellektuellen Entwicklungsrückstand selbst. — Es wird ein Untersuchungsplan zur Beurteilung der Effektivität neuer Behandlungseinrichtungen auf diesem Gebiet vorgelegt.

Literatur

1. Akesson, H. A.: Epidemiology and genetics of mental deficiency in a Southern Swedish population. Uppsala: University of Uppsala 1961.
2. Baird, Sir Dugald: Environmental and obstetrical factors in prematurity, with special reference to experience in Aberdeen. Bull. Wld. Hlth. Org. **26**, 291—295 (1962).
3. Berg, J. M., Kirman, B. H.: Some aetiological problems in mental deficiency. Brit. med. J. **1959 II**, 848—852.
4. Bernstein, B.: Language and social class. Brit. J. Sociol. **11**, 271 (1960).
5. Butler, N. R., Bonham, D. G.: Perinatal mortality. London-Edinburgh: Livingstone 1963.
6. Clarke, A. D. B., Clarke, A. M.: Cognitive changes in the feebleminded. Brit. J. Psychol. **45**, 173—179 (1954).
7. Clarke, A. M., Clarke, A. D. B.: Mental deficiency: the changing outlook. London: Methuen 1958.
8. Coser, Rose L.: Life in the ward. East Lansing, Mich.: Michigan State Univ. Press 1962.
9. Crome, L.: The brain and mental retardation. Brit. med. J. **1960 I**, 897—904.
10. Deisher, R. W., Balkany, A. F., Prewitt, C. D., Redfield, EW. J.: Phenylketonuric families in Washington State. Amer. J. Dis. Child. **103**, 818 (1962).
11. Douglas, J. W. B.: The home and the school. London: Macgibbon & Kee, 1964. —, Blomfield, J. M.: Children under five. London: Georg Allen & Unwin Ltd. 1958.
12. Dunsdon, M. I., Carter, C. O., Huntley, R. M. C.: Upper end of range of intelligence in mongolism. Lancet **1960 I**, 565.
13. Education, Ministry of: The health of the school child, 1960 and 1961. Report of the Chief Medical Officer of the Ministry of Education. London: H.M.S.O. 1962.
    Half our future. A Report of the Central Advisory Council for Education (England). London: H.M.S.O. 1963.
14. Farquar, J. M., Richmond, J., Tait, H. P.: Phenylketonuria in pediatric practice: A review. Clin. Pediat. **2**, 504 (1963).
15. Ferguson, T., Kerr, Agnes W.: Afterhistories of girls educated in special schools for mentally handicapped children. Glasgow med. J. **36**, 50 (1955).
16. Goodman, N., Tizard, J.: Prevalence of imbecility and idiocy among children. Brit. med. J. **1962 I**, 216.
17. Goffman, E.: The characteristics of the total institution. Walter Reed Symposium on Social Psychiatry, Washington, D.C. 1957.
18. Gunzburg, H. C.: Social rehabilitation of the subnormal. Plymouth: Ballière, Tindall & Cox. Ltd. 1960.
19. Health, Ministry of: The training of staff of training centres for the mentally subnormal. Ministry of Health Central Health Services Council, Standing Mental Health Advisory Committee, London: H.M.S.O. 1962.
    Health and welfare: the development of community care (Cmnd. 1937). London: H.M.S.O. 1963.
    The health and welfare services. Report of the Ministry of Health for the year ended 31st December 1963. London: H.M.S.O.1964.
20. Hollingshead, A. B., Redlich, F. C.: Social class and mental illness. New York: Wiley 1958.
21. Holt, K. S.: The influence of a retarded child upon family limitation. J. ment. defin. Res. **2**, 28 (1958).
22. Hudson, F. P.: Phenylketonuria in the North of England. Med. Off, July, 69—71 (1963).
23. Illingworth, R. S.: The predictive value of developmental tests in the first year with special reference to the diagnosis of mental subnormality. J. Child Psychol. Psychiat **2**, 210 (1961).
24. Katz, A. H.: Parents of the handicapped. Springfield, Ill.: Charles C. Thomas 1961.
25. Kirk, S. A.: Early education of the mentally retarded. Urbana: Univ. of Illinois Press 1958.
26. Kushlick, A.: A Report on the mental health services of the City of Salford for the year 1960 (pp. 19—48). Salford Health Department 1961. — Prevalence of recognised mental subnormality of I.Q. under 50 among children in the South of England with reference to the demand for places for residential care. Paper to the International Copenhagen Conference on the Scientific Study of Mental Retardation, Copenhagen, August 1964. — Community care for the subnormal — A Plan for evaluation. Proc. roy. Soc. Med. **58**, 374 (1965).

27. Leeson, J.: A study of six mentally handicapped children and their families. Med. Off. **104**, 311 (1960). — Demand for care in hospitals for the mentally subnormal. Manchester Regional Hospital Board (1962).
28. Lemkau, P., Tietze, C., Cooper, M.: Mental hygiene problems in an urban district. Third Paper. Ment. Hyg. **26**, 275 (1942). —, —, — Mental hygiene problems in an urban district. Fourth paper. Ment. Hyg. **27**, 279 (1943).
29. Lewis, E. O.: The Report of the Mental Deficiency Committee, Being a Joint Committee of the Board of Education and Board of Control: Part IV — Report on an Investigation into the Incidence of Mental Deficiency in Six Areas, 1925—27. London: H.M.S.O. 1929.
30. Lyle, J. G.: The effect of an institution environment upon the verbal development of imbecile children. (1) Verbal intelligence. J. ment. defin. Res. **3**, 122 (1959). (2) Speech and Language. J. ment. defin. Res. **4**, 1 (1960a). (3) The Brooklands Residential Family Unit. J. ment. defin. Res. **4**, 14 (1960b).
31. Morris, J. N.: Uses of epidemiology. Edinburgh-London: Livingstone 1957.
32. Neale, M. D., Campbell, N. J.: Education for the intellectually limited child and adolescent. Sydney: Novak 1963.
33. New York State Mental Research Unit: A special census of suspected referred mental retardation, Onondaga County, New York. Technical Report 1955.
34. O'Connor, N., Tizard, J.: The social problem of mental deficiency. London: Pergamon Press 1956.
35. Parson, T., Bales, R. F.: Family socialization and interaction process. Glencoe, Ill.: The Free Press 1955.
36. Penrose, L. S.: (Colchester Survey) A clinical and genetic study of 1,280 cases of mental defect. Sp. Rep. Ser. Medical Research Council, No. 229. London: H.M.S.O. 1938. — The biology of mental defect (third edition). London: Sidgwick and Jackson Ltd. 1963.
37. Rutter, M.: Intelligence and childhood psychiatric disorder. Brit. J. soc. clin. Psychol. **3**, 120 (1964).
38. Registrar General's Office: Supplement on mental health. The Registrar General's Statistical Review of England and Wales for the year 1960. London: H.M.S.O. 1964.
39. Saenger, G. S.: Factors influencing the institutionalization of mentally retarded individuals in New York City. A Report to the New York Interdepartmental Health Resources Board, 1960.
40. Scottish Council for Research in Education: The trend of Scottish intelligence. London: London Univ. Press 1949.
Social implications of the 1947 Scottish mental survey, XXXV. London: London Univ. Press 1953.
41. Shotwell, Anna M., Shipe, Dorothy: Effect of out-of-home care on the intellectual and social development of mongoloid children. Amer. J. ment. Def. **68**, 693 (1964).
42. Stein, Zena, Susser, M.: Families of dull children. Part II: Identifying family types and subcultures. Part III: Social selection by family type. Part IV: Increments in intelligence. J. ment. Sci. **106**, 1296 (1960a). —, —, The families of dull children. A classification for predicting careers. Brit. J. prev. soc. Med. **14**, 83 (1960b). —, —, Estimating hostel needs for backward citiziens. Lancet **2**, 486 (1960c). —, —, The social distribution of mental retardation. Amer. J. ment. Def. **67**, 811 (1963).
43. Susser, M. W., Watson, W.: Sociology in medicine. London: O.U.P. 1962.
44. Tizard, J.: Longitudinal and follow-up studies. In: Clarke, A. M., Clarke, A. D. B. (Eds.): Mental deficiency- the changing outlook. London: O.U.P. 1958. — Community services for the mentally handicapped. London: O.U.P. 1964. —, Grad, J. C.: The mentally handicapped and their families. London: O.U.P. 1961.
45. Working Party on Subnormality: Report of the Working Party. Bull. Brit. Psychol. Soc. **16**, 37 (1963).
46. Young, M., Wilmott, P.: Family and kinship in East London. London: Routledge and Kegan Paul 1957.

Das Entlassungsmuster von psychiatrischen Krankenhäusern Norwegens vor und nach Einführung der Psychopharmaka

Von Ørnulf Ødegard

Die modernen Psychopharmaka haben sich in der psychiatrischen Therapie mit einer beispiellosen Schnelligkeit durchgesetzt. Abgesehen von den guten Therapieerfolgen (die der Hauptgrund für diese Entwicklung gewesen sein mögen), war die Zeit ohnehin reif für neue Methoden, da seit Einführung somatischer Therapien um 1936 nicht viel geschehen war. Innerhalb von zwei Jahren stiegen die Ausgaben für Medikamente in den psychiatrischen Krankenhäusern Norwegens auf mehr als das Doppelte, und es gab kaum einen Patienten, der nicht zeitweilig das eine oder andere neue Medikament bekommen hätte. Diese Situation erlaubt eine statistische Untersuchung der dadurch erfolgten Veränderungen, wofür Norwegen auf Grund der zentralen Registrierung aller in psychiatrische Krankenhäuser eingewiesenen Psychotiker besonders günstige Bedingungen bietet. Mit Hilfe dieses Registers können bestimmte Gruppen von Patienten individuell von der ersten Aufnahme über beliebig viele nachfolgende Entlassungen und Wiederaufnahmen nachverfolgt werden. In der vorliegenden Arbeit wurden auf diese Weise alle Erstaufnahmen zwischen den Jahren 1955—59 erfaßt. Es war bisher möglich, die Aufnahme und Entlassungshäufigkeit dieser Patienten bis Ende 1960 zu verfolgen, die Beobachtungszeit variierte also zwischen 1 und 6 Jahren und lag gänzlich innerhalb der Zeitperiode, in der Psychopharmaka angewendet wurden. Diese Patienten wurden mit einer Kontrollgruppe verglichen, die alle Erstaufnahmen zwischen 1948 und 1952 umfaßte und bis Ende 1953 nachverfolgt wurde. Die beobachtete Zeitspanne gleicht daher der der Psychopharmaka-Gruppe, liegt jedoch zeitlich vor Einführung der Psychopharmaka. Eine statistische Untersuchung dieser Art will ein Bild von der Gesamtveränderung der therapeutischen Situation geben. Idealerweise sollte sich unsere Kontrollgruppe von der Psychopharmaka-Gruppe lediglich dadurch unterscheiden, daß keine Medikamente verabreicht wurden, was natürlich nicht möglich ist. Um die Fehlerquellen auf ein Minimum zu reduzieren, wurden zwei zeitlich möglichst eng zusammenliegende Beobachtungsperioden gewählt. Zwischen 1948 und 1959 entwickelte sich die Psychiatrie in Norwegen nur langsam. Die Zahl der Betten in psychiatrischen Krankenhäusern stieg von 27,9% für eine Bevölkerung von 10000 Menschen auf 30,5, und die Überbelegungen sanken entsprechend von 25% auf 22%. Die Gesamtzahl der Erstaufnahmen stieg von 8675 auf 9794, etwas mehr als es der Bevölkerungszunahme entsprechen würde. Der Hauptanteil dieses Anstiegs betrifft die senilen und arteriosklerotisch bedingten Psychosen, während die funktionellen Psychosen nur mäßig zugenommen haben.

Unser Material schließt nicht nur sämtliche Patienten aus psychiatrischen Anstalten ein, sondern ebenso alle aus psychiatrischen Kliniken und Abteilungen an allgemeinen Krankenhäusern. Die letztgenannten Kliniken stiegen mit ihrem Anteil an der Gesamtzahl der Erstaufnahmen von 19,3% während der Zeit vor Anwendung der Psychopharmaka auf 26,3% (weil mehr Kliniken errichtet wurden). Dies hätte möglicherweise zur Hospitalisierung von weniger ernsthaften Psychosen führen können. Es kann jedoch gezeigt werden, daß, sobald eine neue psychiatrische Abteilung an einem allgemeinen Krankenhaus eröffnet wird, sowohl die Zahl der Erstaufnahmen wie die Zirkulation in den örtlichen psychiatrischen Anstalten entsprechend abnimmt und die Gesamtzahl hospitalisierter Patienten ziemlich konstant bleibt.

Es ist klar, daß hospitalisierte Psychotiker lediglich eine Stichprobe des Anteils der Psychotiker an der Gesamtbevölkerung darstellen; wir haben jedoch keinen Grund anzunehmen, daß die Stichprobenauswahl sich in beiden Perioden so stark verändert hat, daß diese nicht vergleichbar wären. Möglicherweise vorhandene Unterschiede betreffen Patienten der Psychopharmaka-Gruppe, die eine etwas günstigere Selektion darstellen, weil die leichte Verbesserung der Krankenhaussituation dazu geführt haben könnte, daß mehr leichtere Fälle als früher aufgenommen worden sind. Unser Vergleich stützt sich auf objektive Daten, die mit hinreichender Genauigkeit aus dem vorliegenden statistischen Zahlenmaterial erhoben werden können: 1. Dauer des Krankenhausaufenthaltes in Monaten; 2. Therapieerfolge, ausgedrückt in den folgenden Entlassungskategorien: a) Entlassung aus ärztlicher Betreuung, b) Überweisung zu einer anderen Form der Betreuung, meistens Betreuung in Familien (was in Norwegen ziemlich häufig ist) oder in Pflegeheimen; c) Versterben im Krankenhaus; d) Krankenhausaufenthalt noch am Ende der Beobachtungsperiode.

Die Tatsache, daß viele Patienten eine Folge kurzer Krankenhausaufenthalte aufweisen, könnte das statistische Bild verzerren. Um die Dinge zu vereinfachen, haben wir einen Patienten nur dann als entlassen registriert, wenn er in der Lage war, mindestens 12 Monate außerhalb des Krankenhauses zu leben. Wenn er innerhalb dieses Zeitraumes wieder Aufnahme fand, haben wir die Entlassung nicht gezählt und beide Krankenhausaufenthalte zu einem zusammengefaßt. Ein so striktes Kriterium bringt mit sich, daß viele mitunter recht zufriedenstellende Remissionen nicht gezählt werden. Theoretisch ist es sogar möglich, daß

Tabelle 24. Alle Erstaufnahmen psychiatrischer Krankenhäuser Norwegens während der Psychopharmaka-Periode 1955–1959 und der Kontroll-Periode 1948–1952 hinsichtlich Entlassung. Prozentangaben

	Aufgenommen 1948–1952 beobachtet bis Dez.31.1953		Aufgenommen 1955–1959 beobachtet bis Dez.31.1960	
	Funktionelle Psychosen	Andere Psychosen	Funktionelle Psychosen	Andere Psychosen
Zahl der Erstaufnahmen	6315	2360	7000	2792
Starb während der Beobachtungszeit im Krankenhaus	2,3	18,3	1,6	21,1
In andere Betreuung überwiesen	9,3	17,6	9,0	22,4
Im Krankenhaus am Ende der Beobachtungszeit	15,8	17,6	10,4	13,4
Entlassen jedoch während der Beobachtungszeit wieder aufgenommen	9,4	4,1	12,3	4,1
Entlassen und nicht wiederaufgenommen	63,2	42,4	66,7	39,0
Total	100,0	100,0	100,0	100,0

ein Patient, der sich jedes Jahr einige Wochen im Krankenhaus aufhält, ansonsten aber wohlauf ist, bei uns zu den chronischen Krankenhauspatienten gezählt wird. Unser Kriterium diskriminiert jedoch hinreichend gut zwischen sozial befriedigenden und nicht befriedigenden Remissionen.

Die Entlassungskategorien „geheilt", „gebessert" und „nicht gebessert" werden in unserer statistischen Analyse nicht verwendet, da sie beim Vergleich zweier Zeitperioden und bei gleichzeitiger Verwendung von Daten aus vielen Krankenhäusern zu unzuverlässig sind. Wir laufen konsequenterweise Gefahr, einen chronischen Patienten, der von der Krankenhausbehandlung in keiner Weise profitiert hat und für seine Familie eine schwere Belastung darstellt, als „entlassen ohne weitere ärztliche Betreuung" zu klassifizieren. Es ist jedoch nicht wahrscheinlich, daß dies beim Vergleich der beiden Gruppen zu einem systematischen Fehler führt.

Tab. 25 offenbart einen gewissen Zeittrend in der diagnostischen Praxis. Die Anzahl der Patienten, die der Schizophreniegruppe zugeordnet wurden, hat sich in der Psychopharmaka-Periode etwas verringert, während die anderen diagnostischen Kategorien entsprechend zugenommen haben, besonders die der paranoiden Zustände und der nicht schizophrenen Erregungs- und Verwirrtheitszustände. Unsere Registrierung erfolgt kontinuierlich, die Diagnose wird von einem Jahr zum anderen revidiert, wobei die spätere Diagnose für unsere Darstellung systematisch bevorzugt wird. Dies führt im Laufe der Jahre zwangsläufig zu einer steigenden Anzahl von Schizophrenien. In vielen der folgenden Tabellen wird diese mögliche Fehlerquelle durch Zusammenfassung aller funktionellen Psychosen eliminiert.

Tab. 24 zeigt die Verteilung der Patienten entsprechend den vier Entlassungskategorien. Die Gruppe der funktionellen Psychosen ist nicht unterteilt. Die Gruppe der „anderen Psychosen" umfaßt hauptsächlich organische und symptomatische Psychosen, beiden ist ein ziemlich

Tabelle 25. Erstaufnahmen psychiatrischer Krankenhäuser in Norwegen während der Psychopharmaka-Periode und der Kontroll-Periode, entsprechend den klinischen Diagnosen. Absolute Zahlen, sowie Anzahl der entlassenen und nicht wiederaufgenommenen Patienten pro 100 Aufnahmen

	Aufnahmen 1948–1952 Beobachtet bis 31.12.1953		Aufnahmen 1955–1959 Beobachtet bis 31.12.1960	
	Anzahl der Fälle	Entlassen und nicht wiederaufgenommen pro 100	Anzahl der Fälle	Entlassen und nicht wiederaufgenommen pro 100
Schizophrenie	2514	46,5	1979	48,8
Paranoide Psychosen	676	67,5	985	69,4
Manisch-depressive Psychosen	725	73,6	760	73,1
Andere affektive Psychosen	1424	78,4	1481	78,5
Andere funktionelle Psychosen	976	73,1	1798	72,9
Psychosen bei Oligophrenie	453	34,5	352	28,1
Symptomatische Psychosen einschl. Alkoholismus	612	67,8	695	69,2
Senile und ateriosklerotische Psychosen	775	25,2	1225	23,1
Andere organische Psychosen	520	46,6	519	44,0
Alle Psychosen	8675	57,5	9794	59,0
Keine Psychosen	622	84,8	943	81,7

charakteristisches Entlassungsmuster gemein: hohe Mortalität, viele Überweisungen an andere Institutionen und wenig Entlassungen. Der Unterschied zwischen Kontrollperiode und Psychopharmaka-Periode ist nicht sehr eindrucksvoll. In der Gruppe der „anderen Psychosen" nahm der Prozentsatz der langfristigen Entlassungen leicht ab (von 42,4% auf 39,0%). In der Gruppe der funktionellen Psychosen haben die langfristigen Entlassungen etwas zugenommen, das gleiche gilt jedoch auch für die Wiederaufnahmen; die Zunahme des Prozentsatzes der Kategorie „entlassen und nicht wiederaufgenommen" von 63,2% auf 66,7% ist gerade eben statistisch signifikant (3,5% ± 0,83).

In Tab. 25 werden die verschiedenen diagnostischen Gruppen getrennt verglichen. Um eine verwirrende Anzahl an Details zu vermeiden, wird lediglich der Prozentsatz der Entlassungskategorie „entlassen und nicht wiederaufgenommen" wiedergegeben, da diese entschieden das beste Maß für den therapeutischen Erfolg darstellt. Die Übereinstimmung zwischen den beiden Zeitperioden ist auffallend, keiner der Unterschiede ist statistisch signifikant.

In bezug auf die Dauer des Krankenhausaufenthaltes muß erwähnt werden, daß in Norwegen kein Gebrauch von Probeentlassungen gemacht wird, es sei denn für einige Wochen in besonders zweifelhaften Fällen. Die Aufenthaltsdauer wird in ganzen Kalendermonaten registriert: 0 = der Patient ist während des gleichen Monats, in dem er aufgenommen wurde, wieder entlassen worden; 1 = der Patient ist im nachfolgenden Kalendermonat entlassen worden etc. Für jeden Monat wurde eine Entlassungsrate kalkuliert, gebildet aus der Anzahl der entlassenen Patienten pro 1000 während dieses Monats beobachteter stationärer Patienten; letztere Risikoziffer setzt sich aus dem Mittelwert zwischen der Anzahl stationärer Patienten am Beginn und am Ende desselben Monats zusammen. Die Raten entsprechen den gewöhnlich benutzten Mortalitätsstatistiken.

In Tab. 26 werden die Entlassungsraten für etwas größere Zeitperioden als einen Monat wiedergegeben, um das Bild zu vereinfachen und eine genügend große Anzahl von Fällen in jeder Gruppe zu erhalten.

Für die organischen und symptomatischen Psychosen ist das Entlassungsmuster im wesentlichen dasselbe geblieben. Im entscheidenden Zeitraum des Krankenhausaufenthaltes, nämlich zwischen dem zweiten und sechsten Monat, verringert sich sogar die Entlassungsrate von der Kontrollperiode zur Psychopharmaka-Periode. Andererseits zeigen die funktionellen Psychosen ein allgemeines Ansteigen in den Entlassungsraten, diese Verbesserung ist jedoch lediglich für die ersten beiden Monate des Krankenhausaufenthaltes statistisch signifikant, d.h. für diejenigen Patienten, die noch während des Aufnahme- oder im darauffolgenden Monat entlassen wurden — in anderen Worten, nach einem durchschnittlichen Krankenhausaufenthalt von einem Monat. Die meisten dieser Patienten sind wahrscheinlich vor Abschluß der

Tabelle 26. Monatliche Entlassungsraten (ohne Wiederaufnahmen) pro 1000 beobachteter Patienten

	Aufnahmen 1948–1952		Aufnahmen 1955–1959	
	Funktionelle Psychosen	Andere Psychosen	Funktionelle Psychosen	Andere Psychosen
0– 1 Monat	112,0	121,2	145,0	126,7
2– 3 Monate	175,4	117,8	186,1	98,0
4– 6 Monate	91,4	46,4	95,4	41,2
7–12 Monate	41,2	20,5	47,0	20,9
13–23 Monate	19,6	8,3	29,0	12,4
2– 5 Jahre	6,9	2,4	10,4	3,3

Therapie entlassen worden, um die Therapie auf ambulanter Basis fortzuführen. Ein derartiges Vorgehen ist nach Einführung der Psychopharmaka wesentlich häufiger geworden, so daß hierin wahrscheinlich einer der Gründe für die zunehmende Anzahl von Wiederaufnahmen zu sehen ist.

Abgesehen vom Anstieg der Zahl der Patienten mit sehr kurzem Krankenhausaufenthalt sind die Unterschiede in der Aufenthaltsdauer nicht sehr eindrucksvoll. Es ist jedoch eine definitive Tendenz zur Verkürzung der Krankenhausaufenthalte zu verzeichnen. Ein weiterer Vergleich der beiden Zeitperioden wird durch die Ermittlung der durchschnittlichen Krankenhausaufenthaltsdauer ermöglicht. Faßt man alle Diagnosen zusammen, so beträgt diese für die Psychopharmaka-Periode 5,33 Monate gegenüber 5,28 Monaten für die Kontrollperiode.

Als unmittelbare Schlußfolgerung scheint die Annahme nahezuliegen, daß die Einführung der Psychopharmaka in norwegischen psychiatrischen Krankenhäusern zu keinen wesentlichen Veränderungen des Entlassungsmusters geführt hat. Bevor wir jedoch diesen Schluß akzeptieren, sollten wir die Gültigkeit unserer Methoden überprüfen. Werden mit unseren statistischen Daten wirklich alle Veränderungen, die in der therapeutischen Situation stattgefunden haben, erfaßt? Es wurden ziemlich strikte Kriterien angewandt, Remissionen, die weniger als ein Jahr anhielten, sind nicht als solche in dic Analyse eingegangen. Möglicherweise sind die Ergebnisse der Psychopharmakatherapie mit diesem Vorgehen verschleiert worden, da relativ unstabile Remissionen typisch für die Drogenwirkung sind. Um diesem Einwand zu begegnen, haben wir unsere Berechnungen für eine Zeitgrenze von 6 statt 12 Monaten wiederholt. Zwar erhöhte sich jetzt der Prozentsatz an Entlassungen von der Kontrollperiode zur Psychopharmaka-Periode ein wenig, jedoch stieg die Anzahl der Wiederaufnahmen entsprechend und das Endresultat blieb dasselbe.

Tabelle 27. Ein Vergleich zwischen 17 allgemeinen psychiatrischen Krankenhäusern in Norwegen

	Ausgaben für Medikamente pro Patient und Tag (Ore)			Entlassen und nicht wiederaufgenommen pro 100 Aufnahmen		
	49/53	55/59	Zunahme (Abs. Zahlen)	49/53	55/59	Zunahme pro 100
A	15	62	47	60,2	57,6	− 4,3
B	24	71	47	44,4	51,4	+15,8
C	28	80	52	53,6	53,6	0
D	19	61	42	51,1	51,4	+ 0,6
E	20	96	76	54,4	49,0	− 9,9
F	12	50	38	56,6	59,6	+ 5,3
G	51	115	64	46,7	46,5	− 0,4
H	22	100	78	53,8	63,9	+18,8
I	17	68	51	66,5	62,3	− 6,3
J	42	83	41	67,1	65,5	− 2,4
K	20	84	64	49,1	65,4	+33,0
L	14	63	49	52,0	51,2	− 1,5
M	18	46	28	57,0	49,8	−12,6
N	18	56	38	75,7	71,6	− 5,4
O	29	138	109	34,2	41,1	+20,1
P	11	34	23	58,4	44,9	−23,1
Q	13	59	46	48,7	50,4	+ 3,5

Rangkorrelationen: Reihe 5 und 6: +0,46
Reihe 4 und 6: −0,70

Die zunehmende Anzahl von Wiederaufnahmen als Charakteristikum der Psychopharmaka-Periode wird auch durch Verwendung anderer statistischer Daten belegt. Von 1948/52 bis 1955/59 stieg die Gesamtzahl der Erstaufnahmen in norwegischen psychiatrischen Krankenhäusern um 10,9%, während die Wiederaufnahmen um 41,6% zunahmen.

Unsere Daten repräsentieren die Erfahrung von 17 psychiatrischen Anstalten in ganz Norwegen sowie zahlreicher psychiatrischer Kliniken. Psychopharmaka wurden bei allen ungefähr zur gleichen Zeit eingeführt, und die Therapie wurde, soweit dies beurteilt werden kann, überall nach den gleichen international anerkannten Prinzipien durchgeführt. Norwegen ist ein kleines Land und die Psychiater bilden eine eng verflochtene Gruppe; alle sind an derselben Universität ausgebildet worden und gehen zu denselben Tagungen etc. Es ist ebenfalls charakteristisch für das Land, daß alle Krankenhäuser sich ungefähr auf demselben Niveau befinden — was jedoch nicht heißt, daß dieses unbedingt sehr zufriedenstellend ist, jedoch gibt es keine wirklich rückständigen Institutionen. Nichtsdestoweniger zeigt Tab. 27 große Variationen von einem Krankenhaus zum anderen. In 5 von 17 Krankenhäusern hat sich die therapeutische Situation gebessert — in einem außergewöhnlichen Beispiel sogar um 33%. Bei einer ähnlich großen Zahl an Krankenhäusern ist jedoch der Prozentsatz an positiven Ergebnissen gesunken, bis zu −23% in einem Krankenhaus. Schließlich gibt es 7 Krankenhäuser ohne irgendwelche bedeutsamen Veränderungen. Offensichtlich haben neben der Therapie mit Psychopharmaka noch andere Faktoren einen entscheidenden Einfluß gehabt, und in bestimmten Fällen können diese Faktoren auch identifiziert werden. Drei der Krankenhäuser, deren Entlassungsrate am meisten gefallen war, verloren einen beträchtlichen Anteil ihrer „besten" Patienten, als in dem örtlichen allgemeinen Krankenhaus eine psychiatrische Abteilung eröffnet wurde. Zunehmende Überbelegung oder Personalprobleme werden in einigen anderen Fällen als Ursache angesehen.

Es ist unwahrscheinlich, wenngleich nicht auszuschließen, daß Unterschiede in der therapeutischen Fähigkeit eine große Rolle gespielt haben. In Spalte 3 von Tab. 27 ist das Anwachsen der Ausgaben für Medikamente pro Patient und Tag von der Kontrollperiode zur Psychopharmaka-Periode angegeben. In 10 von 17 Krankenhäusern liegt dieses bei täglich 40 bis 50 öre, was zwei durchschnittlichen Dosen Chlorpromazin (und entsprechend mehr Reserpin) entspricht. In zwei Krankenhäusern stiegen die Ausgaben entschieden weniger — offensichtlich weil erst nach Ablauf einer gewissen Zeit der Psychopharmaka-Periode mit der Anwendung von Psychopharmaka begonnen wurde. In 5 Krankenhäusern war das Ansteigen beträchtlich höher (vielleicht auf Grund höherer Dosierungen). — Die Rangkorrelation zwischen Spalte 3 und 6 der Tabelle beträgt +0,46, was darauf hinweist, daß die therapeutischen Erfolge in solchen Krankenhäusern am größten waren, in denen am meisten Medikamente gegeben wurden. Angesichts dieser Daten ist zu erwägen, ob unsere 5jährige Psychopharmaka-Periode zu früh angesetzt wurde, um den Medikamenten eine gerechte Chance zu geben, und ob eine Zeitperiode, die erst 1958 beginnt, bessere therapeutische Erfolge zeigen würde. Das muß untersucht werden, wenn neueres statistisches Material zugänglich wird[1].

Ein Vergleich zwischen Spalte 4 und 6 (Tab. 27) zeigt eine deutliche negative Korrelation zwischen der Entlassungsquote des Krankenhauses in der Kontrollperiode und der durch Psychopharmakabehandlung erzielten Besserung. Die Rangkorrelation zwischen den beiden Spalten beträgt −0,70. Das bedeutet, daß in Krankenhäusern mit günstiger therapeutischer Situation die Psychopharmaka nur wenig oder gar keine Verbesserung herbeiführten oder die

1 Der Verfasser hat in einer späteren Publikation [Amer. J. Psychiat. **125**, 333—339 (1968)] die Entwicklung bis Ende 1963 behandelt.

Entlassungsrate sogar sank. Andererseits fand in Krankenhäusern, die zur Zeit vor Anwendung der Psychopharmaka eine niedrige Entlassungsrate aufwiesen, eine beträchtliche Verbesserung statt. Eine hohe Entlassungsrate in der Kontrollperiode könnte darauf hinweisen, daß das Krankenhaus eine relativ hohe Anzahl günstiger Fälle, bei denen Psychopharmaka sowieso nichts ausrichten können, aufgenommen hat. Eine andere Erklärung wäre die, daß die therapeutische Effizienz in der Kontrollperiode von einem Krankenhaus zum anderen sehr unterschiedlich war, da moderne Milieutherapie durch lokale Mißstände in der Struktur, der Ausrüstung und der Finanzierung des Krankenhauses entscheidend behindert werden kann. Für solche benachteiligten Krankenhäuser bedeuten die Psychopharmaka einen wahren Segen, weil diese vielleicht von solchen Milieufaktoren unabhängiger sind als die früheren Methoden. In den privilegierteren Institutionen bedeuteten die Psychopharmaka einfach, daß eine Therapieform durch eine andere, ebenso erfolgreiche, ersetzt wurde. Dies trifft möglicherweise sogar für internationale Vergleiche zu und könnte erklären, warum die Begeisterung für die Psychopharmaka von Land zu Land so unterschiedlich ist.

Einer der Haupteinwände gegenüber einer statistischen Untersuchung wie der vorliegenden besteht darin, daß diese sich nur mit einem einzigen Therapieeffekt beschäftigt, nämlich der Entlassung. Viele Patienten, die tatsächlich am meisten von der medikamentösen Behandlung profitiert haben, sind nicht entlassen worden, ihr Leben im Krankenhaus hat sich aber in einem ungeheuren Ausmaß zum Besseren gewandelt. Unsere Stationen sind ruhig und freundlich geworden, mit geöffneten Türen, Isolierung und körperliche Fesselung gehören der Vergangenheit an. Zweifellos steht die moderne medikamentöse Behandlung als wichtigster Einzelfaktor hinter dieser Errungenschaft.

Zwischen unserer Kontrollperiode und der Psychopharmaka-Periode liegt eine Zeitspanne von 7 Jahren. Selbst diese relativ kurze Zeitspanne reicht aus, damit Zeittrends ihren möglichen Einfluß ausüben. Wir sollten deshalb untersuchen, was in unseren Krankenhäusern vor 1948 geschehen ist. Wir haben zum Vergleich die Erstaufnahmen von 1936—40 gewählt, da diese Zeitspanne relativ unbeeinflußt vom Kriegsgeschehen war und die modernen somatischen Therapien in Norwegen um 1936 eingeführt wurden. Die Gruppe wurde bis Ende 1941 nachverfolgt und das Entlassungs- und Wiederaufnahmemuster wie für die 5-Jahres-Gruppen 1948—52 und 1955—59 registriert. Das Ergebnis ist allerdings überraschend (Ab. 8, 9). Der Prozentsatz entlassener und nicht wiederaufgenommener Patienten stieg von 52,7 (1936—40) auf 63,2 (1948—52), die Rate der frühen Entlassungen verdoppelte sich. Die Effektivität unserer Krankenhäuser machte offensichtlich zwischen 1936 und 1948 einen großen Schritt vorwärts, und die Kurve der therapeutischen Erfolge stieg damals steiler an als in der nachfolgenden Periode der medikamentösen Behandlung. Durch das etwas längere Zeitintervall zwischen den Perioden (12 gegenüber 7 Jahren) kann der Unterschied kaum erklärt werden. In England hat Norton ähnliche Ergebnisse veröffentlicht [6]. Unter den möglichen Ursachen scheint die Einführung der modernen somatischen Therapien von Bedeutung zu sein, da die volle Wirksamkeit dieser Therapien vielleicht nicht vor 1939—40 abzuschätzen war.

Der entscheidende Unterschied zwischen den beiden 5 Jahres-Perioden 1936—40 und 1948—52 ist jedoch eher sozialer als medizinischer Art. In der ersten Zeitperiode herrschte in Norwegen wie in den meisten Teilen der Welt eine beträchtliche Arbeitslosigkeit, was die Rehabilitation psychiatrischer Patienten ernsthaft erschwerte. Eine Besserung des Patienten zu erreichen, war häufig weniger problematisch als einen Platz zu finden, an den er entlassen werden konnte, ohne daß die akute Gefahr bestand, in soziales Elend zu geraten und einen Rückfall zu erleiden. Dann kam der Krieg mit seinen besonderen Problemen. Alle Aufnahmegruppen seit 1946 sind hingegen durch die Überbeschäftigung der Nachkriegszeit begünstigt

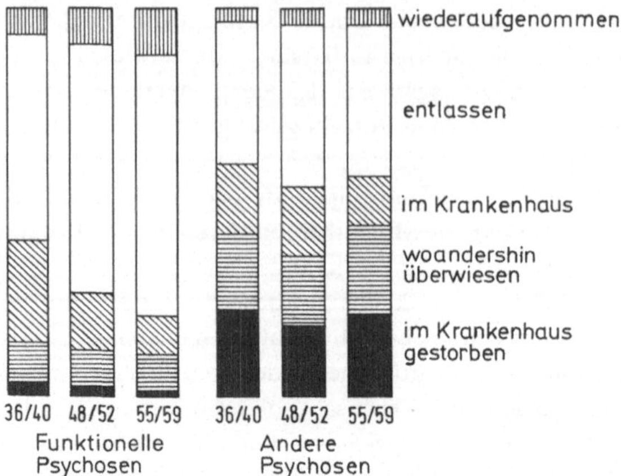

Abb. 8. Entlassungsmuster von drei 5 Jahre umfassenden Aufnahmeperioden: 1. Erstaufnahme 1936—1940, bis Ende 1941 nachverfolgt. 2. Erstaufnahme 1948—1952, bis Ende 1953 nachverfolgt. 3. Erstaufnahme 1955—1959 (Psychopharmaka-Periode), bis Ende 1960 nachverfolgt

worden; es war leicht, eine zufriedenstellende Arbeit zu finden sogar für weniger geeignete Patienten. Die Wohnungsfrage ist ein ernstes Problem geblieben, dies wurde jedoch bis zu einem gewissen Grad durch ein effizienteres soziales Wohlfahrtssystem ausgeglichen.

In jedem Fall müssen wir langfristige Tendenzen in Erwägung ziehen, wann immer therapeutische Ergebnisse beurteilt werden sollen. Wir wissen nicht, wie die Entlassungsraten ausgesehen hätten, wenn zwischen 1948 und 1959 die Psychopharmaka nicht entdeckt worden wären. Es ist jedoch ziemlich sicher, daß auch dann ein gewisser Fortschritt stattgefunden hätte, so daß die bescheidenen Verbesserungen, die wir nachweisen konnten, nicht gänzlich den Psychopharmaka zugeschrieben werden können.

Als Reserpin und Chlorpromazin zuerst in den psychiatrischen Krankenhäusern der ganzen Welt erprobt wurden, war der unmittelbare klinische Eindruck überwältigend. Derartige „Wunder" sind in unserem Erfahrungsgut nicht neu. Erste Eindrücke müssen erst verifiziert werden. Ein gutes Stück sorgfältiger und mühsamer Forschungsarbeit ist zu diesem Zweck geleistet worden, hauptsächlich mit Hilfe der klassischen Methoden des pharmakologischen Versuchs: kontrollierte Experimente, in denen ein bestimmtes Medikament einer sorgfältig ausgewählten Patientengruppe unter optimalen Bedingungen zur klinischen Beobachtung und Laborkontrolle verabreicht wird — am besten unter Anwendung der Technik des Doppelblindversuchs. Im allgemeinen hat die ungeheure Menge bestätigender Daten solcher Experimente den anfänglichen Optimismus unterstützt, es gab jedoch auch Ausnahmen, und manchmal scheinen sich die Befunde zu widersprechen. Unter diesen Umständen scheint die Methode umfangreicher massenstatistischer Untersuchungen eine notwendige Ergänzung zum intensiven experimentellen Vorgehen darzustellen. Jene hat den Vorteil, die gesamte Patientenpopulation ohne Selektion in die Untersuchung miteinzubeziehen. Außerdem wird nicht nur die streng pharmakologische Wirkung der Medikamente erfaßt, sondern auch der gesamte Komplex sekundärer und indirekter Wirkungen sowie Haloeffekte. Vom Standpunkt der experimentellen pharmakologischen Forschung sind dies gerade Dinge, die es zu vermeiden gilt, der Kliniker jedoch denkt vielleicht weniger puristisch. Für ihn ist die „reine Wirkung des Medikaments" eine Abstraktion und die Gesamtwirkung der Therapie eine

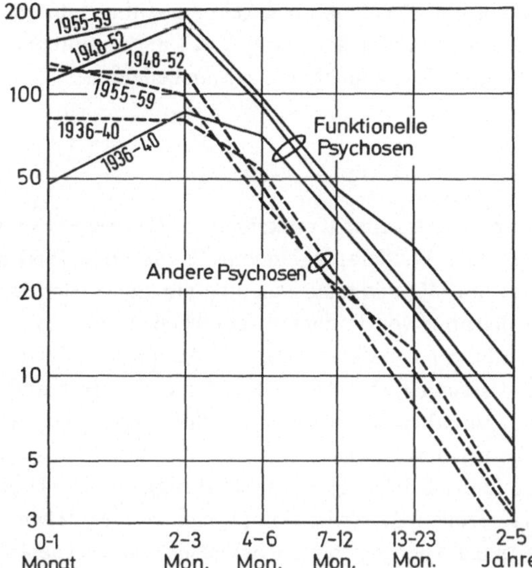

Abb. 9. Monatliche Entlassungsraten pro 1000 beobachteter Patienten während verschiedener Aufenthaltsperioden. Die Skala ist logarithmisch, d. h. in allen Teilen der Skala geben die absoluten Entfernungen zwischen zwei Kurven ein direktes Bild des relativen Unterschiedes zwischen den entsprechenden Entlassungsraten.

empirische Tatsache — nicht bloß eine Ansammlung von Beobachtungs- und Meßfehlern. Schließlich vermittelt uns die statistische Massenanalyse eher ein Bild davon, was eine Therapie unter den „normalen“ Bedingungen des Durchschnittskrankenhauses leistet als ihre experimentelle Überprüfung im exklusiven Klima einer Forschungsabteilung. Für die Verwalter, die für die Krankenhausplanung verantwortlich sind, ist die Demographie der Patientenpopulation die einzig vernünftige Grundlage. Die Ergebnisse der Massenstatistik sind, wenn überhaupt irgendetwas, „direkter“ und „primärer“ als die des pharmakologischen Experiments.

Was die Sache kompliziert, ist der Umstand, daß die statistischen pharmakologischen Untersuchungen ebenso strittig zu sein scheinen wie die experimentellen Versuche. Die recht bescheidenen Wirkungen der Psychopharmaka-Therapie, die im vorliegenden norwegischen Material zum Ausdruck kommen, korrespondieren ziemlich gut mit Untersuchungen in englischen psychiatrischen Krankenhäusern [3, 4], während amerikanische Großraum-Statistiken insgesamt ein günstigeres Bild vermitteln [1, 2]. Grundsätzliche Unterschiede in der Struktur der psychiatrischen Krankenhäuser könnten diese nationalen Unterschiede erklären.

Es muß zugegeben werden, daß das Stadium letzter Übereinstimmung und Klarheit noch nicht erreicht worden ist. Für diese Situation können mehrere Gründe verantwortlich gemacht werden: 1. Die Ergebnisse der Psychopharmaka-Therapie müssen auf dem Hintergrund der therapeutischen Situation vor Anwendung der Psychopharmaka betrachtet werden. Diese unterschied sich von Krankenhaus zu Krankenhaus und von Land zu Land. 2. Die Unterschiede in den therapeutischen Erfolgen sind groß, sie wären sogar noch größer, wenn nicht nur eine Selektion günstiger Ergebnisse veröffentlicht würde. Diese Unterschiede bedeuten, daß unsere therapeutische Technik noch kein einheitlich zufriedenstellendes Niveau erreicht hat. 3. Es besteht ein bedauerlicher Mangel an Langzeituntersuchungen, was in der Psychiatrie eine Beobachtungszeit von mehr als 5 Jahren bedeutet.

Zusammenfassung

Die Erstaufnahmen aller psychiatrischer Krankenhäuser Norwegens sind von 1955—59 im Hinblick auf Entlassungs- und Wiederaufnahmemuster bis Ende 1960 untersucht worden. Diese Patienten, deren gesamter Krankenhausaufenthalt in die Ära der Psychopharmaka fällt, wurden mit einer Kontrollgruppe von Patienten verglichen, die vor der Zeit der Anwendung von Psychopharmaka, und zwar zwischen 1948—52, Aufnahme fanden und bis Ende 1953 verfolgt wurden. Die Entlassungsraten steigen leicht an, und es besteht eine Tendenz zu kürzeren Krankenhausaufenthalten. Es zeigte sich jedoch, daß eine wesentlich deutlichere Verbesserung der therapeutischen Erfolge zwischen 1936 und 1950 stattgefunden hat. Der Autor ist der Meinung, daß der Rückgang der Arbeitslosigkeit ab 1945 ein wichtiger Faktor für die Verbesserung der sozialen Rehabilitation psychiatrischer Patienten sein könnte. Die Erfolge der Psychopharmaka-Therapie muten bescheiden an, variieren jedoch von einem Krankenhaus zum anderen, wobei eine Verbesserung um 33% und eine Verschlechterung um 23% die beiden Extreme darstellten.

Literatur

1. Brill, H., Patton, R. E.: Amer. J. Psychiat. **116**, 495 (1959).
2. Kramer, M., Pollack, E. S.: Amer. J. publ. Hlth **48**, 1003 (1958).
3. Robin, A. A.: Amer. J. Psychiat. **119**, 1076 (1963).
4. Shepherd, M., et al.: J. Comp. Psychiat. **1**, 211 (1961).
5. Ødegard, Ø.: Ment. Hyg. **45**, 185 (1961).
6. Norton, A.: Brit. med. J. **1961**, 528.

Sachverzeichnis